BEI GRIN MACHT SICH IHR WISSEN BEZAHLT

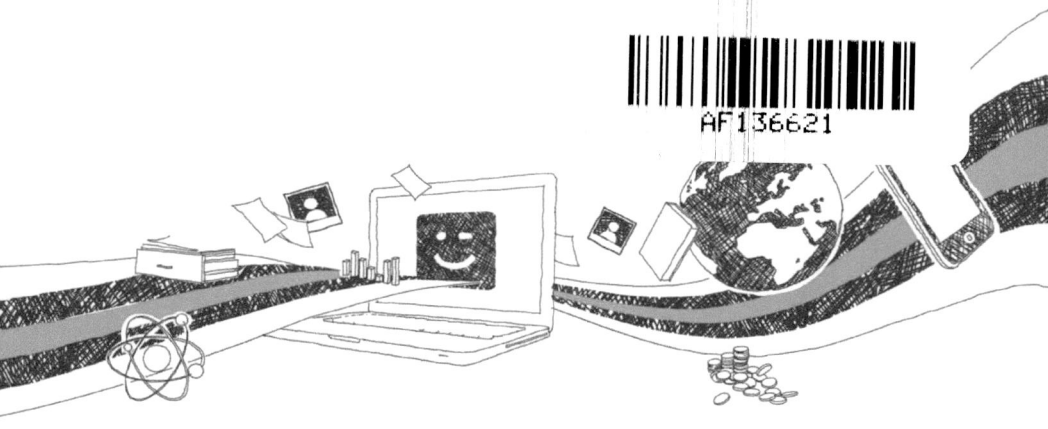

AF136621

- Wir veröffentlichen Ihre Hausarbeit, Bachelor- und Masterarbeit

- Ihr eigenes eBook und Buch - weltweit in allen wichtigen Shops

- Verdienen Sie an jedem Verkauf

Jetzt bei www.GRIN.com hochladen und kostenlos publizieren

GRIN

Bibliografische Information der Deutschen Nationalbibliothek:

Die Deutsche Bibliothek verzeichnet diese Publikation in der Deutschen National-
bibliografie; detaillierte bibliografische Daten sind im Internet über http://dnb.d-
nb.de/ abrufbar.

Coverbild: metamorworks @shutterstock.com

Impressum:

Copyright © 2020 GRIN Verlag
Druck und Bindung: Books on Demand GmbH, Norderstedt Germany
ISBN: 9783346246493

Dieses Buch bei GRIN:

https://www.grin.com/document/919531

Bronislaw Gembala

Nomenklatur der außerklinischen Intensivpflege und Beatmung

GRIN Verlag

GRIN - Your knowledge has value

Der GRIN Verlag publiziert seit 1998 wissenschaftliche Arbeiten von Studenten, Hochschullehrern und anderen Akademikern als eBook und gedrucktes Buch. Die Verlagswebsite www.grin.com ist die ideale Plattform zur Veröffentlichung von Hausarbeiten, Abschlussarbeiten, wissenschaftlichen Aufsätzen, Dissertationen und Fachbüchern.

Besuchen Sie uns im Internet:

http://www.grin.com/

http://www.facebook.com/grincom

http://www.twitter.com/grin_com

Inhaltsverzeichnis

Vorwort

███████████████████████████

Es sind schon einige Jahre her, als ich die Eintragung einer Pflegekraft in einer Patientendokumentation gelesen habe: *„Der Patient hat sich an seiner Paella verletzt."* Ich musste schmunzeln. Man kann leicht die Kniescheibe (Patella) mit einem spanischen Reisgericht (Paella) verwechseln, wenn man Hunger hat. Dies ist auch deshalb möglich, weil beide Wörter ihren Ursprung im lateinischen Wort *patella* (eine Art große Platte oder flache Schüssel aus Metall) haben.

Wenn man Fachwörter verwendet und die wirkliche Bedeutung nicht immer bekannt ist, hat man heutzutage schließlich diverse Websites, die einem erklären, was eigentlich eine Patella oder Paella ist. Ein kurzer Blick auf den Display und schon hat man sie erklärt bekommen: die Fachbegriffe. Doch hier ist auch Vorsicht geboten: Je nach Quelle, kann man auch unvollständige oder sogar falsche Antwort bekommen.

Die Idee, ein Lexikon für die außerklinische Intensivpflege und Beatmung zu erstellen, ist allerdings erst aus meiner mehrjährigen Tätigkeit als Dozent in diesem Bereich entsprungen. Bei Verwendung von Fachbegriffen werde ich oft nach deren Bedeutung gefragt. Wer nicht fragt sucht meist im Internet und nicht immer ist die Interneterklärung fachlich sicher. Dazu kommt noch der Aspekt des Sprachverständnisses für Menschen mit Migrationshintergrund.

Die vorliegende Nomenklatur versteht sich als Nachschlagewerk zu den Themen der außerklinischen Intensivpflege und Beatmung und richtet sich, in erster Linie, an alle in der außerklinischen Intensivpflege und Beatmung Tätigen.

Die Stichwörter stammen aus unterschiedlichen Bereichen, die im engeren oder weiteren Sinne den Bereich der außerklinischen Intensivpflege und Beatmung betreffen. Das Werk ist so angelegt, dass es auch die theoretischen Fächer und die benachbarten Disziplinen berücksichtigt. Man findet z.B. Einträge zu Anatomie und Physiologie, Pathophysiologie, Pädiatrie, Viszeral- und Neurochirurgie, Gynäkologie, Urologie, Dermatologie, Infektionskrankheiten, Hämatologie, Onkologie, Nephrologie, Psychologie, Psychiatrie, Neurologie, Pharmakologie, Histologie, Rettungsmedizin, Pflege, Hygiene etc. Der rechtliche Rahmen der außerklinischen Intensivpflege und Beatmung hat auch Einzug gefunden. Auch ökonomische Begriffe sind zu finden. Nicht zuletzt sind auch bei vielen Fachbegriffen Angaben zur deren sprachwissenschaftlichen Herkunft beigefügt.

Dieses Werk umfasst weit über 7.200 Begriffe, Wörter, Phrasen, Fachbegriffe und Abkürzungen aus dem Bereich der außerklinischen Intensivpflege und Beatmung. Diese sind kurz definiert und erläutert oder mit Querverweisen (➡) zu Synonymen und verwandten Themen versehen. Alle Inhalte orientieren sich an wissenschaftlichen Leitlinien der deutschen Fachgesellschaften und basieren auf Veröffentlichungen mit hohem Evidenzgrad. Die dargestellten Informationen dürfen auf keinen Fall als Ersatz für professionelle medizinische Beratung oder medizinische Behandlung durch approbierte Ärzte angesehen werden. Sie sind ausschließlich für den Informationsgebrauch bestimmt und erfolgen ohne Gewähr.

Der Aufbau des lexikalischen Teils ist alphabetisch. Am Ende des Buches befinden sich die aktuellen deutschsprachigen Literaturangaben und ein Register der gebrauchten Begriffe und Abkürzungen.

Bei der Entstehung dieses Nachschlagewerkes war mir wichtig, einen verlässlichen Begleiter für Fortbildungsveranstaltungen oder einen Helfer bei der Lektüre von Fachliteratur zu erstellen. Es gibt inzwischen zwar eine ganze Reihe ansehnlicher Lexika, doch viele sind mit medizinischer Terminologie überfrachtet und stark auf die klinische Medizin ausgerichtet. In der außerklinischen Intensivpflege und Beatmung braucht man dringend, angesichts der fortschreitenden Spezialisierung, eine verständliche Erklärung der oft unbekannten Begriffe der modernen Fachsprache. Die eigentliche Herausforderung lag darin, die Verbindung von Sachkompetenz und guter Lesbarkeit sowie Verständnis entstehen zu lassen.

Vor allem drei Dinge haben mich bei der Erstellung, im Bezug auf außerklinische Intensivpflege, überrascht:

1) die Fülle des zusammengetragenen Materials,

2) die Anzahl der vorliegenden Synonyme, und

3) der Umfang der verwendeten Abkürzungen.

Die Materialfülle ergab sich aus der Anzahl der Fachtermini der außerklinischen Intensivpflege und Beatmung und daraus resultierender Notwendigkeit auch die Begriffe zu erklären, die für die Beschreibung der eigentlichen Fachtermini gebraucht wurden. Hinzu kam noch die erstaunlich große Zahl der Synonyme.

Ursprünglich wollte ich auch keine Abkürzungen in die Auflistung aufnehmen. In der Praxis ist mir oft so ergangen: Ich erhalte über einen Patienten einen Befundbericht mit allen möglichen abgekürzten Einzelbefunden, kann aber nicht sofort differenziert einsortieren, was diese Aussagen bedeuten... Viele verwechseln manchmal die Verwendung möglichst vieler Fachabkürzungen mit Fachkompetenz. Die Gefahr liegt auch darin, dass dieser Trend zum unkontrollierten Selbstläufer wird. Inzwischen gibt es sogar gleiche Abkürzungen für unterschiedliche Bezeichnungen. Missverständnisse sind also vorprogrammiert, Verwechslungen drohen. Es wundert deshalb nicht, dass in den USA, das Verwenden von Abkürzungen in Diagnosen und Gutachten, untersagt ist. Auch die anerkannten Lexika, wie „Pschyrembel - Klinisches Wörterbuch" oder „Roche Lexikon Medizin" befassen sich kaum mit Abkürzungen und Akronymen. Ich habe mich trotzdem entschieden die Abkürzungen beizubehalten, damit die Pflegekräfte in der außerklinischen Intensivpflege und Beatmung, nicht irgendwann vor einer unlösbaren Frage stehen müssen.

Das hier voliegende Nomenklatur der außerklinischen Intensivpflege und Beatmung dient als Erstinformation, als erste Anlaufstelle für medizinisch-pflegerische Fachfragen und – wie jedes menschliche Werk – soll es in der Zukunft die notwendige praxisbezogene, qualitätsgesicherte, evidenzbasierte, Erweiterung und Aktualisierung erhalten.

Im August 2020
Bronislaw Gembala

Abkürzungen

➡	Verweis auf Synonym im Glossar bzw. auf ein verwandtes Thema	i.d.R.	in der Regel
		i.S.	im Sinne
Abs.	Absatz	lat.	lateinisch
arab.	arabisch	⎵	Lebensjahr(e)
Art.	Artikel	min.	mindestens
bzw.	beziehungsweise	Min.	Minute(n)
ca.	circa	neulat.	neulateinisch
d.h.	das heißt	o.Ä.	oder Ähnliches
engl.	englisch	Pl.	Plural
etc.	et cetera	Sg.	Singular
evtl.	eventuell	spätlat.	spätlateinisch
franz.	französich	u.a.	unter anderen
ggf.	gegebenenfalls	v.a.	vor allem
griech.	griechisch	z.B.	zum Beispiel
hebr.	hebräisch	z.T.	zum Teil
i.A.	im Auftrag		

0-1

2019-nCoV
➡SARS-Coronavirus, ➡SARS-CoV, ➡Neuartiges Coronavirus 2019, ➡SARS-assoziiertes Coronavirus, ➡SARSr-CoV, ➡SARS-CoV-1, ➡SARS-CoV-2, ➡Coronavirus, ➡2019-novel Corona virus, ➡Wuhan-Coronavirus.

2019-novel Corona virus
➡SARS-Coronavirus, ➡SARS-CoV, ➡Coronavirus, ➡SARS-assoziiertes Coronavirus, ➡SARSr-CoV, ➡SARS-CoV-1, ➡SARS-CoV-2, ➡2019-nCoV, ➡Neuartiges Coronavirus 2019, ➡Wuhan-Coronavirus.

3MRGN
➡Gramnegative Stäbchen, die gegen drei von insgesamt vier Antibiotikaklassen ➡resistent sind. Meist ist hier noch die Klasse der ➡Carbapeneme wirksam.

4MRGN
➡Gramnegative Stäbchen, die gegen alle vier Antibiotikaklassen ➡resistent sind.

5-HAT
➡Serotonin, ➡Enteramin, ➡5-Hydroxytryptamin.

5-Hydroxytryptamin
➡Serotonin, ➡5-HAT, ➡Enteramin.

6-R-Regel
Sie beschreiben den pflegerischen Auftrag im Umgang mit Medikamenten:
1. dem richtigen Patienten,
2. das richtige Medikament,
3. in richtiger Dosierung,
4. zur richtigen Zeit,
5. durch richtige Applikation
zu verabreichen. Diese fünf Kernregeln sind um die Notwendigkeit
6. der richtigen Dokumentation
ergänzt.

α - β

α-Aminoglutarsäure
➡Glutaminsäure, ➡L-Glutaminsäure, ➡Monoaminopropandicarbonsäure.

α-Motoneuron
➡Alpha-Motoneuron.

β-Adrenozeptorblocker
➡Betablocker, ➡Betarezeptorenblocker, ➡Beta-Adrenorezeptor-Antagonist.

β-Lactam-Antibiotikum
➡Beta-Laktam-Antibiotikum, ➡Betalaktamantibiotikum, ➡Beta-Lactam-Antibiotikum.

A

AAT-Defizit
➡Alpha-1-Antitrypsin-Mangel, ➡Proteaseinhibitormangel, ➡Laurell-Eriksson-Syndrom.

Abaxial
Von der gedachten Gliedmaßenachse weg gelegen.

Abbauen
➡Degenerieren.

Abdomen
(lat. *abdomen*, Bauch, Unterleib, Wanst) ➡Venter, ➡Bauch, ➡Bauchraum.
In der anatomischen Fachsprache der Bereich des ➡Rumpfes zwischen ➡Brustkorb und ➡Becken. Bauch besteht aus ➡Bauchwand, ➡Bauchhöhle und ➡Baucheingeweiden.

Abdominal
Am Bauch, im Bauch, den Bauch bzw. die Bauchwand betreffend.

Abdominalatmung
➡Bauchatmung, ➡Zwerchfellatmung, ➡Diaphragmalatmung.

Abdominalhöhle
➡Cavitas abdominalis, ➡Bauchhöhle.

Abducens
➡Wegführend, abspreizend.

Abductio
(lat. *abductio*, wegführen) ➡Wegführen, ➡Abduktion.
Bewegung vom Körper (Hauptachse) weg.

Abduktion
➡Wegführen, ➡Abductio.

ABEDL
➡Aktivitäten, existenzielle Erfahrungen und Beziehungen des täglichen Lebens.

Abführmittel
➡Laxans, ➡Laxativum.

Abhängigkeit
➡Sucht, ➡Abhängigkeitserkrankung.
Das zwanghafte Bedürfnis bzw. den unwiderstehlichen Drang nach einem bestimmen ➡Stimulus (z.B. ➡Droge).

Abhängigkeitserkrankung
➡Abhängigkeit, ➡Sucht.

Abhören
➡Auskultation.
Das diagnostische Erfassen von Körpergeräuschen über das Ohr des Untersuchers mit Hilfe von einem ➡Stethoskop.

Abhusten
➡Expektoration, ➡Sekretexpektoration, ➡Husten, ➡Tussive Clearance, ➡Sekretelimination.
Auswurf vom ➡Schleim bei ➡Husten.

Abklopfen
➡Perkussion, ➡Klopfen.

Ableben
➡Sterben, ➡Verscheiden.

Ableitende Harnwege
➡Harnwege, ➡Harntrakt.

Abmagerung
➡Auszehrung, ➡Cachexia, ➡Kachexie, ➡Tumorkachexie, ➡Gewichtsverlust, ➡Gewichtsabnahme.

Abneigung
➡Aversion.

Aboral
Eine anatomische Lage- bzw. Richtungsbezeichnung für Strukturen oder Vorgänge, die vom Mund weg (zum ➡Anus hin) gerichtet sind.

Absaugen

Absaugen ist eine Maßnahme des Atemwegsmanagements. In der professionellen Pflege und in der Notfall- und Intensivmedizin werden mit Hilfe einer →Absaugpumpe und einem →Absaugkatheter flüssiges Atemwegssekret, →Speichel, →Blut oder aspirierte Stoffe aus den Atemwegen entfernt.

Absauggerät

→Absaugpumpe.
Ein Absauggerät ist eine medizinische Pumpe, die einen Unterdruck erzeugt, um Luft oder zusammen mit einem sterilen →Absaugkatheter Körperflüssigkeiten abzusaugen. Sie besteht aus einer Pumpeneinheit und einem Auffangbehälter für abgesaugte Flüssigkeiten.

Absaugkatheter

Ein Hilfsmittel bzw. Zubehör bei der Absaugung von Sputum oder Flüssigkeiten aus Rachen und Luftröhre im menschlichen Körper, welcher im Rahmen des Atemwegsmanagements an eine Absaugpumpe angeschlossen wird. Bestimmung der Größe: 1/3 bis Hälfte des Innendurchmessers der Trachealkanüle (1 CH = 0,3 mm).

Absaugpumpe

→Absauggerät.

Absaugtechnik

Es gibt verschiedene Techniken: →orales Absaugen, →transnasales Absaugen, →intermittierendes Absaugen, →endotracheales Absaugen über einen Endotrachealtubus oder eine Trachealkanüle und →bronchoskopisches Absaugen. Besondere Form der Absaugtechnik ist ein →geschlossenes Absaugsystem.

Absencen

(eng. *absence* Abwesenheit) Zumeist wenige Sekunden anhaltende reine →Bewusstseinsstörungen. Typische Absencen zählen zu den idiopathisch-generalisierten →Epilepsien und haben eine genetische Prädisposition.

Absolute Arrhythmie

Völlige Unregelmäßigkeit beim Herzschlag. Unregelmäßiges Zusammenziehen der →Herzkammern, die dadurch nicht mehr ausreichend mit →Blut gefüllt werden und ihre Pumpfunktion verlieren können.

Absolute Feuchtigkeit

Aktuelle Menge an Wasserdampf in der →Luft bei einer bestimmten →Temperatur (mg/l).

Absonderung

→Sekret.

Absorption

Die Aufnahme von Substanzen (u.a. Medikamenten) in eine →Zelle oder ein →Gewebe durch eine Grenzschicht. Der Begriff wird häufig synonym für →Resorption verwendet.

Abspannung

→Atonie, →Schlaffheit, →Erschlaffung, →Mangelhafte Muskulaturspannung, →Muskel, →Muskeltonus.

Abstammung

Die biologische Herkunft eines →Individuums. Eine Verwandtschaft, die auf der Weitergabe von →Genen über die Generationen hinweg beruht.

Abstammungslehre

→Phylogenetik.

Absteigende Nervenbahn

→Efferente Nervenbahn, →Efferenter Nerv, →Motorischer Nerv.

Absteigendes Kolon

→Colon descendens.

Absturz

Fall aus großer Höhe.

Abszess
Umkapselte Eiteransammlung in einem durch Gewebszerstörung entstandenen Hohlraum.

Abtasten
➡Palpieren.

Abulie
(griech. *abulia*, Willenlosigkeit) Eine pathologische Willenlosigkeit und Willensschwäche. Zudem besteht die Unfähigkeit, Entscheidungen zu treffen.

Abusus
➡Missbrauch.
Meist ist damit der Missbrauch von Genussmitteln, ➡Medikamenten oder Drogen gemeint.

Abwehrmechanismus
In der ➡Psychoanalyse bzw. ➡Psychotherapie eine Methode des „Ichs", den Bedürfnissen bzw. Trieben des „Es" gegenüberzutreten, die entweder generell oder aufgrund der momentanen Situation vom „Über-Ich", dem Gewissen, verboten worden sind. Abwehrmechanismen treten nicht bewusst, sondern weitgehend unbewusst auf.

Abwehrreaktion
Der Begriff Abwehrreaktion hat in der ➡Medizin verschiedene Bedeutungen: ➡Immunreaktion, körperlicher ➡Abwehrreflex, psychischer ➡Abwehrmechanismus.

Abwehrreflex
➡Schutzreflex, ➡Abwehrreaktion.
Die körperliche Antwort auf einen äußeren ➡Reiz, dessen ➡Wahrnehmung eine mögliche Schädigung des Organismus signalisiert.

Abwehrsystem
➡Immunsystem, ➡Immunabwehr.

Abwehrzellen
➡Leukozyten, ➡Weiße Blutkörperchen.

ACC
➡Acetylcystein.

ACE
➡Angiotensin Converting Enzym, ➡Kininase II, ➡Angiotensin-Konversionsenzym, ➡Angiotensin-konvertierendes Enzym.

ACE-Hemmer
Medikamente, die den ➡Blutdruck senken, indem sie ein spezielles ➡Enzym, das ➡ACE, hemmen. Eingesetzt hauptsächlich bei der Behandlung von Bluthochdruck und chronischen ➡Herzinsuffizienzen. Die wichtigsten Wirkstoffe sind ➡Ramipril, ➡Enalapril, ➡Lisinopril und ➡Captopril.

Aceton
Abfallprodukt der Fettverbrennung. Wird in ➡Harn und ➡Atemluft ausgeschieden, riecht nach faulem Obst und Nagellack

Acetylcholin
➡ACH, ➡Botenstoff.
➡Neurotransmitter, der an Nervenendigungen frei wird und eine Erregungsübertragung ermöglicht. Viele wichtige Funktionen des menschlichen Körpers wie die Übertragung der Erregung zwischen ➡Nerv und ➡Muskel (➡motorische Endplatte) sind an Acetylcholin als Botenstoff gebunden. Acetylcholin wirkt grundsätzlich erregend auf die nachgeschalteten Strukturen.

Acetylcholinesterase
➡Enzym, das den ➡Botenstoff ➡Acetylcholin spaltet und damit in seiner Wirkung hemmt.

Acetylcholinesterase-Hemmer
Medikamente, die durch Hemmung der ➡Acetylcholinesterase den Abbau von ➡Acetylcholin verhindern und somit die Wirkung des Acetylcholins verlängern.

Acetylcystein
➡ACC.
Ein Arzneimittel, das hauptsächlich als ➡Expektorans oder ➡Antidot verwendet, kann jedoch auch anderweitig eingesetzt werden.

Acetylsalicylsäure
➡ASS.
Schmerz- und Fiebermittel. Wirkt auch als ➡Thrombozytenfunktionshemmer und wird zur Vorbeugung von ➡Blutgerinnseln und damit von Durchblutungsstörungen des Herzens und Gehirns eingesetzt.

ACH
➡Acetylcholin, ➡Botenstoff, ➡Neurotransmitter.

Achillessehne
➡Tendo calcaneus, ➡Tendo calcanei, ➡Tendo Achillis, ➡Tendo musculi tricipitis surae.
Die stärkste ➡Sehne des menschlichen Körpers. Sie verbindet die wichtigsten Beugemuskeln des ➡Unterschenkels mit dem ➡dorsalen Teil des ➡Fußskeletts und ermöglicht dadurch die ➡Plantarflexion.

Acholie
(griech. *acholos*, ohne Galle) Fehlende oder eingeschränkte ➡Sekretion von ➡Galle in den ➡Darm entweder aufgrund mangelnder Gallebildung oder Verstopfung der ➡Gallenwege.

Achselarterie
➡Arteria axillaris, ➡Achselschlagader.

Achselschlagader
➡Arteria axillaris, ➡Achselarterie.

Achsenzylinder
➡Axon, ➡Neurit, ➡Neuritum, ➡Neuraxon, ➡Nervenfaser.

Acidum
➡Säure.

Acidum carbonicum
➡Kohlensäure.

Acidum phosphoricum
➡Phosphorsäure, ➡Orthophosphorsäure.

Acidum salicylicum
➡Salicylsäure, ➡Spirsäure.

Acidum uricum
➡Harnsäure, ➡Urica.

Acidus
➡Sauer, ➡Azid.

Acinus
(lat. *acinus,* Traube) ➡Azinus.
Etwa beerenförmige, sekretorische Endstück von ➡Drüsen, das als funktionelle Einheit der Abscheidung des primären ➡Sekretes dient. Auch beerenförmige Ansammlung der ➡Alveolen.

Acrum
➡Akre.

Actin
➡Aktin, ➡Dünnes Filament, ➡I-Filament.

Acute Respiratory Distress Syndrome
➡ARDS.
Eine massive Reaktion der ➡Lunge auf verschiedene schädigende Faktoren, unabhängig davon, ob die daraus resultierenden pulmonalen ➡Entzündungsmechanismen primär pulmonal oder systemisch ausgelöst werden. Dem ARDS muss eine identifizierbare, nichtkardiale Ursache zugrunde liegen. Siehe auch ➡Akutes progressives Lungenversagen oder ➡Schocklunge.

Ad manum medici
Für die Hand des Arztes.

Ad usum proprium
Zum eigenen Gebrauch.

Adaptation
➡Anpassung.
Durch Selektion entstandene Ausbildung von Merkmalen, die den Umweltbedingungen und der Lebensweise eines Organismus bzw. einer Art entsprechen.

Adductio
(lat. *adducere*, hinziehen) Zum Körper, zur Hauptachse hin bewegen.

Adduktion
Heranführen.

Adenokarzinom
Aus ➡Drüsengewebe hervorgehender ➡Krebs.

Adenom
➡Drüsengeschwulst.

Adenosintriphosphat
➡Adenosin-Triphosphorsäure, ➡ATP.
Eine Gruppe von phosphathaltigen und energiereichen ➡Molekülen, die als Hauptenergiespeicher innerhalb von ➡Zellen dienen.

Adenosin-Triphosphorsäure
➡Adenosintriphosphat, ➡ATP.

Adenoviren
DNA-haltige Viren, die Erkrankungen der Atmungsorgane verursachen können.

Ader
➡Blutgefäß, ➡Blutbahn, ➡Vas sanguineum.

ADH
➡Antidiuretisches Hormon, ➡Vasopressin.

Adhäsiv
➡Anhaftend, (an-)klebend.

Adipös
(lat. *adiposus*, fetthaltig, fettleibig)
Fettleibig, krankhaft übergewichtig.

Adipositas
➡Fettleibigkeit, ➡Fettsucht, ➡Übergewicht, ➡Obesitas.
Übermäßige Vermehrung von Fettgewebe im Körper (➡BMI > 30). Eine chronische Erkrankung, die mit einem erhöhten ➡Morbiditäts- und ➡Mortalitätsrisiko einhergeht. Der Übergang vom Übergewicht zur Adipositas wird bei einem ➡Body-Mass-Index von 30 erreicht.

Adipozyt
➡Fettzelle, ➡Fettgewebszelle, ➡Lipozyt.
Die Fett speichernden Zellen des ➡Fettgewebes.

Aditus laryngis
Eingang in den ➡Kehlkopf.

Adjuvans
(Pl. Adjuvantien; lat. *adiuvare*, unterstützen) In der ➡Pharmakologie ein Hilfsstoff, der die Wirkung eines ➡Arzneistoffes verstärkt - möglichst ohne eine eigene pharmakologische Wirkung zu entfalten.

Adjuvante Therapie
Eine Ergänzende oder unterstützende Therapiemaßnahme, die zusätzlich zu der Primärtherapie eventuell noch angeordnet wird.

Adnexe
➡Hautanhangsgebilde, ➡Hautanhangsorgane.

Adrenalin
Im ➡Nebennierenmark gebildeter ➡Botenstoff, der auch als ➡Stresshormon bezeichnet wird. Adrenalin versetzt den Körper in Erregung: Das ➡Herz schlägt schneller, der ➡Blutdruck steigt an, die ➡Atemwege weiten sich.

Adrenergikum
➡Sympathomimetikum, ➡Betamimetikum.

➡Medikamente, die wegen ihrer erweiternden Wirkung auf die ➡Bronchien eine große Bedeutung für die Behandlung von ➡Asthma und ➡COPD haben.

Advanced Life Support
➡Erweiterte lebensrettende Maßnahmen.

AED
➡Automatisierter Externer Defibrillator.

AEDL-Strukturmodell
➡Modell der fördernden Prozesspflege, ➡System der fördernden Prozesspflege, ➡Pflege nach Krohwinkel, ➡Pflege nach AEDLs.

Aerob
Bezeichnung für Lebensvorgänge, für die die Gegenwart von ➡Sauerstoff nötig ist.

Aerogen
Von der Luft aus, auf dem Weg über die Luft.

Aerophagie
➡Luftschlucken.

Aerosol
Eine Mischung aus einem Gas und einer fein verteilten Flüssigkeit oder einem fein verteilten Feststoff (Staub), wie z.B. Dampf, Rauch und Nebel.

Aerosoltherapie
➡Inhalation von ➡Medikamenten in einem ➡Aerosol. Das Medikament gelangt auf diese Weise direkt und rasch in die ➡Atemwege.

Aerotolerant
➡Mikroorganismen, die zwar in Gegenwart von ➡Sauerstoff wachsen können, ihn aber nicht für ihren ➡Stoffwechsel verwenden.

Affektiv
Den Affekt betreffend. Ein Verhalten, das überwiegend von kurzen, impulsartigen Gefühlsregungen und nicht von ➡kognitiven Prozessen bestimmt ist.

Afferens
➡Afferenz, ➡Afferent.

Afferent
(lat. *afferre*, hintragen) ➡Afferenz, ➡Afferens.
Alle Zuflüsse von Information oder Material zu einer definierten Struktur. Im engeren Sinne werden die ➡Erregungen, die aus der ➡Peripherie dem ➡zentralen Nervensystem zugeleitet werden, als Afferenzen bezeichnet.

Afferente Faser
➡Aufsteigende Nervenbahn, ➡Afferente Nervenbahn, ➡Afferente Nervenfaser, ➡Sensorische Nervenbahn, ➡Sensorischer Nerv.

Afferente Nervenbahn
➡Aufsteigende Nervenbahn, ➡Afferente Nervenfaser, ➡Sensorische Nervenbahn, ➡Sensorischer Nerv, ➡Afferente Faser.
Nervenbahnen, die von der ➡Peripherie über das ➡Rückenmark ins ➡Gehirn verlaufen und ➡sensorische Informationen des Körpers übermitteln.

Afferente Nervenfaser
➡Aufsteigende Nervenbahn, ➡Afferente Nervenbahn, ➡Sensorische Nervenbahn, ➡Sensorischer Nerv, ➡Afferente Faser.

Afferenz
➡Afferent, ➡Afferens.

Afferenzen
Die Gesamtheit aller ➡Nervenfasern, die von der ➡Peripherie (➡Sinnesorgane, ➡Rezeptoren) zum ➡zentralen Nervensystem laufen.

Affolter-Modell
Ein neurologisch-pädiatrisches Thera-
piekonzept zur Behandlung von neurologisch betroffenen Patienten mit
Wahrnehmungsstörungen. Affolter ist
eine „geführte Interaktionstherapie",
um praktisch und alltagsbezogen zu
lernen.

A-Filament
➡Myosin, ➡Dickes Filament.

After
➡Anus, ➡Darmausgang.

Aganglionäres Megakolon
➡Morbus Hirschsprung, ➡Kongenita-
les Megakolon, ➡Megacolon congenitum, ➡Intestinale Aganglionose.

Agglomeration
➡Aggregation, ➡Verklumpung, ➡An-
häufung.

Aggregation
(lat. *aggregare*, beigesellen, hinzuge-
sellen) ➡Agglomeration, ➡Verklum-
pung, ➡Anhäufung.
Die Zusammenballung bzw. das Ver-
klumpen von biologischen Struktu-
relementen.

Aggregations-Hemmer
➡Thrombozytenaggregations-Hem-
mer, ➡TAH, ➡Plättchenaggregations-
hemmer, ➡Thrombozytenfunktions-
hemmer.
➡Hemmstoffe einer ➡Verklumpung.

Aggregatzustand
(lat. *aggregare*, sich versammeln)
➡Phase. Die morphologisch wahrnehmbare Form der Materie. Man unterscheidet folgende Formen des Ag-
gregatzustandes:
a)   Feste Phase (kristalline Phase);
b)   Flüssige Phase (amorphe Pha-
     se);
c)   Gasförmige Phase;
d)   Plasma.

Aggression
Eine dem Menschen innewohnende
Disposition und Energie, die der
Selbstbehauptung dient.

Aggressives Verhalten
Jegliche Form verbalen, nonverbalen
oder körperlichen Verhaltens, welches
für den Patienten selbst, andere Personen oder deren Eigentum eine Bedrohung darstellen oder körperliches
Verhalten, wodurch der Patient selbst,
andere Personen oder deren Eigentum
zu Schaden gekommen sind. Aggression ist ein Verhalten, das subjektiv
als Bedrohung erlebt wird und/oder
objektiv eine Schädigung verursacht.

Agitation
➡Agitiertheit.
Die ➡pathologisch gesteigerte, unpro-
duktive motorische Aktivität eines Patienten.

Agitierte Depression
Form der ➡Depression, bei der der
Patient nicht in Antriebslosigkeit ver-
fällt, sondern verzweifelt und extrem
unruhig ständig hin und her läuft.

Agitiertheit
➡Agitation.

Agnosie
Unfähigkeit des (Wieder-)Erkennens
von ➡Sinneswahrnehmungen trotz
normaler Funktion der ➡Sinnesor-
gane.

Agonale Atmung
➡Schnappatmung.

Agonist
Der Handelnde. Der Begriff bezeichnet
eine Substanz oder Struktur, die im
Hinblick auf eine bestimmte Aktion
verursachend wirkt, z.B. ein Muskel
im Hinblick auf eine bestimmte Bewegung.

AICD
➡Automatischer implantierbarer Kardioverter, ➡Defibrillator.

Air stacking
➡Luft-stapeln.
Technik zur ➡Sekretmobilisation. Über einen ➡Handatembeutel werden stoßweise kleine Mengen Luft in die ➡Lunge gepumpt, ohne dass der Patient zwischendurch ausatmet. Ist die Lunge gut ausgedehnt, muss das Mundstück des Handatembeutels ausgespuckt und gleichzeitig abgehustet werden, damit ➡Sekret in der Lunge mobilisiert werden kann.

Airway remodelling
➡Remodelling der Atemwege.

Akinese
➡Bewegungslosigkeit.

Akinetisch
➡Bewegungslos.

Akre
(Pl. Akren; griech. *akros*, äußerstes Ende) ➡Acrum.
Die stammfernen Körperspitzen, also die „Enden" des Organismus. Dabei handelt es sich in erster Linie um die peripheren Extremitätenenden.

Akrozyanose
Krankhafte Blaufärbung der Körperenden.

Aktin
➡Actin, ➡Dünnes Filament, ➡I-Filament.
Ein ➡Protein, das sich in der ➡Muskelfaser befindet und zusammen mit ➡Myosin, die kontraktile Einheit des ➡Muskels bildet.

Aktionspotential
➡Aktionspotenzial, ➡Nervenimpuls, ➡AP.
Eine kurz anhaltende Änderung des ➡Membranpotentials über der ➡Zellmembran. Es dient der ➡Reizweiterleitung über ➡Axone an weitere erregbare ➡Zellen.

Aktive Atemgasklimatisierung
Bei den aktiven Befeuchtungsverfahren wird dem Atemgas unter Einsatz von beispielsweise elektrischer Energie Feuchtigkeit und Wärme zugeführt.

Aktive Befeuchtung
Methode zur Anfeuchtung des Atemgases bei maschinell beatmeten Patienten durch ➡aktive Befeuchtungssysteme.

Aktive Befeuchtungssysteme
Technische Geräte zur künstlichen Erzeugung der Wärme und/oder Feuchtigkeit.

Aktive Sterbehilfe
Gezielte Herbeiführung des ➡Todes durch eine andere Person (ohne oder mit Einverständnis des Betroffenen). Siehe auch ➡Euthanasie.

Aktives Zuhören
In der interpersonellen Kommunikation die gefühlsbetonte (affektive) Reaktion eines Gesprächspartners auf die Botschaft eines Sprechers.

Aktivitäten, existenzielle Erfahrungen und Beziehungen des täglichen Lebens
➡ABEDL.
Das Modell der fördernden Prozesspflege oder System der fördernden Prozesspflege von Monika Krohwinkel. Das Pflegemodell, basiert auf der 1993 vorgestellten und weiterentwickelten Pflegetheorie nach Krohwinkel, orientierte sich zunächst an den Aktivitäten und existenzielle Erfahrungen des Lebens (AEDL), seit 1999 wurde die Beziehung als zusätzlicher Faktor von Krohwinkel vorgestellt.

Aktivitätsumsatz
➡Leistungsumsatz.

Akustisch
Das Hören bzw. Gehör betreffend.

Akustische Wahrnehmung
➡Hörsinn, ➡Gehör, ➡Auditus, ➡Gehörsinn, ➡Auditive Wahrnehmung, ➡Schallwahrnehmung, ➡Hören.

Akut
Plötzlich einsetzend oder auftretend und meist von kürzerer Dauer, heftig verlaufend.

Akute Bronchitis
Eine neu entstandene ➡Entzündung der größeren verzweigten ➡Atemwege mit ➡Husten, ➡Schleimproduktion und ➡Fieber sowie weiteren ➡Allgemeinsymptomen.

Akute inflammatorische demyelinisierende Polyneuropathie
➡Guillain-Barré-Syndrom, ➡Idiopathische Polyradikuloneuritis, ➡Chronische inflammatorische demyelinisierende Polyneuropathie, ➡Landry-Guillain-Barré-Strohl-Syndrom.

Akute respiratorische Insuffizienz
➡Respiratorisches Versagen, ➡Atemversagen.
Eine Störung des pulmonalen Gasaustausches mit ➡pathologisch veränderten Blutgaswerten.

Akuter Myokardinfarkt
➡AMI, ➡Herzinfarkt, ➡Myokardinfarkt, ➡MI, ➡Herzmuskelinfarkt.

Akuter Schmerz
➡Schmerz als zeitlich begrenzte Reaktion und Warnsignal.

Akutes progressives Lungenversagen
➡ARDS, ➡Acute Respiratory Distress Syndrome.
Unzureichende Lungenfunktion aufgrund von direkten oder indirekten Schädigungen an der Lunge.

Akutphase
Beginn einer Krankheit, meist die Phase der stärksten Beschwerden.

Akzelerator
➡Katalysator.

Akzidenteller Zelltod
➡Nekrose, ➡Necrosis, ➡Necrose, ➡Gewebetod, ➡Zelltod.
Ein ➡Zelltod, der durch einen akuten schädigenden Einfluss von außen entsteht.

Akzidentiell
➡Zufällig.

Ala nasi
➡Nasenflügel, ➡Pinna nasi.

Albumin
Eiweißfraktion im ➡Blutserum. Herstellung in der ➡Leber.

Albumine
Sammelbezeichnung für alle in reinem Wasser löslichen ➡Proteine aus Körperflüssigkeiten.

Alfentanil
Ein starkes ➡Analgetikum aus der Gruppe der synthetischen ➡Opioide.

Algesie
➡Schmerz, ➡Dolor.

Algor mortis
(lat. *algor*, Kälte und *mors*, Tod) ➡Totenkälte, ➡Leichenkälte.
Die reduzierte ➡Körpertemperatur nach Eintreten des ➡Todes aufgrund der fehlenden Wärmeerzeugung durch ➡Stoffwechselvorgänge.

Algurie
Schmerzhaftes Wasserlassen.

Aliphatisch
Kennzeichnung für ➡Moleküle mit einem oder mehreren offenen, kettenförmigen ➡Kohlenwasserstoffresten.

Alkaliämie
Alkalivermehrung im ➡Blut über die Norm.

Alkalisch
Ein ➡pH-Wert größer als 7.

Alkaloid
(arab. *al-qalya*, die Pflanzenasche und altgriech. *oides*, ähnlich) Chemische Verbindungen, die Stickstoffatome enthalten und sich meist von ➡Aminosäuren herleiten.

Alkalose
Eine Störung des ➡Säure-Basen-Haushaltes, bei der der ➡pH-Wert des Blutes auf über 7,45 ansteigt.

Alkoholentzugsdelir
➡Delirium tremens, ➡Alkoholentzugssyndrom.

Alkoholentzugssyndrom
➡Delirium tremens, ➡Alkoholentzugsdelir.

Allergene
(griech. *allos*, fremd) Substanzen, die beim Kontakt mit dem Organismus von dessen ➡Immunsystem als fremd erkannt werden. Üblicherweise wird gegen solche Substanzen eine ➡Immunreaktion eingeleitet, die das Krankheitsbild einer ➡Allergie hervorrufen.

Allergie
Bezeichnung für eine überschießende ➡immunologische Reaktion des Körpers gegen einzelne Stoffe (➡Allergene).

Allergische Reaktion
➡Anaphylaktische Reaktion, ➡Allergischer Schock, ➡Anaphylaktischer Schock.
Eine ➡Immunreaktion des Körpers auf nicht-infektiöse Fremdstoffe.

Allergischer Schock
➡Anaphylaktische Reaktion, ➡Allergische Reaktion, ➡Anaphylaktischer Schock.
Akute ➡allergische Reaktion des Organismus auf ➡Allergene.

Allergisches Asthma
Erkrankung der ➡Atemwege, die auf einer ➡allergischen Reaktion beruht.

Allgegenwärtig
➡Ubiquitär.

Allgemeinsymptom
Unspezifische Krankheitszeichen, die zwar auf das Vorliegen einer Erkrankung hinweisen, aber zunächst keine Aufschlüsse über ihren Charakter, ihre Ursache oder ihre Lokalisation zulassen.

Allosom
➡Geschlechtschromosom, ➡Gonosom, ➡Heterochromosom, ➡Heterosom.

Alpha-1-Antitrypsin
➡Protein.
➡Eiweiß des ➡Blutserums. Hemmt ➡Proteasen und verhindert so, dass diese beim Entzündungsprozess Körpergewebe angreifen. Genetisch bedingter Mangel an diesem Protein kann zu schwerer Lungenerkrankung führen. Siehe auch ➡AAT-Defizit.

Alpha-1-Antitrypsin-Mangel
➡AAT-Defizit, ➡Proteaseinhibitormangel, ➡Laurell-Eriksson-Syndrom.
Eine erbliche Stoffwechselerkrankung aufgrund eines Fehlers im Erbgut. Ein Mangel an Proteaseinhibitoren kann zu ➡Leberzirrhose und ➡Lungenemphysem führen (ein Schutzstoff für das Lungengewebe fehlt).

Alpha-1-Blocker
Durch eine Blockade der s.g. ➡Alpha-1-Rezeptoren an den ➡Blutgefäßen können die ➡Botenstoffe ➡Adrenalin und ➡Noradrenalin nicht mehr

binden. Dadurch haben Alpha-1-Blocker eine blutdrucksenkende Wirkung.

Alpha-1-Rezeptoren

➡Rezeptoren, deren Erregung ➡Noradrenalin und ➡Adrenalin im ➡peripheren Nervensystem vor allem eine ➡Kontraktion glatter Muskelzellen hervorruft, im ➡zentralen Nervensystem dagegen einen verminderten ➡Sympathikotonus, ➡Sedierung und ➡Analgesie.

Alpha-Glukosidasehemmer

➡Enzymhemmer, die die Aufnahme von ➡Glukose in den ➡Darm verzögern und dadurch nach den Mahlzeiten den ➡Blutzuckerspiegel senken.

Alpha-Motoneuron

➡α-Motoneuron.
➡Nervenzellen des ➡zentralen Nervensystems, die über ➡motorische Endplatten die ➡Skelettmuskelfasern innervieren und für die ➡Muskelkontraktion zuständig sind.

ALS

➡Amyotrophe Lateralsklerose, ➡Lou-Gehrig-Syndrom, ➡Charcot-Krankheit, ➡Motor Neuron Disease.

Altenhilfe

In Deutschland gesetzlich bestimmte Maßnahmen und Initiativen zur Förderung und Unterstützung alter Menschen.

Altenpflege

Ein Teilbereich der ➡Altenhilfe. Es ist eine Profession im ➡Gesundheitswesen mit sozialpflegerischen und pflegerischen Aufgaben, Begleitung, Betreuung, Beratung und Versorgung von gesunden und kranken alten Menschen unter Berücksichtigung und Einbeziehung der körperlichen, seelischen, sozialen und spirituellen Bedürfnisse des Einzelnen.

Alter

➡Lebensalter. Eine biometrische Messgröße, welche die seit dem Zeitpunkt der ➡Geburt abgelaufene Zeitspanne der Existenz eines Lebewesens angibt. Das Alter markiert damit gleichzeitig die ungefähre Posi-tion im Lebenszyklus, die durch den physiologischen Prozess der ➡Alterung determiniert ist.

Alternative Medizin

➡Komplementärmedizin, ➡Alternativmedizin.

Alternativmedizin

➡Alternative Medizin, ➡Komplementärmedizin.

Altersschluckstörung

➡Presbyphagie.

Alterung

Ein biologischer Prozess, der alle Organisationsebenen eines ➡Organismus erfasst und sich durch unterschiedliche Veränderungen manifestiert. Die progrediente Alterung führt bei einer ➡Zelle zur ➡Apoptose, bei einem multizellularen Organismus zum ➡Tod.

Altgedächtnis

➡Tertiäres Gedächtnis.
Enthält Informationen, die oft wiederholt wurden und einen hohen Emotionsgehalt besitzen und deshalb für lange Zeit behalten werden sollen. Die Informationen werden getrennt nach inhaltlichem, visuellem und auditivem Wissen kodiert und gespeichert. Die Dauer der Speicherung ist dabei sowohl von der Speicherkapazität als auch von der Art der Informationsorganisation abhängig. Sie kann durch Wiederholung, sowie durch Suggestion einer erhöhten Wichtigkeit erhöht werden.

Alveolardruck

Druck in den ➡Lungenbläschen. Die Differenz zwischen Alveolardruck und dem Druck der Umgebungsluft (atmosphärischer Druck) ist bei offenen Atemwegen die treibende Kraft für die Inspiration (Alveolardruck < Umge­bungsdruck) und Exspiration (Alveo­lardruck > Umgebungsdruck).

Alveoläre Hyperinflation
➡Lungenüberblähung.
Eine Gasaustauschstörung bedingt durch vermehrten Luftgehalt der Lunge.

Alveoläre Hypoventilation
Eine Gasaustauschstörung, bei der es zu einer unzureichenden Belüftung der Lungenalveolen kommt. Eine Form der ➡respiratorischen Insuffizienz.

Alveoläre Ventilation
➡Alveolarventilation.
Die inspiratorische ➡Ventilation der ➡Alveolen als physiologische Voraussetzung des alveolären ➡Gasaustauschs.

Alveolarepithel
Das einschichtige ➡Epithel, das die ➡Lungenbläschen auskleidet.

Alveolarepithelzelle
➡Pneumozyt, ➡Alveolarzele.
Spezialisierte ➡Zellen des ➡Lungengewebes, welche die ➡Alveolen auskleiden. Sie bilden das ➡Alveolarepithel.

Alveolarepithelzelle Typ I
➡Pneumozyt Typ I, ➡Deckzelle.

Alveolarepithelzelle Typ II
➡Pneumozyt Typ II, ➡Nischenzelle.

Alveolärer Totraum
Beinhaltet die Anteile der ➡Alveolen, die üblicherweise aufgrund pathologischer Veränderungen nicht mehr am Gasaustausch teilnehmen.

Alveoläres Lungenödem
Eine ➡Flüssigkeitsansammlung in den ➡Lungenbläschen.

Alveolargang
(Pl. Alveolargänge) ➡Ductus alveolaris.
Teil des terminalen Gangsystems eines ➡Lungenazinus. Sie gehen aus den ➡Bronchioli respiratorii hervor und enden jeweils blind in einem ➡Alveolarsack.

Alveolarmakrophage
➡Makrophagen, die man in den ➡Alveolen antrifft.

Alveolarmembran
➡Alveolokapilläre Membran.
Die ➡permeable Membran, durch die der ➡Gasaustausch stattfindet.

Alveolarsack
➡Alveolarsäckchen, ➡Saccus alveolaris, ➡Sacculus alveolaris, ➡Azinus.

Alveolarsäckchen
➡Alveolarsack, ➡Saccus alveolaris, ➡Sacculus alveolaris, ➡Azinus.

Alveolarseptum
➡Interalveolarseptum.
Eine ➡Trennwand zwischen benachbarten ➡Alveolen. In den Alveolarsepten finden sich feinste Poren, die s.g. ➡Kohnsche Poren, welche benachbarte Alveolen miteinander verbinden.

Alveolarventilation
➡Alveoläre Ventilation.

Alveolarzele
➡Pneumozyt, ➡Alveolarepithelzelle.

Alveole
(Pl. Alveolen; lat. *alveolus*, kleine bauchartige Vertiefung) ➡Lungenbläschen, ➡Alveolus, ➡Alveoli pulmonis.
Die rund 400 Millionen funktionellen Elemente der ➡Lunge, in denen bei der ➡Atmung der ➡Gasaustausch zwischen ➡Blut und Alveolarluft erfolgt.

Durchmesser von 0,3 mm. Gesamtoberfläche als Austauschfläche ca. 80-120m². Pro Alveole 1.000 Kapilre.

Alveoli pulmonis
➜Lungenbläschen, ➜Alveole.

Alveolitis
Entzündung der ➜Alveolen.

Alveolokapilläre Membran
➜Alveolarmembran.
Die ➜permeable ➜Membran über die ➜Gasaustauch erfolgt.

Alveolokapillärer Block
➜Alveolo-kapillärer Block.
Verlängerung der ➜Diffusionsstrecke für ➜Sauerstoff in der ➜Lunge mit nachfolgender pulmonaler ➜Diffusionsstörung. Ein alveolokapillärer Block entsteht durch eine Verdickung der Alveolar- und Kapillarwand infolge eines ➜interstitiellen oder ➜intraalveolären ➜Ödems sowie bei einer ➜Lungenfibrose.

Alveolo-kapillärer Block
➜Alveolokapillärer Block.

Alveolus
➜Alveole, ➜Lungenbläschen. Kleiner Hohlraum.

Alzheimer-Krankheit
➜Morbus Alzheimer, ➜Demenz vom Alzheimer-Typ, ➜Präsenile Demenz.
Eine auf einer multifaktoriellen Vererbung basierende, üblicherweise zwischen dem 50. und 60. Lebensjahr auftretende, ➜progressive ➜Atrophie der ➜Großhirnrinde.

Ambrobeta®
➜Expektorans, ➜Ambroxol.
Ein ➜Arzneimittel zur Schleimlösung bei Atemwegserkrankungen mit zähem Schleim.

Ambroxol
Ein Arzneistoff vor allem zur Behandlung von produktivem Husten mit zähem, festsitzendem Schleim. Gehört zur Gruppe der ➜Expektoranzien. Handelsnamen: ➜Ambrobeta®, ➜Expit®, ➜Frenopect®, ➜Lindoxyl®, ➜Mucoangin®, ➜Mucosolvan®.

Ambubeutel
➜Handbeatmungsbeutel, ➜Beatmungsbeutel.

Ambulant
➜Ambulante Behandlung.
Medizinische Leistungen oder Pflegeleistungen, bei denen der Patient die Behandlungs- oder Pflegeeinrichtung nur vorübergehend nutzt und sie spätestens zur Nacht wieder verlässt.

Ambulante Behandlung
➜Ambulant.

AMG
➜Arzneimittelgesetz.

AMI
➜Akuter Myokardinfarkt, ➜Herzinfarkt, ➜Myokardinfarkt, ➜MI, ➜Herzmuskelinfarkt.

Aminocarbonsäure
➜Aminosäure.

Aminoferase
➜Transaminase, ➜Aminotransferase.

Aminosäure
➜Aminocarbonsäure.
Chemische Verbindungen, Bausteine von ➜Proteinen, dienen vor allem dem Aufbau von Körpergewebe. Essentielle Aminosäuren kann ein Organismus nicht selber herstellen, sie müssen mit der Nahrung aufgenommen werden.

Aminotransferase
➜Transaminase, ➜Aminoferase.

Ammoniak
(nach dem altägyptischen Fruchtbarkeitsgott *Amon* genannt) Ein stechend riechendes, farbloses Gas, das aus einem Stickstoff- und drei Wasserstoffatomen aufgebaut ist.

Ammonium
Ein ➡Kation, das die Fähigkeit besitzt, als starkes ➡Neurotoxin zu wirken. Dies beruht auf seiner großen Ähnlichkeit zu ➡Kalium-Ionen. Es nimmt daher an einigen Stellen im menschlichen Körper deren Stellung ein (z. B. an ➡Synapsen).

Amnesie
➡Erinnerungslücke.
Unfähigkeit, sich an etwas zu erinnern. ➡Gedächtnisverlust für einen bestimmten Zeitabschnitt.

Amorph
(griech. *a morphos*) Ohne Gestalt oder ohne Struktur.

Ampicillin
Halbsynthetisches Penizillins-Derivat, wirkt ➡bakteriostatisch. Siehe auch ➡Antibiotikum.

Amplifikation
➡Vervielfältigung.

Ampulla recti
➡Pars ampullaris recti, ➡Rektumampulle, ➡Mastdarmampulle.
Der am weitesten gelegene Teil des ➡Rektums. Bei Befüllung der Ampulle mit Stuhl tritt der Stuhldrang ein.

Amputation
(lat. *amputatio*, Absetzen, Entfernen, rundherumschneiden) Medizinisch indiziertes Abtrennen von ➡Extremitäten.

AMV
➡Atemminutenvolumen, ➡Minutenvolumen.

Amygdala
➡Corpus amygdaloideum, ➡Mandel.
Kurzform für: ➡Mandelkern, ➡Mandelkörper.

Amylose
Ein Hauptbestandteil der ➡Stärke und macht etwa 25% ihrer Masse aus.

Amyotrophe Lateralsklerose
(griech. *myos*, Muskel und *trophe*, Ernährung) ➡ALS, ➡Motor Neuron Disease, ➡Lou-Gehrig-Syndrom, ➡Charcot-Krankheit.
Diese Krankheit gehört zur Gruppe der Motoneuron-Krankheiten und ist eine nicht heilbare degenerative Erkrankung des motorischen Nervensystems. Das Degenerieren der ersten ➡Motoneurone führt zu einem erhöhten Muskeltonus (➡Lähmung). Durch Schädigung der zweiten Motoneuron kommt es zu zunehmender ➡Muskelschwäche (➡Parese bis ➡Plegie), die mit ➡Muskelschwund einhergeht.

Amyotrophie
➡Muskelatrophie, ➡Atrophia musculorum, ➡Muskelschwund.

Anabol
(griech. *anabolé*, Vertagung, Aufschiebung) Den Aufbau (von körpereigenen Substanzen oder Geweben) betreffend oder zum ➡Anabolismus gehörig. Ein Eigenschaftswort, das körperaufbauende Vorgänge beschreibt. Siehe auch ➡Anabolisch.

Anaboler Stoffwechsel
➡Anabolismus.
Die Reaktionen des ➡Stoffwechsels, die dem Aufbau von chemischen Verbindungen dienen; im Zuge der anabolen Reaktionen werden über die ➡Nahrung aufgenommene Fremdstoffe abgebaut und ihre Bestandteile zum Aufbau körpereigener Substanzen benutzt.

Anabolisch
Körperaufbauend.

Anabolismus
➡Anaboler Stoffwechsel.

Anaerob
Keinen ➡Sauerstoff benötigend.

Anal
(lat. *ānus*, After) Den Afterbereich betreffend, zum After gehörig.

Analgesie
➡Schmerzausschaltung, ➡Schmerzlosigkeit.
Eine Aufhebung bzw. Unterdrückung der Schmerzempfindung.

Analgetikum
(Pl. Analgetika) Schmerzlinderndes ➡Arzneimittel. Eingesetzt zur Behandlung von ➡akuten oder ➡chronischen Schmerzen.
Siehe auch ➡Schmerzmittel.

Analgetisch
Schmerzstillend, schmerzhemmend.

Analgosedierung
Die medikamentöse ➡Schmerzausschaltung (➡Analgesie) bei gleichzeitiger Beruhigung (➡Sedierung). Im Unterschied zur ➡Narkose reagiert der Patient auf äußere Reize und atmet selbständig.

Analog
Funktionsgleich.

Analoge Kommunikation
Übermittlung von Informationen, die in ungefähren, indirekten Zeichen verschlüsselt sind, die nur in einer Ähnlichkeitsbeziehung zum Informationsobjekt stehen (z.B. Körperhaltung, Mimik, Blick, Tonfall etc.). Der analogen Informationsübermittlung entspricht deshalb der Begriff der ➡nonverbalen Kommunikation.

Anämie
➡Blutleere, ➡Blutarmut, ➡Blutmangel.
Verminderte Zahl der ➡Erythrozyten bzw. durch Blutverlust eine Verminderung des sauerstofftragenden ➡Proteins ➡Hämoglobin im Blut.

Anamnese
(griech. *anamnesis*, Erinnerung) Eine systematische Befragung, die den Gesundheitszustand eines Individuums zum Thema hat. Sie umfasst die aktuellen Beschwerden, die gesundheitliche Vorgeschichte, besondere Dispositionen, die Lebensumstände und das genetische Risiko des Patienten. Die Bezeichnung Anamnese wird sowohl für den Vorgang, die Anamneseerhebung, als auch für den Inhalt der Krankengeschichte verwendet. Von der Anamnese abgegrenzt wird die gezielte Gewinnung weiterer Informationen durch die ➡Exploration.

Anaphylaktische Reaktion
➡Allergischer Schock, ➡Allergische Reaktion, ➡Anaphylaktischer Schock. Akute und rasch einsetzende, bedrohliche Sofortreaktion des ➡Immunsystems aufgrund einer ➡allergischen Reaktion mit auftretender Symptomatik: ➡Kollaps, ➡Schock, ➡Juckreiz, ➡Quaddelbildung, ➡Atemnot und ➡Kreislaufstillstand. Bei fehlender ärztlicher Hilfe besteht die Gefahr, dass der Patient im anaphylaktischen Schock stirbt.

Anaphylaktischer Schock
➡Anaphylaktische Reaktion, ➡Allergischer Schock, ➡Allergische Reaktion.

Anasarka
(griech. *sarkos*, *sarx*, Muskel-)Fleisch, über dem Fleisch) Eine Ansammlung von Gewebsflüssigkeit im ➡Bindegewebe der Unterhaut mit Zeichen von ➡Dystrophie in den ➡Epidermis-

schichten. Anasarka treten u.a. bei →Rechtsherzinsuffizienz und →Nierenversagen auf.

Anästhesie

(griech. *anaisthesia*, Empfindungslosigkeit) Ein Zustand der Empfindungslosigkeit zum Zweck einer operativen oder diagnostischen Maßnahme und zugleich das medizinische Verfahren, um diesen herbeizuführen. Umgangssprachlich wird Anästhesie oft mit →Narkose oder →Betäubung übersetzt, wobei der Begriff „Narkose" nur bei einer Allgemeinanästhesie (Vollnarkose) verwendet wird. Bei Betäubung einzelner Körperregionen, sprechen wir von einer →Regionalanästhesie (→Lokalanastesie).

Anästhesiologie

Die Lehre der Methoden der Bewußtseinsausschaltung, sowie der →Schmerztherapie, →Intensivmedizin und der →Notfallmedizin.

Anatomie

(griech. *anatemnein*, trennen, zerschneiden) Die beschreibende Lehre vom Aufbau bzw. der Gestalt des menschlichen Körpers und seiner Gewebe sowie deren Entwicklung.

Anatomisch

Auf die Anatomie bezogen bzw. Aufbau und Struktur eines physiologisch gesunden Körpers oder Gewebes betreffend.

Anatomischer Shunt

Ein Shunt, der durch →anatomisch angelegte Gefäßverbindungen zwischen dem venösen und dem arteriellen Schenkel des →Blutkreislaufs bedingt ist.

Anatomischer Totraum

Das Volumen der →Atemwege von der →Nasenhöhle bis hin zu den →Bronchioli terminales, die nicht am Gasaustausch teilnehmen, sondern physiologischerweise nur an der Aufarbeitung der →Atemluft beteiligt sind. Die Atemluft wird gereinigt, angefeuchtet, gewärmt und transportiert.

Anbieter

In der Pflege: →Provider, →Diensteanbieter, →Dienstleister, →Zwischenhändler, →Lieferant, →Versorger.

Andockstellen

Spezialisierte Rezeptoren der →Membranen, die neben der Übertragung von Signalen erfüllen auch zusätzlich die Funktion, Substanzen in eine Zelle hinein zu transportieren.

Aneurin

→Thiamin, →Vitamin B_1, →Aneurin.

Aneurysma

(altgriech. *aneúrysma,* Aufweitung, Erweiterung) →Aortenaneurysma.
Eine spindel- oder sackförmige, örtlich begrenzte, permanente Erweiterung des Querschnitts von →Schlagadern (selten von →Blutadern) infolge angeborener oder erworbener Wandveränderungen.

Anfall

Ein isoliertes klinisches Ereignis.

Anfeuchtung

→Atemgasbefeuchtung.

Angina

(lat. *angor*, Beklemmung) Die medizinische Bezeichnung für Enge und Beklemmung bzw. Engegefühl. Oftmals Kurzbezeichnung für →Mandelentzündung oder →Angina pectoris.

Angina pectoris

→Brustenge, →Stenokardie, →Herzbräune, →Herzenge.
Ein häufig anfallsartig auftretender, →thorakaler bzw. →retrosternaler Schmerz, der durch eine →Ischämie des →Herzens ausgelöst wird.

Die Angina pectoris ist das →Kardinal-symptom der →koronaren Herz-krankheit.

Angina tonsillaris
→Mandelentzündung, →Tonsillitis.

Angioneogenese
→Gefäßneubildung.

Angioneurotisches Ödem
→Angioödem, →Urticaria profunda, →Quincke-Ödem.
Eine →akut auftretende und 1 bis 7 Tage andauernde Schwellung der →Dermis, der →Subkutis oder der →Submukosa.

Angioödem
→Angioneurotisches Ödem, →Urti-caria profunda, →Quincke-Ödem.

Angiospasmus
→Vasospasmus, →Gefäßspasmus, →Gefäßkrampf.
Eine anfallweise Zusammenziehung der Blutgefäße mit dadurch bedingter Einengung des Gefäßlumens.

Angiotensin Converting Enzym
→ACE, →Kininase II, →Angiotensin-Konversionsenzym, →Angiotensin-konvertierendes Enzym.
Ein →Enzym, →das Angiotensin I in das vasokonstriktorisch wirksame →Angiotensin II spaltet.

Angiotensin I
Ein →Prohormon, das im Gewebe vorkommt und eine wichtige Rolle in der Regulation des →Wasser- und Elektrolythaushalts spielt.

Angiotensin-II
→Hormon, das eine stark gefäßverengende Wirkung hat. Dies führt zu einem Anstieg des →Blut-drucks und einer vermehrten Durch-blutung sämtlicher →Organe.

Angiotensin-II-Antagonist
→AT1-Rezeptorblocker, →Sartane.

Medikamente, die die gefäßverengen-de und blutdrucksteigernde Wirkung von →Angiotensin II hemmen. Bevor-zugt eingesetzt, wenn →ACE-Hemmer nicht vertragen wird.

Angiotensin-Konversionsenzym
→ACE, →Angiotensin Converting En-zym, →Kininase II, →Angiotensin-konvertierendes Enzym.

Angiotensin-konvertierendes Enzym
→ACE, →Angiotensin Converting En-zym, →Kininase II, →Angiotensin-Konversionsenzym.

Angiotensinogen
→Prohormon, das aus 452 Aminosäuren besteht und in der →Leber produziert wird.

Angst
Unangenehm empfundener, eine Bedrohung oder Gefahr signalisieren-der Gefühlszustand. Angst kann zur Krankheit werden, wenn sie ohne erkennbaren Grund empfunden wird. Sie kann in unterschiedlichen Schwe-regraden auftreten.

Angstlösend
→Anxiolytisch.

Angulus oris
(lat. *angulus*, Winkel, Ecke) Die beiden Stellen am →Mund, wo die →Ober- und die →Unterlippe zusammenlaufen.

Anhaftend
→Adhäsiv.

Anhidrose
(griech. *hidros*, Schweiß) →Anhi-drosis, →Schwitzen, →Hidrose.
Vollständig ausbleibende Schweiß-sekretion.

Anhidrosis
→Anhidrose, →Schwitzen, →Hidrose.

Animalisches Nervensystem
➡Motorisches Nervensystem, ➡Somatisches Nervensystem, ➡Willkürliches Nervensystem, ➡Oikotropes Nervensystem.

Anion
Ein durch Zugabe von ➡Elektronen negativ geladenes ➡Ion.

Anisokorie
(altgriech. *a(n)*, nicht, *isos*, gleich, *kore*, Pupille) Ein Unterschied in den Pupillenweiten der Augen. Sie liegt bei einer Seitendifferenz im Durchmesser der Pupillen vor. Sie kommt geringgradig bei etwa 20% der gesunden Normalbevölkerung vor, kann jedoch auch pathologische Ursachen haben.

Ankylosierende Spondylitis
➡Spondylitis ankylosans, ➡Morbus Bechterew, ➡Bechterew-Strümpell-Marie-Krankheit, ➡Spondylarthritis ankylopoetica.

Annularius
➡Digitus manus IV, ➡Ringfinger.

Anomalie
(griech. *anomalos,* unregelmäßig) Normabweichungen und Unregelmäßigkeiten, auch geringgradige Entwicklungsstörung.

Anorektal
➡After und ➡Mastdarm betreffend.

Anorexia nervosa
(aus griech./lat. übersetzt bedetet nervlich bedingte Appetitlosigkeit) ➡Magersucht.
Eine Form der ➡Essstörung. Davon betroffene Menschen besitzen eine gestörte ➡Wahrnehmung des eigenen Körpers und verweigern aus Furcht vor Gewichtszunahme die Aufnahme von ➡Nahrung.

Anosmie
(griech. *anosmos*, geruchlos) ➡Geruchsverlust, ➡Riechverlust.

Die hochgradige Minderung oder das völlige Fehlen der ➡Geruchswahrnehmung.

Anoxämie
Eine stark verminderte ➡Sauerstoffsättigung im ➡Blut - weit unterhalb der physiologisch notwendigen Schwelle. Sie ist eine verstärkte Form der ➡Hypoxämie.

Anpassung
➡Adaptation.

Anspannen
➡Kontraktion, ➡Verkürzung, ➡Zusammenziehen.

Ansprechbarkeit
Grad der Einwirkungsmöglichkeit auf eine Person.

Ansteckende Erkrankung
➡Infektionskrankheit.

Ansteckung
➡Infektion, ➡Infekt.

Anstieg
➡Druckanstiegsgeschwindigkeit, ➡Rampe.

Antagonismus
Wechselbeziehung von Substanzen, Muskeln oder Systemen mit entgegengesetzten Wirkweisen.

Antagonist
(griech. *anti*, gegen und *agone*, Bewegung) ➡Gegenspieler.
Eine Substanz oder Struktur, die beispielsweise an körpereigene Bindungsstellen (➡Rezeptor) für bestimmte Stoffe (zum Beispiel ➡Hormone) andocken kann. Dadurch wird die Bindungsstelle blockiert und der Stoff, der eigentlich dort andocken sollte, kann nicht wirken.

Antagonistisch
Entgegengesetzt bzw. als Gegenspieler wirkend.

Ante finem
Vor dem (Lebens-)Ende.

Ante mortem
Vor dem Tod.

Antebrachium
➡Unterarm, ➡Zeugopodium.

Antegrad
➡Anterograd.

Antenatal
➡Pränatal, ➡Praenatal, ➡Präpartal, ➡Praepartal, ➡Antepartal.

Antepartal
➡Pränatal, ➡Praenatal, ➡Präpartal, ➡Praepartal, ➡Antenatal.

Anterior
Vorn, zur Vorderfläche hin.

Anterior-posterior
(lat. *anterior-posterior*) Von vorne nach hinten.

Anterograd
(lat. *ante,* vorne, vorwärts, oder *anterior*, der vordere und *gradus*, Schritt oder auch lat. *antegredior*, vorausgehen, vorausgehend, vorwärtsgerichtet) ➡Antegrad.
Hier: Nach vorn; in der normalen Bewegungs- oder Flussrichtung.

Anteversion
Bewegung nach vorne. Vorheben von Arm / Bein [An- / Abwinkeln nach vorne].

Anthropometrie
(griech. *anthropos*, Mensch, *metron*, messen) Die Lehre von den Maßen und Maßverhältnissen des menschlichen Körpers.

Antiallergikum
(Pl. Antiallergika) ➡Arzneimittel oder ➡Naturheilmittel, die zur symptomatischen Behandlung von ➡Allergien angewendet werden. Sie verhindern die ➡allergische Reaktion oder blockieren den Ablauf der Allergie.

Antiarrhythmikum
(Pl. Antiarrhythmika) ➡Medikamente gegen ➡Herzrhythmusstörungen.

Anti-Atelektase-Faktor
➡Surfactant, ➡Surfactant Faktor, ➡Surfactant Factor, ➡Oberflächenfaktor.

Antibakteriell
Gegen ➡Bakterien gerichtet. Hemmt die Ansiedlung bzw. die Vermehrung von Bakterien oder tötet diese ab.

Antibiotikaresistenz
➡Methicillinresistenter Staphylococcus aureus, ➡MRSA, ➡Multiresistenter Staphylococcus aureus, ➡Oxacillinresistenter Staphylococcus aureus, ➡ORSA, ➡Methicillinsensibler Staphylococcus aureus.
Die Fähigkeit von ➡Mikroorganismen, durch ➡Synthese von bestimmten Stoffen die Wirkung von ➡Antibiotikum aufzuheben.

Antibiotikum
(Pl. Antibiotika; griech. *anti*, gegen und *bios*, Leben) Gegen das Leben. Hier: bakterienhemmend. Substanzen, die einen hemmenden Einfluss auf den Stoffwechsel von ➡Mikroorganismen haben und so deren Vermehrung oder Weiterleben unterbinden.

Anticholinergikum
(Pl. Anticholinergika) ➡Parasympatholytikum.
Anticholinergikum unterdrückt die Wirkung von ➡Acetylcholin im ➡autonomen Nervensystem. Damit werden ➡Nervenreize, die zu einer ➡Kontraktion der ➡glatten Muskulatur führen, unterbrochen. Dank ihrer bronchialerweiternden Wirkung werden Anticholinergika auch bei der Therapie von ➡Asthma und der ➡COPD eingesetzt.

Antidepressivum
(Pl. Antidepressiva) ➡Psychopharmaka.
Medikament mit stimmungsaufhellender Wirkung, eingesetzt oft als ➡Ko-Analgetikum.

Antidiabetikum
(Pl. Antidiabetika) Medikament zur Behandlung der ➡Diabetes mellitus.

Antidiuretisches Hormon
➡ADH, ➡Vasopressin.
Aus der ➡Hirnanhangsdrüse (➡Hypophyse) freigesetztes ➡Hormon, das die Wasserausscheidung über die ➡Nieren reguliert. Es wird bei Durst oder Volumenmangel ausgeschüttet. Dadurch wird vermehrt Wasser im Körper zurückgehalten. Bei einem ADH-Mangel wird eine vermehrte Harnmenge gebildet.

Antidot
(griech. *antidotos*, dagegen gegeben) ➡Gegengift, ➡Antitoxin, ➡Antidotum. Eine Substanz, die ➡Vergiftung neutralisiert.

Antidotum
➡Antidot, ➡Gegengift, ➡Antitoxin.

Antiemetikum
(Pl. Antiemetika) Medikament, das ➡Übelkeit und ➡Brechreiz unterdrücken soll.

Antiemetisch
Gegen ➡Übelkeit und ➡Brechreiz wirkend.

Antiepileptikum
➡Antikonvulsivum.
Medikament zur Behandlung oder Verhinderung ➡epileptischer Krampfanfälle.

Antifebril
„Gegen Fieber gerichtet". Medikamentwirkung oder fiebersenkende physikalische Maßnahmen.

Antifungal
➡Antimykotikum.

Antigen
(Pl. Antigene; griech. *anti*, gegen und *genesthai*, erzeugen, hervorbringen, werden, entstehen) Substanzen, an die sich ➡Antikörper oder bestimmte ➡Lymphozyten-Rezeptoren binden. Der Kontakt mit einem Antigen führt zur Aktivierung von ➡Abwehrzellen und zur Bildung von Antikörpern.

Antihistaminikum
(Pl. Antihistaminika) ➡Histamin-Rezeptorblocker, ➡Histamin-Rezeptorantagonisten.
➡Medikamente, die die Wirkung des körpereigenen ➡Botenstoffs ➡Histamin abschwächen oder aufheben. Ihre Wirkung entfalten sie, indem sie die Histamin-Rezeptoren besetzen. Siehe auch ➡Beruhigungsmittel, ➡Sedativa, ➡Tranquilizer.

Antihypertensivum
(Pl. Antihypertensiva) Sammelbegriff für blutdrucksenkende ➡Arzneimittel.

Antihypertonikum
Arzneimittel gegen ➡Bluthochdruck.

Antikoagulans
(Pl. Antikoagulanzien; varaltet: Antikoagulantien) ➡Gerinnungshemmer, ➡Antikoagulantium, ➡Antithrombotikum.
Medikament zur Hemmung der ➡Blutgerinnung.

Antikoagulantium
➡Antikoagulans, ➡Gerinnungshemmer, ➡Antithrombotikum.

Antikoagulation
(griech. *anti*. gegen und lat. *coagulatio*, Zusammenballung, Gerinnung) Die Gabe eines Medikamentes zur Hemmung der ➡Blutgerinnung.

Antikonvulsiv
➡Krampflösend.

Antikonvulsivum
(Pl. Antikonvulsiva) ➡Antiepileptikum.
Oft als ➡Ko-Analgetika eingesetzt.

Antikörper
➡Immunglobulin.
➡Proteine, die als Reaktion auf bestimmte Stoffe gebildet werden und stehen im Dienste des ➡Immunsystems.

Antileukotriene
➡Leukotrien-Rezeptor-Antagonisten. Medikamente zur Asthmabehandlung in Tablettenform. Leukotriene sind körpereigene ➡Botenstoffe, die eine wichtige Rolle bei entzündlichen und allergischen Vorgängen spielen.

Antilipidämikum
➡Lipidsenker.

Antimikrobiell
Gegen Mikroorganismen gerichtet. Eine antimikrobielle Substanz ist eine Substanz, welche das Wachstum von Mikroorganismen (z.B. ➡Bakterien) hemmt.

Antimycotica
➡Fungistatikum, ➡Fungizide, ➡Fungistatika, ➡Pilzmittel, ➡Antipilzmittel, ➡Antimykotika.

Antimykotika
➡Fungistatikum, ➡Fungizide, ➡Fungistatika, ➡Pilzmittel, ➡Antipilzmittel, ➡Antimycotica.

Antimykotikum
(Pl. Antimykotika; griech. *anti,* gegen und *mykes,* Pilz) Substanz, die zur Behandlung von ➡Mykosen (Pilzinfektionen) eingesetzt wird.

Antinozizeption
Die Fähigkeit des Organismuus, durch Wirkung der körpereigenen ➡Botenstoffe im ➡Rückenmark, die Aktivität von ➡Nervenzellen, die durch einen ➡Schmerzreiz entsteht, abzu-

schwächen. Es entsteht eine physiologische Schmerzhemmung.

Antioxidans
(Pl. Antioxidantien, auch Antioxidanzien) ➡Antioxidationsmittel.
Eine chemische Verbindung, die eine ➡Oxidation anderer Substanzen verlangsamt oder gänzlich verhindert.

Antioxidationsmittel
➡Antioxidans.

Antiperniziosa-Faktor
➡Cobalamin, ➡Vitamin B_{12}, ➡Extrinsic Factor, ➡Coenzym B_{12}.

Antiphlogistikum
(Pl. Antiphlogistika) Ein Medikament, das Entzündungsprozesse hemmt.

Antiphlogistisch
➡Entzündungshemmend.

Antipilzmittel
➡Fungistatikum, ➡Fungizide, ➡Fungistatika, ➡Pilzmittel, ➡Antimycotica, ➡Antimykotika.

Antipsychotikum
➡Neuroleptikum, ➡Neurophlegikum.

Antipyretikum
(Pl. Antipyretika) Ein ➡Arzneistoff, der eine fiebersenkende Wirkung hat.

Antipyretisch
Die Eigenschaft verschiedener Substanzen und therapeutischer Maßnahmen, Fieber zu senken oder zu unterdrücken.

Antirachitischer Faktor
➡Calciferol, ➡Vitamin D.

Antirheumatikum
(Pl. Antirheumatika) Ein Medikament, das vor allen bei Gelenkerkrankungen zur Entzündungshemmung eingesetzt wird.

Antiseptikum
(Pl. Antiseptika) Wirkstoffe, die ➡Keime (bakterielle, virale und andere mikrobielle Erreger von Infektionskrankheiten) angreifen, zerstören bzw. reduzieren. Eingesetzt werden Antiseptika prophylaktisch zur Reinigung von Haut und Schleimhäuten oder behandelnd bei lokalen Infektionen.

Antiseptisch
Gegen Keime gerichtet bzw. gegen Fäulnis gerichtet, im übertragenen Sinn keimbekämpfend. Alle Maßnahmen zur Verminderung der Keimzahl von infektiösen Keimen an lebenden ➡Geweben und damit zur Verhinderung einer ➡Infektion.

Antispasmodikum
➡Spasmolytikum.
Ein Oberbegriff für ➡Arzneistoffe, die krampflösend oder krampflindernd wirken. Es handelt sich dabei um verschiedene Substanzen, deren gemeinsames Merkmal es ist, den ➡Tonus der ➡glatten Muskulatur herabzusetzen.

Antithrombotikum
➡Antikoagulans, ➡Gerinnungshemmer, ➡Antikoagulantium.

Antitoxin
➡Antidot, ➡Gegengift, ➡Antidotum.

Antitussiv
➡Hustenstillend.

Antitussivum
(Pl. Antitussiva) Arzneimittel, das den ➡Husten dämpft bzw. stillt.

Antiviral
➡Virostatika.
Gegen ein Virus gerichtet oder wirksam gegen Viren. Alle Vorgänge und Mechanismen des ➡Immunsystems, die gegen eine Virusinfektion gerichtet sind. Aber auch die medizinischen Bemühungen und The-rapien, die gegen die ➡pathogenen Auswirkungen von Virusinfektionen gerichtet sind, werden als antiviral bezeichnet.

Antrieb
Eine vom ➡Bewusstsein und damit vom Willen weitgehend unabhängige Kraft, welche als innere Energie die Geschwindigkeit, Intensität und Dauer aller psychischen und damit mittelbar auch physischen Vorgänge bestimmt.

Antriebshemmend
➡Sedierend.

Antriebslosigkeit
Ein Mensch verliert vollständig die Fähigkeit und den Willen, zielgerichtet und aktiv Dinge anzugehen. Antriebslose Menschen werden lethargisch, passiv, schlapp, müde und vergesslich. Siehe auch ➡Antriebsstörung, ➡Antriebsschwäche.

Antriebsschwäche
Ein psychophysischer Defizitzustand, der durch einen Mangel an ➡Antrieb, also an innerer Energie gekennzeichnet ist. Siehe auch ➡Antriebslosigkeit, ➡Antriebsstörung.

Antriebsstörung
Antriebsstörung ist ein Fachbegriff für ein ➡Symptom in der Psychologie. Unter Antrieb versteht man die Fähigkeit und den Willen zur zielgerichteten Aktivität, was Voraussetzung jeder höheren psychischen Leistung ist. Antriebsstörung ist ein Oberbegriff und kann gesteigerten oder verminderten ➡Antrieb beinhalten. Siehe auch ➡Antriebslosigkeit, ➡Antriebsschwäche.

Anurie
Eine Unterschreitung der altersüblichen physiologischen Urinmenge auf weniger als 100 ml in 24 Stunden bzw. weniger als 5 ml/m^2 Körperoberfläche/h.

Anus

(lat. *anus*, Ring) ➡After, ➡Darmausgang.
Die Mündung bzw. Ausscheidungsöffnung des ➡Darms. Seine Aufgabe ist die Kontrolle der ➡Defäkation. Siehe auch ➡Gastrointestinaltrakt, ➡Verdauungstrakt.

Anus praeter

➡Enterostoma, ➡Künstlicher Darmausgang.

Anwender

„Anwender ist, wer ein Medizinprodukt im Anwendungsbereich dieser Verordnung am Patienten einsetzt" (§ 2 Abs. 3 ➡MPBetreibV). Die Definition des Anwenders soll nach der Begründung der Verordnung an den tatsächlichen Einsatz des Medizinproduktes am Patienten anknüpfen.

Anxiolytisch

➡Angstlösend bzw. Angst- und Spannungszustände dämpfend.

Anzahl

➡Frequenz, ➡Häufigkeit, ➡Menge.

Aorta

(altgriech. *aorte*, Hauptschlagader) ➡Hauptschlagader.
Größte ➡Arterie des Menschen, die das sauerstoffreiche ➡Blut aus dem ➡Herzen in den gesamten Körper leitet. Beginnt direkt hinter der ➡Aortenklappe am Herz und führt das Blut aus der linken ➡Herzkammer in den Körper.

Aorta abdominalis

➡Pars abdominalis aortae, ➡Bauchaorta, ➡Bauchschlagader.
Der Teil der ➡Aorta descendens, der sich unmittelbar an die ➡Aorta thoracica anschließt.

Aorta ascendens

Der nahezu senkrecht nach ➡kranial verlaufende Anfangsteil der ➡Aorta.

Aorta descendens

Der absteigende Teil der ➡Hauptschlagader, der sich unmittelbar an den ➡Aortenbogen anschließt.

Aorta thoracica

➡Brustaorta, ➡Pars thoracicae aortae.
Der Teil der ➡Aorta descendens, der sich unmittelbar an den ➡Aortenbogen anschließt.

Aortenaneurysma

➡Aneurysma.

Aortenbifurkation

➡Bifurcatio aortae.
Die Teilungsstelle der Aorta in die beiden großen ➡Beckenarterien.

Aortenbogen

➡Arcus aortae.
Ein bogenförmiger Gefäßabschnitt der Aorta, der sich zwischen der ➡Aorta ascendens und der ➡Aorta descendens befindet.

Aortenklappe

➡Valva aortae.
Sie befindet sich am Ursprung der ➡Aorta und verhindert einen ➡diastolischen Rückfluss von ➡Blut aus der Aorta in den linken ➡Ventrikel.

Aortenklappeninsuffizienz

Undichtigkeit der ➡Hauptschlagaderklappe.

Aortenklappenstenose

Verengung der ➡Hauptschlagaderklappe.

AP

➡Aktionspotential, ➡Nervenimpuls, ➡Aktionspotenzial.

Apallisches Syndrom

➡Wachkoma, ➡Coma vigile.
Ein Symptomkomplex aus dem Bereich der Neurologie, der als Folge schwerster Hirnschädigung auftritt. Während ➡Hirnstamm, ➡Rückenmark, ➡Kleinhirn und ➡Zwischenhirn

ihre Funktionalität beibehalten, ist die Funktion des ➡Großhirns größtenteils ausgeschaltet. Die Betroffenen scheinen zwar für den Betrachter augenscheinlich wach (➡Wachkoma), eine Interaktion mit der Umwelt ist aber nur extrem eingeschränkt möglich und sämtliche Tätigkeiten des Alltags können von ihnen nicht mehr verrichtet werden.

Apathie
Zustand der Abwesenheit von ➡Emotionen und Interessen sowie der Gleichgültigkeit bzw. ➡Teilnahmslosigkeit. Die Motivation ist deutlich reduziert. In der Regel besteht eine mangelnde Erregbarkeit und Unempfindlichkeit gegenüber äußeren Reizen.

Apathogen
Nicht krankheitserregend.

Apex
(lat. *apex*, Spitze) ➡Spitze, ➡Apikal, ➡Apicalis.

Aphagie
(griech. *aphagia*, ohne essen) In der Medizin das (vollständige) Unvermögen oder die Weigerung, ➡Nahrung zu schlucken.

Aphasie
(griech. *a*, nicht und *phanai*, sprechen) ➡Sprachversagen, ➡Aphemie, ➡Sprachverlust,.
Sprachstörungen, die durch eine Beeinträchtigung der Sprachproduktion und des Sprachverständnis im ➡zentralen Nervensystem entstehen.

Aphemie
➡Aphasie, ➡Sprachverlust, ➡Sprachversagen.

Apicalis
➡Apex, ➡Apikal, ➡Spitze. Spitzenwärts, lumenwärts.

Apikal
➡Apex, ➡Apikalis, ➡Spitze.
An der Spitze gelegen.

Apnoe
(altgriech. *ápnoia*, Nicht-Atmung) ➡Atemstillstand.
Ein mehr oder weniger langes oder vollständiges Aussetzen (➡Sistieren) oder willentliches Anhalten der Atmung.

Apophysis cerebri
➡Zirbeldrüse, ➡Glandula pinealis, ➡Corpus pineale, ➡Glandula pinealis, ➡Epiphysis cerebri, ➡Epiphyse.

Apoplex
(griech. *apoplexis*, Schlagfluss) ➡Apoplexie, ➡Schlaganfall, ➡Apoplexia cerebri.
Plötzliche Durchblutungsstörung eines Organs oder einer Körperregion.

Apoplexia cerebri
➡Schlaganfall, ➡Apoplex, ➡Apoplexie.

Apoplexie
➡Schlaganfall, ➡Apoplexia cerebri, ➡Apoplex.

Apoptose
➡Zelltod.
Der kontrollierte, durch ➡Genexpression gesteuerte „Selbstmord" der Zelle, der im Gegensatz zur ➡Nekrose nicht die Freisetzung von ➡Zellplasma einschließt und somit keine ➡Entzündungsreaktion auslöst.

Apotheke
Ein Ort, an dem ➡Arzneimittel und ➡Medizinprodukte abgegeben, geprüft und hergestellt werden. Zudem ist es eine Hauptaufgabe des Apothekers und des übrigen Apothekenpersonals, die Kunden zu beraten, sie über Nebenwirkungen aufzuklären und mögliche Wechselwirkungen mit anderen Medikamenten aufzudecken.

Apothekenpflichtig
Medikamente, die der Beratung bedürfen und deshalb per Gesetz nur über Apotheken erhältlich sind.

Apparatus digestorius
➡Verdauungstrakt, ➡Gastrointestinaltrakt, ➡Speisewege, ➡Verdauungsapparat, ➡Systema digestivum, ➡Canalis alimentarius, ➡Oberer Verdauungstrakt.

Apparatus respiratorius
➡Respiratorisches System, ➡Atemwege, ➡Atemtrakt, ➡Atmungsapparat, ➡Luftwege, ➡Respirationstrakt.

Appendix vermiformis
(lat. *vermis*, Wurm) ➡Wurmfortsatz, ➡Blinddarm, ➡Darmtonsille.
Eine wurmartige, etwa 10 cm lange Ausstülpung des ➡Caecums, die zum größten Teil aus ➡lymphatischem Gewebe besteht.

Appetitlosigkeit
Das fehlende oder eingeschränkte Bedürfnis, flüssige oder feste ➡Nahrung zu sich nehmen (➡Inappetenz).

Applikation
(lat. *applicare*, anwenden, verabreichen) In der Medizin die Verabreichung bzw. Gabe von ➡Medikamenten.

Applikator
➡Verabreichungshilfe.

Apraxie
(griech. *apraxia*, Untätigkeit) Eine Störung der Ausführung willkürlicher zielgerichteter und geordneter Bewegungen bei intakter motorischer Funktion.

Aqua
➡Wasser, ➡H_2O, ➡Wasserstoffoxid.

Aquädukt
➡Aquaeductus cerebri, ➡Aquaeductus mesencephali, ➡Aquaeductus Sylvii.

Aquaeductus cerebri
➡Aquaedukt, ➡Aquädukt, ➡Aquaeductus mesencephali, ➡Aquaeductus Sylvii.

Aquaeductus mesencephali
(lat. *aquaeductus*, Wasserleitung) ➡Aquädukt, ➡Aquaeductus cerebri, ➡Aquaeductus Sylvii.
Der mit ➡Liquor gefüllte Verbindungskanal zwischen dem dritten und dem vierten ➡Hirnventrikel.

Aquaeductus Sylvii
➡Aquaedukt, ➡Aquaeductus mesencephali, ➡Aquaeductus cerebri.

Aquaedukt
(lat. *aquaeductus*, Wasserleitung) ➡Aquaeductus mesencephali ➡Aquaedukt, ➡Aquaeductus Sylvii, ➡Aquaeductus cerebri.

Arachnoidea
➡Arachnoidea mater, ➡Spinngewebshaut.
Ein Teil der ➡weichen Hirnhaut. Sie ist die mittlere ➡Hirnhaut zwischen der ➡Dura mater und der ➡Pia mater.

Arachnoidea mater
➡Spinngewebshaut, ➡Arachnoidea.

Aräometer
➡Urometer, ➡Spindelaräometer.

Arbeitsgedächtnis
Die Elemente, die im ➡primären Gedächtnis gespeichert wurden, können in das ➡sekundäre Gedächtnis überführt werden. In ihm werden auch all die Dinge gespeichert, die man sich morgens für den Tag vornimmt. Nachdem diese verrichtet wurden, werden diese Informationen sehr schnell wieder gelöscht.

Arbeitsmessung
➡Ergometrie.

Arbeitsqualität
Die Qualität der von einer Arbeitskraft erbrachten Arbeitsergebnisse.

Arbor bronchialis
➡Bronchialbaum, ➡Bronchialsystem.

Archaeon
(Pl. *archaeen*; altgriech. *archaĩos*, uralt, ursprünglich) ➡Urbakterien.
Eine der drei Domänen, in die alle ➡zellulären Lebewesen eingeteilt werden.

Archetyp
➡Archetypus.

Archetypische Grundreaktionen
(griech. *arche*, Anfang, Ursprung) Eine archaische, menschliche, gemeinschaftliche Reaktion. Bei jedem Menschen zwei unterschiedliche Reaktionen auf gleiche lebensbedrohliche Situation: Flucht, Angriff.

Archetypus
➡Archetyp.
Psychische (auch psychophysische) Strukturdominanten, die als unbewusste Wirkfaktoren das menschliche Verhalten und das Bewusstsein beeinflussen. Einige Archetypen entsprächen zentralen kollektiven Ur-Erfahrungen der Menschheit. Ein Archetyp als solcher sei unanschaulich und unbewusst, er sei in seiner Wirkung aber u.a. in symbolischen Bildern erfahrbar, wie beispielsweise in Träumen, Visionen, Psychosen, künstlerischen Werken, Märchen und Mythen.

Arcuatus
Bogenförmig.

Arcus
(lat. *arcus,* Bogen) ➡Bogen.
In der Anatomie eine bogenförmige anatomische Struktur.

Arcus aortae
➡Aortenbogen.

Arcus palatinus
➡Gaumenbogen.

Arcus palatinus anterior
➡Vorderer Gaumenbogen.

Arcus palatinus posterior
➡Hinterer Gaumenbogen.

Arcus vertebrae
➡Wirbelbogen.

ARDS
➡Acute Respiratory Distress Syndrome.

Areflexie
Das vollständige Fehlen eines oder mehrerer ➡Reflexe.

Arm
➡Pars libera membri superioris, ➡Brachium.
Die freie obere ➡Extremität.

Armschlagader
➡Arteria brachialis, ➡Oberarmarterie.

Arretierung
Eine mechanische Vorrichtung zum Feststellen beweglicher Teile oder auch der mechanische Vorgang des Feststellens beweglicher Teile.

Arrhythmie
➡Herzrhythmusstörung.
Unregelmäßigkeiten der Herzaktion.

Art
(lat. *species*, Art) ➡Spezies, ➡Species.
In der ➡Biologie (einschließlich der ➡Virologie) die Grundeinheit der biologischen Systematik.

Arterenol
➡Noradrenalin, ➡Norepinephrin, ➡Levarterenol.

Arteria
(Pl. Arterien; altgriech. *artēría*, Luftrohr, Luftröhre; Luftader, Pulsader) ➡Schlagader, ➡Pulsader.
Alle Blutgefäße, die das Blut vom Herzen wegführen.

Arteria axillaris
➡Achselschlagader, ➡Achselarterie.

Fortsetzung der ➡Arteria subclavia. Die zentrale ➡Arterie, die den ➡Arm mit sauerstoffreichem ➡Blut versorgt.

Arteria basilaris
➡Basilararterie, ➡Hirnstammarterie. Eine Arterie des ➡Gehirns, die aus der Vereinigung der rechten und linken ➡Arteria vertebralis entsteht.

Arteria brachialis
➡Oberarmarterie, ➡Armschlagader. Ein großes arterielles Blutgefäß im Bereich des ➡Oberarms. Sie ist eine Fortsetzung der ➡Arteria axillaris.

Arteria carotis
➡Halsschlagader, ➡Arteria carotis communis, ➡Carotis. Mit dem Begriff werden drei Schlagadern bezeichnet: die ➡Arteria carotis communis und, aus dieser entstehend: ➡die Arteria carotis interna, sowie ➡die Arteria carotis externa.

Arteria carotis communis
➡Halsschlagader, ➡Arteria carotis, ➡Arteria carotis communis, ➡Carotis.

Arteria carotis externa
➡Äußere Halsschlagader, ➡Arteria carotis. Führt Blut u.a. zum Gesicht und Halsorganen.

Arteria carotis interna
➡Innere Halsschlagader, ➡Arteria carotis. Führt Blut zum Gehirn.

Arteria cerebri anterior
➡Vordere Gehirnarterie. Ein Ast der ➡Arteria carotis interna, der zu den drei Hauptgefäßen zur arteriellen Versorgung des ➡Gehirns gehört.

Arteria cerebri media
➡Mittlere Hirnschlagader. Ein Ast der ➡Arteria carotis interna, der das ➡Gehirn mit arteriellem ➡Blut versorgt.

Arteria cerebri posterior
➡Hintere Hirnschlagader. Ein Ast der ➡Arteria basilaris und stellt eines der drei arteriellen Hauptgefäße des ➡Gehirns dar. Vversorgt den ➡Hinterhauptslappen mit der ➡Sehrinde und einen Teil des ➡Schläfenlappens.

Arteria coronaria
➡Koronararterie, ➡Koronarie, ➡Herzkranzgefäß, ➡Koronargefäß.

Arteria facialis
➡Gesichtsschlagader, ➡Arteria maxillaris externa. Ein stark geschlängelter Gefäßast der ➡Arteria carotis externa.

Arteria femoralis
➡Femoralarterie, ➡Oberschenkelschlagader, ➡Leistenarterie. Direkte Fortsetzung der ➡Arteria iliaca externa.

Arteria gastrica sinistra
➡Linke Magenarterie. Eine aus dem ➡Truncus coeliacus entspringende ➡Arterie.

Arteria hepatica communis
➡Gemeinsame Leberarterie. Ein kurzer arterieller Gefäßast, der aus dem ➡Truncus coeliacus entspringt.

Arteria iliaca communis
➡Beckenarterie, ➡Beckenschlagader.

Arteria iliaca externa
Eine große Arterie im Bereich des ➡Beckens.

Arteria lienalis
➡Arteria splenica, ➡Milzarterie.

Arteria maxillaris
➡Kieferschlagader, ➡Arteria maxillaris interna. Einer der Endäste der ➡Arteria carotis externa. Sie versorgt einen großen Teil der tiefen Weichteile des ➡Gesichts.

Arteria maxillaris externa
➡Arteria facialis, ➡Gesichtsschlag-ader.

Arteria maxillaris interna
➡Arteria maxillaris, ➡Kieferschlag-ader.

Arteria mesenterica inferior
➡Untere Eingeweidearterie.
Ein unpaarer Ast der ➡Aorta abdomi-nalis, welcher die Darmabschnitte von der ➡Flexura coli sinistra bis zum oberen Teil des ➡Rektums versorgt.

Arteria mesenterica superior
➡Obere Eingeweidearterie.
Ein Ast der ➡Aorta abdominalis, un-mittelbar nach dem Abgang des ➡Truncus coeliacus.

Arteria ophthalmica
➡Augenschlagader, ➡Ophthalmika.
Ein Gefäßast der ➡Arteria carotis interna.

Arteria poplitea
➡Kniekehlenarterie.
Die Fortsetzung der ➡Arteria femo-ralis.

Arteria pulmonalis
➡Pulmonalarterie, ➡Lungenarterie, ➡Lungenschlagader.
Zwei Gefäßäste des ➡Truncus pulmo-nalis, welche sauerstoffarmes Blut in die rechte und linke Lunge transpor-tieren.

Arteria radialis
➡Speichenschlagader, ➡Speichenar-terie, ➡Radialisarterie.
Neben der ➡Arteria ulnaris die wichtigste Arterie des ➡Unterarms.

Arteria renalis
➡Nierenarterie.
Ein kurzer, paariger Ast der ➡Aorta abdominalis, der die ➡Niere mit arte-riellem ➡Blut versorgt.

Arteria segmentalis
➡Segmentarterie.

Ein ➡Blutgefäß, das ein bestimmtes Organ- oder Körpersegment mit arte-riellem ➡Blut versorgt.

Arteria splenica
➡Arteria lienalis, ➡Milzarterie.
Der stärkste Gefäßast des ➡Truncus coeliacus. Sie versorgt die ➡Milz, den ➡Magen, das ➡Pankreas und das ➡Omentum majus mit arteriellem ➡Blut.

Arteria subclavia
➡Schlüsselbeinschlagader, ➡Unter-schlüsselbeinarterie.
Eine paarig vorhandene stammnahe Arterie, die oxygeniertes Blut für ➡Kopf, ➡Hals, ➡Arm und ➡Schulter führt.

Arteria subclavia dexter
Ein Teil der ➡Arteria subclavia. Ver-sorgt die oberen Extremitäten sowie Teile der Hals- und Thoraxregion mit arteriellem Blut.

Arteria temporalis superficialis
➡Oberflächliche Schläfenarterie, ➡Temporalarterie.
Einer der beiden Endäste der ➡Arteria carotis externa.

Arteria ulnaris
➡Ulnararterie, ➡Ellenschlagader.
Eine am ➡Unterarm lokalisierte Arte-rie.

Arteria vertebralis
➡Wirbelsäulenschlagader, ➡Vertebralarterie, ➡Wirbelarterie.
Ein Ast der ➡Arteria subclavia. Sie ist neben der ➡Arteria carotis interna eines der wichtigsten Gefäße für die Blutversorgung des ➡Gehirns.

Arteriell
Die ➡Schlagadern betreffend.

Arterielle Hypertonie
➡Hypertonie.
Hoher Blutdruck im Körperkreislauf. Wenn dauerhaft und situationsunab-

hängig ein ➡systolischer Blutdruck höher als 140 mmHg oder ein ➡diastolischer Blutdruck größer als 90 mmHg vorliegt.

Arterieller Sauerstoffgehalt
➡CaO_2.
Sauerstoffgehalt in arteriellem Blut.

Arterielles Blut
➡Oxygeniertes, mit ➡Sauerstoff angereichertes Blut, das in den ➡Arterien des Organismus sowie in den ➡Lungenvenen zirkuliert.

Arterienstenose
➡Schlagaderverengung.

Arterienverkalkung
➡Arteriosklerose, ➡Atherosklerose, ➡Arteriosclerosis.

Arteriole
(Pl. Arteriolen) Kleine ➡Arterien, die im ➡Blutgefäßsystem den Übergang der Arterien zu den ➡Kapillaren darstellen.

Arteriosclerosis
➡Arteriosklerose, ➡Atherosklerose, ➡Arterienverkalkung.

Arteriosklerose
➡Atherosklerose, ➡Arteriosclerosis, ➡Arterienverkalkung.
Eine komplexe, ➡degenerative Erkrankung der arteriellen Gefäßwände.

Arteriosklerotische Plaque
➡Atherosklerotische Plaque, ➡Atheromatöse Plaque, ➡Gefäßplaque.

Arteriovenös
Schlagadern und Venen betreffend.

Articulatio
➡Gelenk, ➡Artikulation.

Articulatio atlantoaxialis
➡Atlantoaxialgelenk, ➡Unteres Kopfgelenk.

Articulatio carpi
➡Handgelenk, ➡Articulatio radiocarpalis, ➡Articulatio manus.

Articulatio composita
➡Zusammengesetztes Gelenk.
Ein ➡Gelenk, bei dem mehr als zwei Knochen beteiligt sind. Zusammengesetzte Gelenke besitzen somit mehrere Teilgelenke, die in Kombination das gesamte Bewegungsausmaß eines Gelenks ermöglichen.

Articulatio coxae
➡Hüftgelenk.

Articulatio cubiti
➡Ellenbogengelenk.

Articulatio genus
➡Kniegelenk.

Articulatio glenohumeralis
➡Schultergelenk, ➡Glenohumeralgelenk, ➡Articulatio humeri, ➡Articulatio humeroscapularis.

Articulatio humeri
➡Schultergelenk, ➡Glenohumeralgelenk, ➡Articulatio humeroscapularis, ➡Articulatio glenohumeralis.

Articulatio humeroscapularis
➡Schultergelenk, ➡Glenohumeralgelenk, ➡Articulatio humeri, ➡Articulatio glenohumeralis.

Articulatio manus
➡Handgelenk, ➡Articulatio radiocarpalis, ➡Articulatio carpi.

Articulatio radiocarpalis
➡Handgelenk, ➡Articulatio manus, ➡Articulatio carpi.

Articulatio sphaeroidea
➡Kugelgelenk.

Artikulation
➡Gelenk, ➡Articulatio.

Aryknorpel
➡Stellknorpel, ➡Cartilago arytaenoidea, ➡Gießkannenknorpel.

Arzneimittel
➡Medikament, ➡Wirkstoff, ➡Arznei-
stoff, ➡Pharmakon, ➡Pharmazeuti-
kum, ➡Präparat, ➡Heilmittel.
Ein Stoff oder eine Stoffzusammen-
setzung, der bzw. die „zur Heilung
oder zur Verhütung menschlicher oder
tierischer Krankheiten" bestimmt ist
oder sich zur Beeinflussung physiologischer Funktionen eignet oder eine
medizinische Diagnose ermöglicht.

Arzneimittelgesetz
➡AMG.
Ein Gesetz des besonderen Ver-
waltungsrechts, das den Verkehr mit
Arzneimitteln im Interesse einer
ordnungsgemäßen und sicheren
Arzneimittelversorgung von Mensch
und Tier regelt.

Arzneimittelrisiken
Gefahren, die durch die Einnahme von
➡Arzneimitteln auftreten wie ➡Ab-
hängigkeit. ➡Nebenwirkungen, oder
➡Gegenanzeigen.

Arzneimitteltherapie
➡Pharmakotherapie, ➡Arzneithera-
pie, ➡Pharmakologische Therapie.

Arzneistoff
➡Arzneimittel, ➡Medikament, ➡Wirk-
stoff, ➡Pharmakon, ➡Pharmazeuti-
kum, ➡Präparat, ➡Heilmittel.

Arzneitherapie
➡Pharmakotherapie, ➡Arzneimittelt-
herapie, ➡Pharmakologische Therapie.

Asbestlunge
➡Asbestose, ➡Asbeststaublunge,
➡Bergflachslunge, ➡Asbestosis pul-
monum.

Asbestose
➡Asbeststaublunge, ➡Asbestlunge,
➡Bergflachslunge, ➡Asbestosis pul-
monum.
Pathologische Veränderungen von
Lunge und Pleura, die durch eine
langandauernde Einatmung von
Asbestfasern entstehen.

Asbestosis pulmonum
➡Asbestose, ➡Asbeststaublunge,
➡Asbestlunge, ➡Bergflachslunge.

Asbeststaublunge
➡Asbestose, ➡Asbestlunge, ➡Berg-
flachslunge, ➡Asbestosis pulmonum.

Ascendens
➡Aufsteigend.

Ascorbinsäure
➡Vitamin C.
Ein wasserlösliches ➡Vitamin, das
vom Menschen kontinuierlich mit der
➡Nahrung aufgenommen werden
muss. Ascorbinsäure ist erwiesener-
maßen an sehr verschiedenen Stellen
des ➡Stoffwechsels (➡Synthese der
➡Steroidhormone, ➡Stoffwechsel der
➡Gallensäuren und der ➡Amino-
säuren) beteiligt. Außerdem fördert
Vitamin C die Aufnahme von ➡Zink
und ➡Eisen.

ASE
➡Atemstimulierende Einreibung.

Asepsis
In der Medizin alle Maßnahmen zur
Beseitigung von Krankheitserregern.

Aseptisch
(griech. *sepsis*, Fäulnis) ➡Keimfrei.
Ohne die Beteiligung von Erregern.
Der Begriff findet häufige Verwendung
in der ➡Hygiene, aber auch zur
Bezeichnung von Krankheitsbildern,
bei den Entzündungsprozesse stattfinden, ohne dass ➡Erreger daran
beteiligt sind.

Asphyxia
➡Asphyxie, ➡Pulslosigkeit.

Asphyxie
➡Asphyxia, ➡Pulslosigkeit.
Ein drohender Erstickungszustand durch ➡Hypoxämie bei gleichzeitiger ➡Hyperkapnie.

Aspiration
(lat. *aspirātiō / aspirāre*, ansaugen) In der Medizin:
a) das Ansaugen einer Substanz durch einen ➡Sog, d.h. einen negativen Druck.
b) das Eindringen von Substanzen (z.B. ➡Speichel, ➡Flüssigkeit, ➡Nahrung, ➡Refluat, ➡Kontrastmittel) in die Atemwege bis unter die ➡Glottisebene bei unzureichenden ➡Schutzreflexen.

Aspirationsgefahr
Die Gefahr des Eindringens eines Stoffes in die ➡Luftröhre und den unteren ➡Atemtrakt.

Aspirationspneumonie
Eine Form der ➡Pneumonie, die durch eine ➡Aspiration von Fremdkörpern oder Flüssigkeiten ausgelöst wird.

Aspirationsprophylaxe
Alle medizinischen und pflegerischen Maßnahmen, die zur Vermeidung einer ➡Aspiration dienen.

Aspirin
Eine Marke, unter der verschiedene acetylsalicylsäurehaltige ➡Arzneimittel vertrieben werden. Sie zählt als Familienmarke zu den ältesten und weltweit bekanntesten Medikamentenmarken und ist in weiten Teilen der Welt auch Gattungsname für den Wirkstoff ➡Acetylsalicylsäure.

ASS
➡Acetylsalicylsäure.

Assessment
(engl. *assessment*, Einschätzung) In der Medizin die systematische Erfassung und Bewertung des Gesundheitszustandes eines Patienten.

Assistierte Beatmung
Eine Form der apparativ unterstützten ➡Spontanatmung. Partielle Übernahme der Atmung vom Beatmungsgerät mit eingestellter Mindestventilation, die dem Patienten Spontanatmung ermöglicht.

Assistierter Suizid
➡Beihilfe zur Selbsttötung.
Die Hilfestellung beim Vollzug einer ➡Suizidhandlung durch eine Person, die ein Mittel (meist ein Medikament) zur Selbsttötung bereitstellt.

Assoziiert
(lat. *associare*, vereinigen, verbinden, verknüpfen, vernetzen). Hier: Verknüpft, im Zusammenhang.

Asthma
➡Asthma bronchiale.

Asthma bronchiale
(altgr. *āsthma*, Atemnot, kurzes Atemholen, Beklemmung) ➡Asthma. Eine ➡chronische, entzündliche Erkrankung der ➡Atemwege mit dauerhaft bestehender Überempfindlichkeit. Bei entsprechend veranlagten Personen (mit überempfindlichem Bronchialsystem) führt die Entzündung zu anfallsweiser ➡Atemnot infolge einer akuten ➡Verengung der Atemwege.

Asthmaanfall
Die akute ➡Exazerbation eines ➡Asthma bronchiale.

Astronautenkost
➡Sondennahrung, ➡Sondenkost.
Flüssige Nahrungskonzentrate, die eingesetzt werden, wenn die ausreichende Versorgung mit ➡Kalorien gefährdet wird.

Asymptomatisch
Ohne Symptome, ohne Krankheits-
erscheinungen.

Asymptomatische
Myokardischämie
➡Stummer Infarkt, ➡Stumme Myo-
kardischämie, ➡Stummer Herzinfarkt.

Asynchron
➡Ungleichzeitig.

Asystolie
Fehlende ➡Kontraktion des ➡Herz-
muskels mit ➡Kreislaufstillstand.

Aszendierend
(lat. *ascendere,* aufsteigen) Hier: aufsteigend.

Aszites
(altgriech. *askítēs,* Bauchwassersucht) ➡Hydraskos, ➡Bauchwasser-
sucht, ➡Wasserbauch, ➡Peritoneal-
erguss.
Eine pathologische Ansammlung von
freier Flüssigkeit in der Bauchhöhle,
genauer gesagt der ➡Peritonealhöhle.
Der Begriff wird sowohl für das
Krankheitsbild als auch für die
Flüssigkeit verwendet.

AT1-Rezeptorblocker
➡Angiotensin-II-Antagonist, ➡Sarta-
ne.

Ataxie
(griech. *ataxia,* Unordnung,
Unregelmäßigkeit) In der Medizin ein
Oberbegriff für verschiedene Störungen der Bewegungskoordination.

Atelektase
(griech. *ateles,* unvollständig und
ektasis, Ausdehnung) ➡Lungen-
kollaps, ➡Lungenatelektase.
Ein Belüftungsdefizit der Lunge oder
von Teilabschnitten der Lunge. Es
kann sich um eine fehlende oder um
eine unvollständige Belüftung handeln. Siehe auch ➡Atemwegsverle-
gung, ➡Sekretverlegung.

Atelektrauma
Schäden der ➡Lungengewebe, z.B.
durch zyklische ➡Kollaps der Alveo-
larregionen.

Atemarbeit
Die während der Atmung geleistete
Druck-Volumen-Arbeit gegen bestimmte ➡Atemwiderstände. Sie schafft
die zur ➡Inspiration benötigte
➡Druck-differenz zwischen dem
Druck in der Lunge und dem Atmosphärendruck. Die Atemarbeit führt
dazu, dass sich Gasvolumen in die
Lunge bewegt, um Druckdifferenzen
auszugleichen. Die Atemarbeit wird
durch die ➡Atemmuskulatur und die
➡Atemhilfsmuskulatur geleistet. Sie
wird vor allem bei der Inspiration
erbracht, da die normale ➡Exspiration
überwiegend als passiver Vorgang
angesehen wird.

Atembeschwerden
➡Dyspnoe, ➡Atemnot, ➡Atemstö-
rung, ➡Kurzatmigkeit.

Atembewegungen
Die Bewegungen beim ➡Ein- und
➡Ausatmen werden durch Muskeln,
den ➡Zwischenrippenmuskeln und
dem ➡Zwerchfell bewirkt. Die Atembewegungen sind durch das Heben
und Senken des ➡Brustkorbs gekennzeichnet, was man am Körper
beobachten kann.

Atembewegungswiderstand
➡Strömungswiderstand, ➡Resistan-
ce, ➡Widerstand.
Besteht aus ➡Atemwiderstand und
➡Atemwegswiderstand. Gesamtheit
der Widerstände, die durch die
Luftmasse auf dem Weg zur ➡Alveole
überwunden werden müssen. Die
Begriffe „Atemwiderstand" und
„Atemwegswiderstand" werden in der
medizinischen Literatur häufig sy-
nonym verwendet.

Atemdepression

Eine Abflachung bzw. Herabsetzung der →Atmung, im engeren Sinn durch eine Beeinträchtigung der Atemsteuerung durch das →zentrale oder →periphere Nervensystem.

Atemerleichternde Körperhaltungen

→Atemerleichternde Lagerung, →Positionierung, →Lagerung.
Es gibt bestimmte Körperhaltungen oder Körperstellungen, die das Atmen erleichtern.

Atemerleichternde Lagerung

→Atemerleichternde Körperhaltungen, →Lagerung, →Positionierung.

Atemexkursion

Die wahrnehmbaren Bewegungen des Brustkorbs während der →Atmung oder →Beatmung.

Atemfrequenz

Die Zahl der →Atemzüge pro Zeiteinheit, welche meist in Atemzüge pro Minute angegeben wird. Normale, physiologische Atemfrequenz ist abhängig vom Lebensalter.

Atemgas

Im engeren Sinne ein Gasgemisch, das für Atmung mit Druckluftatemgeräten verwendet wird. Im weitesten Sinne wird aber in der Physiologie der Atmung auch das gemeinhin als →Atemluft bezeichnete Atemgasgemisch als solches bezeichnet.

Atemgasbefeuchter

→Befeuchter, →Luftbefeuchter.
Ein technisches Gerät zur Erhöhung der →Luftfeuchtigkeit. Gerät zur künstlichen →Anfeuchtung des →Atemgases bei maschinell beatmeten Patienten.

Atemgasbefeuchtung

Methode zur künstlichen →Anfeuchtung des →Atemgases bei maschinell beatmeten Patienten.

Atemgaserwärmung

→Atemgasklimatisierung, →Atemgaskonditionierung.

Atemgasklimatisierung

→Atemgaskonditionierung, →Atemgasbefeuchtung, →Atemgaserwärmung.
Erwärmung und Anfeuchtung eines Gases während der Beatmung bei Patienten, deren →obere Luftwege durch →iatrogene Maßnahmen überbrückt worden sind: →aktiv oder →passiv.

Atemgaskonditionierung

→Atemgasklimatisierung, →Atemgasbefeuchtung, →Atemgaserwärmung.
Neben der Befeuchtung auch die Erwärmung und die Reinigung des Atemgases.

Atemgeräusch

Alle Geräusche, die bei der →Auskultation der →Lunge während der →In- oder →Exspiration wahrnehmbar sind.

Atemgeruch

→Foetor.
Schlechter Geruch, der während der →Ausatmung auftritt.

Atemgrenzwert

→Atemzeitvolumen, das ein Proband maximal willkürlich erreichen kann (bei maximalem →Atemzugvolumen und maximaler →Atemfrequenz).

Atemhilfe

Alle Methoden zur Überbrückung einer Störung der Atmung (→Beatmung).

Atemhilfsmuskel

→Atemmuskeln, →Atemhilfsmuskulatur, →Zwischenrippenmuskeln.
→Muskeln, die zusätzlich zu den →Hauptatemmuskeln, bei verstärkter Atmung für die Ein- und Ausatmung gebraucht werden.

Atemhilfsmuskulatur
➡Atemmuskeln, ➡Atemhilfsmuskel, ➡Zwischenrippenmuskeln.

Atemhilfstechnik
Techniken, die es ermöglichen, ➡Atmung ohne Zwerchfellfunktion durchzuführen.

Atemhub
➡Atemzug.

Atemhubvolumen
➡Tidalvolumen.
Das ➡Volumen, das pro ➡Atemhub appliziert werden soll.

Ateminsuffizienz
➡Pulmonale Gasaustauschstörung, ➡Oxygenierungsstörung.
Wenn eine unzureichende Atemmechanik eine Störung des ➡pulmonalen ➡Gasaustausches herbeiführt und zur ➡respiratorischen Insuffizienz führen kann. Diese geht einher, mit einer unzureichenden ➡Oxygenierung des Blutes, aber nicht zwangsläufig mit einem erhöhten CO_2-Partialdruck. Der Gasaustausch (O_2-Aufnahme, CO_2-Abgabe) findet in den ➡Alveolen statt und wird als ➡äußere Atmung bezeichnet. Einer Ateminsuffizienz liegt eine Störung eines oder mehrerer der vier Teilprozesse des Gasaustausches zugrunde: ➡Ventilation, ➡Perfusion, ➡Diffusion oder ➡Distribution. Ursachen können in der Verlegung der Atemwege, in zentraler oder peripherer ➡Atemdepression oder in einer veränderten Lungenmorphologie liegen.

Atemleistung
➡Zwerchfell, ➡Rippen, die ➡Rippen- und ➡Bauchmuskulatur tragen zur Atemlestung bei. Die Atemleistung im Ruhezustand bei 12 bis 15 Atemzüge pro Minuten verbraucht nur ca. 1% des ➡Energiegrundumsatzes, und beansprucht ebenfalls ca. 1% der Gesamtsauerstoffaufnahme. Die normale Atmung liegt zwischen 8% und 15% der ➡Vitalkapazität. Bei hoher körperlicher Belastung steigert sich das ➡Atemvolumen auf max. 55% der Vitalkapazität.

Atemluft
➡Atemgas.
Das Gasgemisch, das der Mensch physiologisch zum Atmen verwendet

Atemmaske
➡Beatmungsmaske.

Atemmechanik
Das Ergebnis einer koordinierten Muskeltätigkeit, die zum Heben und Senken des ➡Thorax und des ➡Zwerchfells führt. Dabei entsteht ein Atem-strom, der die ➡Atemluft durch die ➡Atemwege in die ➡Lunge befördert, wo der eigentliche ➡Gasaustausch stattfindet.

Atemminutenvolumen
➡AMV, ➡Minutenvolumen, ➡Beatmungsparameter.
In der Medizin und der Physiologie das Volumen an Atemluft, das pro Minute ein- und wieder ausgeatmet wird. Siehe auch ➡Atemzeitvolumen.

Atemmuskel
➡Atemmuskulatur, ➡Atemhilfsmuskel, ➡Atemhilfsmuskulatur.
Die ➡Hauptatemmuskel, welche durch ihre ➡Kontraktion bzw. ➡Relaxation das Volumen des ➡Brustraums verändern und dadurch das ➡Atmen ermöglichen. Dazu gehören das ➡Zwerchfell sowie die inneren und äußeren ➡Zwischenrippenmuskeln.

Atemmuskeltraining
Gezieltes Training zur Kräftigung der ➡Atemmuskulatur.

Atemmuskulatur
➡Atemmuskel, ➡Atemhilfsmuskel,
➡Atemhilfsmuskulatur, ➡Zwischen-
rippenmuskeln, ➡Hauptatemmuskel.

Atemmuster
Eine Reihe von ➡Atemstörungen, bei
denen die ➡Atemtiefe und/oder der
➡Atemrhythmus in charakteristischer
Weise gestört ist.

Atemnebengeräusch
➡Rasselgeräusch, ➡Pulmonales Nebengeräusch.
Geräusche, welche die normalen oder
pathologischen   ➡Atemgeräusche
überlagern.

Atemnot
➡Dyspnoe, ➡Atemstörung, ➡Atem-
beschwerden, ➡Kurzatmigkeit.
Bezeichnet eine subjektiv empfundene Atemnot bzw. eine er-
schwerte Atmung. Der Patient hat das
Gefühl, nicht mehr genug Luft zu bekommen. Die vom Arzt wahrnehmbaren äußerlichen Zeichen einer
Dyspnoe können eine flache und
schnelle Atmung oder eine betont
tiefe Atmung sein.

Atemnotanfall
Anfallsweise auftretende ➡Atemnot,
die von leichten bis schweren Beschwerden reichen kann.

Atemnotsyndrom
Eine Form von respiratorischer
Insuffizienz, der viele verschiedene
Störungen zugrunde liegen, die dazu
führen, dass sich Flüssigkeit in der
➡Lunge ansammelt und die
➡Sauerstoffsättigung des Blutes ab-
nimmt. Siehe auch: ➡ARDS.

Atemphysiotherapeut
Ein Berufsbild, das unterstützend bei
der Behandlung insbesondere chronischer Atemwegs- und Lungenerkrankungen (➡Mukoviszidose, ➡Asth-
ma, ➡COPD, u.a.) eingesetzt wird.
Primäres Ziel des Atemphysio-

therapeuten ist die Wiederherstellung
einer möglichst uneingeschränkten
Spontanatmung.

Atemphysiotherapie
Die aktiven und passiven Techniken
und Maßnahmen, die unterstützend
bei der Behandlung ➡chronischer
Atemwegserkrankungen eingesetzt
werden, aber auch zur Verbesserung
der Atemfunktion vor Operationen,
zur Vermeidung von lungenbedingten
Komplikationen nach Operationen und
bei der ➡Entwöhnung von der
Beatmung.

Atempumpe
Die Gesamtheit aller anatomischen
und funktionellen Einheiten, die eine
➡Ventilation der ➡Lunge ermöglich-
en. Besteht aus vier Abschnitten, dem
➡Atemzentrum, der ➡Nervenleitung,
der ➡Atemmuskulatur und dem
➡Brustkorb.

Atemregulation
➡Medulla oblongata, ➡Verlängertes
Mark, ➡Bulbus cerebri, ➡Bulbärhirn,
➡Bulbus medullae spinalis, ➡At-
mungssteuerung, ➡Atemsteuerung.
Alle Steuerungsvorgänge, welche die
➡Atmung bzw. die ➡Ventilation an die
jeweilige Stoffwechselsituation an-
passen, und dadurch die ausreichende
Versorgung der Körperzellen mit
➡Sauerstoff gewährleisten.

Atemregulationsstörung
Verschiedene Krankheitsbilder, bei
denen die ➡Atemsteuerung aufgrund
vielfältiger Ursachen gestört ist.

Atemrez
Ein Reiz der vom ➡Atemzentrum
➡unwillkürlich ausgelöst wird und uns
zum ➡Atmen zwingt. Er setzt dann
ein, wenn der Anteil an ➡Kohlen-
stoffdioxid im Blut einen gewissen
Schwellenwert übersteigt.

Atemrhythmus
Die Geschwindigkeit und Rhythmus des Ein- und Ausatmens.

Atemschrittmacher
➡Phrenicusstimulator, ➡Phrenicus Nerven-Stimulation, ➡PNS, ➡Zwerchfellschrittmacher.

Atemspende
➡Notfallbeatmung.

Atemsteuerung
➡Medulla oblongata, ➡Verlängertes Mark, ➡Bulbus cerebri, ➡Bulbärhirn, ➡Bulbus medullae spinalis, ➡Atemregulation, ➡Atmungssteuerung.

Atemstillstand
➡Apnoe.

Atemstimulierende Einreibung
➡ASE.
Eine Pflegetechnik, bei welcher der Rücken des Patienten rhythmisch mit Lotionen, Salben oder Massageöl eingerieben wird. Sie ist ein Bestandteil der ➡Basalen Stimulation.

Atemstörung
➡Dyspnoe, ➡Atemnot, ➡Atembeschwerden, ➡Kurzatmigkeit.
Zusammenfassung verschiedener Krankheiten, bei denen das ➡Atemmuster aufgrund vielfältiger Ursachen gestört ist.

Atemsynchrone Bewegungen
Übungen, die einen positiven Einfluss auf die Beweglichkeit des Brustkorbs, der Wirbelsäule und der Rippen ausüben. Durch entsprechende Bewegung verändert sich die Atmung und der Schleim kann besser gelöst werden. Durch die Kombination aus Atmung und Bewegung können atemsynchrone Schwankungen in den Bronchien entstehen, wodurch Luft hinter das Sekret gelangen kann. Der Schleim löst sich und kann einfacher aus der Lunge abtransportiert werden.

Atemtätigkeit
➡Atmung, ➡Atmen, ➡Respiratio.

Atemtechniken
Je nach Atemfunktionsstörung werden in der ➡Physiotherapie unteschiedliche Atemtechniken angewandt. Sie sollen zu einer Erleichterung der Atmung führen. Ein- und Ausatemtechniken sowie Techniken zur Befreiung der Atemwege von zähem Schleim gehören dazu.

Atemtherapie
Verfahren, welche die Atmung auf ➡willkürlichem und ➡unwillkürlichem Wege verändern.

Atemtiefe
Die Atemtiefe wird durch die Menge am Volumen bei einem Atemzug bestimmt.

Atemtrainer
Trainingsgeräte zur Optimierung einer gesunden Atmung, zur Regeneration der Funktionen der ➡Lungenbläschen und Erhöhung des nutzbaren ➡Lungenvolumens. Siehe auch ➡SMI-Atemtrainer.

Atemtraining
Übung, teilweise unter Einsatz von Hilfsmitteln, bei eingeschränkter Atemfunktion, zur Erhöhung des ➡Atemvolumens.

Atemtrakt
➡Respiratorisches System, ➡Atemwege, ➡Luftwege, ➡Atmungsapparat, ➡Apparatus respiratorius, ➡Respirationstrakt.

Atemunterstützung
➡Maschinelle Beatmung, ➡Maschinelle Ventilation, ➡Überdruckbeatmung, ➡NIV.

Atemversagen
➡Akute respiratorische Insuffizienz, ➡Respiratorisches Versagen.

Atemvolumina
Kenngrößen, die u.a. einen Überblick über die Leistungsreserven der Lunge liefern.

Atemwege
➡Respiratorisches System, ➡Atemtrakt, ➡Luftwege, ➡Atmungsapparat, ➡Apparatus respiratorius, ➡Respirationstrakt.

Atemwegsdruck
Der Druck, der für die Dehnung der ➡Lunge und der ➡Brustwand erforderlich ist.

Atemwegsobstruktion
(lat. *obstruere*, verschließen) ➡Obstruktion, ➡Obstructio, ➡Verengung. Die Verengung bzw. Verlegung der Atemwege.

Atemwegsspiegelung
➡Bronchoskopie, ➡Tracheobronchoskopie, ➡Atemwegsspiegelung.
Eine Untersuchungsmethode zur Betrachtung von Atemwegen mit medizinischen Instrumenten.

Atemwegsverlegung
Zustand, bei dem das ➡Lumen der ➡Atemwege, teilweise oder vollständig mechanisch verschlossen wird. Siehe auch ➡Sekretverlegung.

Atemwegswiderstand
➡Strömungswiderstand, ➡Atmungswiderstand, ➡Atembewegungswiderstand, ➡Widerstand, ➡Resistance.
Widerstand in der ➡Lunge, den der Luftstrom bei der Atmung überwinden muss (ein Teil des ➡Atemwiderstandes).

Atemwiderstand
➡Strömungswiderstand, ➡Resistance, ➡Atmungswiderstand, ➡Atemwegswiderstand, ➡Atembewegungswiderstand, ➡Widerstand,.
Setzt sich aus den verschiedenen Kräften zusammen, die bei der ➡Atmung durch ➡Atemarbeit überwunden werden müssen. Es handelt sich dabei um elastische und visköse Widerstände.

Atemzeitverhältnis
➡I:E, ➡Beatmungsparameter.
Das Verhältnis von Einatmungsdauer zu Ausatmungsdauer.

Atemzeitvolumen
Das Produkt aus ➡Atemzugvolumen und ➡Atemfrequenz. Das Volumen an Atemluft, das in einer bestimmten Zeitspanne ein- und ausgeatmet wird. Beträgt die Zeitspanne eine Minute, spricht man von ➡Atemminutenvolumen.

Atemzentrum
Ein nicht scharf abgrenzbarer ➡Nervenzellverband des ➡zentralen Nervensystems, der die Atmung steuert. Die Kerne des Atemzentrums befinden sich in der ➡Formatio reticularis der ➡Medulla oblongata.

Atemzug
➡Atemhub.
Der Einzelvorgang des Einatmens von ➡Atemluft.

Atemzugvolumen
➡AZV, ➡Tidalvolumen, ➡Beatmungsparameter.
Die Gasmenge, die pro Atemzug ein- und anschließend wieder ausgeatmet wird.

Atemzugzielvolumen
Kenngröße in der ➡lungenprotektiven ➡Beatmung. Formel: 6-8 ml/kg des Idealkörpergewichts in Ruhe.

Atemzyklus
Wiederkehrende Abfolge von ➡Einatmung, ➡Ausatmung und (fakultativ) Atemruhe zur Sicherstellung des Gasaustausches.

Ätherisches Öl
Flüssigkeit, die aus einem pflanzlichen, natürlichen Rohstoff gewonnen wird.

Atheromatöse Plaque
➡Atherosklerotische Plaque, ➡Gefäßplaque, ➡Arteriosklerotische Plaque.

Atherosklerose
➡Arteriosklerose, ➡Arteriosclerosis, ➡Arterienverkalkung.

Ätiologie
(altgriech. *aitía*, Ursache und *lógos*, Vernunft, Lehre) Die Lehre, welche sich mit der Ursache von ➡Erkrankungen und ihren auslösenden Faktoren beschäftigt. In der medizinischen ➡Diagnostik wird umgangssprachlich auch die Ursache einer ➡Krankheit selbst als Ätiologie bezeichnet.

Atlantoaxialgelenk
➡Articulatio atlantoaxialis, ➡Unteres Kopfgelenk.
Das ➡Gelenk zwischen ➡Atlas und ➡Axis.

Atlas
(altgriech. *Átlas*, vom Wortstamm *tla* wie in *tlénai*, tragen, erdulden) ➡C1, ➡Nicker.
Der erste ➡Halswirbel. Als schädelnächster Teil der ➡Wirbelsäule trägt er den gesamten ➡Kopf.

Atmen
➡Atmung, ➡Atemtätigkeit, ➡Respiratio.

Atmung
➡Atmen, ➡Atemtätigkeit, ➡Respiratio.
Ein biologischer Prozess, bei dem molekularer ➡Sauerstoff aufgenommen, in die ➡Zellen transportiert und dort in der ➡Atmungskette zu ➡Wasser reduziert wird. Im Gegenzug wird ➡Kohlendioxid produziert und abgegeben.

Atmungsapparat
➡Respiratorisches System, ➡Atemwege, ➡Atemtrakt, ➡Luftwege, ➡Apparatus respiratorius, ➡Respirationstrakt.

Atmungskette
Prozesse der ➡Ventilation, ➡Perfusion, ➡Diffusion, ➡Distribution und ➡Konsumption.

Atmungssteuerung
➡Medulla oblongata, ➡Verlängertes Mark, ➡Bulbus cerebri, ➡Bulbus medullae spinalis, ➡Bulbärhirn, ➡Atemregulation, ➡Atemsteuerung.

Atmungstherapeut
Diese spezialisierte Ausbildung und Berufsbild umfasst Tätigkeiten im gesamten Fachgebiet der ➡Pneumologie und ist nicht zu verwechseln mit dem ➡Atemphysiotherapeuten (der ausschließlich Physiotherapie des respiratorischen Systems anbietet). Zu den Hauptaufgaben der Atmungstherapeuten gehört die Überwachung der Blutgase, alle Aspekte des Atemwegs- und Sekretmanagements, Aerosolanwendungen, Sauerstofftherapie, invasive und nicht-invasive Beatmung, Beatmungsentwöhnung, pneumologische Rehabilitation und Patientenschulung.

Atmungstyp
Die verschiedenen von außen erkennbaren Formen der Atmung. Von der normalen ➡Ruheatmung bis zu krankhaften Atmungstypen, wie z.B. die ➡Kussmaul-Atmung, die ➡Biot-Atmung und die ➡Cheyne-Stokes-Atmung.

Atmungswiderstand
➡Atemwiderstand, ➡Resistance, ➡Strömungswiderstand, ➡Atembewegungswiderstand.

Atom
(griech. *temnein*, teilen, schneiden) Die kleinste, chemisch nicht weiter

spaltbare Einheit eines chemischen Elementes.

Atonie

(griech. *a*, kein und *tonos*, Spannung) ➡Schlaffheit, ➡Mangelhafte Muskulaturspannung, ➡Abspannung, ➡Muskel, ➡Erschlaffung, ➡Muskeltonus. Der partielle organbezogene oder generalisierte Verlust des Muskeltonus der ➡glatten oder ➡quergestreiften Muskulatur.

ATP

➡Adenosintriphosphat, ➡Adenosin-Triphosphorsäure.

Atraumatisch

➡Gewebeschonend.

Atrioventrikulärer Block

➡AV-Block, ➡AV-Blockierung.

Atrioventrikularklappe

➡Segelklappe, ➡Valva atrioventricularis.

Atrium

➡Vorhof.
In der Anatomie den Vorraum bzw. Vorhof einer Struktur bzw. eines Organs. Im engeren Sinn bezeichnet der Begriff den ➡Vorhof des Herzens.

Atrium cordis dextrum

➡Rechter Herzvorhof, ➡Rechter Vorhof des Herzens, ➡Atrium sinistrum. Nimmt das sauerstoffarme ➡Blut aus der ➡Vena cava superior und ➡Vena cava inferior auf und mündet über die ➡Trikuspidalklappe in den rechten ➡Ventrikel

Atrium sinistrum

➡Atrium cordis dextrum, ➡Rechter Herzvorhof, ➡Rechter Vorhof des Herzens.

Atrophia

➡Atrophie, ➡Gewebsschwund, ➡Gewebeschwund.

Atrophia musculorum

➡Amyotrophie, ➡Muskelatrophie, ➡Muskelschwund.

Atrophie

(altgriech. *atrophia*, Abmagerung, Nahrungsmangel bzw. *a*, nicht und *trophein*, ernähren, wachsen) ➡Atrophia, ➡Gewebsschwund, ➡Gewebeschwund.
In der Pathologie ein wahrnehmbarer Gewebeschwund.

Atypisch

➡Unüblich.

Atypische Absencen

➡Bewusstseinsstörung.
Treten bei ➡fokalen, zumeist erworbenen ➡Epilepsien auf. Es handelt sich um rasch generalisierende fokale Anfälle.

Auditive Wahrnehmung

➡Hörsinn, ➡Gehör, ➡Auditus, ➡Gehörsinn, ➡Akustische Wahrnehmung, ➡Hören, ➡Schallwahrnehmung.

Auditus

➡Hörsinn, ➡Gehör, ➡Gehörsinn, ➡Auditive Wahrnehmung, ➡Akustische Wahrnehmung, ➡Schallwahrnehmung, ➡Hören.

Auerbach-Plexus

➡Plexus myentericus, ➡Plexus nervorum myentericus Auerbachi, ➡Auerbach'scher Plexus.
Regelt die Bewegung von ➡Speiseröhre, ➡Magen und ➡Darm primär unabhängig vom ➡zentralen Nervensystem. Über ➡Parasympathikus und ➡Sympathikus kann die Aktivität des Auerbach-Plexus und damit die der ➡Motilität beeinflusst werden.

Auerbach'scher Plexus

➡Plexus myentericus, ➡Plexus nervorum myentericus Auerbachi, ➡Auerbach-Plexus.

Auflösung
➡Lyse, ➡Lysis, ➡Lysieren, ➡Lösung.

Aufmerksamkeit
Eine Fokussierung der Hirnaktivität auf bestimmte ➡Gedanken, ➡Gefühle, ➡Wahrnehmungen oder ➡Handlungen.

Aufmerksamkeitsdefizit
➡Konzentrationsstörung, ➡Aufmerksamkeitsstörung, ➡Konzentrationsschwäche.

Aufmerksamkeitsstörung
➡Konzentrationsstörung, ➡Aufmerksamkeitsdefizit, ➡Konzentrationsschwäche.

Aufregung
➡Nervosität.

Aufsteigend
➡Ascendens.

Aufsteigende Nervenbahn
➡Afferente Nervenbahn, ➡Afferente Nervenfaser, ➡Sensorische Nervenbahn, ➡Sensorischer Nerv, ➡Afferente Faser.
Nervenbahnen, die eine ➡sensorische Erregung von der ➡Peripherie über das ➡Rückenmark ins ➡Gehirn übermitteln.

Aufsteigendes Kolon
➡Colon ascendens.

Aufweitung
➡Dilatation, ➡Dilatatio, ➡Erweiterung.

Augapfel
➡Bulbus oculi.

Auge
(altgriech. *ops*, lat. *oculus*) ➡Oculus, ➡Ophtalmos, ➡Sehorgan.
Ein ➡Sinnesorgan zur ➡Wahrnehmung von Lichtreizen. Es ist Teil des visuellen Systems und ermöglicht das ➡Sehen.

Augenabziehnerv
➡Nervus abducens, ➡VI. Hirnnerv, ➡Nervus VI.
Innerviert Augenmuskel.

Augenbewegungsnerv
➡III. Hirnnerv, ➡Nervus III, ➡Nervus oculomotorius.
Steuert u.a. vier von sechs äußeren ➡Augenmuskeln.

Augenhöhle
➡Orbita.

Augenkammern
➡Camerae anterior et posterior bulbi.
Zwei mit Kammerwasser gefüllte Hohlräume des ➡Bulbus oculi, die sich im vorderen Teil des ➡Auges befinden.

Augenlid
(Pl. Augenlider) ➡Palpebra, ➡Blepharon.
Eine Hautfalte, welche durch das Verschließen des ➡Auges seinem Schutz dient.

Augenlinse
➡Lens oculi, ➡Lens crystallina, ➡Linse.
Ein kristallklarer, beidseitig stark nach außen gewölbter Körper, der sich im ➡Bulbus oculi befindet. Seine Funktion ist die Brechung des auf das Auge treffenden Lichts, um auf der ➡Netzhaut ein scharfes Bild zu projizieren, welches dort in elektrische Signale verwandelt wird. Die Linse des menschlichen Auges ist somit eine Sammellinse, da sie das Licht gebündelt auf die Netzhaut überträgt.

Augenmuskellähmung
➡Ophthalmoplegie, ➡Ophthalmoplegia.
Eine ➡Lähmung der ➡Augenmuskulatur.

Augenmuskeln
➡Augenmuskulatur.

Augenmuskulatur
➡Augenmuskeln (äußere und innere).
Die Muskulatur, die sich am äußeren
➡Auge und innerhalb des ➡Augapfels
befindet.

Augenrollnerv
➡Nervus trochlearis, ➡IV. Hirnnerv,
➡Nervus IV.
Steuert den schrägen oberen Augen-
muskel.

Augenschlagader
➡Arteria ophthalmica, ➡Ophthalmika.

Augmentierte Beatmung
➡Assistierte Beatmung, ➡Atemhilfe.

Aural
Applikationsform: in den Gehörgang.

Auricula auris
➡Ohrmuschel, ➡Pinna.

Auris
➡Ohr.
Das Sinnesorgan, das der ➡Wahrneh-
mung akustischer ➡Reize dient. Darüber hinaus enthält es das ➡Gleichge-
wichtsorgan.

Auris interna
➡Innenohr.

Ausatmung
(lat. *exspirare*, ausatmen) ➡Ex-
spiration, ➡Exspiratio, ➡Exspirium.
Die Phase des Atemzyklus, in der die
➡Atemluft wieder aus ➡Lunge und
➡Atemwegen entfernt wird.

Ausatmungsspitzenfluss
➡Peak-Flow, ➡Spitzenfluss, ➡Peak
expiratory flow, ➡PEF, ➡Exspirato-
rischer Spitzenfluss.

Ausgleichen
➡Kompensieren.

Auskultation
(lat. *auscultare,* abhören, horchen)
➡Abhören.

Auslese
➡Screening, ➡Rasterung, ➡Testen,
➡Selektion, ➡Trennung, ➡Sortierung.

Ausrenkung
➡Dislokation, ➡Dislocation, ➡Ver-
schiebung.

Ausscheidung
➡Exkretion, ➡Excretio.

Außendurchmesser
Gerade Linie, die durch den Mittelpunkt einer regelmäßigen ebenen o-
der räumlichen Figur geht.

Äußere Atmung
➡Gasaustausch an den ➡Kapillaren
der ➡Alveolen zwischen ➡Atemluft
und ➡Blut.

Äußere Brustmuskel
Muskel, die ➡Schultergürtel mit dem
➡Rumpf verbinden: ➡Musculus pectoralis major, ➡Musculus pecto-ralis
minor, ➡Musculus serratus anterior,
➡Musculus subclavius, ➡Vorderer Sägemuskel, ➡Musculus serratus anterior, ➡Vorderer Sägezahnmuskel.

Äußere Halsschlagader
➡Arteria carotis externa, ➡Arteria
carotis.

Äußere Zwischenrippenmuskeln
➡Musculi intercostales externi, ➡In-
terkostalmuskeln.

Äußerer schräger Bauchmuskel
➡Musculus obliquus externus abdominis, ➡Exspiratorische Atemhilfsmuskulatur.

Außerklinische Beatmung
➡Heimbeatmung.
Beatmung wird zu Hause, d.h. außer-
halb der Klinik angewandt, wenn die
➡Atmung dauerhaft unzureichend ist.

Austrocknung
➡Exsikkose, ➡Exsikkation, ➡Dehy-
dration.

Auswurf
➡Sputum, ➡Expektorat.

Auszehrung
➡Cachexia, ➡Kachexie, ➡Tumorkachexie, ➡Gewichtsabnahme, ➡Abmagerung, ➡Gewichtsverlust.

Auszug
➡Extrakt.

Autochthone Brustmuskeln
➡Interkostalmuskeln, ➡Rippenmuskulatur.
Muskel, die sich zwischen den Rippen auspannen: ➡Musculi intercostales externi, ➡Musculi intercostales interni, ➡Musculi intercostales intimi, ➡Musculi subcostales, ➡Musculus transversus thoracis.

AutoFlow®
In der Beatmungsmedizin, automatische Volumenstromregler, die auch bei Schwankungen der Betriebsbedingungen des Hydraulikkreises von Klima und Heizungsanlagen für eine konstante Durchflussmenge sorgen. Sie dienen zum automatischen Abgleich des Systems und gewährleisten die planmäßig vorgesehenen Durchflussmengen jedes Verbrauchers.

Autogen
Von selbst entstehend.

Autoimmun
Unterdrückung der körpereigenen ➡Abwehrreaktion.

Autoimmunität
Die Unfähigkeit eines Organismus, seine Strukturbestandteile als körpereigene zu erkennen.

Autoimmunkrankheit
➡Autoimmunreaktion.
Eine Erkrankung, bei der sich das ➡Immunsystem gegen körpereigene Strukturen richtet. Der Begriff beschreibt eine Vielzahl sehr unterschiedlicher Krankheiten.

Autoimmunreaktion
➡Autoimmunkrankheit.

Autoinfektion
➡Selbstinfektion.
Die Infektion eines Wirts durch Krankheitserreger, die von ihm selbst stammen.

Autointoxikation
(griech. *aut(o)*, selbst, eigen und *toxos*, Gift; lat. *intoxicatio*, Vergiftung) Der seltene Zustand einer Vergiftung des Körpers mit Krankheitswert, durch Substanzen oder Gifte die im eigenen Körper gebildet werden.

Autolyse
(griech. *lysis*, Auflösung) ➡Späte Leichenerscheinungen, ➡Kadaveröse Phase, ➡Verwesung, ➡Fäulnis.
Postmortale Veränderung der Gewebe eines Makroorganismus durch körpereigene Enzyme ohne die Beteiligung von Mikroorganismen. Ein Vorgang, bei dem absterbende Zellen abgebaut werden.

Automatischer implantierbarer Kardioverter
➡AICD, ➡Defibrillator.

Automatisierter Externer Defibrillator
➡AED.

Automatismus
Monotone Wiederholung von Bewegungsabläufen oder Handlungsabläufen.

Autonom
➡Selbstständig, ➡Unabhängig.

Autonome Dysfunktion
Von äußeren Einflussfaktoren unabhängige ➡Funktionsstörung.

Autonomes Nervensystem
➡Vegetatives Nervensystem, ➡Viszerales Nervensystem, ➡VNS, ➡Idiotropes Nervensystem.

Teil des Nervensystems, der weitgehend der →willkürlichen Kontrolle entzogen ist, d.h. sich →autonom verhält. Untergliedert wird das autonome Nervensystem in drei Hauptgruppen: →Sympathikus, →Parasympathikus und →Enterisches Nervensystem.

Autonomie
Zustand der →Eigenständigkeit, →Unabhängigkeit, →Eigenverantwortlichkeit. In der Medizin liegt sie vor bei Körperfunktionen, die nicht bewusst gesteuert oder beeinflusst werden können.

Autopsie
→Obduktion, →Sektion, →Autopsie, →Leichenschau, →Nekropsie, →Nekroskopie.
Die Eröffnung eines menschlichen Leichnams zur Feststellung der Todesursache.

Autosom
→Körperchromosom.
→Chromosomen, die nicht an der Bestimmung des Geschlechts beteiligt sind. Von ihnen gibt es in menschlichen Körperzellen 22 Paare.

Autosomal
Die →Autosomen betreffend bzw. zu den Autosomen gehörend.

Autotaktiler Kontakt
→Selbstberührung.

Autotriggerung
Rasche und unkontrollierte Abgabe mehrerer Atemzüge in schneller Abfolge ohne Synchronität zum Patienten. Dieser Autotrigger entsteht durch Druckschwankungen (z.B. durch Sekret, Kondenswasser) bei sensibel eingestelltem Inspirationstrigger.

AV-Block
→Atrioventrikulärer Block, →AV-Blockierung.
Eine →Herzrhythmusstörung, die auf Störung der →Erregungsüberleitung

zwischen →Vorhöfen und →Herzkammern basiert.

AV-Blockierung
→AV-Block, →Atrioventrikulärer Block.

Aversion
(lat. *aversio*, Ekel, Abscheu) →Abneigung.
Eine psychische Reaktion, bei der ein →Individuum auf bestimmte dargebotene →Reize mit Abneigung oder Unlust reagiert.

Axerophtol
→Retinol, →Vitamin A.

Axial
(lat. *axis*, Achse) Zu einer gedachten Gliedmaßenachse hin gelegen.

Axillaris
Zur Achselhöhle gehörig.

Axis
(lat. *axis*, Achse) →C2, →Epistropheus, →Dreher.
Der 2. →Halswirbel, der zusammen mit dem →Atlas das →Atlantoaxialgelenk bildet.

Axon
→Neurit, →Achsenzylinder, →Neuritum, →Neuraxon, →Nervenfaser.
Der Fortsatz einer →Nervenzelle, der elektrische →Nervenimpulse vom →Zellkörper weg leitet. Das Axon liegt entweder frei oder wird von →Myelinschicht umgeben.

Axonhügel
→Colliculus axonis, →Ursprungskegel.
Der Ursprung des →Axons am →Zellkörper der →Nervenzelle.

Azid
→Sauer, →Acidus.

Azidose
→Übersäuerung.
Eine Störung des →Säure-Basen-Haushaltes, die mit einem Absinken

des pH-Werts im Blut unter 7,35 einhergeht.

Azinus
➡Alveolarsack, ➡Acinus, ➡Lungenazi-
nus.

AZV
➡Atemzugvolumen, ➡Tidalvolumen.

Azygos
➡Unpaarig.

Azyklisch
Nicht kreisförmig, zeitlich ➡unregel-
mäßig.

B

Babinski-Phänomen
➡Babinski-Reflex, ➡Großzehenreflex, ➡Zehenreflex, ➡Babinski-Zeichen.

Babinski-Reflex
➡Großzehenreflex,   ➡Zehenreflex,
➡Babinski-Zeichen,   ➡Babinski-Phänomen.

Babinski-Zeichen
➡Babinski-Reflex, ➡Großzehenreflex, ➡Zehenreflex,   ➡Babinski-Zeichen, ➡Babinski-Phänomen.
Befund, der als frühkindlicher ➡Reflex oder bei Störung bzw. Verletzung des ➡ersten Motoneurons auftritt. Bei Bestreichen des seitlichen Fußrandes wird die Großzehe Richtung Fußrücken gestreckt, die anderen Zehen werden gebeugt und auseinandergespreizt. Bei peripherer ➡Lähmung ist das Babinski-Zeichen negativ.

Backe
➡Bucca, ➡Wange, ➡Malar, ➡Regio buccalis, ➡Wangenregion, ➡Buccal, ➡Bukkal.

Backup-Frequenz
➡Sicherheitsfrequenz.
In der Beatmungsmedizin eine eingestellte ➡Hintergrund-Frequenz auf der Basis eines Zeitfensters, der durch die Atemfrequenz festgesetzt ist. Das „Back-Up" Programm ist für den Patienten eine Sicherheit, für den Fall, dass er aufgrund von Erschöpfung, trotz Druckunterstützung, nicht mehr selbstständig atmet. In dem Fall wird automatisch die „Back-Up" Funktion aktiviert und der Patient nach den Prinzipien der ➡druckkontrollierten Beatmung beatmet. Dazu werden zusätzlich eine ➡Atemfrequenz und eine ➡Inspirationszeit eingestellt. Damit eine ausreichende Lungenbelüftung erhalten bleibt, kann zusätzlich ein ➡Tidalvolumen zur Sicherheit eingestellt werden.

Baclofen
Ein ➡Arzneistoff aus der Gruppe der ➡Muskelrelaxantien. Es wird zur Behandlung der ➡Spastik bei Rückenmarksverletzungen und ➡Multipler Sklerose eingesetzt. Er ahmt hemmende Substanzen des Körpers nach und wirkt an den ➡Synapsen und ➡Nerven des ➡Rückenmarks gegen ➡spastische Reflexe. Baclofen wird auch als ➡Ko-Analgetika in der ➡Schmerztherapie eingesetzt.

Bakteriell
Durch Bakterien hervorgerufen oder ➡Bakterien betreffend.

Bakterienfilter
Filter, der aufgrund seiner geringen Porenweite oder durch Absorptionswirkung die ➡Bakterien zurückhält. In der ➡Heimbeatmung dienen sie u.a. der Filtration medizinischer Luft.

Bakteriostatisch
➡Antibiotika, die das Wachstum bzw. die Vermehrung von ➡Bakterien hemmen, ruhende ➡Keime aber nicht abtöten.

Bakterium
(Pl. Bakterien; griech. *baktērion*; lat. *bacterium*, Stöckchen, Stäbchen) Es sind einzellige ➡Mikroorganismen ohne Zellkern. Bei Menschen is die Haut von einem schützenden Bakterienfilm, der ➡Hautflora, überzogen. Im ➡Darm bilden Bakterien die verdauungsfördernde ➡Darmflora. Unter den Bakterien gibt es aber auch ➡Krankheitserreger, die ➡Infektionen auslösen können.

Bälkchenknochen

➡Substantia spongiosa, ➡Spongiosa, ➡Schwammknochen, ➡Trabekelsystem.

Balken

➡Corpus callosum.
Eine quer verlaufende Faserverbindung zwischen den beiden ➡Großhirnhemisphären.

Ballaststoffe

Weitgehend unverdauliche Nahrungsbestandteile, meist ➡Kohlenhydrate. Sie kommen ausschließlich in pflanzlichen Lebensmitteln vor.

Ballondilatation

Die Aufdehnung eines stenosierten Gefäßabschnittes oder Hohlorgane mit Hilfe eines flüssigkeits- oder luftbefüllbaren ➡Ballonkatheters.

Ballonkatheter

Ein Kunststoffkatheter (dünner Schlauch), der an seiner Spitze einen mit Druckluft oder Flüssigkeit entfaltbaren Ballon trägt.

Band

(Pl. Bänder) ➡Ligament, ➡Ligamentum.
Ein derber, faserreicher, in gewissem Umfang dehnbarer ➡Bindegewebsstrang, der sich zwischen zwei Körperteilen ausspannt und diese gegenseitig fixiert. Im engeren Sinn wird der Begriff vor allem für die Faserverbindungen zwischen ➡Knochen verwendet. Bänder im erweiterten Sinn dienen jedoch auch der Befestigung der inneren ➡Organe.

Bandage

(franz. *Bandage*, Verbindung, Vereinigung) ➡Verband.
Meist weiche, elastische Stoffstücke, mit denen verletzte Körperteile eingewickelt werden, um sie vor Schmutz zu schützen. Es gibt auch s.g. Stützbandagen, die die ➡Gelenke vor Überbeanspruchung schützen sollen.

Bandscheibe

(Pl. Bandscheiben) ➡Discus intervertebralis, ➡Zwischenwirbelscheibe, ➡Fibrocartilago intervertebralis.
Zwischen den Wirbelkörpern gelegene Bestandteile der ➡Wirbelsäule. Sie verbinden die ➡Wirbel flexibel untereinander und tragen zu ihrer Beweglichkeit bei.

Barbiturat

(Pl. Barbiturate) Eine Gruppe von ➡Arzneistoffen mit ➡sedierender, hypnotischer und narkotischer Wirkung.

Barometer

(altgriech. *barýs*, schwer, gedrückt und *métron*, Maß, Maßstab) Ein Gerät, mit dem sich der Luftdruck [in der Einheit Pascal (Pa) oder HektoPascal (hPa)] messen lässt.

Barorezeptor

➡Pressorezeptor, ➡Pressosensor.
➡Mechanorezeptoren in der Wand der ➡Blutgefäße, die dort fortlaufend den ➡Blutdruck registrieren und Signale an das ➡zentrale Nervensystem senden und dadurch den ➡Barorezeptorreflex vermitteln.

Barorezeptorreflex

Durch die ➡Barorezeptoren ausgelöste Reaktionen auf eine Änderung des ➡Blutdrucks.

Barotrauma

(griech. *báros*, Schwere, Gewicht und *trauma*, Wunde) ➡Druckverletzung.
Eine Verletzung bzw. ➡Läsion, die durch Änderungen des Umgebungsdrucks und dessen Auswirkungen auf luft- oder gasgefüllte Hohlräume und deren Hüllen bei Menschen verursacht wird.

Basal

(lat. *basis*, Fussgestell, Sockel, Basis, grundseitig, grundständig, an der Basis, unten gelegen / lumenfern) Hier: die Basis bildend, fundamental, grundlegend, elementar, unten; an der Grundfläche gelegen.

Basale Kommunikation

(griech. *basal,* an der Basis, grundlegend; von unten ausgehend) Ein körperorientiertes heilpädagogisches Konzept zum Aufbau einer kommunikativen Beziehung mit Menschen, die sich sprachlich nicht ausdrücken können. Der Kontakt zu „nicht sprechenden" Menschen soll über den Körper und die Körpersprache aufgebaut werden. Dabei sind in erster Linie der Atemrhythmus, aber auch Lautäußerungen, Tonusveränderungen, Berührungen, Bewegungen, Verhalten usw. zu beobachten. Das Konzept der Basalen Kommunikation nach Winfried Mall erweitert das Konzept der ➡Basalen Stimulation nach Andreas Fröhlich, indem es den Aspekt der ➡Kommunikation in den Vordergrund stellt und methodisch weiter ausfüllt.

Basale Stimulation®

Pädagogisches Konzept zur Aktivierung von grundlegenden Sinneserfahrungen in den Bereichen ➡Wahrnehmung, ➡Bewegung und ➡Kommunikation bei erheblichen Störungen in diesen Bereichen. In der Pflege bezeichnet die Basale Stimulation alle pflegerischen und therapeutischen Maßnahmen, durch die die Sinneswahrnehmung, Körperorientierung und Kommunikationsfähigkeit gefördert und verbessert werden sollen.

Basalganglien

➡Nuclei basales, ➡Stammganglien. Unter der ➡Großhirnrinde gelegene ➡Kerngebiete, die vor allem für die Steuerung von motorischen Vorgängen zuständig sind. Sie erfüllen jedoch neben motorischen auch kognitive und limbische Funktionen.

Basalkern

➡Kerngebiet, ➡Nucleus, ➡Hirnkern, ➡Zellkern, ➡Karyon.

Basalmembran

➡Membrana basalis.
Eine dünne, lichtmikroskopisch darstellbare Schicht aus ➡Kollagenfibrillen, ➡Glykoproteinen und anderen Bestandteilen, die im ➡Extrazellulärraum zwischen dem ➡Epithel bzw. ➡Endothel und dem angrenzenden ➡Gewebe liegt.

Base excess

➡Basenüberschuss, ➡Basenexzess, ➡Basendefizit, ➡Basenabweichung.

Basen

Substanzen, die in wässriger Lösung einen ➡pH-Wert > 7 verursachen; sie reagieren üblicherweise in einer s.g. ➡Säure-Base-Reaktion und können durch die dabei anwesende ➡Säure neutralisiert werden.

Basenabweichung

➡Basenüberschuss, ➡Base excess, ➡Basenexzess, ➡Basendefizit.

Basendefizit

➡Basenüberschuss, ➡Base excess, ➡Basenexzess, ➡Basenabweichung.

Basenexzess

➡Basenüberschuss, ➡Base excess, ➡Basendefizit, ➡Basenabweichung.

Basenüberschuss

➡Basenüberschuss, ➡Base excess, ➡Basenexzess, ➡Basenabweichung, ➡Basendefizit.
Ein diagnostischer Parameter der ➡Blutgasanalyse, der eine Aussage über das ➡Säure-Base-Gleichgewicht des ➡Blutes trifft.

Basic Life Support

➡BLS, ➡Basismaßnahmen der Reanimation.

Basilararterie

➡Arteria basilaris, ➡Hirnstammarterie.

Basis
(griech. *básis* und lat. *basis*, Grundlage) Hier: grundlegend, elementar, unten; an der Grundfläche gelegen.

Basisemotion
Ein →phylogenetisch entstandener Mechanismus, der aufgrund seiner gattungsgeschichtlichen Verwurzelung in der menschlichen →Psyche in allen Kulturen gleichermaßen anzutreffen ist. Dazu gehören emotionelle Ausdrücke wie: Freude, Traurigkeit, Verachtung, Ekel, Überraschung, Wut und Furcht.

Basismaßnahmen der Reanimation
→Basic Life Support, →BLS. Die Sicherung der lebenswichtigen Funktionen →Atmung und Kreislauf bzw. die →Reanimation im Rahmen der →Ersten Hilfe (als lebensrettende Sofortmaßnahmen in Notfallsituationen).

Basophile Granulozyten
→Lymphozyten.
Abwehrzellen gegen →Parasiten sowie →allergische Reaktionen und Entzündungsreaktion, →Juckreizentstehung. Im →Interstitium werden sie →Mastzellen genannt.

Bauch
→Abdomen, →Venter, →Bauchraum.

Bauchaorta
→Aorta abdominalis, →Pars abdominalis aortae.

Bauchatmung
→Abdominalatmung, →Diaphragmalatmung, →Zwerchfellatmung.
Ein Atmungstypus, der weitgehend durch die →Kontraktion des →Zwerchfells bestimmt wird.

Bauchdecke
→Bauchwand.

Bauchdeckenkatheter
→Suprapubischer Blasenkatheter, →SDK, →Suprapubischer Dauerkatheter, →SPDK, →Suprapubischer Fistelkatheter, →SFK, →SPFK, →Suprapubischer Katheter.

Baucheingeweiden
Die sich in der →Abdominalhöhle befindlichen inneren →Bauchorgane.

Bauchfell
(altgriech. *peritóneion*, das zum Darüberspannen dienende, das darüber gespannte, bzw. *peritónion*, das Bauchfell) →Peritoneum.
Eine seröse Haut, die mit ihren beiden Blättern die →Peritonealhöhle auskleidet und so eine relativ reibungslose Verschiebbarkeit der →Organe gewährleistet.

Bauchfellentzündung
→Peritonitis.

Bauchfellhöhle
→Peritonealhöhle, →Cavitas peritonealis, →Peritonealhöhle, →Peritonealraum, →Intraperitonealraum, →Cavum peritonei.

Bauchgehirn
→Enterisches Nervensystem, →Intramurales System, →Enterales Nervensystem, →Darmnervensystem, →Eingeweidenervensystem.

Bauchhöhle
→Cavitas abdominalis, →Abdominalhöhle.
Der anatomische Raum, der die →Bauchorgane beherbergt.

Bauchinnendruck
→Intraabdomineller Druck, →IAP, →Intraabdominal pressure.

Bauchlage
→Bauchlagerung.

Bauchlagerung
→Bauchlage.

Eine medizinische Lagerungstherapie aus dem Bereich der kinetischen Therapien. Therapieform, die bei verschiedenen Arten des →Lungenversagens zum Einsatz kommt, wenn unter der Respiratortherapie keine ausreichende →Oxygenierung des Bluts zu erreichen ist. Der Wechsel von der Rücken- in die Bauchlage führt zu teilweise entlastenden Veränderungen der Atemphysiologie und der Lungenmechanik, entlastet die Gesäßhaut und streckt die Wirbelsäule.

Bauchmuskulatur
Die an der →Bauchwand und in der tiefen Bauchregion lokalisierte →Skelettmuskulatur, zu der die →Seitliche Bauchmuskeln und →Vordere und mittlere Bauchmuskeln sowie →Tiefe Bauchmuskulatur gehören.

Bauchnetz
→Omentum majus, →Großes Netz, →Darmnetz, →Omentum gastrocolicum.

Bauchorgane
→Baucheingeweiden.
Zu den Baucheingeweiden gehören folgende Strukturen: →Magen, →Dünndarm, →Dickdarm, →Leber, →Gallenblase, →Bauchspeicheldrüse, →Niere, →Nebenniere, →Harnleiter, →Milz.

Bauchraum
→Abdomen, →Venter, →Bauch.

Bauchschlagader
→Aorta abdominalis.

Bauchspeicheldrüse
(griech. *pán*, alles, *kréas*, Fleisch)
→Pankreas, →Pancreas.
Ein quer im Oberbauch liegendes →Drüsenorgan des Menschen, das →Verdauungsenzyme und →Hormone produziert.

Bauchspeicheldrüsenentzündung
→Pankreatitis.

Bauchwand
→Bauchdecke.
Alle anatomischen Strukturen, die der vorderen und seitlichen Begrenzung des →Bauchraums dienen. Die Bauchwand dient unter anderem dem Schutz der Bauchorgane, der Einlagerung von Fett, über ihren muskulären Anteil der Beweglichkeit des →Rumpfes, als →Atemhilfsmuskulatur bei der →Ausatmung sowie der Unterstützung der →Defäkation, bei →Blasenentleerungs-störungen auch der →Blasenentleerung.

Bauchwärts
→Ventralis.

Bauchwassersucht
→Aszites, →Hydraskos, →Wasserbauch, →Peritonealerguss.

Bauhin-Klappe
→Bauhin'sche Klappe, →Valvula ileocaecalis, →Ileozäkalklappe, →Ileozökalklappe, →Ileocaecalklappe.
Eine aus Schleimhautfalten bestehende, ventilartige Klappe an der Verbindungsstelle zwischen terminalem →Ileum und →Caecum, die den →Reflux von Darminhalt vom bakteriell stark besiedelten →Dickdarm in den bakterienarmen →Dünndarm verhindert.

Bauhin'sche Klappe
→Bauhin-Klappe, →Valvula ileocaecalis, →Ileozäkalklappe, →Ileozökalklappe, →Ileocaecalklappe.

Beatmung
→Atemunterstützung, →Maschinelle Beatmung, →Maschinelle Ventilation.
Ein medizinisches Verfahren, das der Unterstützung oder dem Ersatz einer unzureichenden oder nicht vorhandenen →Spontanatmung dient. Die Beatmung ist ein zentraler Bestandteil

des ärztlichen Handelns in der ➡Anäs-
thesiologie, sowie der Notfall- und
➡Intensivmedizin. Mit ➡Beatmungs-
geräten findet in der Regel eine s.g.
➡Überdruckbeatmung statt.

Beatmungsassoziierte Pneumonie
➡Beatmungspneumonie, ➡Ventila-
tionassoziierte Pneumonie, ➡Hospi-
talinfektion, ➡Nosokomialinfektion,
➡Nosokomiale Infektion, ➡Kranken-
hausinfektion.
Eine Entzündung des Alveolarraums
und/oder des interstitiellen Lungengewebes, die im Rahmen einer
maschinellen Beatmung auftritt, oft
im Zusammenhang mit Krankenhausaufenthalt.

Beatmungsbeutel
➡Ambubeutel, ➡Handbeatmungsbeu-
tel.
In der Notfallmedizin, teilweise auch
in der Anästhesie eingesetztes Medi-
zingerät, welches aus einem Hohl-
körper und mehreren Ventilen besteht
und zur ➡Beatmung eingesetzt wird.

Beatmungsdruck
Der Druck, der während einer maschinellen Beatmung in den Beat-
mungsschläuchen und in den Atemwegen herrscht. Er wird in Millibar
(mbar) oder Pascal (Pa) angegeben.

Beatmungsfrequenz
➡Beatmungsparameter.

Beatmungsgerät
➡Respirator.
Eine elektrisch oder pneumatisch
angetriebene Maschine zur Beatmung
von Personen mit unzureichender
oder ausgesetzter Eigenatmung.

Beatmungshelm
Den gesamten ➡Kopf umschließen-
der, luftdicht abdichtbarer, transpa-
renter Zylinder (Volumen ca. 8-15 l)
aus weichem PVC, mit Anschluss für
inspiratorischen und exspiratorischen

➡Beatmungsschlauch, zur ➡nicht-
invasiven Beatmung.

Beatmungskonzept
Es sind Beatmungsformen, die nach
Kontrollmechanismen unterschieden
werden. Wir unterscheiden zwischen
➡druckkontrolliertem Beatmungskonzept und ➡volumenkontrolliertem
Beatmungskonzept.

Beatmungsmaske
➡Atemmaske.
Ein ➡Medizinprodukt, das anatomisch
den Gegebenheiten des menschlichen
Mund- und Nasenbereiches, sowie
ggf. Teilen des Kinns angepasst ist
und im Rahmen der Beatmung
eingesetzt wird. Sie kann an einen
➡Beatmungsbeutel oder ein ➡Re-
spirator angeschlossen werden.

Beatmungsmitteldruck
➡P_{mean}.
Jener mittlere Druck, der während des
gesamten ➡Atemzyklus auf die Lungen einwirkt und somit als entscheidender Parameter für die ➡Oxi-
genierung und hämodynamische
Nebenwirkungen dient. Der Beat-
mungsmitteldruck wird ermittelt unter
Einbeziehung des ➡Inspirations-
druckes (P_{insp}), der ➡Inspirations-
dauer (T_{insp}) und des eingestellten
➡PEEP.

Beatmungsmodus
Adaptation der möglichen Respi-
ratoreinstellungen an das Atem-
verhalten des Patienten. In der Praxis
existieren zahlreiche Beatmungsmodi,
die im Verlauf einer Beatmungstherapie eines Patienten angewendet
werden.

Beatmungsmuster
Es beschreibt den Verlauf von
➡Druck, ➡Volumen und ➡Flow und
umfasst folgende Parameter: ➡Inspi-
rationsdruck oder ➡Atemhubvolu-
men, ➡Beatmungsfrequenz, ➡PEEP,

➡Atemzeitverhältnis und ➡Inspiratorische O_2-Konzentration.

Beatmungsparameter

Die Größen, die zur Einstellung eines Beadmungsmodus notwendig sind. Dazu zählen: ➡Sauerstoffkonzentration, ➡PEEP, ➡Atemzugvolumen, ➡Beatmungsfrequenz, ➡Atemzeitverhältnis, ➡Inspirationsdruck, ➡Flow (Luftgeschwindigkeit), ➡Maximaler Inspirationsdruck, ➡Atemminutenvolumen, ➡Rampe, ➡Trigger. Siehe auch ➡Positive Endexpiratory Pressure, ➡Positiver endexspiratorischer Druck, ➡EPAP.

Beatmungspneumonie

➡Beatmungsassoziierte Pneumonie, ➡Ventilationsassoziierte Pneumonie, ➡Nosokomialinfektion.

Beatmungsschäden

Schäden, die während der maschinellen Beatmung entstehen können: ➡Volutrauma, ➡Barotrauma, ➡Atelektrauma. Darüber hinaus kann eine zu hohe Konzentration von Sauerstoffgabe (> 40 %) auf Dauer selbst zu Schäden am Lungengewebe führen. ➡Infektiöse Komplikationen sind bei Beatmung als mögliche Schäden immer ein Risiko.

Beatmungsschlauch

Das röhrenförmige, flexible Verbindungsstück zwischen dem ➡Beatmungsgerät und einem ➡Endotrachealtubus bzw. einer ➡Trachealkanüle oder einer ➡Beatmungsmaske.

Beatmungstherapie

Beatmung als Therapie (invasiv oder nicht-invasiv) wird dann angewandt, wenn die ➡Spontanatmung ausfällt oder ➡insuffizient wird.

Beatmungstubus

➡Endotrachealtubus.

Beatmungszentren

Ein Beatmungszentrum ist ein Zentrum mit Expertise in der Indikationsstellung, dem Beginn und der Überwachung einer außerklinischen Beatmung. Die außerklinische Beatmung muss um ein Beatmungszentrum organisiert sein: Der außerklinisch beatmete Patient benötigt ein Beatmungszentrum für Einstellung, Kontrollen und Optimierung der Beatmungstherapie, sowie zur Notaufnahme im Falle einer Verschlechterung und als Ansprechpartner für das außerklinische Pflegeteam.

Beatmungszugang

Die Möglichkeiten, die ➡Atemunterstützung oder ➡Beatmung zu ermöglicht. Es gibt zwei: den ➡nichtinvasiven Beatmungszugang und den ➡invasiven Beatmungszugang.

Becherzelle

➡Goblet-Zelle.
Schleimbildende einzellige ➡Drüsen in der ➡Bronchialschleimhaut.

Bechterew-Strümpell-Marie-Krankheit

➡Spondylitis ankylosans, ➡Morbus Bechterew, ➡Spondylarthritis ankylopoetica, ➡Ankylosierende Spondylitis.

Becken

➡Pelvis.
Der Abschnitt des menschlichen Körpers, der zwischen dem ➡Bauch und den ➡Beinen liegt.

Beckenarterie

(Pl. Beckenarterien) ➡Arteria iliaca communis, ➡Beckenschlagader, ➡Beckenarterie.
Zwei große, kräftige Gefäßäste der ➡Aorta abdominalis, welche die Beckenregion und die untere ➡Extremität versorgen.

Beckenschlagader
➡Arteria iliaca communis, ➡Becken-arterie.

Bedarfsspray
➡Notfallspray.

Bedeutungslehre
➡Semantik.

Bedside Methode
Untersuchung oder kleinerer Eingriff, der unmittelbar am Patientenbett durchgeführt wird.

Bedürfnis
a) In der Alltagssprache Verlangen, Wunsch, Ansprüche oder etwas meist materielles zum Leben Notwendiges.
b) In der Psychologie wird Bedürfnis oft definiert als Zustand oder Erleben eines Mangels, verbunden mit dem Wunsch ihn zu beheben oder als das Verlangen oder der Wunsch, einem empfundenen oder tatsächlichen Mangel Abhilfe zu schaffen.

Befeuchter
➡Atemgasbefeuchter, ➡Luftbefeuchter.

Befeuchtungssystem
Alle technischen Hilfen zur ➡Anfeuchtung des ➡Atemgases bei maschinell beatmeten Patienten.

Befindlichkeitsstörung
Eine Einschränkung des körperlichen oder seelischen ➡Wohlbefindens, die keinen medizinischen Krankheitswert hat.

Befund
➡Status praesens.
Medizinisch relevante, körperliche oder psychische Erscheinungen, Gegebenheiten, Veränderungen und Zustände eines Patienten, die durch Fachpersonal als Untersuchungsresultat erhoben werden.

Behandlung
➡Therapie.

Behandlungspflege
Tätigkeiten, die auf ärztliche Anordnung durch Pflegekräfte aus dem Bereich der Gesundheits- und Krankenpflege, der Kinderkrankenpflege, und der Altenpflege erbracht werden.

Behinderte Diffusion
➡Osmose.

Beihilfe zum Suizid
➡Assistierter Suizid, ➡Beihilfe zur Selbsttötung.

Beihilfe zur Selbsttötung
➡Assistierter Suizid, ➡Beihilfe zum Suizid.

Bein
➡Pars libera membri inferioris, ➡Membrum inferius, ➡Untere Extremität.
Die freie untere ➡Extremität, die in Schenkel aufgeteilt wird. Das Bein des Menschen dient neben der stabilen Stützung von ➡Rumpf und ➡Kopf vor allem der Fortbewegung durch Gehen.

Beipackzettel
➡Gebrauchsinformation, ➡Patienteninformation, ➡Waschzettel.
Informationen, die den Fertigarzneimitteln beigelegt werden. Sie enthalten die für den Verbraucher wichtigen Informationen, hauptsächlich den Zweck und die korrekte Anwendung des Arzneimittels, sowie Häufigkeit und Art der Nebenwirkungen. In den meisten Ländern ist eine Packungsbeilage verpflichtend vorgeschrieben. Die Inhalte sind, zumindest in Teilen, gesetzlich geregelt.

Belegzelle
➡Parietalzelle, ➡Exocrinocytus parietalis.

Belüftungsstörungen
➡Verteilungsstörungen.

Benigne
➡Gutartige.

Benommenheit
Die leichteste Form einer quantitativen ➡Bewusstseinsstörung.

Benzodiazepine
➡Beruhigungsmittel, ➡Sedativa, ➡Tranquilizer.
➡Sedativ und ➡anxiolytisch wirkende ➡Arzneistoffe mit angstlösenden, krampflösenden, beruhigenden und schlaffördernden Eigenschaften.

Beobachtung
Die zielgerichtete, aufmerksame Wahrnehmung von Objekten, Phänomenen oder Vorgängen, ggf. unter Verwendung technischer Hilfsmittel (➡Monitoring). Im Gegensatz zu Messungen zielen Beobachtungen weniger auf quantitative Erfassung der Objekte als auf qualitative Daten.

Beratung
➡Konsultation.
Eine unverbindlich strukturierte Kommunikation (Beratungsgespräch), mit dem Ziel, den Adressaten zu einer bestimmten Handlung oder einem Unterlassen zu bewegen.

Bergflachslunge
➡Asbestose, ➡Asbeststaublunge, ➡Asbestlunge, ➡Asbestosis pulmonum.

Berufskrankheit
Eine Krankheit, die ein versicherter Mitarbeiter durch das Ausüben einer versicherten Tätigkeit erworben hat und die in der ➡Berufskrankheiten-Verordnung verzeichnet ist.

Berufskrankheiten-Verordnung
➡BKV.
Definiert die anerkannten Berufskrankheiten in Deutschland.

Beruhigen
➡Sedieren.

Beruhigend
➡Tranquilierend.

Beruhigungsmittel
➡Sedativa, ➡Tranquilizer.
➡Arzneimittel mit beruhigenden Eigenschaften werden bei Erregungs- und Spannungszuständen sowie bei Nervosität und Unruhe eingesetzt. Zu den Wirkstoffen gehören beispielsweise ➡Benzodiazepine, ➡Neuroleptika, ➡Antihistaminika und ➡Phytopharmaka.

Berührungsempfindung
➡Tastsinn, ➡Taktile Wahrnehmung.
Die passive ➡Wahrnehmung mechanischer Reize - im Wesentlichen über ➡Mechanorezeptoren. Siehe auch ➡Mechanorezeption.

Beschwerdebild
➡Symptomatik.

Beschwerden
➡Symptom, ➡Symptoma, ➡Krankheitszeichen.

Besiedelung
➡Kolonisation.
In der Mikrobiologie das Wachstum bzw. die Koloniebildung von ➡Mikroorganismen auf anderen Organismen oder Objekten sowie in ➡Geweben oder Nährmedien.

Bestrahlung
➡Radiatio, ➡Radiation.
Das Einwirken von elektromagnetischen Wellen oder Teilchen auf den menschlichen ➡Körper.

Beta-2-Adrenergikum
➡Beta-2-Sympathomimetikum,
➡Beta-2-Adrenozeptor-Agonist,
➡Beta-2-Agonist.

Beta-2-Adrenozeptor-Agonist
➡Beta-2-Sympathomimetikum,
➡Beta-2-Agonist, ➡Beta-2-Adrenergikum.

Beta-2-Agonist
➡Beta-2-Sympathomimetikum,
➡Beta-2-Adrenozeptor-Agonist,
➡Beta-2-Adrenergikum.

Beta-2-Sympathomimetikum
(Pl.: Beta-2-Sympathomimetika)
➡Beta-2-Agonist, ➡Beta-2-Adrenozeptor-Agonist, ➡Beta-2-Adrenergikum.
Medikamente, die bestimmte Bereiche des menschlichen Nervensystems stimulieren. Sie werden vor allem zur Behandlung des allergischen ➡Asthmas eingesetzt

Beta-Adrenorezeptor-Antagonist
➡Betablocker, ➡Betarezeptorenblocker, ➡β-Adrenozeptorblocker.

Betablocker
➡β-Adrenozeptorblocker, ➡Betarezeptorenblocker, ➡Beta-Adrenorezeptor-Antagonist.
➡Medikamente, die Stresshormone hemmen und beruhigend wirken.

Beta-Lactam-Antibiotikum
➡Betalaktame, ➡Beta-Laktam-Antibiotikum, ➡Betalaktamantibiotikum,
➡β-Lactam-Antibiotikum.

Betalaktamantibiotikum
➡Betalaktame, ➡Beta-Laktam-Antibiotikum, ➡Beta-Lactam-Antibiotikum,
➡β-Lactam-Antibiotikum.

Beta-Laktam-Antibiotikum
➡Betalaktame, ➡Betalaktamantibiotikum, ➡Beta-Lactam-Antibiotikum,
➡β-Lactam-Antibiotikum.

Betalaktame
➡Betalaktamantibiotikum, ➡Beta-Lactam-Antibiotikum, ➡β-Lactam-Antibiotikum, ➡Beta-Lactam-Antibiotikum.
Eine Gruppe von Antibiotika, welche die bakterielle Zellwandsynthese hemmen und zur Behandlung bakterieller Infektionskrankheiten eingesetzt werden.

Betamimetikum
(Pl. Betamimetika) ➡Adrenergikum,
➡Sympathomimetika.

Betarezeptorenblocker
➡Betablocker, ➡β-Adrenozeptorblocker, ➡Beta-Adrenorezeptor-Antagonist.

Betäubung
➡Anästhesie, ➡Narkose.
Begriff für Empfindungslosigkeit bzw. Schmerzausschaltung.

Betäubungsmittel
Alle durch Anlage I-III zu §1 des ➡Betäubungsmittelgesetzes deklarierten Substanzen hohen Suchtpotentials, sowie daraus gewonnene Arzneimittel, deren Handel gesetzlich reglementiert und z.T. strafrechtlich verfolgt wird.

Betäubungsmittelgesetz
Gesetz über den Verkehr mit Betäubungsmitteln. regelt in Deutschland den Umgang mit gesetzlich als ➡Betäubungsmittel deklarierten Substanzen und den zu ihrer Herstellung verwendeten Rohstoffen.

Betäubungsmittel-Verschreibungsverordnung
Konkretisiert die Verschreibung der in Anlage III des Betäubungsmittelgesetzes aufgeführten Arzneimittel.

Betreiber
Betreiber eines Medizinproduktes ist jede natürliche oder juristische Person, die für den Betrieb der Gesundheitseinrichtung verantwortlich ist, in der das Medizinprodukt durch dessen Beschäftigte betrieben oder angewendet wird. Abweichend von Satz 1 ist Betreiber eines Medizinproduktes, das im Besitz eines Angehörigen der Heilberufe oder des Heilgewerbes ist und von diesem zur Verwendung in eine Gesundheitseinrichtung mitgebracht wird, der betreffende Angehörige des Heilberufs oder des Heilgewerbes. Als

Betreiber gilt auch, wer außerhalb von Gesundheitseinrichtungen in seinem Betrieb oder seiner Einrichtung oder im öffentlichen Raum Medizinprodukte zur Anwendung bereithält (➡MPBetreibV §2, Abs. 2).

Betreuer
In Deutschland gesetzlicher Vertreter von Volljährigen, die für ihre eigenen Angelegenheiten nicht oder nicht ausreichend sorgen können und damit einer Betreuung bedürfen.

Betreuungsverfügung
Eine Möglichkeit der persönlichen und selbstbestimmten Vorsorge für den Fall, dass jemand selbst nicht mehr in der Lage ist, seine eigenen Angelegenheiten zu erledigen. Ihr Vorteil ist, dass sie nur dann Wirkungen entfaltet, wenn es tatsächlich erforderlich wird (§ 1896 ➡BGB).

Beugung
➡Flexion, ➡Flexio.

Bewegen
Die Lage eines Gegenstandes oder eines Teils davon (auch eines Teils von sich selbst) im Raum verändern.

Beweglichkeit
➡Motilität, ➡Bewegungsfähigkeit, ➡Beweglichkeit, ➡Verschieblichkeit.

Bewegung
(lat. *locus*, Ort, *motus*, Bewegung) ➡Lokomotion.
Im biologischen Sinn wird Bewegung als ➡Fortbewegung bezeichnet. Man bezeichnet damit die aktive Ortsänderung von ➡Zellen oder ➡Organismen.

Bewegungsapparat
➡Muskuloskelettales System, ➡Bewegungssystem, ➡Bewegungsorgane.
Ein komplexes Organsystem des menschlichen Körpers, welches der Sicherung der Körpergestalt, der Körperhaltung sowie der Bewegung des Körpers dient.

Bewegungsfähigkeit
➡Motilität, ➡Bewegungsfähigkeit, ➡Beweglichkeit.

Bewegungslos
➡Akinetisch.

Bewegungslosigkeit
➡Akinese.

Bewegungsorgane
➡Bewegungsapparat, ➡Muskuloskelettales System, ➡Bewegungssystem.

Bewegungssinn
➡Propriozeption.
Teil der ➡kinästhetischen ➡Tiefensensibilität, die dem ➡Gehirn permanent Rückmeldung über das Ausmaß von Bewegungen gibt.

Bewegungssystem
➡Bewegungsapparat, ➡Muskuloskelettales System, ➡Bewegungsorgane.

Bewegungstherapie
Ein Dachbegriff für verschiedene Therapieformen, die in der Regel von Fachtherapeuten durchgeführt wird und bei denen die körperliche Bewegung im Vordergrund steht. Im engeren Sinn wird nur die ärztlich indizierte und verordnete Bewegung als Bewegungstherapie bezeichnet.

Bewusst
➡Willkürlich.

Bewusstlosigkeit
➡Bewusstseinsverlust, ➡Ohnmacht.
Die Bewusstlosigkeit ist eine quantitative ➡Bewusstseinsstörung, die gekennzeichnet ist durch jegliches Fehlen von psychischem Geschehen mit aufgehobener Kontaktfähigkeit und deutlich eingeschränkter Reaktionsfähigkeit bei erhaltener somatischer Funktion.

Bewusstsein
➡Bewusstseinszustand, ➡Wachzustand.
Die Gesamtheit der durch komplexe neurophysiologische Prozesse getragenen mentalen Zustände eines Individuums, einschließlich der dazu nötigen ➡Vigilanz (Wachheit, Reaktionsbereitschaft und Ansprechbarkeit).

Bewusstseinsstörung
Eine Veränderung des normalen ➡Bewusstseins. Zustand mit Beeinträchtigung von ➡Aufmerksamkeit, ➡Wahrnehmung, ➡Denken und Handeln, meist mit ➡Benommenheit und Verlangsamung einhergehend.

Bewusstseinsverlust
➡Bewusstlosigkeit, ➡Ohnmacht.

Bewusstseinszustand
➡Bewusstsein, ➡Wachzustand.

Bezugspflege
➡Primary Nursing (engl.), ➡Primärpflege.
Ein Pflegesystem, in der eine ganzheitliche und individuelle Pflege eines Pflegebedürftigen oder Patienten durch eine ➡Bezugspflegekraft und ihre stellvertretenden Pflegekräfte durchgeführt wird.

Bezugspflegekraft
➡Bezugspflege, ➡Primary Nursing, ➡Primärpflege.

BfArM
➡Bundesinstitut für Arzneimittel und Medizinprodukte.

BGA
➡Blutgasanalyse.

BGB
➡Bürgerliches Gesetzbuch.

B-Gedächtniszelle
➡Lymphozyt.
Der Informationsspeicher für die Bildung von ➡Antikörpern gegen eine Krankheit, die der Körper bereits durchlebt hat.

BIA
➡Bioelektrische Impedanzanalyse.

Bicarbonat
➡Hydrogencarbonat, ➡Bikarbonat.
Die ➡Salze der ➡Kohlensäure, die durch einfache ➡Neutralisation dieser Säure mit einer ➡Base entstehen.

Bicarbonat-Puffer
➡Kohlensäure-Bicarbonat-Puffersystem.

Bifurcatio aortae
➡Aortenbifurkation.

Bifurcatio carotidis
➡Karotisgabel.

Bifurcatio tracheae
➡Trachealbifurkation.

Bifurkation
(lat. *bis*, zweimal und *furcilla*, Gabel)
Die Gabelung eines Hohlorganes in zwei mit ihr verbundene Strukturen. Die wichtigsten Gabelungen des menschlichen Organismus sind: ➡Aortenbifurkation und ➡Trachealbifurkation.

Bikarbonat
➡Bicarbonat, ➡Hydrogencarbonat.

Bikuspidalklappe
➡Mitralklappe, ➡Valva atrioventricularis sinistra.

Bilateral
Zweiseitig, beidseitig.

Bildgebende Diagnostik
➡Bildgebendes Verfahren, ➡Bildgebung.

Bildgebendes Verfahren
➡Bildgebung, ➡Bildgebende Diagnostik.

Bildgebung
➡Bildgebendes Verfahren, ➡Bildgebende Diagnostik.

In der Medizin apparative diagnostische Verfahren, deren gemeinsame Eigenschaft die visuelle Darstellung eines Befunds ist.

Bilirubin
(lat. *bilis*, Galle und *ruber*, rot) ➡Gallenfarbstoff.
Ein Abbauprodukt des ➡Hämoglobins und hat eine gelb-bräunliche Farbe und wird über die ➡Leber ausgeschieden.

Bilis
➡Galle, ➡Fel, ➡Gallenflüssigkeit.

Bindegewebe
➡Textus connectivus, ➡Stützgewebe, ➡Grundgewebe, ➡Körpergewebe.
Ein Grundgewebe, das aus fester oder gallertiger Zwischenzellen-Substanz, oft durchzogen von Proteinfasern, aufgebaut ist. Sie ist beteiligt u.a. an Formgebung von Geweben und Organen sowie an garantiert die Elastizität bzw. Stabilität der Gewebe.

Bindegewebsschlauch
➡Textus connectivus, ➡Stützgewebe, ➡Bindegewebsstrang.
Ein aus ➡Bindegewebszellen und ➡Interzellularsubstanz aufgebautes ➡Grundgewebe.

Bindegewebsstrang
➡Textus connectivus, ➡Stützgewebe.
Ein aus ➡Bindegewebszellen und ➡Interzellularsubstanz aufgebautes ➡Grundgewebe, das entwicklungsgeschichtlich aus dem ➡Mesoderm hervorgeht.

Bindegewebszelle
➡Fibrozyt, ➡Spindelzelle.

Bindehaut
➡Konjunktiva, ➡Tunica conjunctiva.

Biochemie
Die Lehre, die sich mit den chemischen Grundlagen ➡biologischer Vorgänge und Funktionsweisen beschäftigt.

Biochemisch
Die Biochemie betreffend.

Bioelektrische Impedanzanalyse
➡BIA.
Ein Verfahren zur Bestimmung der Zusammensetzung des menschlichen Körpers.

Biofilm
Ein dünner Schleimfilm, in dem Populationen von ➡Mikroorganismen organisiert vorliegen.

Biogen
Von biologischen Organismen abstammend bzw. hergestellt oder organischen Ursprungs.

Bioinformatik
Ein Wissenschaftsgebiet, das die Computer- und IT-gestützte Lösung und Bearbeitung von ➡biologischen Sachverhalten als Hauptziel hat.

Biologie
(altgriech. *bíos*, Leben, und *lógos*, Wort) Eine Naturwissenschaft, die sich mit den Lebewesen befasst.

Biologisch
Natürlich, auf Lebewesen bezogen.

Biologischer Tod
Er tritt ein, nachdem alle Organ- und Zellfunktionen ➡irreversibel erloschen sind. Als Folge kommt es zu Ausbildung von ➡Totenflecken und ➡Leichenstarre.

Biomaterial
➡Implantatmaterial.
➡Synthetische oder nichtlebende natürliche Werkstoffe, die in der ➡Medizin für ➡therapeutische oder ➡diagnostische Zwecke eingesetzt werden und dabei in unmittelbaren Kontakt

mit biologischem ➡Gewebe des ➡Körpers kommen.

Biomedizinische Technik
➡Medizintechnik.

Biopsie
(griech. *bíos*, Leben und *ópsis*, Sehen) Ein chirurgischer Eingriff zur Entnahme und Untersuchung einer kleinen Menge von ➡Gewebe aus einem lebenden Organismus.

Biot-Atmung
➡Atmungstyp.
Eine Atemstörung, bei der tiefe, relativ gleichmäßige Atemzüge immer wieder durch längere, wiederkehrende Atempausen unterbrochen werden.

Biotechnologie
Die Verfahren, die ➡Enzyme oder lebende ➡Zellen zur Stoffumwandlung und Stoffproduktion nutzen.

Biotin
➡Vitamin H, ➡Vitamin B7.
Ein wasserlösliches ➡Vitamin. Es dient im Organismus inbesondere zur Übertragung von Carboxylresten. Der Tagesbedarf für Biotin liegt bei ca. 30 bis 70 µg.

Biphasisch
In zwei abwechselnden Zeitabschnitten verlaufend.

BKV
➡Berufskrankheiten-Verordnung.

Blackout
➡Kollaps, ➡Synkope, ➡Kreislaufkollaps, ➡Zusammenbruch.

Blähsucht
➡Meteorismus, ➡Meteorismus intestinalis.

Blähung
➡Flatus, ➡Flatulenz, ➡Wind.

Bläschen
➡Vesikel, ➡Vesicula, ➡Vesikula.

Blase
(lat. *bulla*, Blase) ➡Bulla.
In der Dermatologie flüssigkeitsgefüllter Hohlraum mit einem Durchmesser von mindestens 1 cm. Siehe auch ➡Harnblase, ➡Vesica urinaria, ➡Cystis.

Blasenentleerung
➡Miktion, ➡Wasserlassen, ➡Harnlassen, ➡Mictio, ➡Urinieren.

Blasenentleerungstörung
➡Miktionsstörung, ➡Miktionsbeschwerden.

Blaseninkontinenz
➡Harninkontinenz, ➡Blasenschwäche, ➡Incontinentia urinae, ➡Incontinentia vesicae.

Blasenkatheter
Ein Kunststoffschlauch, der entweder über die ➡Harnröhre oder die ➡Bauchdecke in die ➡Harnblase eingebracht wird. Er dient der ➡Harnableitung oder Harngewinnung.

Blasenschwäche
➡Harninkontinenz, ➡Blaseninkontinenz, ➡Incontinentia urinae, ➡Incontinentia vesicae.

Blepharon
➡Augenlid, ➡Palpebra.

Blinddarm
➡Appendix vermiformis, ➡Wurmfortsatz, ➡Darmtonsille, ➡Caecum, ➡Zäkum, ➡Zökum.

Blitzartig
➡Fulminant, ➡Foudroyant.

Blockmanschette
➡Cuff, ➡Manchette, ➡Tubuscuff.

BLS
➡Basic Life Support, ➡Basismaßnahmen der Reanimation.

Blue bloater
➜Bronchitistyp.
Eine Manifestationsform der ➜COPD, bei der chronische ➜Bronchitis und ➜Obstruktion im Vordergrund stehen. Die Patienten sind meist ➜übergewichtig und weisen außerdem folgende Symptome auf: ➜Zyanose, ➜respiratorische Globalinsuffizienz (➜Hypoxämie und ➜Hyperkapnie), ausgeprägter und produktiver ➜Husten, eher geringe ➜Dyspnoe, periphere ➜Ödeme. Zusätzlich kann ein ➜Schlafapnoesyndrom bestehen. Die ➜Einsekundenkapazität ist herabgesetzt.

Blut
(lat. *sanguis*, Blut) ➜Sanguis.
Ein ➜Gewebe, das aus ➜Blutzellen und einem flüssigen ➜Blutplasma, besteht. Es erfüllt vielfältige Transport- und Regulationsfunktionen und erreicht über das Gefäßsystem nahezu alle Teile des Körpers. Das gesamte ➜Blutvolumen eines Erwachsenen beträgt ca. 4-6 l. Die zellulären Bestandteile des Bluts machen dabei ungefähr 40-50% des Blutvolumens aus, der andere Teil wird vom Blutplasma gestellt.

Blutader
➜Vene, ➜Vena.

Blutarmut
➜Anämie, ➜Blutleere, ➜Blutmangel.

Blutbahn
➜Ader, ➜Blutgefäß, ➜Vas sanguineum.

Blutbildung
➜Hämatopoese, ➜Hämopoese.

Blutdruck
➜RR.
Druck, der in einem bestimmten Abschnitt des ➜kardiovaskulären Systems herrscht.

Blutdruckmessung
Alle Methoden zur Bestimmung des ➜Blutdrucks in bestimmten Abschnitten des ➜Gefäßsystems. Im klinischen Alltag verwendet man diesen Begriff meist, um die Messung des arteriellen Blutdrucks zu bezeichnen.

Blutdruckregulation
Anpassung des Blutdruckes an die wechselnden Belastungen des Körpers. Grundvoraussetzung für die Regulation des Blutdruckes ist die Kontrolle desselbigen durch ➜Barorezeptoren. Die Rezeptoren registrieren den veränderten Blutdruck durch die dadurch bedingten Veränderungen der Dehnung der Gefäßwände und vermitteln dies an die ➜Medulla oblongata. Diese leitet nun Maßnahmen ein, um den Blutdruck zu senken oder zu steigern. Es gibt unterschiedliche Maßnahmen, die kurzfristiger oder längerfristiger wir-ken können. Neben den Barorezeptoren gibt es auch andere Faktoren, wie die ➜Osmolarität des Blutes, die Einfluss auf den Blutdruck haben.

Bluteiweiß
➜Plasmaprotein, ➜Plasmaeiweiß.

Bluterguss
➜Hämatom, ➜Blutung.

Blutfarbstoff
➜Hämoglobin.

Blutgasanalyse
➜BGA.
Ein Diagnoseverfahren, das es ermöglicht, Aussagen über die Gasverteilung von ➜Sauerstoff und ➜Kohlendioxid sowie über den ➜pH-Wert und den ➜Säure-Basen-Haushalt zu treffen.

Blutgaswerte
Konzentration von ➜Sauerstoff und ➜Kohlendioxid im Blut: ➜Sauerstoffpartialdruck und ➜Kohlendioxidpartialdruck.

Blutgefäß
➡Ader, ➡Blutbahn, ➡Vas sanguineum.

Blutgefäßsystem
➡Kardiovaskuläres System, ➡Gefäßsystem.

Blutgerinnsel
➡Blutkoagel, ➡Koagel, ➡Blutkoagulum, ➡Blutpfropf, ➡Blutkuchen, ➡Blutpfropf, ➡Blutkoagel, ➡Thrombus, ➡Gerinnsel.

Blutgerinnung
➡Hämostase, ➡Blutstillung, ➡Gerinnung.

Blutglukose
➡Blutzuckerspiegel, ➡Blutzuckerwert, ➡Blutzucker, ➡Glukosespiegel.

Blut-Harn-Schranke
Die ➡Filtration innerhalb der ➡Glomeruli der ➡Niere. Die Blut-Harn-Schranke ermöglicht eine Selektivität der filtrierten molekularen Bestandteile. Aufgrund der Porengöße und ihrer anionischen Ladung ist sie ➡impermeabel für ➡Blutzellen, ➡Makromoleküle und anionische Moleküle (z.B. ➡Albumine).

Blut-Hirn-Schranke
Im ➡Gehirn vorhandene physiologische Barriere zwischen ➡Blutkreislauf und ➡Zentralnervensystem. Schützt das Gehirn z.B. vor im Blut zirkulierenden Krankheitserregern und Giften.

Bluthochdruck
➡Hypertonie, ➡Hypertonus, ➡Hypertension.

Blutkapillar
(lat. *capillus*, Haar) ➡Haargefäß, ➡Kapillargefäß, ➡Kapillar.
Die feinsten Verästelungen der ➡Arterien und ➡Venen.

Blutkoagulum
(lat. *coagulare*, stocken) ➡Blutkoagel, ➡Koagel, ➡Blutpfropf, ➡Blutkuchen, ➡Blutgerinnsel, ➡Blutpfropf, ➡Blutkoagel, ➡Thrombus, ➡Gerinnsel.

Blutkörperchen
➡Blutzelle.

Blutkrebs
➡Leukämie, ➡Leukose, ➡Weißblütigkeit.

Blutkreislauf
➡Blutzirkulation.
Der physiologische Vorgang des Transports von arteriellem bzw. venösem ➡Blut durch das ➡kardiovaskuläre System, das aus dem ➡Gefäßsystem und dem ➡Herzen besteht. Er wird von der Pumpfunktion des Herzens angetrieben, der wiederum die ➡Herzaktionen zugrunde liegen. Man unterscheidet den ➡großen und den ➡kleinen Blut-kreislauf. Beide Kreisläufe sind hintereinander geschaltet, so dass das Blut auf seinem Weg die ➡Lungen passieren muss.

Blutkuchen
➡Blutkoagel, ➡Koagel, ➡Blutkoagulum, ➡Blutpfropf, ➡Blutgerinnsel, ➡Blutpfropf, ➡Blutkoagel, ➡Thrombus, ➡Gerinnsel.

Blutleere
➡Ischämie, ➡Mangeldurchblutung, ➡Minderdurchblutung, ➡Anämie, ➡Blutarmut, ➡Blutmangel.

Blut-Luft-Schranke
Die dünne Trennschicht zwischen dem luftgefüllten Raum der ➡Aveolen und dem ➡Blut in den ➡Kapillaren der Lunge. Siehe auch: ➡Diffusionsstrecke.

Blutmangel
➡Anämie, ➡Blutleere, ➡Blutarmut.

Blutpfropf
➡Blutkoagel, ➡Koagel, ➡Blutkoagulum, ➡Blutkuchen, ➡Blutgerinnsel, ➡Blutkoagel, ➡Thrombus, ➡Gerinnsel, ➡Embolus, ➡Gefäßpfropf.

Blutplasma
(altgriech. *plásma*, Gebilde) ➡Plasma sanguinis, ➡Plasma.
Blutserum mit Fibrinogen. Der nichtzelluläre Anteil des Blutes, der zu ca. 90% aus Wasser und zu 10% aus darin gelösten Substanzen besteht.

Blutplättchen
➡Thrombozyt, ➡Thrombos.

Blutpräparat
➡Blutprodukt.

Blutprodukt
➡Blutpräparat.
➡Arzneimittel, die aus menschlichem ➡Blut gewonnen werden und zur ➡Transfusion vorgesehen sind

Blutserum
➡Blutplasma ohne ➡Fibrinogen.

Blutsperre
Mechanische Vorrichtung, mit der bei operativen Eingriffen an den Extremitäten die Blutversorgung der jeweiligen Gliedmaßen verhindert wird.

Blutstillung
➡Hämostase, ➡Blutgerinnung.

Bluttransfusion
➡Transfusion.

Blutung
➡Hämorrhagie, ➡Hämatom, ➡Blutverlust, ➡Bluterguss.
Austritt von Blut aus dem Gefäßsystem.

Blutvergiftung
➡Sepsis.

Blutverlust
➡Blutung, ➡Hämorrhagie.

Blutvolumen
➡Totales Blutvolumen.
Die Gesamtblutmenge des Körpers.

Blutzelle
➡Blutkörperchen.
Die im ➡Blutplasma treibenden zellulären Bestandteile des Bluts. Man kann folgende Blutzelltypen unterscheiden: ➡Erythrozyten, ➡Leukozyten, ➡Thrombozyten.

Blutzirkulation
➡Blutkreislauf.

Blutzucker
➡Blutzuckerspiegel, ➡Blutglukose, ➡Blutzuckerwert, ➡Glukosespiegel.

Blutzuckerkrankheit
➡Diabetes mellitus, ➡Zuckerkrankheit, ➡Diabetes.

Blutzuckerspiegel
➡Blutglukose, ➡Blutzuckerwert, ➡Blutzucker, ➡Glukosespiegel.
Die Konzentration von ➡Glukose im Blut. In der Medizin ist es ein wichtiger Messwert beim Umgang mit ➡Diabetes mellitus.

Blutzuckerwert
➡Blutzuckerspiegel, ➡Blutglukose, ➡Blutzucker, ➡Glukosespiegel.

B-Lymphozyt
➡B-Zelle.
Zellgruppe der ➡Lymphozyten. Vorläufer der ➡Plasmazellen. Sie spielen eine wichtige Rolle im menschlichen ➡Immunsystem. B-Zellen werden im ➡Konochenmark ausdifferenziert.

BMI
➡Body-Mass-Index, ➡Übergewicht, ➡Adipositas.

Bobath-Konzept
Rehabilitativer Ansatz in Therapie und Pflege von Menschen mit Erkrankungen des zentralen Nervensystems, ab 1943 von Berta und Karel Bobath ent-

wickelt. Ausgangspunkt ist die Annahme, das Gehirn sei fähig zur Umstrukturierung, sodass gesunde Hirnregionen die Aufgaben erkrankter Regionen durch Stimulation und konsequente Förderung neu lernen und übernehmen können. Dabei werden die betroffenen Bereiche immer wieder in Bewegungsabläufe einbezogen, um neue Informationen zu empfangen und zu verarbeiten. Der Erfolg des Konzepts ist wissenschaftlich nicht belegt, dennoch wird es weltweit angewendet.

Body-Mass-Index
➡BMI.
Aus Körpergröße und Körpergewicht abgeleiteter Indexwert. Er wird in der Praxis verwendet, um die Ausprägung einer ➡Adipositas zu erfassen und auch als Faktor zur Berechnung des ➡kardiovaskulären Risikos herangezogen.

Body-Mind-Connection
Das Zusammenwirken und die Zusammengehörigkeit von ➡Körper, ➡Geist und ➡Seele. Unser Verhalten beeinflusst unsere Gedanken und unsere Gedanken beeinflussen die ➡nonverbale Sprache. Über die ➡Salutogenese und die Mind-Body Connection kann nachgewiesen werden, dass Geist und Bewusstsein den menschlichen Organismus steuern.

Bodyplethysmographie
➡Ganzkörperplethysmographie, ➡Plethysmografie.
Eine ➡Lungenfunktionsuntersuchung, die eine graphische Darstellung gemessener Umfangsveränderungen des Körpers liefert. Die Ganzkörperplethysmographie bestimmt in einem Messvorgang den ➡Atmungswiderstand und die ➡Lungenvolumina.

Bogen
(lat. *arcus*, Bogen) ➡Arcus.

Bogenförmig
➡Arcuatus.

Bohr-Effekt
Beschreibt die Abhängigkeit zwischen der Sauerstoff-Bindungsaffinität von Hämoglobin und dem Säuredruck der Umgebung.

Bolus
(griech. *bolos*, Klumpen) Der Begriff Bolus kann in der Medizin zwei Bedeutungen haben:
a) die Gabe von ➡Medikamenten, ➡Kontrastmitteln oder ➡Sondennahrung innerhalb eines kurzen Zeitintervalls, um schnell einen hohen Wirkspiegel bzw. eine schnelle Anflutung zu erreichen (➡Bolusinjektion)
b) ein Bissen fester ➡Nahrung, der im ➡Mund zerkleinert und für den ➡Schluckvorgang und Weitertransport durch den ➡Ösophagus vorbereitet wurde.

Bolusinjektion
Eine Injektion, die dazu dient, in einem bestimmten, verhältnismäßig kurzen Zeitraum ein definiertes Flüssigkeitsvolumen oder eine definierte Menge eines ➡Arzneistoffes zu verabreichen

Bordetella pertussis
➡Bordet-Gengou-Bakterium,
➡Keuchhustenbakterium.
Der ➡Erreger des ➡Keuchhustens.

Bordet-Gengou-Bakterium
➡Bordetella pertussis, ➡Keuchhustenbakterium.

Bösartigkeit
➡Malignität.

Boten-RNS
➡mRNA, ➡mRNS, ➡messenger RNA.

Botenstoff
➡Transmitter, ➡Neurotransmitter.

Signal- und Botenmoleküle, die der Regulation der verschiedenen Körperfunktionen dienen.

Botulinustoxin
Ein für den Menschen toxisches Stoffwechselprodukt des ➡Bakteriums ➡Clostridium botulinum, das die Freisetzung des ➡Neurotransmitters ➡Acetylcholin hemmt. Die Wirkung betrifft vor allem die ➡Muskulatur und das ➡autonome Nervensystem. Botulinumtoxin wird u.a. zur Therapie neuromuskulärer Störungen eingesetzt.

Bowman-Kapsel
➡Bowman'sche Kapsel.
Ein Strukturbestandteil des Nierengewebes, der zusammen mit den ➡Glomeruli die ➡Nierenkörperchen bildet.

Bowman'sche Kapsel
➡Bowman-Kapsel.

Boyle-Mariotte-Gasgesetz
➡Boyle-Mariott'sches Gesetz.
Besagt, dass der Druck von idealen Gasen bei gleichbleibender Temperatur und gleichzeitig gleichbleibender Stoffmenge umgekehrt proportional zum Volumen ist.

Boyle-Mariott'sches Gesetz
➡Boyle-Mariotte-Gasgesetz.

Brachium
➡Arm, ➡Pars libera membri superioris, ➡Oberarm, ➡Stylopodium.

Bradykardie
Eine Unterschreitung der alters-üblichen physiologischen ➡Herzfrequenz, z.B. weniger als 60 Schläge pro Minute bei einem Erwachsenen.

Bradypnoe
Eine verlangsamte ➡Atemfrequenz.

Brechreiz
Das Gefühl, Erbrechen zu müssen. Brechreiz ist ein unmittelbarer „Vorläufer" des ➡Erbrechens. Er zählt zu den ➡Allgemeinsymptomen.

Brenzkatechinamin
➡Katecholamin, ➡Catecholamin.

Brevis
Kurz, klein.

Bries
➡Thymus, ➡Thymusdrüse.

Broca-Aphasie
➡Motorische Aphasie.

Broca-Areal
➡Broca-Sprachzentrum, ➡Broca-Zentrum, ➡Motorisches Sprachzentrum.

Broca-Sprachzentrum
➡Broca-Areal, ➡Broca-Zentrum, ➡Motorisches Sprachzentrum.
Das übergeordnete motorische Hirnrindenareal der Sprachmotorik.

Broca-Zentrum
➡Broca-Sprachzentrum, ➡Broca-Areal, ➡Motorisches Sprachzentrum.

Bronchialadenom
Von der Wand der großen ➡Bronchien ausgehender, gutartiger, epithelialer ➡Tumor mit unterschiedlichem histologischem Aufbau und sehr langsamem Wachstum.

Bronchialbaum
➡Arbor bronchialis, ➡Bronchialsystem.
Die Untergliederung der ➡Lunge wird von den Verzweigungen der Bronchien, dem Bronchialbaum, vorgegeben. Die Hauptbronchien bilden in jeder Lungenhälfte den Stamm des Bronchialbaums, der sich innerhalb der Lunge zweigeteilt aufspaltet in den ➡Bronchus principalis dexter und den ➡Bronchus principalis sinister. Die Hauptbronchien teilen sich auf in die ➡Lappenbronchien - rechts in drei Lappenbronchien: Bronchi lobares superior, medius und inferior und links in die Bronchi lobares superior und in-

ferior. Danach erfolgt die weitere Aufteilung in ➡Segmentbronchien - rechts 10, links 9 Segmentbronchien. Es folgen die ➡Subsegmentbronchien bzw. ➡Läppchenbronchien, die ➡Bronchiolen und schließlich die ➡Bronchioli terminales. Der luftleitende Bauabschnitt des Bronchialbaums endet hier. Es folgt der Bauabschnitt, der dem ➡Gasaustausch dient und das ➡Lungenparenchym im engeren Sinn darstellt. Dazu gehören die ➡Bronchioli respiratorii, die ➡Ductus alveolares und die ➡Sacculi alveolares. Der Bronchiolus respiratorius geht in den Ductus alveolaris über, welcher nach weiteren Teilungen im finalen Sacculus alveolaris mündet. Der Sacculus alveolaris enthält die Lungenalveolen, den eigentlichen Ort des Gasaustausches. Damit die ➡Alveolen nicht bei der Ausatmung zusammenfallen, sind sie mit ➡Surfactant benetzt. Die zuletzt genannten Strukturen, welche von einem Bronchiolus terminalis ausgehen, bilden zusammengefasst einen ➡Lungenazinus. Mehrere dieser Azini bilden die Struktur des ➡Lungenläppchens (Lobulus), das eine Durchmesser von ungefähr 2 cm aufweist. Charakteristisch ist das makroskopisch sichtbare Netzmuster, welches die Grenzen der Lungenläppchen aufgrund von interlobulären Bindegwebssepten darstellt und histologisch durch die in den Netzen liegenden staubbeladenen ➡Makrophagen markiert ist. Alle Bronchien besitzen in ihrer Wand als Strukturmerkmale ➡Knorpel, ➡seromuköse Drüsen (Glandulae bronchiales) und ➡glatte Muskulatur. In der Trachea und den Bronchien werden die luftführenden Hohlräume von Knorpelspangen offen gehalten. In den kleineren Bronchien sieht man nur noch inselartige Knorpelvorkommen, allerdings eine viel dickere Schicht aus glatter Muskulatur. Die Bronchiolen und Alveolen enthalten

keinen Knorpel mehr. Es kann vorkommen, dass Lungengewebe funktionslos ist, da es gar nicht an den Trachealbaum angeschlossen ist. Dies wird ➡Lungensequester genannt.

Bronchialdrüsen
➡Glandulae bronchiales.

Bronchialerweiterung
➡Bronchodilatation.

Bronchialinfekt
Infektion der ➡Bronchien durch ➡Viren oder ➡Bakterien verursacht.

Bronchialis
Zum Luftröhrenast gehörig.

Bronchialkarzinom
➡Lungenkrebs, ➡Bronchiogenes Karzinom, ➡Lungenkarzinom.
Eine bösartige ➡Neubildung, die von ➡Zellen der ➡Bronchien ausgeht.

Bronchiallavage
(franz. *Lavage*, Wäsche) ➡Bronchuslavage.
Spülung der Bronchien zu diagnostischen oder therapeutischen Zwecken. Eine Variante der Bronchiallavage ist die ➡bronchoalveoläre Lavage.

Bronchialmuskulatur
Die ➡glatte Muskulatur, die im Bereich der ➡Bronchien und ➡Bronchiolen zu finden ist.

Bronchialobstruktion
➡Bronchoobstruktion, ➡Atemwegsobstruktion.
➡Verengung der Bronchien. Ein charakteristisches Merkmal von ➡Asthma bronchiale und ➡COPD.

Bronchialschleim
➡Bronchialsekret.

Bronchialschleimhaut
Die ➡Schleimhaut, welche die Innenwände der ➡Bronchien auskleidet.

Bronchialsekret
→Bronchialschleim.
Ein teils dünnflüssiges, teils schleimiges Sekret der →Drüsen sowie anderer schleimbildender →Zellen der unteren →Atemwege.

Bronchialstenose
Eine →Verengung der →Atemwege im Bereich der →Bronchien und →Bronchiolen. Sie kann zu →Luftnot oder →Atelektasen führen.

Bronchialsystem
→Bronchialbaum, →Arbor bronchialis.
Alle in der →Lunge verlaufenden Atemwege unterhalb der →Luftröhre. Ein verzweigtes System aus →Bronchien, →Stammbronchien, →Lappenbronchien, →Segmentbronchien und die immer feiner werdenden Verästelungen bis hin zu den →Bronchiolen und →Alveolen.

Bronchialtoilette
Sämtliche Maßnahmen, die dem Freihalten und Reinigen der Atemwege eines Patienten dienen, bei dem die Selbstreinigungsmechanismen nicht mehr funktionieren. Im erweiterten Sinn kann auch das kontrollierte Abhusten von Schleim durch den Patienten selbst als Bronchialtoilette bezeichnet werden.

Bronchialverengung
→Bronchokonstriktion.

Bronchie
→Bronchus.

Bronchiektasie
Eine irreversible Ausweitung eines →Bronchus.

Bronchiogenes Karzinom
→Bronchialkarzinom, →Lungenkrebs, →Lungenkarzinom.

Bronchiolen
→Bronchiolus.

Bronchiolenkollaps
Zusammenfallen der Hohlraumstruktur der →Bronchiolen.

Bronchioli alveolares
→Bronchioli respiratorii, →Respiratorische Bronchiolen.

Bronchioli respiratorii
→Bronchioli alveolares, →Respiratorische Bronchiolen.

Bronchiolitis
Die Entzündung der →Bronchiolen. Die Bronchiolitis befällt überwiegend Säuglinge und Kleinkinder.

Bronchiolus
→Bronchiolen.
Kleine Äste des →Bronchialsystems und ein Teil der unteren →Atemwege. Sie sind die ersten Bronchialäste, die keinen →Knorpel und →Drüsen mehr aufweisen.

Bronchiolus terminalis
→Endbronchiole.

Bronchitiker
Person, die an einer →chronischen Bronchitis erkrankt ist.

Bronchitis
(Pl. Bronchitiden; lat. *bronchus*, Luftröhre) Die →Entzündung der →Bronchien. Aufgrund klinischer Unterschiede erfolgt eine Einteilung in die: →Akute Bronchitis und die →Chronische Bronchitis.

Bronchitistyp
→Blue bloater.

Bronchoalveoläre Lavage
(franz. *Lavage*, Wäsche) Diagnostisches Verfahren, bei dem die Lunge gespült und die Spülflüssigkeit als Untersuchungsmaterial gewonnen wird.

Bronchoalveoläre Verbindungen
→Lambertsche Kanäle, →Kohnsche Poren.

Strukturen zur schnelleren Belüftung des respiratorischen Bereiches.

Bronchodilatation
➡Bronchialerweiterung.
Die ➡Erweiterung der ➡Bronchien, die durch eine ➡Entspannung der ➡glatten Bronchialmuskulatur entsteht.

Bronchodilatator
➡Bronchospasmolytikum.
➡Arzneimittel, welche die ➡Bronchien erweitern. Je nach Wirkgeschwindigkeit werden sie vorbeugend gegen ➡Atemnot und/oder als Bedarfsmedikamente bei akuten Beschwerden eingesetzt.

Bronchographie
Darstellung der durch Röntgenkontrastmittel sichtbar gemachten ➡Bronchien im ➡Röntgenbild.

Bronchokonstriktion
➡Bronchialverengung.
➡Verengung der ➡Bronchien, die durch ein ➡Zusammenziehen der ➡glatten Bronchialmuskulatur entsteht.

Bronchopleurale Fistel
Eine Verbindung zwischen ➡Bronchien und ➡Pleura. Relativ seltene Komplikation nach einer ➡Lungenresektion.

Bronchopulmonal
Bronchen und Lunge betreffend.

Bronchopulmonale Dysplasie
Eine Erkrankung der Lunge des Frühgeborenen und des Neugeborenen, die häufig durch eine Beatmungstherapie hervorgerufen wird. Sie ist definiert als zusätzlicher Sauerstoffbedarf, der über die Neugeborenenperiode hinausgeht.

Bronchoskop
Untersuchungsinstrument zur Durchführung einer ➡Bronchoskopie.

Bronchoskopie
(griech. *skopein*, schauen) ➡Tracheobronchoskopie, ➡Atemwegsspiegelung.
Eine endoskopische Methode zur Untersuchung der unteren Atemwege, also der ➡Luftröhre und ihrer Abzweigungen (➡Bronchien).

Bronchoskopische Lungenvolumenreduktion
➡Endoskopische Lungenvolumenreduktion, ➡Endobronchiale Lungenvolumenreduktion.

Bronchoskopisches Absaugen
➡Absaugtechnik.
Atemwegssekret oder eingeatmete Stoffe werden mittels Endoskop während einer Bronchoskopie abgesaugt.

Bronchospasmolyse
Die medikamentöse ➡Relaxation der kontrahierten, ➡glatten Bronchialmuskulatur.

Bronchospasmolytikum
➡Bronchodilatator.
➡Arzneimittel, die Krämpfe der ➡Bronchialmuskeln löst.

Bronchospasmus
Ein ➡Spasmus der ➡glatten Bronchialmuskulatur.

Bronchostenose
Verengung eines Luftröhrenastes.

Bronchus
(Pl. Bronchien)➡ Bronchie.
Teil der ➡Atemwege. Röhrenförmige, mit ➡Knorpel stabilisierte Strukturen in der ➡Lunge, die von der ➡Trachea ausgehen und die Luft in die ➡Alveolen transportieren.

Bronchus lobaris
➡Lappenbronchus.

Bronchus principalis
➡Hauptbronchus, ➡Stammbronchus.

Bronchus principalis dexter
➡Rechter Hauptbronchus.

Bronchus principalis sinister
➡Linker Hauptbronchus.

Bronchus segmentalis
➡Segmentbronchus.

Bronchuslavage
➡Bronchiallavage.

Bruch
➡Hernie, ➡Weichteilbruch, ➡Eingeweidebruch.

Brücke
➡Pons.

Brummen
➡Volltönender Rhonchus, ➡Brummender Rhonchus.
Bei der ➡Auskultation der ➡Lunge hörbares ➡Atemnebengeräusch, das vor allem bei ➡Asthma bronchiale hörbar ist.

Brummender Rhonchus
➡Brummen, ➡Volltönender Rhonchus, ➡Atemnebengeräusch.

Brust
➡Pectus.
In der Anatomie die obere, vordere Hälfte des ➡Rumpfes oberhalb des ➡Bauchs.

Brustaorta
➡Aorta thoracica, ➡Pars thoracicae aortae.

Brustatmung
➡Thoraxatmung, ➡Thorakalatmung.
Atmungstyp, der auf Thoraxexkursionen durch das Heben und Senken der Rippen unter dem Einfluss der ➡Interkostalmuskulatur basiert.

Brustbein
(lat. *sternum*) ➡Sternum.
Ein platter, schwertförmiger Knochen in der vorderen Mitte des ➡Brust-

korbs, an dem die ➡Rippen bzw. deren knorpelige Verlängerungen ansetzen.

Brustbeinfraktur
➡Sternumfraktur.

Brustdrüse
➡Milchdrüse, ➡Mamma, ➡Glandula mammaria, ➡Weibliche Brust.

Brusteingeweide
➡Thoraxorgane, ➡Brustorgane.

Brustenge
➡Angina pectoris, ➡Stenokardie, ➡Herzbräune, ➡Herzenge.

Brustfell
➡Pleura, ➡Lungenfell, ➡Rippenfell.

Brustfellentzündung
➡Pleuritis, ➡Rippenfellentzündung.

Brusthöhle
➡Cavum thoracis.
Die Körperhöhle des menschlichen Körpers, die vom ➡Thorax eingeschlossen wird.

Brustkorb
➡Thorax.
Ein Gebilde aus den Brustwirbeln, ➡Rippen und dem ➡Sternum sowie den anhängenden ➡Muskeln, ➡Bändern und ➡Gelenken. Der Brustkorb spielt neben einer Schutzfunktion für ➡Herz und ➡Lunge auch eine wesentliche Rolle für die Atemtätigkeit.

Brustkorbspiegelung
➡Thorakoskopie.

Brustmuskulatur
Die ➡Skelettmuskulatur, die sich im Bereich des ➡Brustkorbs befindet und u.a. als ➡inspiratorische und ➡exspiratorische Atemhilfsmuskulatur dient. Man unterscheidet die ➡äußeren Brustmuskeln und die ➡autochthonen Brustmuskeln, die sich zwischen den ➡Rippen ausspannen.

Brustorgane
➡Thoraxorgane, ➡Brusteingeweide.
Die inneren Organe, die sich in der ➡Brusthöhle befinden. Zu den Brusteingeweiden gehören die folgenden Strukturen: ➡Herz, ➡ Lungen ➡Luftröhre ➡Speiseröhre und ➡Thymus. Mit Ausnahme der Lungen sind alle Brustorgane in das lockere ➡Bindegewebe des ➡Mediastinums eingebettet.

Brustraum
Der Abschnitt des menschlichen Körpers, der zwischen ➡Hals und ➡Bauch liegt. Der Brustraum lässt sich weiter in die ➡Brustwand und die ➡Brusthöhle unterteilen. Er beinhaltet zahlreiche wichtige Organe und Leitungsbahnen, u.a. die ➡Brustorgane.

Brustschlagader
➡Aorta thoracica.

Brustwand
Die aus ➡Knochen und Weichteilen bestehende Ummantelung der ➡Brusthöhle, welche die menschliche ➡Brust formt.

Brustwirbel
➡Vertebrae thoracicae.

Brustwirbelsäule
➡BWS, ➡Thorakale Wirbelsäule.
Ein Teil der Wirbelsäule des Menschen und besteht aus 12 einzelnen Knochen, den ➡Brustwirbeln, die von oben nach unten mit Th1 bis Th12 durchnummeriert sind. Zusätzlich ist sie am Aufbau des ➡Thorax beteiligt.

Bucca
➡Backe, ➡Wange.

Buccal
(lat. *bucca*, Backe, Wange) Applikationsform auf die Wangenschleimhaut; zur ➡Backe (➡Wange) hin weisend bzw. zur Backe gehörend. Siehe auch ➡Bukkal.

Bukkal
➡Buccal.

Bulbär
Ein knollenförmiges Organ(teil) betreffend oder dem ➡Bulbus zugehörig bzw. durch diesen verursacht. Im weiteren Sinne bezieht sich der Begriff auch auf die ➡Medulla oblongata. Siehe auch ➡Bulbärhirn, ➡Bulbärhirnsyndrom.

Bulbäres Syndrom
➡Bulbärparalyse, ➡Bulbärsymptomatik.

Bulbärhirn
➡Medulla oblongata, ➡Verlängertes Mark, ➡Bulbus cerebri, ➡Bulbus medullae spinalis, ➡Atemregulation, ➡Atmungssteuerung, ➡Atemsteuerung.

Bulbärhirnsyndrom
Akuter reversibler Ausfall der ➡Stammhirnfunktion, meist als Folgekomplikation des ➡Mittelhirnsyndroms.

Bulbärparalyse
➡Bulbäres Syndrom, ➡Bulbärsymptomatik.
Ein neurologisches Krankheitsbild, das durch eine ➡Läsion der ➡motorischen Hirnnervenkerne im Bereich der ➡Medulla oblongata gekennzeichnet ist.

Bulbärsymptomatik
➡Bulbärparalyse, ➡Bulbäres Syndrom.

Bulbus
(lat. *bulbus*, Zwiebel, Knolle) In der Anatomie eine Bezeichnung der knollenförmigen Organe oder Organteile.

Bulbus cerebri
➡Medulla oblongata, ➡Verlängertes Mark, ➡Atemsteuerung, ➡Bulbus medullae spinalis, ➡Bulbärhirn,

➡Atemregulation, ➡Atmungssteuerung.

Bulbus medullae spinalis
➡Medulla oblongata, ➡Verlängertes Mark, ➡Bulbus cerebri, ➡Bulbärhirn, ➡Atemregulation, ➡Atemsteuerung, ➡Atmungssteuerung.

Bulbus oculi
➡Augapfel.
Ein kugelförmiger Teil des ➡Auges, ein in der ➡Orbita liegendes ➡Organ. Er ist Teil des ➡Sehorgans.

Bulla
➡Blase.

Bullektomie
Entfernung einer großen Lungenemphysemblase.

Bundesinstitut für Arzneimittel und Medizinprodukte
➡BfArM.
Eine dem Geschäftsbereich des Bundesministeriums für Gesundheit zugeordnete Bundesoberbehörde. Das BfArM wird insbesondere tätig auf folgenden Gebieten: Zulassung von Fertigarzneimitteln, Registrierung homöopathischer Arzneimittel, Risikoerfassung und -bewertung sowie Durchführung von Maßnahmen nach dem Stufenplan, Überwachung des Verkehrs mit Betäubungsmitteln, Arbeiten zur medizinischen und technischen Sicherheit, Eignung und Leistung von Medizinprodukten, zentrale Risikoerfassung sowie Durchführung von Maßnahmen zur Risikoabwehr bei Medizinprodukten.

Buprenophin
Ein Opioid-Analgetikum aus der Gruppe der stark wirksamen ➡Analgetika und zählt zur Stufe 3 des ➡WHO-Stufenschemas.

Bürgerliches Gesetzbuch
➡BGB.
Die zentrale Kodifikation des deutschen allgemeinen Privatrechts, die die Rechtsbeziehungen zwischen Privatpersonen regelt.

Bürstensaum
Die Gesamtheit der an der Oberfläche von Epithelzellen befindlichen, dicht stehenden ➡Mikrovilli in verschiedenen Geweben.

Bürstenzelle
Es sind ➡Mikrovilli-tragende Zellen, die als ➡Dehnungs- und ➡Chemorezeptoren im Schleimhautepithel des Magen- oder Dünndarmtraktes, aber auch im respiratorischen ➡Epithel der Atemwege vorkommen können.

BWS
➡Brustwirbelsäule, ➡Thorakale Wirbelsäule.

B-Zelle
➡B-Lymphozyt.

B-Zell-Region
➡Lymphfollikel, ➡Folliculus lymphaticus, ➡Nodulus lymphaticus, ➡B-Zone.

B-Zone
➡Lymphfollikel, ➡Folliculus lymphaticus, ➡Nodulus lymphaticus, ➡B-Zell-Region.

C

C
→Kohlenstoff, →Carboneum.

C1
→Atlas, →Nicker.

C2
→Axis, →Epistropheus, →Dreher.

Cachexia
→Auszehrung, →Kachexie, →Tumorkachexie, →Gewichtsabnahme, →Gewichtsverlust, →Abmagerung.

Caecum
(lat. *caecus*, blind) →Blinddarm, →Zäkum, →Zökum.
Der am weitesten →proximal gelegene Abschnitt des →Dickdarmes. In das Caecum mündet das →Ileum über die →Bauhin-Klappe, sowie die →Appendix vermiformis über die →Gerlach-Klappe. Siehe auch →Gastrointestinaltrakt, →Verdauungstrakt.

Caissonkrankheit
→Taucherkrankheit, →Dekompressionskrankheit, →DCS, →Morbus Caisson, →Kastenkrankheit.

Calciferol
→Vitamin D, →Antirachitischer Faktor.
Calciferole werden zwar als Vitamine bezeichnet, sind jedoch keine Vitamine im engeren Sinne, da 80-90 % des Tagesbedarfs durch endogene Synthese und nur 10-20 % über die Nahrung gedeckt wird. Sie wirken aber primär als Hormone und regulieren den →Kalziumhaushalt des Körpers.

Calcii sulfas anhydricus
→Calciumsulfat, →Calcium sulfuricum, →Calcium sulfate, →Gips, →Schwefelsaures Calcium.

Calcis
→Ferse, →Hacke.

Calcitonin
→Kalzitonin, →Thyreocalcitonin.
Ein →Peptidhormon, das hauptsächlich in der →Schilddrüse gebildet wird. Reguliert den →Calcium- und →Phosphathaushalt des Körpers.

Calcium
→Kalzium, →Faktor IV.

Calcium sulfate
→Calciumsulfat, →Calcii sulfas anhydricus, →Calcium sulfuricum, →Gips, →Schwefelsaures Calcium.

Calcium sulfuricum
→Calciumsulfat, →Calcii sulfas anhydricus, →Calcium sulfate, →Gips, →Schwefelsaures Calcium.

Calciumacetat
Ein Arzneimittel aus der Gruppe der Phosphatbinder, das in der Therapie bei erhöhtem Phosphatspiegel eingesetzt wird.

Calciumantagonist
→Kalziumantagonist, →Calciumkanalblocker, →Kalziumkanalblocker, →Calciumkanalantagonist.
Gruppe von →Arzneimitteln, die den Einstrom von Calcium-Ionen ins Innere der →Muskelzelle verringern. Sie werden häufig zur Behandlung des →Bluthochdrucks eingesetzt.

Calciumcarbonat
Calciumcarbonat ist ein Wirkstoff aus der Gruppe der Calciumsalze, der in der Natur unter anderem im Kalkstein, in Muschelschalen und Perlen vorkommt. Calciumcarbonat wird medizinisch bei Magenbrennen und saurem Aufstossen, als Phosphatbinder bei erhöhten Phosphatwerten

sowie als Quelle für Calcium für die Vorbeugung und Behandlung eines Calciummangels und einer Osteoporose verabreicht. Zu den möglichen unerwünschten Wirkungen gehören gastrointestinale Störungen. Es kann Arzneimittel-Wechselwirkungen verursachen.

Calciumethandioat
➡Calciumoxalat, ➡Kalziumoxalat.

Calciumkanalantagonist
➡Calciumantagonist, ➡Kalziumantagonist, ➡Calciumkanalblocker, ➡Kalziumkanalblocker.

Calciumkanalblocker
➡Calciumantagonist, ➡Kalziumantagonist, ➡Kalziumkanalblocker, ➡Calciumkanalantagonist.

Calciumoxalat
➡Calciumethandioat, ➡Kalziumoxalat.
Das Calciumsalz der Oxalsäure. Medizinische Bedeutung erlangt die Verbindung als Hauptbestandteil von ➡Nierensteinen.

Calciumphosphat
➡Kalziumphosphat, ➡Tricalciumorthophosphat, ➡Tricalciumphosphat, ➡Tribasisches Calciumphosphat, ➡Tertiäres Calciumphosphat.
Ein farbloser, geruchloser weißer Feststoff, der als Säureregulator, Festigungsmittel oder Trennmittel eingesetzt wird.

Calciumsulfat
➡Calcii sulfas anhydricus, ➡Calcium sulfuricum, ➡Calcium sulfate, ➡Gips, ➡Schwefelsaures Calcium.
Das Calciumsalz der Schwefelsäure. Als Calciumsulfat-Dihydrat liegt es als weisses und geruchloses Pulver vor, das in Wasser sehr schwer löslich ist und wird auch als Gips bezeichnet. Calciumsulfat wird unter anderem als pharmazeutischer Hilfsstoff, für Gipsbinden und als Lebensmittelzusatz-

stoff verwendet. Die Inhalation des feinen Pulvers soll vermieden werden.

Calculus renalis
➡Nierenstein, ➡Nephrolith, ➡Nierenkonkrement.

Calix renalis
➡Nierenkelch.

Calor
(lat. *calor*, Wärme, Hitze) ➡Überwärmung, ➡Entzündungszeichen.
Die durch eine vermehrte Durchblutung entstehende Überwärmung eines Gewebes.

Calva
➡Schädeldach, ➡Schädelkalotte, ➡Calvaria.

Calvaria
➡Schädeldach, ➡Schädelkalotte, ➡Calva.

Camerae anterior et posterior bulbi
➡Augenkammern.

Camphylobacter
➡Campylobacter.

Campylobacter
(altgriech. *kampylos*, krumm und *bakteria*, Stab) ➡Camphylobacter.
Eine Gattung korkenzieherförmiger ➡Bakterien, die Krankheiten hervorrufen kann. Übertragen werden sie von Tieren, die meistens keine Krankheitssymptome zeigen. Die ➡Erreger können in einer sauerstoffreduzierten Atmosphäre überleben.

Canalis alimentarius
➡Apparatus digestorius, ➡Gastrointestinaltrakt, ➡Speisewege, ➡Systema digestivum, ➡Verdauungstrakt, ➡Verdauungsapparat, ➡Oberer Verdauungstrakt.

Canalis centralis
➡Havers-Kanal, ➡Havers'scher Kanal, ➡Zentralkanal.

Canalis vertebralis
➡Spinalkanal, ➡Rückenmarkskanal, ➡Wirbelkanal.

Candida albicans
Ein ➡Pilz der Gattung Candida, der zu den Hefepilzen gehört und als Krankheitserreger, ➡Candidiasis auslösen kann.

Candidamycosis
➡Candidiasis, ➡Candidose, ➡Kandidose, ➡Candidosis, ➡Candidamykose, ➡Kandidamykose, ➡Moniliasis, ➡Soor.

Candidamykose
➡Candidiasis, ➡Candidose, ➡Kandidose, ➡Candidosis, ➡Candidamycosis, ➡Kandidamykose, ➡Moniliasis, ➡Soor.

Candidiasis
➡Candidose, ➡Kandidose, ➡Candidosis, ➡Candidamycosis, ➡Candidamykose, ➡Kandidamykose, ➡Moniliasis, ➡Soor.
Eine Infektionskrankheit mit ➡Infektion durch ➡Pilze der Gattung Candida. Beim größten Teil der Candida-Infektionen liegt eine Infektion mit der Art ➡Candida albicans vor.

Candidose
➡Candidiasis, ➡Kandidose, ➡Candidosis, ➡Candidamycosis, ➡Candidamykose, ➡Kandidamykose, ➡Moniliasis, ➡Soor.

Candidosis
➡Candidiasis, ➡Candidose, ➡Kandidose, ➡Candidamycosis, ➡Candidamykose, ➡Kandidamykose, ➡Moniliasis, ➡Soor.

C_aO_2
➡Arterieller Sauerstoffgehalt.

Capillus
➡Haar, ➡Haarwurzel, ➡Haarorgan, ➡Pilus, ➡Crinis.

Capsula
(lat. *capsula*, Kapsel) ➡Kapsel.
Eine derbe, bindegewebige Hülle (z. B. eines Organs).

Caput
(lat. *caput*, Kopf) ➡Kopf, ➡Haupt, ➡Cephalon.
In der Anatomie bezeichnet der Begriff den Kopf als ganzen oder den Kopf einer bestimmten Struktur.

Carbamid
➡Harnstoff, ➡Kohlensäurediamid, ➡Carbonyldiamid.

Carbapenem
Antibiotikum aus der Gruppe der ➡Betalaktame.

Carboneum
➡Kohlenstoff, ➡C.

Carbonyldiamid
➡Harnstoff, ➡Carbamid, ➡Kohlensäurediamid.

Carboxygruppe
➡Carboxylgruppe.

Carboxyhämoglobin
➡COHb, ➡CO-Hämoglobin.
➡Hämoglobin mit ➡Kohlenmonoxid an der Bindungsstelle für ➡Sauerstoff. Es gehört zu den so genannten ➡Dyshämoglobinen.

Carboxylgruppe
➡Carboxygruppe.
Chemische Gruppen in organischen Verbindungen, die aus einem Kohlenstoff,- zwei Sauerstoff- und einem Wasserstoffatom bestehen (-COOH).

Cardia
➡Kardia, ➡Mageneingang, ➡Pars cardiaca ventriculi, ➡Unterer Ösophagussphinkter.
Der nach ➡oral hin gelegene Abschnitt des ➡Magens mit der Einmündung des ➡Ösophagus.

Cardiopulmonale Reanimation
➡Reanimation, ➡Kardiopulmonale Reanimation, ➡CPR, ➡Wiederbelebung, ➡Herz-Lungen-Wiederbelebung, ➡HLW.

Carina
(lat. *carina*, Kiel) In der Anatomie eine schmale, in der Mitte einer Struktur verlaufende Leiste.

Carina epiglottica
Eine Leiste, die auf der Innenseite der ➡Epiglottis verläuft.

Carina tracheae
Der durch den untersten Trachealknorpel gebildeter Sporn, der an der ➡Bifurkation der Trachea und dem Abgang der beiden ➡Hauptbronchien sitzt.

Carotis
➡Halsschlagader, ➡Arteria carotis, ➡Arteria carotis communis.

Carpus
➡Handwurzel.

Cartilagines tracheales
➡Cartilago trachealis, ➡Trachealknorpel, ➡Trachealspange.

Cartilago
(lat. *cartiligo*, Knorpel) ➡Knorpel, ➡Knorpelplatte, ➡Textus cartilagineus, ➡Knorpelgewebe, ➡Knorpelspangen.

Cartilago arytaenoidea
➡Stellknorpel, ➡Aryknorpel, ➡Gießkannenknorpel.

Cartilago auriculae
➡Ohrknorpel, ➡Cartilago auricularis. Bildet das Formgerüst der ➡Ohrmuschel und ist für die gute Verformbarkeit und Biegsamkeit der Ohrmuschel verantwortlich.

Cartilago auricularis
➡Cartilago auriculae, ➡Ohrknorpel.

Cartilago costalis
➡Rippenknorpel.
Verbinden die Rippen mit dem ➡Brustbein.

Cartilago cricoidea
(altgriech. *kríkos*, Ring) ➡Ringknorpel.
Ein Knorpelteil des Kehlkopfes der die Basis des Kehlkopfskeletts bildet.

Cartilago cuneiformis
➡Keilknorpel, ➡Wrisberg-Knorpel.
Ein kleiner Knorpel, an Grenze zwischen ➡Larynx und ➡Pharynx gelegen, bestehend aus elastischem Material.

Cartilago epiglottica
➡Kehldeckelknorpel.
Eine dünne Schicht aus elastischem Knorpel, die das Knorpelgerüst des ➡Epiglottis bildet.

Cartilago septi nasi
➡Septumknorpel, ➡Nasenscheidewandknorpel.
Ein scheibenförmiger Knorpel der Nase, der zusammen mit dem knöchernen Teil des ➡Nasenseptums die ➡Nasenhöhle vertikal in zwei Räume unterteilt.

Cartilago thyroidea
➡Schildknorpel, ➡Thyroid.
Ein Knorpelteil des menschlichen ➡Kehlkopfes.

Cartilago trachealis
➡Trachealknorpel, ➡Trachealspange, ➡Cartilago trachealis, ➡Cartilagines tracheales.
Spangenförmige Knorpel, die das Grundgerüst der ➡Trachea bilden. Die 16 bis 20 Knorpel sind zur Rückwand hin offen und seitlich miteinander verbunden. Bei ➡Tracheotomie wird der ➡Tubus zwischen 2. und 4. Trachealspange fixiert.

Cartilago vomeronasalis
➡Jacobson-Knorpel, ➡Huschke-Knorpel.
Ein inkonstant vorkommender, kleiner Knorpel, der sich beidseits an der ➡medialen Wand der ➡Nasenhöhle befindet.

Carzinom
(altgriech. *karkínos*, Krebs und *oma*, Wachstum) ➡Karzinom, ➡Tumor, ➡Krebs, ➡Geschwulst.
Eine ➡maligne ➡Neoplasie ➡epithelialen Ursprungs.

Carzinoma in situ
Krebs am Ursprungsort. Ein Frühstadium eines Tumors ohne Wachstum: ➡Tumor hat die ➡Basalmembran noch nicht durchbrochen.

Case Management
➡Fallmanagement, ➡Casemanagement, ➡Case-Management, ➡Versorgungsmanagement.

Casemanagement
➡Fallmanagement, ➡Case Management, ➡Case-Management, ➡Versorgungsmanagement.

Castle-Faktor
➡Intrinsic Factor, ➡Intrinsischer Faktor, ➡IF.

Catecholamin
➡Katecholamin, ➡Brenzkatechinamin.

Cauda equina
Eine Ansammlung ➡intradural verlaufender ➡Spinalnervenwurzeln am Ende des ➡Rückenmarks.

Caudal
(lat. *cauda,* Schwanz) ➡Kaudal. Zum Schwanze (Gesäß) hin.

Caudalis
Unterhalb, zum Steißende hin.

Cavitas
➡Mundhöhle, ➡Cavum oris.

Cavitas abdominalis
➡Bauchhöhle, ➡Abdominalhöhle.

Cavitas laryngis intermedia
➡Glottis.

Cavitas nasalis
➡Nasenhöhle, ➡Cavum nasi, ➡Cavitas nasi.

Cavitas nasi
➡Nasenhöhle, ➡Cavum nasi, ➡Cavitas nasalis.

Cavitas peritonealis
➡Peritonealhöhle, ➡Peritonealraum, ➡Intraperitonealraum, ➡Cavum peritonei, ➡Bauchfellhöhle.

Cavitas pleuralis
➡Pleurahöhle, ➡Cavum pleurae, ➡Pleura, ➡Pleuraspalt, ➡Pleuraspaltraum, ➡Donders-Raum.

Cavum cranii
➡Schädelhöhle.

Cavum epidurale
➡Epiduralraum, ➡Periduralraum, ➡Spatium peridurale, ➡Spatium epidurale, ➡Cavum peridurale.

Cavum mediastinale
➡Mediastinum, ➡Mittelfellraum, ➡Mediastinalraum.

Cavum nasi
➡Nasenhöhle, ➡Cavitas nasi, ➡Cavitas nasalis.

Cavum nasi proprium
➡Nasenhaupthöhle.

Cavum oris
➡Mundhöhle, ➡Cavitas oris.

Cavum peridurale
➡Epiduralraum, ➡Periduralraum, ➡Spatium peridurale, ➡Spatium epidurale, ➡Cavum epidurale.

Cavum peritonei
➡Peritonealhöhle, ➡Cavitas peritonealis, ➡Peritonealhöhle, ➡Peritonea-

Iraum, ➡Bauchfellhöhle, ➡Intraperitonealraum.

Cavum subarachnoidale
➡Subarachnoidalraum, ➡Spatium subarachnoidale.

Cavum thoracis
➡Brusthöhle.

CD8-Lymphozyt
➡Regulatorzelle, ➡Regulatorische T-Zelle, ➡T-Suppressorzelle, ➡TReg.

Cellulae ethmoidales
➡Siebbeinhöhle, ➡Siebbeinzellen, ➡Sinus ethmoidalis, ➡Ethmoidalzellen, ➡Labyrinthus ethmoidalis.

Centralis
➡Zentral. In der Organ- bzw. Körpermitte gelegen.

Cephalgie
➡Kopfschmerz, ➡Kopfweh.

Cephalon
➡Kopf, ➡Haupt, ➡Caput.

Cerebellar
Das ➡Kleinhirn betreffend.

Cerebellum
➡Kleinhirn, ➡Zerebellum. Ein Teil des ➡Metencephalon und dient als Kontrollinstanz für die Koordination und Feinabstimmung von Bewegungsabläufen.

Cerebral
Das ➡Gehirn betreffend.

Cerebrose
➡Galaktose, ➡Galactose.

Cerebrum
➡Großhirn, ➡Endhirn, ➡Telencephalon.

Cervical
➡Cervicalis, ➡Zervikal, ➡Cervikal. Den Hals betreffend, zum Hals gehörig.

Cervicalis
➡Cervical, ➡Zervikal, ➡Cervikal.

Cervicothoracicus
Zum Hals und dem Brustkorb gehörend.

Cervikal
➡Cervicalis, ➡Zervikal, ➡Cervical.

Cervikothorakaler Übergang
Aus funktioneller Sicht die Hals-Thorax-Region zwischen dem 3. Halswirbel und dem 4. Brustwirbel definiert. Übergang von der Hals- zur Brustwirbelsäule.

Cervix
(lat. *cervix*, Hals, Halsstück) ➡Collum, ➡Cervix, ➡Zervix. Anatomische Bezeichnung für ➡Hals bzw. ➡Nacken. Siehe auch ➡Gebärmutterhals.

CF
➡Mukoviszidose, ➡Cystische Fibrose, ➡Zystische Fibrose, ➡Pankreasfibrose, ➡Fibrosis cystica.

Ch
➡Charrière, ➡Charr.

Charcot-Krankheit
➡ALS, ➡Amyotrophe Lateralsklerose, ➡Motor Neuron Disease, ➡Lou-Gehrig-Syndrom.

Charr.
➡Charrière, ➡Ch.

Charrière
➡Charr., ➡Ch. Eine Maßeinheit, die zur Angabe des ➡Außendurchmessers von ➡Sonden, ➡Kathetern, ➡Kanülen oder ➡Tuben verwendet wird.

Chemie
(griech. *chimeia*, Kunst der Ägypter, Metall zu gießen) Die Lehre vom Aufbau der ➡Materie, ihrer Struktur, Wechselwirkung und Umsetzung.

Chemisch
Die Eigenschaft von Substanzen betreffend oder zur Chemie gehörig.

Chemisches Gleichgewicht
Ein Zustand, in dem die Gesamtreaktion ruht, also keine Veränderungen erkennbar sind. Die äußerlich beobachtbare Reaktionsgeschwindigkeit ist null. Dabei laufen aber weiterhin chemische Reaktionen im Sinn einer Hin- und Rückreaktion ab, und zwar gleich schnell in beide Richtungen.

Chemorezeption
Ein physiologischer Vorgang, bei dem chemische Signale aus der Umwelt (z.B. die Anwesenheit eines gewissen Moleküls in einer Lösung) über entsprechende ➡Chemosensore in ein ➡Aktionspotential umgewandelt werden und somit für das ➡zentrale Nervensystem verarbeitbar werden. Chemosensoren sind u.a. für ➡Wahrnehmungen der ➡Nase und der ➡Zunge sowie für die Regulation der Atmung verantwortlich. Dabei messen sie die Konzentration von ➡Sauerstoff, ➡Kohlenstoffdioxid und ➡Protonen. Man unterscheidet: ➡periphere Chemorezeptoren und ➡zentrale Chemorezeptoren.

Chemorezeptor
➡Chemosensor.
Für ➡Chemorezeption verantwortlicher Rezeptor.

Chemosensor
➡Chemorezeptor.

Cheyne-Stokes-Atmung
➡Atmungstyp.
Eine Form der Atmung, die sich durch regelmäßig wechselnde Atemtiefe und eine regelmäßige Änderung des Abstandes der Atemzüge auszeichnet.

Chirurgie
(griech. *cheir*, Hand und *ergon*, Werk, Arbeit) Das medizinische Fachgebiet, das sich mit der Prophylaxe, Diagnose, operativen oder konservativen Therapie und Rehabilitation folgender Krankheiten beschäftigt:
a) Chirurgische Erkrankungen
b) Verletzungen und Verletzungsfolgen
c) Angeborene und erworbene Formveränderungen und Fehlbildungen (der Gefäße, der inneren Organe, des Herzens, der Stütz- und Bewegungsorgane)
d) Wiederherstellungs- und Transplantationschirurgie.

Chirurgisch
Die Chirurgie betreffend oder operativ.

Chirurgische Maske
➡Mund-Nasen-Schutz, ➡Mundschutz, ➡Medizinische Gesichtsmaske, ➡Klinikmaske, ➡OP-Gesichtsmaske, ➡Hygienemaske.

Chirurgische Tracheotomie
Chirurgisch durchgeführte Öffnung der Halshautschichten und der ➡Trachea mit darauffolgender Einlage eines ➡Tubus. Das entstandene Tracheostoma ist größer und stabiler als bei der ➡PDT. Nach Entfernung des Tubus verschließt es sich zumeist komplikationslos nach einiger Zeit.

Chitin
(griech. *chitón*, Unterkleid, Hülle, Panzer) Ein Feststoff, der als Haupt- oder Bestandteil des Außenskeletts von einigen Organismen bekannt ist (z.B. Pilzen).

Chitinpilz
➡Pilz, ➡Fungi, ➡Mycobionta.

Chlor
(griech. *chloros*, grün) Das chemische Element.

Chlorid
Organische oder anorganische Verbindungen des chemischen Elements
➡Chlor.

Choana
➡Choane.

Choane
(griech. *choane*, Trichter) ➡Choana.
Die zum ➡Rachenraum führenden, paarigen Öffnungen der ➡Nasenhöhle.

Cholesterin
(griech. *cholé*, Galle und *stereós*, fest, hart, verhärtet) ➡Cholesterol.
Eine fettähnliche Substanz, die lebenswichtig für den Menschen ist, da sie wichtige Aufgaben im gesamten Organismus erfüllt. Cholesterin ist z.B. maßgeblich am Aufbau der ➡Zellmembran sowie an vielen Stoffwechselvorgängen des ➡Gehirns beteiligt. Gleichzeitig ist Cholesterin im Körper ein wichtiger Ausgangsstoff für die Produktion von ➡Gallensäuren zur Fettverdauung sowie für die Bildung von ➡Vitamin D und bestimmten ➡Hormonen.

Cholesterinabsorptionshemmer
➡Cholesterin-Aufnahme-Hemmer,
➡Cholesterin-Resorptionshemmer.

Cholesterin-Aufnahme-Hemmer
➡Cholesterin-Resorptionshemmer,
➡Cholesterinabsorptionshemmer.
➡Arzneistoffe aus der Gruppe der ➡Lipidsenker, welche die ➡Resorption von ➡Cholesterin im ➡Dünndarm hemmen.

Cholesterinbiosynthese
➡Cholesterinsynthese.

Cholesterin-Resorptionshemmer
➡Cholesterin-Aufnahme-Hemmer,
➡Cholesterinabsorptionshemmer.

Cholesterinsynthese
➡Cholesterinbiosynthese.

Der biochemische Prozess, über den im menschlichen ➡Körper ➡Cholesterin produziert wird.

Cholesterin-Synthese-Enzym-Hemmer
➡Statin, ➡CSE-Hemmer, ➡HMG-CoA-Reduktasehemmer.

Cholesterol
➡Cholesterin.

Cholinergikum
➡Parasympathomimetikum,
➡Parasympathikomimetikum.

Chondriosom
➡Mitochondrium, ➡Mitochondrion.

Chromosom
(griech. *chromos*, Farbe und *soma*, Körper) Ein langer, kontinuierlicher Strang aus ➡Desoxyribonukleinsäure, der viele ➡Gene enthält. Chromosomen befinden sich im ➡Zellkern und enthalten die Erbinformation.

Chromosomal
Die ➡Chromosomen betreffend.

Chronic Obstructive Lung Disease
➡Chronisch Obstruktive Lungenerkrankung, ➡Chronic Obstructive Pulmonary Disease, ➡COPD, ➡COLD.

Chronic Obstructive Pulmonary Disease
➡Chronisch Obstruktive Lungenerkrankung, ➡COPD, ➡Chronic Obstructive Lung Disease, ➡COLD.

Chronisch
Langsam verlaufend, langdauernd, schleichend.

Chronisch Obstruktive Lungenerkrankung
➡Chronic Obstructive Pulmonary Disease, ➡COPD, ➡Chronic Obstructive Lung Disease, ➡COLD.
Eine Sammelbezeichnung für chronische Erkrankungen der Atemwege, die mit einer zunehmenden Ein-

schränkung der Lungenventilation einhergehen. Sie gehört zur Gruppe der ➡obstruktiven Ventilationsstörungen und beinhaltet die Kombination aus ➡chronisch-obstruktiver Bronchitis und ➡Lungenemphysem.

Chronische Bronchitis

Die chronische Bronchitis ist durch anhaltende und nicht ➡reversible entzündungsbedingte Veränderungen des ➡Bronchialsystems charakterisiert. Dabei wird täglich und für mindestens drei Monate ➡Auswurf produziert. Die ➡Entzündung der ➡Atemwege ist dabei oft mit einer ➡Atemwegsobstruktion verbunden. In weiterem Verlauf entwickelt sich die chronische Bronchitis in eine ➡chronisch-obstruktive Bronchitis.

Chronische idiopathische Myelofibrose

➡Osteomyelofibrose, ➡Primäre Myelofibrose, ➡Myelofibrose mit myeloischer Metaplasie, ➡Chronische idiopathische Myelofibrose, ➡Myelofibrose.

Chronische inflammatorische demyelinisierende Polyneuropathie

➡Guillain-Barré-Syndrom, ➡Idiopathische Polyradikuloneuritis, ➡Akute inflammatorische demyelinisierende Polyneuropathie, ➡Landry-Guillain-Barré-Strohl-Syndrom.

Chronischer Krankheitsverlauf

Langsam sich entwickelnde und verlaufende Krankheit.

Chronischer Schmerz

(griech. *algos*, Schmerz) ➡Algesie, ➡Schmerzsyndrom, ➡Schmerzkrankheit.
Andauernder Schmerzzustand, der als ➡Krankheit eingestuft ist.

Chronisch-obstruktive Bronchitis

Chronische Bronchitis bleibt in der Regel lebenslang. Wenn sich zu-

sätzlich noch eine dauerhafte ➡Verengung der ➡Atemwege einstellt, die sich durch ➡Medikamente nur teilweise zurück entwickelt, spricht man von der chronisch-obstruktiven Bronchitis. Die chronisch-obstruktive Bronchitis fällt in die Gruppe der ➡chronisch obstruktiven Lungenerkrankungen und steht in einer engen Beziehung zum ➡Asthma bronchiale.

Chylomikron

➡Lipoproteinpartikel, die dem Transport von ➡Triglyceriden, ➡Phospholipiden und ➡Cholesterin vom ➡Dünndarm zur ➡Leber dienen.

Chymus

(altgriech. *chymós*, Saft) ➡Speisebrei.
Der schleimige Brei, der unter der Einwirkung von ➡Speichel und ➡Verdauungssekreten aus den aufgenommenen Speisen im ➡Magen entsteht.

Cilium

➡Flimmerhärchen, ➡Zilie, ➡Kinozilie, ➡Kinozilium.

Cingulum membri superioris

➡Schultergürtel, ➡Cingulum membri thoracici.

Cingulum membri thoracici

➡Schultergürtel, ➡Cingulum membri superioris.

CIP

➡Critical-Illness-Polyneuropathie.

Cirrhosis

➡Zirrhose.

Clavicula

➡Schlüsselbein, ➡Klavikel, ➡Klavikula.

Clearance

In der Medizin:
a) Ausscheidung einer Substanz aus einem bestimmten Körpersystem (z.B. ➡Mukoziliäre Clearance).

b) Ein Maß für die Klär- bzw. Entgiftungsleistung der ➡Niere.

Clostridium botulinum
Ein ➡Bakterium, das ein starkes ➡Neurotoxin, das ➡Botulinumtoxin, produziert.

Cluster
Gruppe, Haufen, Ansammlung oder Zusammenballung. In der Biologie Anhäufung bestimmter Strukturen.

CO
➡Kohlenmonoxid, ➡Kohlenoxid, ➡Kohlenstoffmonooxid.

CO$_2$
➡Kohlendioxid, ➡Kohlenstoffdioxid.

cO$_2$
➡Sauerstoffgehalt des Blutes, ➡Sauerstoffkonzentration.

CO$_2$-Intoxikation
➡CO$_2$-Narkose, ➡Kohlendioxidintoxikation, ➡Kohlendioxidvergiftung.

CO$_2$-Narkose
➡Kohlendioxidintoxikation, ➡Kohlendioxidvergiftung, ➡CO$_2$-Intoxikation, ➡Coma hyperkapnicum.
Eine ➡Vergiftung, die durch das Einatmen von ➡Kohlendioxid in einer unphysiologisch großen Menge entsteht.

Co-Analgetika
➡Ko-Analgetika.
➡Arzneimittel, die gemeinsam mit einem ➡Schmerzmittel verabreicht werden. Sie dienen zur Unterstützung der ➡Analgesie oder zur Behandlung der Nebenwirkungen von Analgetika.

Cobalamin
➡Vitamin B$_{12}$, ➡Extrinsic Factor, ➡Antiperniziosa-Faktor, ➡Coenzym B$_{12}$.
Wasserlösliche Vitamin, die dem so genannten Vitamin-B-Komplex angehört. Enthalten ist es insbesondere in tierischen Nahrungsmitteln wie Leber,

Fisch, Milch und Milchprodukten. Es muss vom Körper mit der Nahrung aufgenommen werden. Für die ➡Resorption von Vitamin B$_{12}$ im ➡Darm wird der von den ➡Belegzellen des ➡Magens produzierte ➡Intrinsic Factor benötigt.

Cochlea
➡Schnecke, ➡Hörschnecke, ➡Ohrschnecke.
Ein Teil des ➡Innenohrs, der an die Form eines Schneckengehäuses erinnert.

Codein
➡Methylmorphin.
Ein ➡Arzneistoff aus der Klasse der ➡Opiate. Er wird hauptsächlich als ➡Antitussivum sowie als Kombinationspräparat zur ➡Analgesie eingesetzt.

Coeliakie
➡Zöliakie, ➡Glutenbedingte Enteropathie, ➡Glutensensitive Enteropathie, ➡Gee-Herter-Heubner-Syndrom, ➡Idiopathische infantile Steatorrhö, ➡Heubner-Infantilismus, ➡Einheimische Sprue.

Coenzym B$_{12}$
➡Cobalamin, ➡Vitamin B$_{12}$, ➡Extrinsic Factor, ➡Antiperniziosa-Faktor.

Cofaktor
Eine niedermolekulare Substanz, die zum Ablauf einer (bio)chemischen Reaktion beiträgt.

CO-Hämoglobin
➡Carboxyhämoglobin, ➡Dyshämoglobin, ➡COHb.

COHb
➡Carboxyhämoglobin, ➡CO-Hämoglobin, ➡Dyshämoglobin.

CO-Intoxikation
➡Kohlenmonoxidvergiftung, ➡Kohlenmonoxidintoxikation.

COLD
➡Chronisch Obstruktive Lungener-krankung, ➡Chronic Obstructive Pulmonary Disease, ➡COPD, ➡Chronic Obstructive Lung Disease.

Colica
➡Kolik.

Collagen
➡Kollagen, ➡Kollagenfaser.

Colliculus axonis
➡Axonhügel, ➡Ursprungskegel.

Collum
➡Hals, ➡Cervix, ➡Zervix.

Colon
➡Grimmdarm, ➡Kolon.
Der längste Teil des ➡Dickdarmes zwischen dem ➡Caecum und dem ➡Rectum. Das Colon zieht sich rahmenförmig vom rechten unteren Quadranten des Abdomens und gliedert sich in vier Teile: ➡Colon ascendens, ➡Colon transversum, ➡Colon descendens und ➡Colon sigmoideum. Siehe auch ➡Gastrointestinaltrakt, ➡Verdauungstrakt.

Colon ascendens
➡Aufsteigendes Kolon.
Ein Teil des ➡Grimmdarms. Siehe auch ➡Verdauungstrakt, ➡Gastrointestinaltrakt,.

Colon descendens
➡Absteigendes Kolon.
Ein Teil des ➡Grimmdarms. Siehe auch ➡Verdauungstrakt, ➡Gastrointestinaltrakt.

Colon sigmoideum
➡Sigmoid, ➡Kolon sigmoideum.
Der im ➡Becken gelegene Teil des ➡Colons. Siehe auch ➡Gastrointestinaltrakt, ➡Verdauungstrakt.

Colon transversum
➡Querverlaufendes Kolon, ➡Querkolon.

Der mittlere Teil des ➡Grimmdarms. Siehe auch ➡Gastrointestinaltrakt, ➡Verdauungstrakt.

Columna vertebralis
➡Wirbelsäule, ➡Rückgrat.

Coma
➡Koma.

Coma diabeticum
➡Koma diabetikum, ➡Diabetisches Koma.
Eine komplexe ➡Stoffwechsel-entgleisung mit ➡Bewusstseinsverlust und weiteren akut behandlungs-bedürftigen ➡Symptomen, die im Rahmen eines ➡Diabetes mellitus auftreten kann.

Coma hyperkapnicum
➡CO_2-Narkose.
Eine ➡Bewusstlosigkeit infolge einer erhöhten Konzentration von ➡Kohlen-stoffdioxid im Blut.

Coma vigile
➡Wachkoma, ➡Apallisches Syndrom.

Combustio
➡Verbrennung, ➡Verbrennungs-trauma.

Commotio cerebri
(lat. *commotio*, Erschütterung und *cerebrum*, Gehirn) ➡Gehirnerschütte-rung.
Eine Beeinträchtigung des Gehirns als Folge eines stumpfen Schädeltrau-mas. Commotio cerebri ist ein älterer Begriff, der nach neuerer Diktion einem ➡Schädelhirntrauma mit milder Verlaufsform (Grad 1) ent-spricht.

Compacta
➡Substantia compacta, ➡Knochen-kompakta, ➡Corticalis, ➡Kortikalis, ➡Substantia corticalis.

Complexus stimulans cordis
➡Erregungsleitungssystem, ➡Reiz-leitungssystem, ➡Reizbildungssys-

tem, ➡Erregungsbildungssystem, ➡Erregungsüberleitung, ➡Systema conducens cordis.

Compliance
(engl. *compliance*, Einhaltung, Befolgung) Ein Begriff der Psychologie und Pflege mit zwei unterschiedlichen Bedeutungen: ➡Patientencompliance und ➡Organcompliance (z.B. Lungencompliance).

Computertomographie
➡CT.
Ein Röntgenverfahren, mit dem der menschliche Körper in Querschnittbildern (Schnittbildverfahren) dargestellt wird.

Concha nasalis
(lat. *concha*, Muschel) ➡Nasenmuschel.

Congelatio
➡Erfrierung.

Conus arteriosus
➡Infundibulum cordis.
Der kegelförmige Übergang der rechten ➡Herzkammer in den ➡Truncus pulmonalis.

COPD
➡Chronisch Obstruktive Lungenerkrankung, ➡Chronic Obstructive Pulmonary Disease, ➡Chronic Obstructive Lung Disease, ➡COLD.

Cor
➡Herz, ➡Kardia.

Cor pulmonale
Ein druckbelastetes rechtes ➡Herz infolge einer Drucksteigerung im ➡Lungenkreislauf (➡pulmonale Hypertonie), wenn deren Ursache in der ➡Lunge und nicht am Herzen zu finden ist.

Corium
➡Dermis, ➡Lederhaut.

Cornea
➡Kornea, ➡Hornhaut.

Corona
➡COVID-19.

Coronaviren
➡Coronaviridae.

Coronaviridae
➡Coronaviren.
Erreger von leichten respiratorischen Infektionen bis hin zum ➡schweren akuten Atemwegssyndrom.

Coronavirus
➡SARS-Coronavirus, ➡SARS-CoV, ➡SARS-assoziiertes Coronavirus, ➡SARSr-CoV, ➡SARS-CoV-1, ➡SARS-CoV-2, ➡2019-nCoV, ➡2019-novel Corona virus, ➡Neuartiges Coronavirus 2019, ➡Wuhan-Coronavirus.

Corpus
➡Körper, ➡Leib, ➡Korpus.

Corpus alienum
➡Fremdkörper, ➡Fremdpartikel.

Corpus amygdaloideum
➡Mandelkern, ➡Mandelkörper, Kurzform: ➡Amygdala.

Corpus callosum
➡Balken.

Corpus gastricum
➡Corpus ventriculi, ➡Magenkörper.

Corpus pineale
➡Zirbeldrüse, ➡Glandula pinealis, ➡Epiphysis cerebri, ➡Epiphyse, ➡Apophysis cerebri.

Corpus ventriculi
➡Magenkörper, ➡Corpus gastricum.
Der zentral gelegene Magenkörper, der den Hauptteil des ➡Magens ausmacht. Er liegt zwischen dem ➡Fundus ventriculi und der ➡Pars pylorica ventriculi.

Corpus vertebrae
➡Wirbelkörper.

Corpus vitreum
➡Glaskörper.

Corpusculum renale
➡Nierenkörperchen, ➡Malpighi-Körperchen.

Cortex
(lat. *cortex*, Rinde) ➡Kortex, ➡Rinde. In der Medizin ist es der an der Außenseite gelegene Gewebeanteil bestimmter Organe. Am häufigsten ist mit dem Begriff der ➡Cortex cerebri gemeint.

Cortex cerebri
➡Hirnrinde, ➡Großhirnrinde.

Cortex glandulae suprarenalis
➡Nebennierenrinde, ➡NNR.

Corticalis
➡Substantia compacta, ➡Knochenkompakta, ➡Compacta, ➡Kortikalis, ➡Substantia corticalis.

Corticoid
➡Kortikosteroid, ➡Corticosteroid, ➡Kortikoid, ➡Steroidhormon.

Corticosteroid
➡Kortikosteroid, ➡Corticoid, ➡Kortikoid, ➡Steroidhormone.

Cortisol
(lat. *cortex*, Rinde) ➡Kortisol, ➡Hydrokortison, ➡Hydrocortison.
Ein ➡Steroidhormon aus der Gruppe der ➡Glukokortikoide, der in der ➡Nebennierenrinde gebildet wird und entzündungshemmend wirkt.

Cortison
➡Glukokortikoid, ➡Glucocorticoid, ➡Glucocortin, ➡Glukokortikosteroid.
Inaktive Form des ➡Cortisol, wird im Körper in das aktiv wirkende Cortisol umgewandelt. In der Umgangssprache werden oft Medikamente mit cortisolartiger Wirkung fälschlicherweise als Cortison bezeichnet.

Costa
➡Rippe.

Costale Atmung
➡Thorakale Atmung, ➡Rippenatmung.

Costalis
Zur Rippe gehörig.

Cough Assist
➡Hustenassistent.

COVID-19
➡Corona.
Eine neuartige, durch das Coronavirus ➡SARS-CoV-2 verursachte Virusinfektion. Die Krankheitsverläufe sind unspezifisch, vielfältig und variieren stark. Neben symptomlosen Infektionen wurden überwiegend milde bis moderate Verläufe beobachtet, jedoch auch schwere mit beidseitigen ➡Lungenentzündungen bis hin zu ➡Lungenversagen und ➡Tod. Neben einer Schädigung der ➡Lunge sind auch krankhafte Prozesse der ➡Leber, des ➡zentralen Nervensystems, der ➡Niere, der ➡Blutgefäße und des ➡Herzens beobachtet worden. Die Krankheit ist noch momentan Gegenstand der aktuellen Forschung.

COX
➡Cyclooxygenase, ➡Prostaglandin-G/H-Synthase.

COX-2-Hemmer
➡Coxib.

Coxib
(Pl. Coxibe) ➡COX-2-Hemmer.
Entzündungshemmende ➡Medikamente aus der Gruppe der ➡Antirheumatika

CPR
➡Reanimation, ➡Kardiopulmonale Reanimation, ➡Cardiopulmonale Re-

animation, ➡Wiederbelebung, ➡Herz-Lungen-Wiederbelebung, ➡HLW.

Crampus
➡Muskelkrampf, ➡Krampf.

Cranialis
Oberhalb, auf das Kopfende zu, schädelwärts.

Craniata
➡Wirbeltier, ➡Vertebrata, ➡Schädeltier, ➡Craniota.

Craniota
➡Wirbeltier, ➡Vertebrata, ➡Schädeltier, ➡Craniata.

Cranium
➡Schädel.

Creatinin
➡Kreatinin, ➡Methylglykozyamidin, ➡Creatinin.

Cricothyreoidotomie
➡Koniotomie, ➡Notfall-Koniotomie, ➡Notfall-Luftröhrenschnitt, ➡Krikothyreotomie.

Crinis
➡Haar, ➡Haarwurzel, ➡Haarorgan, ➡Pilus, ➡Capillus.

Critical-Illness-Polyneuropathie
➡CIP.
Eine ➡Polyneuropathie, die typischerweise beim beatmeten Intensivpatienten auftritt und das ➡Weaning verzögern kann.

Crura cerebri
(lat. *crus*, Schenkel und *cerebrum*, Gehirn) ➡Hirnschenkel, ➡Großhirnschenkel.
Zwei schenkelartige Strukturen des Mesencephalons. Sie beinhalten die zu ➡Hirnstamm und ➡Rückenmark absteigenden Bahnen der ➡Großhirnrinde.

Crus
➡Unterschenkel.

Crux mortis
Die Überschneidung bzw. Kreuzung der Fieber- und der Pulskurve, die bei steigender Pulsfrequenz und einem plötzlichem Temperaturabfall oder auch Blutdrucksenkung entsteht. Sie gilt als Zeichen des drohenden Todes.

CSE-Hemmer
➡Statin, ➡HMG-CoA-Reduktasehemmer, ➡Cholesterin-Synthese-Enzym-Hemmer.

CT
➡Computertomographie.

Cuff
(engl. *cuff*, Manschette) ➡Manchette, ➡Tubuscuff, ➡Blockmanschette.
Die am Ende eines in die ➡Trachea einzuführenden ➡Beatmungstubus sich befindliche, gasdichte Hülle mit einer bauchigen, runden Form, die mit Gas oder Flüssigkeit gefüllt ist oder werden kann und den ➡Tubus gegenüber der Trachea luftdicht abschließen soll. Ein Hilfsmittel zur Sicherung der ➡Beatmung und ➡Atemwege. So wird die ➡Luftröhre abgedichtet, um einerseits die Beatmungsdruck konstant zu halten und andererseit, das Risiko einer ➡Aspiration zu minimieren.

Cuff-Druck
Der Druck, der in einer Manschette erreicht sein sollte. Empfohlen ca. 25-30 mbar.

Cuffdruckmessgerät
Ein Gerät, welches die Messung von Druck im ➡Cuff ermöglicht.

Cuff-Hernie
Sackartige Ausstülpung des Cuffs in Folge zu starker Füllung oder Beschädigung des Materials, mögliche Folge: Verlegung bzw. Blockierung des Atemweges in Richtung Inspiration und/oder Exspiration.

Curatio
➡Heilung, ➡Sanatio.

Cutan
➡Kutan.
Zur ➡Haut gehörend bzw. zur ➡Cutis gehörend.

Cutis
➡Kutis.
Die Bezeichnung für die aus ➡Oberhaut und ➡Lederhaut aufgebaute, obere Schicht der ➡Haut, die auf der ➡Unterhaut liegt.

C_vO_2
➡Venöser Sauerstoffgehalt.

Cyanosis
➡Zyanose.

Cyclooxygenase
➡Prostaglandin-G/H-Synthase, ➡COX.
Enzyme, die im Bereich des ➡Arachidonsäurestoffwechsels wirken und dort die Bildung von ➡Prostaglandinen und ➡Thromboxanen katalysieren.

Cystis
a) ➡Harnblase, ➡Blase, ➡Vesica urinaria.
b) ➡Zyste.

Cystische Fibrose
➡Mukoviszidose, ➡Zystische Fibrose, ➡Pankreasfibrose, ➡Fibrosis cystica, ➡CF.

Cytokine
➡Zytokine.

Cytokinese
➡Zellteilung, ➡Zytokinese.

Cytoplasma
➡Zellplasma, ➡Zytoplasma.

Czerny-Atmung
➡Paradoxe Atmung, ➡Schaukelatmung, ➡Inverses Atmungsmuster.

D

Daktylos
➡Finger, ➡Digitus manus, ➡Digitus.

Dämmerzustand
Eine Bewußtseinsstörung mit Einengung des ➡Bewußtseins und teilweiser oder vollständiger ➡Amnesie, in dem aber noch Handlungen verschiedener Komplexität vollzogen werden können.

Dantamacrin
➡Dantrolen.
Ein ➡Medikament, das bei einer krankhaft gesteigerten ➡Muskelspannung zum Einsatz kommt. Zudem kann eine so genannte Reflexblase mit dem Wirkstoff behandelt werden (➡Harninkontinenz) oder maligne ➡Hyperthermie.

Dantrolen
➡Dantamacrin.

Darm
➡Intestinum.
Entwicklungsgeschichtlich ist es der ➡Verdauungstrakt.

Darmausgang
➡Anus, ➡After.

Darmflora
➡Flora intestinalis, ➡Darmmikrobiom.
Die Gesamtheit der vor allem im ➡Dickdarm angesiedelten ➡Mikroorganismen.

Darmgewebe
➡Darmwand.

Darmmikrobiom
➡Darmflora, ➡Flora intestinalis.

Darmnervensystem
➡Enterisches Nervensystem, ➡Intramurales System, ➡Enterales Nervensystem, ➡Eingeweidenervensystem, ➡Bauchgehirn.

Darmnetz
➡Omentum majus, ➡Großes Netz, ➡Bauchnetz, ➡Omentum gastrocolicum.

Darmpassage
➡Peristaltik.

Darmtonsille
➡Appendix vermiformis, ➡Wurmfortsatz, ➡Blinddarm.

Darmverschluss
➡Ileus.

Darmwand
➡Darmgewebe.
Das Gewebe bzw. die Gewebeschichten, aus denen die Hohlorgane des ➡Magen-Darm-Trakts, im engeren Sinn die verschiedenen Abschnitte des ➡Darms, gebildet werden.

Daumen
➡Digitus manus I, ➡Pollex.

DCS
➡Taucherkrankheit, ➡Dekompressionskrankheit, ➡Morbus Caisson, ➡Caissonkrankheit, ➡Kastenkrankheit.

Debridement
➡Débridement, ➡Wundtoilette, ➡Wundreinigung, ➡Wundsäuberung.

Débridement
(frz. *Débridement*, von Zügeln befreien) ➡Debridement, ➡Wundtoilette, ➡Wundreinigung, ➡Wundsäuberung.
Die Sanierung des Wundbettes durch Entfernung nekrotischer und fibrinöser Beläge.

Deckzelle
➡Pneumozyt Typ I, ➡Alveolarepithelzelle Typ I.

Decussatio motoria
➡Pyramidenbahnkreuzung, ➡Pyramidenkreuzung, ➡Decussatio pyramidum.

Decussatio pyramidum
➡Pyramidenbahnkreuzung, ➡Pyramidenkreuzung, ➡Decussatio motoria.

Deefferenzierter Status
➡Locked-In-Syndrom, ➡Pseudokoma, ➡Ventrales Ponssyndrom, ➡Monte Christo Syndrom, ➡Eingeschlossensein-Syndrom, ➡Gefangensein-Syndrom.

Defäkation
➡Stuhlgang, ➡Stuhlentleerung.
Ein physiologischer Vorgang, der das ➡Rektum entleert und damit die unverdaulichen Nahrungsbestandteile entsorgt.

Defibrillation
(lat. *de,* ab, weg und engl. *fibrillation,* Flimmern) ➡Entflimmerung.
Eine Behandlungsmethode gegen die lebensbedrohlichen Herzrhythmusstörungen, bei der mittels Gleichstromimpulses eine lebensbedrohliche Herzrhythmusstörung behoben wird.

Defibrillator
➡AICD, ➡Automatischer implantierbarer Kardioverter.
Elektrisches Gerät, das bei bestimmten Herzrhythmusstörungen das Herz durch Stromstöße wieder in den richtigen Rhythmus bringt.

Degeneration
Veränderungen eines ➡Körpers, eines Zellverbandes oder einer ➡Zelle, die deren Funktion oder Aussehen betreffen und im Vergleich zum Normalzustand eine Verschlechterung darstellen.

Degenerativ
(lat. *de,* herab und *generare,* schaffen) Durch Verschleiß bedingt bzw. durch Degeneration gekennzeichnet oder übertragen funktionsmindernd.

Degenerieren
➡Abbauen.
Alters- oder krankheitsbedingtem Verschleiß unterworfen.

Dehnungsrezeptoren
Es sind ➡Mechanorezeptoren, die auf die Dehnung bzw. Verlängerung des sie umgebenden Gewebes mit einer kurzzeitigen Aufhebung bzw. Umkehrung des Ladungsunterschieds zwischen den beiden Seiten einer biologischen ➡Membran reagieren.

Dehydration
➡Exsikkose, ➡Austrocknung, ➡Exsikkation.
Eine Abnahme der Körperflüssigkeit bzw. des Körperwassers eines Organismus.

Dekanülierung
➡Extubation.

Dekompensation
(lat. *decompensatio,* Unausgeglichenheit) ➡Entgleisung.
Das Versagen der körpereigenen Gegenregulations- und Reparaturvorgänge im Verlauf einer Erkrankung. Eine Dekompensation tritt ein, wenn der Körper die durch eine Erkrankung entstandenen Defekte nicht mehr ausgleichen kann.

Dekompression
In der Medizin folgende Bedeutungen:
a) die kontrollierte stufenweise Verminderung des Umgebungsdrucks zur Verhinderung einer ➡Dekompressionskrankheit;
b) die chirurgische Entlastung eines ➡Gewebes von Strukturen, die Druck auf jenes ausüben;

c) die physiotherapeutische Entlastung von Körperpartien
durch Dehnung.

Dekompressionskrankheit
➡Taucherkrankheit, ➡DCS, ➡Morbus
Caisson, ➡Kastenkrankheit, ➡Cais-
sonkrankheit.

Dekubitalulcus
➡Dekubitus, ➡Wundliegegeschwür,
➡Druckgeschwür, ➡Drucknekrose,
➡Druckstelle.

Dekubitus
(lat. *decubare*, niederlegen und *ulcus*,
Geschwür) ➡Dekubitalulcus, ➡Druck-
geschwür, ➡Drucknekrose, ➡Wund-
liegegeschwür, ➡Druckstelle.
Eine schlecht und langsam heilende
➡Wunde infolge einer Minderdurchblutung der Haut und/oder des
Subkutangewebes. Die für den
Dekubitus typischen ➡Ulzera sind die
Folge von Gewebsläsionen, deren
Ursache in einer unphysiologisch
hohen Druckeinwirkung auf alle Ge-
websschichten, einschließlich der
➡Blutgefäße, liegt. Der Dekubitus
wird im Allgemeinen durch ➡Im-
mobilität verursacht.

Dekubitusprävention
➡Dekubitusprophylaxe.

Dekubitusprophylaxe
➡Dekubitusprävention.
Maßnahmen zur Verhinderung von
Druckgeschwüren durch Aufliegen
bzw. Wundliegen. Vorbeugung von
Druckstellen.

Delegation
(lat. *delegare*, hinschicken, anver-
trauen, übertragen) Übertragung von
Verantwortung für die Durchführung
einer Tätigkeit von einer Person auf
eine andere Person. In der Pflege:
Übertragung der Durchführung einiger ärztlicher Maßnahmen auf pflegerisches Personal.

Delir
➡Delirium.
Zustand geistiger Verwirrung, der sich
vor allem durch Störungen des Be-
wusstseins und Denkvermögens auszeichnet. Zudem zeigen die Betroffenen oft auch körperliche Krankheitszeichen. Eine Sonderform des
Delirs ist das ➡Delirium tremens. Das
Delir gehört zu den ➡Leitsymptomen
ersten Ranges organischer (körperlich
begründbarer) ➡Psychosen.

Delirium
➡Delir.

Delirium tremens
➡Alkoholentzugssyndrom, ➡Alkohol-
entzugsdelir.
Eine typische Symptomkonstellation,
die bei Vorliegen einer Alkoholsucht
nach Unterbrechung der regel-
mässigen Alkoholzufuhr entsteht.

Demenz
(lat. *dementia*, Wahnsinn, Torheit
oder *de*, ohne *mens*, Verstand;
unvernünftig) Ein neurologisches
Krankheitsbild, das durch den
➡progredienten Verlust kognitiver
Fähigkeiten gekennzeichnet ist. In
späteren Krankheitsstadien kommt es
in der Folge zu einem Verlust der
Alltagskompetenz und zu einem
Persönlichkeitszerfall. Man unterscheidet: ➡primäre Demenz und
➡sekundäre Demenz.

Demenz vom Alzheimer-Typ
➡Alzheimer-Krankheit, ➡Morbus Alzheimer, ➡Präsenile Demenz.

Demineralisation
Die Entfernung bzw. das Herauslösen
von ➡Salzen aus einem Hartgewebe
unter Freilegung der kollagenen
➡Matrix. Im weiteren Sinn verwendet
man den Begriff, um einen generellen
Mineralverlust des Körpers bzw. der
Knochen zu bezeichnen.

Demyelinisierende Enzephalomyelitis

➡Encephalomyelitis disseminata, ➡Multiple Sklerose, ➡MS, ➡ED, ➡Disseminierte Enzephalomyelitis, ➡Entmarkungs-Enzephalomyelitis, ➡Polysklerose, ➡Sclerosis multiplex, ➡Sclerose en plaque disseminée.

Denaturierung

(lat. *natura*, Gestalt, Form) Die z.T. irreversible Zerstörung der Struktur von ➡Proteinen oder ➡Peptiden durch chemische oder physikalische Einflüsse.

Dendrit

(griech. *dendron*, Baum) Astartiger ➡Zytoplasmafortsatz einer ➡Zelle. Sie kommen bei verschiedenen Zelltypen vor, u.a. bei ➡Neuronen, wo sie der Aufnahme elektrischer Reize und ihrer Weiterleitung zum ➡Soma dienen.

Denervation

➡Denervierung, ➡Enervation, ➡Entnervung.

Denervierung

➡Entnervung, ➡Enervation, ➡Denervation.
Eine ➡therapeutische Unterbrechung bzw. Durchtrennung von ➡Nervenbahnen, deren Sinn in der Ausschaltung bestimmter, für den Gesundheitszustand des Patienten nachteiliger Effekte besteht.

Denken

Zusammenfassung aller (psychologischen) Vorgänge, die aus einer inneren Beschäftigung mit Vorstellungen, Erinnerungen und Begriffen eine Erkenntnis zu formen versuchen. Bewusst werden dabei meist nur die Endprodukte des Denkens, nicht aber die Denkprozesse, die sie hervorbringen.

Denkprozess

Kognitiver Vorgang, bei dem jemand Überlegungen anstellt.

Deoxyribonucleic acid

➡Desoxyribonukleinsäure, ➡DNS, ➡DNA, ➡Thymonukleinsäure.

Depression

(lat. *deprimere*, herunterdrücken, niederdrücken)
➡Niedergeschlagenheit.
Eine krankhafte psychische Störung, die durch die Hauptsymptome gedrückte Stimmung, Interesselosigkeit beziehungsweise Freudlosigkeit und ➡Abulie gekennzeichnet ist. Es ist ein Zustand, in dem die Empfindung aller Gefühle reduziert ist. Betroffene beschreiben dies auch mit einem „Gefühl der Gefühllosigkeit". In der Anatomie wird der Begriff Depression auch gleichbedeutend mit Senkung verwendet.

Derivat

(lat. *derivare*, ableiten) Die von einer Grundsubstanz abgeleiteten, modifizierten oder metabolisierten chemischen Verbindungen.
a) In der ➡Chemie: chemische Verbindung, die aus einer anderen entstanden ist.
b) In der ➡Biologie: ➡Organ, das sich auf ein entwicklungsgeschichtlich älteres zurückführen lässt.
c) In der ➡Pharmazie: Ein ➡Medikament, das aus einem Stoff gewonnen wurde, das medizinisch aktiv ist (z.B. die ➡Acetylsalicylsäure, der Hauptbestandteil des ➡Aspirins, ist ein Derivat der ➡Salicylsäure).

Dermal

(griech. *derma*, Haut, Fell, Leder) Die Dermis (Lederhaut) betreffend bzw. in der Dermis gelegen.

Dermatitis

Eine →ekzematöse Entzündungsreaktion der →Dermis. Siehe auch →Ekzem.

Dermatologie

Teilgebiet der →Medizin. Beschäftigt sich mit der Behandlung von →Erkrankungen der →Haut.

Dermatologisch

Die →Dermatologie (Hautkunde) betreffend.

Dermatom

Der Begriff hat mehrere Bedeutungen:
a) In der →Anatomie: Hautbereich, der von den →sensiblen →Fasern einer →Spinalnervenwurzel →autonom versorgt wird.
b) In der →Embryologie: Seitlichdorsale Anteile eines Ursegmentes im Rahmen der →Embryonalentwicklung.
c) In der →Chirurgie: Schneidenstrument zur Gewinnung von Hauttransplantaten.

Dermis

→Corium, →Lederhaut.
Die →kollagenfaserreiche, bindegewebige Hautschicht, die der →Epidermis untergelagert ist.

Descendens

Absteigend.

Desinfektion

Eine Hygienemaßnahme, die dazu dient, Krankheitserreger abzutöten bzw. zu inaktivieren und dadurch ihre Anzahl auf oder in einem Objekt bzw. auf einer biologischen Oberfläche deutlich zu reduzieren.

Desoxygeniert

→Sauerstoffarm.

Desoxyribonukleinsäure

→DNS, →DNA, →Deoxyribonucleic acid, →Thymonukleinsäure.
Ein sehr großes, phosphor- und stickstoffhaltiges →Molekül, das als Träger der Erbinformation dient. Anhand dieser Information, die in einer bestimmten Form, dem →genetischen Code, in die DNA eingeschrieben ist, werden →Proteine produziert.

Deszendierend

(lat. *descendere,* absteigen) absteigend.

Deutsche Gesellschaft für Palliativmedizin

Die multiprofessionelle Fachgesellschaft, die für die interdisziplinäre und multiprofessionelle Vernetzung aller in der Palliativmedizin Tätigen steht, mit dem Ziel, die Fortentwicklung der Palliativmedizin interdisziplinär und berufsgruppenübergreifend auf allen Ebenen zu fördern.

Deutscher Netzwerk für Qualitätsentwicklung in der Pflege

→DNQP.
Ein bundesweiter Zusammenschluss von Pflegeexperten, die sich mit der Förderung der Pflegequalität auf der Basis von Praxis- und →Expertenstandards in allen Einsatzfeldern der Kranken- und Altenpflege auseinandersetzen.

Dexter

(lat. *dexter*, rechts) →Rechts.

Dextrose

→Glukose, →Glucose, →Traubenzucker, →Stärkezucker, →Glykose, →Saccharum amylaceum, →Saccharum uvarum.

Dezennium

Zeitraum von zehn Jahren, Jahrzehnt.

Diabetes
➡Diabetes mellitus, ➡Zuckerkrankheit, ➡Blutzuckerkrankheit.

Diabetes mellitus
(altgriech. *diabainein*, hindurchfließen und lat. *mellitus*, honigsüß) ➡Zuckerkrankheit, ➡Diabetes, ➡Blutzuckerkrankheit.
Eine Stoffwechselerkrankung, die auf ➡Insulinresistenz oder ➡Insulinmangel beruht und durch einen chronisch erhöhten ➡Blutzuckerspiegel gekennzeichnet ist.

Diabetisch
Bei bzw. durch Zuckerkrankheit.

Diabetischer Fuß
➡Diabetisches Fußsyndrom.
Eine durch schlecht heilende chronische ➡Wunden des ➡Fußes gekennzeichnete ➡Komplikation des ➡Diabetes mellitus.

Diabetisches Fußsyndrom
➡Diabetischer Fuß.

Diabetisches Koma
➡Coma diabeticum.
Eine komplexe Stoffwechselentgleisung mit Bewusstseinsverlust und weiteren akut behandlungsbedürftigen Symptomen, die im Rahmen eines ➡Diabetes mellitus auftreten kann.

Diabetisches Koma
➡Coma diabeticum, ➡Koma diabetikum.

Diagnose
(altgriech. *diágnosis*, Unterscheidung, Entscheidung) Die bewertende Zusammenfassung der ➡Symptome und ➡Befunde eines Patienten, die in der Feststellung und Benennung der zugrundeliegenden Krankheit gipfelt.

Diagnosis ex iuvantibus
Die Diagnose anhand der Mittel, die helfen.

Diagnosis per exclusionem
Die Diagnose durch Ausschluss.

Diagnostik
Die Gesamtheit aller Massnahmen, die zur ➡Diagnose einer Krankheit führen.

Diaphragma
Eine Trenn- oder Scheidewand, im engeren Sinne bezieht sich der Termin auf das ➡Zwerchfell.

Diaphragmalatmung
➡Bauchatmung, ➡Abdominalatmung, ➡Zwerchfellatmung.

Diarrhoe
Mehr als 3 Entleerungen eines zu flüssigen Stuhls pro Tag. Das Stuhlgewicht muss hierbei über 250 Gramm liegen.

Diastole
Die ➡Entspannungs- bzw. ➡Erschlaffungsphase eines Hohlorgans, im engeren Sinne die ➡Dilatationsphase des ➡Herzmuskels. Die Diastole dient der Füllung des Herzens mit ➡Blut und bestimmt damit das Fördervolumen des Herzens.

Diastolisch
Die ➡Diastole betreffend bzw. während der Diastole.

Diastolischer Blutdruck
Der ➡Blutdruck, der während der Entspannungs- bzw. Erschlaffungsphase im ➡Gefäßsystem herrscht.

Diät
(altgriech. *díaita*, Lebensführung, Lebensweise) Eine den Bedürfnissen des Organismus entsprechende Ernährung. Im weiteren Sinn ist demnach auch eine vollwertige, also „gesunde", Ernährung eine Diät. Im medizinischen Sprachgebrauch ist eine Diät die den Bedürfnissen des kranken Organismus angepasste Er-

nährung. Siehe auch ➡Ernährungs-
beratung.

Dickdarm
➡Intestinum crassum.
Der terminale Abschnitt des ➡Darmes
von der ➡Bauhin-Klappe bis zum
➡Anus. Der Dickdarm besteht aus
folgenden Abschnitten: ➡Caecum mit
➡Appendix vermiformis; ➡Colon, bestehend aus ➡Colon ascendens, ➡Co-
lon transversum, ➡Colon descendens,
➡Colon sigmoideum; ➡Rectum mit
➡Ampulla recti. Der letzte Abschnitt
des Darmes von der ➡Bauhin-Klappe
bis zum ➡Anus. Siehe auch ➡Gastro-
intestinaltrakt, ➡Verdauungstrakt.

Dickes Filament
➡Myosin, ➡A-Filament.

Dickflüssig
➡Viskös, ➡Viskos, ➡Zähflüssig,
➡Leimartig.

Diclofenac
Ein Arzneimittel aus der Gruppe der
➡Antiphlogistika.

Diencephalon
(griech. *dis*, zweifach, doppelt) ➡Zwi-
schenhirn.
Ein Teil des ➡Stammhirns, der sich
dem ➡Mesencephalon an-schließt und
selbst zum größten Teil vom
➡Telencephalon überdeckt wird.
Aufgrund funktioneller Unterschiede
kann das Diencephalon in folgende
Strukturen eingeteilt werden: ➡Tha-
lamus, ➡Epithalamus, ➡Subthala-
mus, ➡Hypothalamus, ➡Metathala-
mus.

Diensteanbieter
In der Pflege: ➡Provider, ➡Zwischen-
händler, ➡Anbieter, ➡Dienstleister,
➡Lieferant, ➡Versorger.

Dienstleister
In der Pflege: ➡Provider, ➡Zwischen-
händler, ➡Anbieter, ➡Diensteanbie-
ter, ➡Lieferant, ➡Versorger.

Dienstleistungsqualität
Der Qualitätsgrad einer Dienstleistung.

Dienzephal
Das Zwischenhirn betreffend.

Differentialdiagnose
➡Differenzialdiagnose.
Erkrankungen mit ähnlicher bzw.
nahezu identischer ➡Symptomatik,
die vom Arzt neben der eigentlichen
Verdachtsdiagnose ebenfalls als mögliche Ursachen der Patienten-
beschwerden in Betracht gezogen
werden müssen.

Differenzialdiagnose
➡Differentialdiagnose.

Differenzierung
(lat. *differentia*, Unterschied, Ver-
schiedenheit) In ➡Medizin und ➡Bio-
logie die zunehmende Spezialisierung
von ➡Zellen oder biologischen Strukturen während der ➡Ontogenese. Aus
Stammzellen entstehen durch Differenzierung Zellen mit eng umschrie-
benem Aufgabenbereich (z.B.
➡Neurone, etc.).

Differenzierungsphase
➡Wundheilungsphasen.
Etwa zwischen dem 6. und 10. Tag
beginnt die Ausreifung der ➡kolla-
genen Fasern, die ➡Wunde kon-
trahiert, das ➡Granulationsgewebe
wird zunehmend wasser- u gefäß-
ärmer. Die Überhäutung bildet schließlich den Abschluss der Wundheilung.
Die entstehende Narbe steht anfangs
über dem Hautniveau und senkt sich
nach Wochen und Monaten ab und
verliert die anfänglich ebenfalls bestehende Rötung.

Diffuse Lungenparenchymerkran-
kung
➡Interstitielle Pneumonie, ➡Intersti-
tielle Lungenerkrankung.

Diffusion
(lat. *diffundere*, sich ergießen, verbreiten) Hier: ➡Gasaustausch.
Ein physikalischer Prozess, bei dem sich Teilchen z.B. in einer Lösung oder einem Gasgemisch gleichmäßig verteilen. Es kommt zur vollständigen Durchmischung der beteiligten Stoffe.

Diffusionskapazität
Die pro Zeiteinheit per ➡Diffusion transportierte Gasmenge in den ➡Alveolen.

Diffusionsstörung
➡Gasaustauschstörung.
Behinderung des Übertritts von ➡Sauerstoff aus den ➡Lungenbläschen in die ➡Blutkapillaren.

Diffusionstrecke
➡Membrandicke.
Eine Verdickung der ➡Alveolarmembran, die zur Verlängerung der ➡Diffusion führt.

Digestion
➡Verdauung.

Digitale Kommunikation
➡Verbale Kommunikation.
Die Informationen werden in bestimmten Zeichen verschlüsselt, deren Bedeutung eindeutig ist (z.B. Zahlen in der Mathematik oder Buchstaben und Wörter in der Sprache). Deshalb entspricht die ➡verbale Kommunikation einer digitalen Informationsübermittlung.

Digitalis
(lat. *digitus*, Finger, Zehe) Zum Finger gehörend.

Digitus
➡Finger, ➡Digitus manus, ➡Daktylos.

Digitus manus
➡Finger, ➡Digitus, ➡Daktylos.

Digitus manus I
➡Daumen, ➡Pollex.

Digitus manus II
➡Zeigefinger, ➡Index.

Digitus manus III
➡Mittelfinger, ➡Medius.

Digitus manus IV
➡Ringfinger, ➡Annularius.

Digitus manus V
➡Kleiner Finger, ➡Digitus minimus.

Digitus minimus
➡Digitus manus V, ➡Kleiner Finger.

Digitus pedis
➡Zeh.

Dihydrocodein
Ein ➡Arzneistoff aus der Gruppe der Opioidanalgetika und kommt zum Stillen von Reizhusten und zur Schmerzlinderung zum Einsatz.

Dilatatio
➡Dilatation, ➡Erweiterung, ➡Aufweitung.

Dilatation
➡Dilatatio, ➡Erweiterung, ➡Aufweitung.
Hier: Die ➡physiologische, ➡pathologische oder ➡therapeutische Erweiterung von Hohlorganen, z. B. der ➡Luftröhre.

Dilatationstracheotomie
➡Perkutane Dilatationstracheotomie, ➡PDT.

Diplegie
(altgriech. *plēgē*, Schlag, Lähmung)
➡Plegie, ➡Lähmung, ➡Monoplegie, ➡Paraplegie, ➡Hemiplegie, ➡Tetraplegie.
Eine vollständige, beidseitige ➡Lähmung zweier symmetrischer Muskelgruppen bzw. Körperteile. In erster Linie ist damit die Lähmung beider Arme oder beider Beine gemeint ➡Paraplegie.

Diploide Zelle

Zellen, die einen doppelten ➡Chromosomensatz (46) aufweisen. Die meisten menschlichen ➡Zellen sind diploid.

Dipol

Ein (physikalisches) System aus zwei Ladungen gleichen Betrages mit unterschiedlichen Vorzeichen, die in einem definierten Abstand voneinander stehen.

Direkte Sterbehilfe

Teil der ➡aktiven Sterbehilfe. Tötung auf Verlangen.

Disaccharid

➡Zweifachzucker.
Ein aus zwei ➡Monosacchariden bestehendes ➡Molekül.

Discus intervertebralis

(lat. *discus*, Scheibe) ➡Bandscheibe, ➡Zwischenwirbelscheibe, ➡Fibrocartilago intervertebralis.

Diskonnektion

In der Medizin eine zumeist aus therapeutischen Gründen ausgeführte Trennung einer bestehenden Verbindung.

Diskonnektionsalarm

Ein akustisches und/oder visuelles Signal, das durch beabsichtigte oder nicht beabsichtigte Trennung einer bestehenden Verbindung verursacht wird.

Diskontinuierliches Weaning

➡Weaning, ➡Entwöhnung, ➡Respiratorentwöhnung.
Entwöhnung vom ➡Respirator, die aus abwechselnden Phasen vom kontrollierter invasiver oder nicht invasiver Beatmung und Phasen der Spontanatmung ohne jegliche Ventilationsunterstützung vom Beatmungsgerät besteht.

Dislocation

➡Dislokation, ➡Verschiebung, ➡Ausrenkung.

Dislokation

➡Dislocation, ➡Verschiebung, ➡Ausrenkung.
Die Lageänderung bzw. Verschiebung oder Verdrehung einer Körperstruktur, z.B. eines Organs oder eines Implantats.

Disseminiert

(lat. *disseminare*, verteilen) Verteilt, verstreut, über den ganzen Körper oder bestimmte Körperregionen verteilt.

Disseminierte Enzephalomyelitis

➡Encephalomyelitis disseminata, ➡Multiple Sklerose, ➡MS, ➡ED, ➡Demyelinisierende Enzephalomyelitis, ➡Entmarkungs-Enzephalomyelitis, ➡Polysklerose, ➡Sclerosis multiplex, ➡Sclerose en plaque disseminée.

Distal

(lat. *distare*, entfernt sein) ➡Distalis. Vom Körperzentrum entfernt, von der Körpermitte oder (von einem Organ) entfernt gelegen, Rumpffern (Richtung Ende einer Extremität oder des Stammes), vom Rumpf weg.

Distaler Magen

➡Pars pylorica ventriculi, ➡Magenausgang.

Distalis

➡Distal.

Distanzbereich

➡Distanzzone.
In der menschlichen Kommunikation, die Position eines Menschen im Raum, die in der Kommunikation den Einflüssen der jeweiligen Situation und Aufgabenstellung unterliegt.

Distanzzone

➡Distanzbereich.

Distickstoffmonoxid
➡Lachgas, ➡Distickstoffoxid, ➡Stickoxydul.

Distickstoffoxid
➡Lachgas, ➡ Distickstoffmonoxid, ➡Stickoxydul.

Distribution
(lat. *distribuere*, einteilen, ordnen) Verteilung von Stoffen im ➡Körper bzw. in einzelnen ➡Geweben oder ➡Organen. Hier: Verteilung der ➡Luft in der ➡Lunge.

Diurese
➡Harnausscheidung.
In der Physiologie, Funktionszustände der ➡Niere, bei denen es zu einer vermehrten Wasserausscheidung kommt. Im weiteren Sinn wird der Begriff in der Medizin häufig verwendet, um generell den Prozess der Harnbildung bzw. -ausscheidung zu benennen.

Diuretikum
(Pl. Diuretika; altgriech. *di-urētikós*, den Harn befördernd) ➡Harntreibendes Mittel, ➡Schleifendiuretikum.
Ein Arzneimittel, das die ➡Diurese fördert.

Diversität
Mannigfaltigkeit, Artenvielfalt.

DNA
➡Desoxyribonukleinsäure, ➡DNS, ➡Deoxyribonucleic acid, ➡Thymonukleinsäure.

DNQP
➡Deutscher Netzwerk für Qualitätsentwicklung in der Pflege.

DNS
➡Desoxyribonukleinsäure, ➡DNA, ➡Deoxyribonucleic acid, ➡Thymonukleinsäure.

Dolor
(lat. *dolor*, Schmerz) ➡Schmerz, ➡Entzündungszeichen.

Der durch Gewebshormonen entstehende lokale Schmerz.

Donders-Raum
➡Pleurahöhle, ➡Cavitas pleuralis, ➡Cavum pleurae, ➡Pleuraspaltraum, ➡Pleuraspalt.

Dopamin
➡Hydroxytyramin, ➡Prolactin-Inhibiting-Hormon.
Ein wichtiger ➡Neurotransmitter. Gehört zur Gruppe der ➡Katecholamine. Steuert emotionale und geistige Reaktionen sowie Bewegungsbefehle. Dopamin wirkt grundsätzlich erregend auf die nachgeschalteten Strukturen.

Doppelmembran
Membrane, die aus zwei Schichten von ➡Lipiden besteht.

Dorsal
(lat. *dorsum*, Rücken) ➡Dorsalis.
Rückenwärts, nach hinten, zum Rücken hin (z.B. zum Handrücken / Fußrücken hin)

Dorsalganglion
➡Spinalganglion, ➡Ganglion spinale, ➡Ganglion sensorium nervi spinalis.

Dorsalis
➡Dorsal.

Dorsum
➡Rücken.

Dosieraerosol
Treibgasbetriebenes Dosiergerät zur Abgabe von Medikamenten in Form eines Sprays.

Dosis facit venenum
Die Menge macht das Gift (Paracelsus).

Drainage
➡Dränage.
Die natürliche oder therapeutische Ableitung von Körperflüssigkeiten oder Gasen.

Drainagelagerung
➡Lagerungsdrainage.
➡Positionierung, die unter Ausnutzung der Schwerkraft dem Sekretabfluss aus den einzelnen Bronchialabschnitten dient.

Dränage
➡Drainage.

Dreher
➡Axis, ➡C2, ➡Epistropheus.

Drillingsnerv
➡Nervus trigeminus, ➡V. Hirnnerv, ➡Nervus V.

Droge
➡Rauschmittel, ➡Rauschgift.
In der Medizin psychoaktive Substanzen, die beim Konsumenten eine Bewusstseinsänderung hervorrufen.

Druck
In der Physik, die Wirkung einer Kraft auf eine Fläche.

Druckanstieggeschwindigkeit
➡Rampe, ➡Anstieg.

Druckdifferenz
➡Druckgradient.

Druckempfindung
➡Tastsinn, ➡Drucksinn.
Eine Sinnesqualität des Tastsinns. Sie wird durch spezielle ➡Mechanorezeptoren wahrgenommen, die auf Druck reagieren.

Druckentlastung
In der Pflege: Maßnahmen, die Druck von Körperpartien nehmen, um deren Durchblutung nicht länger zu beeinträchtigen.

Druckgeschwür
➡Dekubitus, ➡Wundliegegeschwür, ➡Drucknekrose, ➡Druckstelle, ➡Dekubitalulcus.

Druckgradient
➡Druckdifferenz.

Die Druckänderung zwischen (räumlich) definierten Punkten. Der Unterschied zwischen zwei Drücken.

Druckkontrolliertes Beatmungskonzept
➡Beatmungskonzept.
Die Beatmungs- bzw. Luftdrücke werden vom Anwender festgelegt. Das Gas strömt mit konstantem Druck während der eingestellten Inspirationszeit. Zielgröße: Druck.

Druckmessgerät
➡Manometer.

Druckminderer
➡Druckminderungsventil, ➡Reduzierventil.
Ein Ventil zum Einbau in ein Schlauch- oder Leitungssystem, das trotz unterschiedlicher Drücke auf der Eingangsseite dafür sorgt, dass auf der Ausgangsseite ein bestimmter Ausgangsdruck nicht überschritten wird.

Druckminderungsventil
➡Druckminderer, ➡Reduzierventil.

Drucknekrose
➡Dekubitus, ➡Wundliegegeschwür, ➡Dekubitalulcus, ➡Druckgeschwür, ➡Druckstelle.

Druckstelle
➡Dekubitus, ➡Wundliegegeschwür, ➡Dekubitalulcus, ➡Druckgeschwür, ➡Drucknekrose.

Druckunterstützung
Maschinelle Unterstützung der vorhandenen ➡Spontanatmung durch Aufrecherhalten von ➡Druck. Siehe auch ➡PS, ➡Druckunterstützungsbeatmung.

Druckunterstützungsbeatmung
➡PS, ➡Druckunterstützung.

Druckverletzung
➡Barotrauma.

Drüse
(Pl. Drüsen, lat. *glandula*, Drüse)
➡Glandula, ➡Drüsenorgan, ➡Drüsenzelle.
Organe und im weiteren Sinne auch einzelne Zellen (zB. ➡Becherzellen), die in der Lage sind, spezifische Substanzen zu ➡synthetisieren und ➡sezernieren Dabei unterscheidet man je nach Ort der Freisetzung zwischen ➡exokrinen Drüsen, die ihr Sekret an innere oder äußere Oberflächen abgeben und ➡endokrinen Drüsen, die ins Blutgefäßsystem sezernieren.

Drüsengeschwulst
➡Adenom.

Drüsenorgan
➡Glandula, ➡Drüse, ➡Drüsenzelle.

Drüsenzelle
➡Drüse, ➡Drüsenorgan, ➡Glandula.
Spezialisierte Zellen, die ein Sekret bilden.

Duchenne-Krankheit
➡Muskeldystrophie Typ Duchenne, ➡Dystrophia musculorum progressiva Duchenne.

Ductus alveolaris
➡Alveolargang.

Duftwahrnehmung
➡Geruchssinn, ➡Geruchswahrnehmung, ➡Geruchssystem, ➡Riechwahrnehmung, ➡Riechsinn, ➡Riechen, ➡Olfaktorische Wahrnehmung.

Dünndarm
➡Intestinum tenue, ➡Enteron.
Der vom ➡Magenausgang bis zur ➡Bauhin-Klappe reichende Abschnitt des Darmes, der vor allem der ➡Resorption von über die Nahrung aufgenommenen Substanzen und ➡Wasser dient. Der Dünndarm lässt sich in drei unterschiedlich lange Abschnitte einteilen: ➡Duodenum, ➡Jejunum und ➡ ➡Ileum. Siehe auch ➡Gastrointestinaltrakt, ➡Verdauungstrakt.

Dünndarmgekröse
➡Mesenterium, ➡Gekröse, ➡Meso.

Dünndarmsaft
Von der Schleimhaut des Dünndarms produzierter Darmsaft (tägl. ca. 2,5-3 l).

Dünndarmzotte
➡Villus intestinalis (Pl. villi intestinales)
In der ➡Histologie die im ➡Dünndarm vorkommenden Ausstülpungen der ➡Schleimhaut.

Dünnes Filament
➡Aktin, ➡Actin, ➡I-Filament.

Duodenum
➡Zwölffingerdarm.
Der sich dem ➡Magen anschliessende, am weitesten oral gelegene Teil des ➡Dünndarmes. Siehe auch ➡Gastrointestinaltrakt, ➡Verdauungstrakt.

Dura
➡Dura mater, ➡Harte Hirnhaut, ➡Pachymeninx, ➡Meninx fibrosa.

Dura mater
(lat. *durus*, hart und *mater*, Mutter)
➡Dura, ➡Harte Hirnhaut, ➡Pachymeninx, ➡Meninx fibrosa.
Die äußerste ➡Hirnhaut, die das Zentralnervensystem umschließt. Sie grenzt an die benachbarten Knochen des ➡Schädels bzw. der ➡Wirbelsäule.

Dura mater spinalis
Der Teil der ➡Dura mater, der das Rückenmark einhüllt.

Duralsack
Im klinischen Sprachgebrauch der ➡kaudal blind endender ➡Bindegewebsschlauch, der durch das ➡Stratum meningeale der ➡Dura mater spinalis geformt wird.

Durchblutung
Der Blutfluss in den versorgenden ➡Blutgefäßen eines ➡Gewebes. Sie wird als die Blutmenge definiert, die pro Zeiteinheit durch eine bestimmte Gewebemasse strömt.

Durchblutungsstörung
➡Zirkulationsstörung.
Ein eingeschränkter Blutfluss in den ➡Gefäßen, ohne nähere Bezeichnung der Ursache. Der Begriff kann auf eine Vielzahl verschiedener ➡Krankheits-bilder angewendet werden, wobei meist eine arterielle ➡Minderdurch-blutung gemeint ist.

Durchlässig
➡Permeabel.

Durchlaufverdunster
Ein Gerät zur ➡aktiven Atemgaskli-matisierung, bei dem das Atemgas ein beheiztes Wasserbad durchperlt.

Durchtrittsöffnung
➡Hiatus.

Durst
Das physiologische Verlangen nach Flüssigkeitsaufnahme.

Düsenvernebler
Ein Gerät zur ➡aktiven Atemgaskli-matisierung, das in einer Düse Unter-druck und ein starker Luftstrom er-zeugt und zieht so Tröpfchen aus ei-nem kapillaren System. Da die Tröpf-chen unterschiedliche Größen aufwei-sen, hält eine Prallplatte zu große Tröpfchen zurück.

Dysfunktion
➡Störung.
Gestörte Funktion, Hier: Die fehler-hafte Funktion eines Organs bzw. ei-nes physiologischen Ablaufs.

Dyshämoglobin
Hämoglobin-Derivate, die nicht mehr oxygenierbar sind, weil die Bindungs-stelle für Sauerstoff am zentralen Ei-senatom blockiert ist. Siehe auch ➡COHb, ➡CO-Hämoglobin, ➡Car-boxyhämoglobin.

Dyskatabrosis
➡Dysphagie, ➡Schluckstörung, ➡Dyskataporie, ➡Ösophagodynie.

Dyskataporie
➡Dysphagie, ➡Schluckstörung, ➡Dyskatabrosis, ➡Ösophagodynie.

Dyskrinie
In Beschaffenheit oder Menge abnor-male Produktion eines ➡Drüsensek-rets.

Dyslipidämie
➡Fettstoffwechselstörung, ➡Lipid-stoffwechselstörung, ➡Dyslipopro-teinämie.

Dyslipoproteinämie
➡Fettstoffwechselstörung, ➡Lipid-stoffwechselstörung, ➡Dyslipidämie.

Dysmotilität
➡Motilitätsstörung.

Dysphagie
(griech. *phagein*, essen) ➡Schluck-störung, ➡Dyskatabrosis, ➡Dyskata-porie, ➡Ösophagodynie.
Eine auf verschiedenen Ursachen be-ruhende Störung des ➡Schluckvor-ganges.

Dysphargie
Erschlaffung der Ringmuskulatur.

Dyspnoe
➡Atemnot, ➡Atemstörung, ➡Atem-beschwerden, ➡Kurzatmigkeit.

Dyssomnie
➡Schlafstörung.
Ein- und Durchschlafstörung oder eine übermäßige Schläfrigkeit.

Dystrophia musculorum progressiva Duchenne
➡Muskeldystrophie Typ Duchenne, ➡Duchenne-Krankheit.

Dystrophie
(griech. *dys-*, falsch, schlecht und *trophein*, ernähren, wachsen) In der ➡Pathologie die Bezeichnung für wahrnehmbare, degenerative Veränderungen von ➡Geweben, Körperteilen oder des Gesamtorganismus.

E

ECOG/WHO Score
➡Performance-Status der Eastern Co-operative Oncology Group, ➡ECOG-Status.

ECOG-Status
➡ECOG/WHO Score, ➡Performance-Status der Eastern Co-operative Oncology Group.

Ecto-Hormon
➡Pheromon.

ED
➡Encephalomyelitis disseminata, ➡Multiple Sklerose, ➡MS, ➡Disseminierte Enzephalomyelitis, ➡Demyelinisierende Enzephalomyelitis, ➡Entmarkungs-Enzephalomyelitis, ➡Polysklerose, ➡Sclerosis multiplex, ➡Sclerose en plaque disseminée.

EDA
➡Periduralanästhesie, ➡PDA, ➡Periduralanalgesie, ➡Epiduralanästhesie.

Edelgas
(Pl. Edelgase) Chemisches Element des Periodensystems, das keine Bindung mit anderen ➡Atomen eingeht.

EEG
➡Elektroenzephalographie, ➡Hirnstromableitung.

Effektor
➡Effektororgan, ➡Erfolgsorgan. Der Teil eines ➡Organs, ➡Gewebes, oder einer neuronalen Struktur, der den Endpunkt eines zielgerichteten physiologischen Ablaufs darstellt.

Effektororgan
➡Erfolgsorgan, ➡Effektor.

Effektorzelle
In der ➡Immunologie ausdifferenzierte ➡Lymphozyten, die spezifische Aufgaben im Rahmen der ➡Immunantwort übernehmen.

Efferent
➡Efferenz.

Efferente Nervenbahn
➡Absteigende Nervenbahn, ➡Efferenter Nerv, ➡Motorischer Nerv.
Im allgemeinen Sprachgebrauch versteht man unter einer efferenten Nervenbahn einen Nerv, der die ➡Erregung aus dem ➡ZNS heraus zur ➡Peripherie (z.B. Muskulatur) führt.

Efferenter Nerv
➡Efferente Nervenbahn, ➡Absteigende Nervenbahn, ➡Motorischer Nerv.

Efferenz
(lat. *efferre*, heraustragen) ➡Efferent. Die Weiterleitung von Informationen oder Substanzen von einer definierten Struktur weg. Im engeren Sinn werden die Erregungen, die von ➡Neuronen ➡axonal weitergegebenen werden, beziehungsweise die Impulse vom ➡Zentralnervensystem in die ➡Peripherie als Efferenzen bezeichnet.

Eierstock
➡Ovar, ➡Ovarium.

Eiförmig
➡Ovoid.

Eigenreflex
➡Monosynaptischer Reflex, ➡Muskeldehnungsreflex, ➡Muskeleigenreflex. Ein ➡Reflex, bei dem der ➡Sensor des ➡Reizes und der ➡Effektor der ➡Reflexantwort im selben Organ liegen.

Eigenständigkeit
➡Autonomie, ➡Eigenverantwortlichkeit, ➡Unabhängigkeit.

Eigenverantwortlichkeit
→Autonomie, →Eigenständigkeit, →Unabhängigkeit.

Einatemdruck
→Inspirationsdruck, →PIN, →Pressure of inspiration, →P_{ins}, →Inspiratorischer Druck, →PS, →Pressure support. Siehe auch →P_{max}.

Einatmung
→Inspiration, →Inspirium, →Inspiratio.

Einfaches Weaning
→Weaning, →Entwöhnung, →Respiratorentwöhnung.
Erfolgreiche Entwöhnung nach dem ersten Spontanatmungsversuch.

Einfachzucker
→Monosaccharid.

Einfühlungsvermögen
→Empathie.

Eingeschlossensein-Syndrom
→Locked-In-Syndrom, →Pseudokoma, →Ventrales Ponssyndrom, →Deefferenzierter Status, →Monte Christo Syndrom, →Gefangensein-Syndrom.

Eingeschränkte Funktion
→Functio laesa, →Funktionseinschränkung.

Eingeweidebruch
→Hernie, →Bruch, →Weichteilbruch.

Eingeweidenervensystem
→Enterisches Nervensystem, →Intramurales System, →Enterales Nervensystem, →Darmnervensystem, →Bauchgehirn.

Einheimische Sprue
→Zöliakie, →Coeliakie, →Glutenbedingte Enteropathie, →Glutensensitive Enteropathie, →Gee-Herter-Heubner-Syndrom, →Heubner-Infantilismus, →Idiopathische infantile Steatorrhö.

Einpflanzung
→Implantation.

Einschlafphase
→Non-REM-Schlaf, →Schlafphasen.
In der Phase des Einschlafens ist der →Schlaf sehr leicht und die →Muskulatur zeigt noch ein gewisses Maß an Anspannung. Es können langsame, rollende Augenbewegungen beim Schlafenden festgestellt werden.

Einseitig
→Unilateral.

Einsekundenkapazität
→Sekundenkapazität, →Forciertes exspiratorisches Volumen, →Tiffeneau-Index, →Tiffeneau-Test, →Relatives forciertes exspiratorisches Volumen, →$rFEV_1$, →Relative Sekundenkapazität, →FEV_1.

Einwilligung
Eine ausdrücklich vorher erteilte Zustimmung.

Einzeller
Ein Oberbegriff, unter dem alle →Lebewesen zusammengefasst werden, die aus einer einzigen →Zelle bestehen.

Eisen
(lat. *ferrum*, Eisen) →Ferrum, →Fe.
Ein chemisches Element, das in chemischen Verbindungen auftritt, da es in einer Sauerstoffatmosphäre nicht beständig ist: Physiologisch ist Eisen ein essentielles →Spurenelement. Es kommt u.a. als Zentralatom im →Hämoglobin. Eisen wird in →Leber, →Milz und →Knochenmark gespeichert.

Eiserne Lunge
Das erste klinische Gerät, welches eine maschinelle →Beatmung eines Menschen ermöglichte. Um 1920 entwickelte der US-amerikanische Ingenieur Philip Drinker sie zur Beatmung lungenkranker Patienten. Dabei liegt der Körper des Patienten bis zum Hals

komplett im Inneren eines Hohlzylinders. Der Kopf bleibt außen. Das Gerät schließt am Hals luftdicht ab und erzeugt einen Unterdruck. Dadurch fließt die Außenluft durch den Mund des Patienten in die Lungen. Entsprechend geschieht die Ausatmung durch den Aufbau eines Überdruckes in der Kammer.

Eiter
➡Pus.
Ein biologisches Abbauprodukt, das durch ➡Autolyse und den Untergang von ➡Leukozyten entsteht, die in ein Entzündungsgebiet eingewandert ist.

Eiweiß
➡Protein.

Eizelle
➡Oozyte, ➡Ovocytus, ➡Ovozyt.
Die weibliche Keimzelle, die alle genetischen Anlagen einer ➡Frau enthält, die an ihre Kinder weitergegeben werden.

Ejakulat
➡Sperma, ➡Samenflüssigkeit.

EKG
➡Elektrokardiogramm, ➡Herzstromkurve, ➡Herzspannungskurve.

Ektoblast
➡Ektoderm, ➡Keimblätter, ➡Entoderm, ➡Mesoderm.

Ektoderm
➡Ektoblast, ➡Keimblätter, ➡Entoderm, ➡Mesoderm.
Das äußere der drei Keimblätter. Aus dem Ektoderm entwickeln sich ➡Haut, ➡Hautanhangsgebilde, Teile der ➡Zähne (➡Zahnschmelz), wesentliche Teile der ➡Sinnesorgane, ➡Sinnesepithelien, sowie das ➡Nervensystem.

Ektop
Am falschen Ort gelegen.

Ekzem
➡Ekzema, ➡Juckflechte.
Ein Sammelbegriff für entzündliche Veränderungen der ➡Haut, der eine Gruppe ➡dermatologischer Erkrankungen zusammenfasst. Siehe auch ➡Dermatitis.

Elektroenzephalogramm
Die graphische Aufzeichnung der ➡Elektroenzephalographie. Siehe auch ➡EEG, ➡Hirnstromableitung.

Elektroenzephalographie
➡EEG, ➡Elektroenzephalographie, ➡Hirnstromableitung.
In der medizinischen Diagnostik eine Methode zur Erfassung von elektrischen Strömen des Gehirns. Es erfolgt eine graphische Aufzeichnung dieser Hirnströme (➡Elektroenzephalogramm).

Elektrokardiogramm
➡EKG, ➡Herzstromkurve, ➡Herzspannungskurve.
Die temporäre oder dauerhafte Aufzeichnung der Summe der elektrischen Aktivitäten aller Herzmuskelfasern.

Elektrolyt
(altgriech. *electron*, Bernstein und *lysis*, Auflösung) Geschmolzene oder gelöste Substanzen (vor allem Salze), die im elektrischen Feld gespalten werden, also Verbindungen (➡Säure, ➡Basen, ➡Salze), die in wässriger Lösung in ➡Ionen zerfallen.

Elektrolytkonzentration
In der ➡Chemie der Anteil eines bestimmten Stoffes bezogen auf das Volumen des Gemisches.

Elektrolytstörung
Eine Abweichung von der normalen ➡Elektrolytkonzentration vor, die zu einer Beeinträchtigung der biochemischen und/oder biophysikalischen Abläufe führt.

Elektromyografie
➡Elektromyogramm, ➡EMG. Messung der von der ➡Muskulatur abgegebenen elektrischen Impulse, wodurch die Funktionsfähigkeit der Muskulatur festgestellt werden kann. Mit der Methode kann festgestellt werden, ob eine Erkrankung des Muskels bzw. eine ➡Reizleitungsstörung versorgender ➡Nerven vorliegt.

Elektromyogramm
➡Elektromyografie, ➡EMG.

Elektron
(griech. *elektron*, Bernstein) Negativ geladene ➡Elementarteilchen, die die „Hülle" eines ➡Atoms bilden.

Elektroneurographie
Eine Untersuchungsmethode der ➡Neurophysiologie, welche die Nervenleitgeschwindigkeit eines durch Elektroden künstlich stimulierter ➡Nerven misst.

Elektrostimulation
Eine gezielte Reizung von ➡Nerven oder ➡Muskeln mit elektrischen Impulsen.

Elementarteilchen
Die kleinsten Einheiten innerhalb der ➡Materie, aus denen alle weiteren Substanzen aufgebaut sind. Zum einen werden darunter die subatomaren Teilchen, ➡Neutronen, ➡Protonen, ➡Elektronen zusammengefasst, zum anderen die noch kleineren Einheiten (z.B. ➡Quarks), aus denen sie aufgebaut sind. Der Begriff ist heute, aufgrund der wissenschaftlichen Entwicklung, unpräzise.

Ellbogen
➡Ellenbogen.

Elle
➡Ulna.

Ellenbogen
➡Ellbogen.

Die bewegliche Verbindung zwischen ➡Oberarm und ➡Unterarm.

Ellenbogengelenk
➡Articulatio cubiti. Ein ➡zusammengesetztes Gelenk, in dem der ➡Humerus mit ➡Radius und ➡Ulna artikuliert.

Ellenschlagader
➡Arteria ulnaris, ➡Ulnararterie.

ELM
➡Euler-Liljestrand-Mechanismus, ➡Euler-Liljestrand-Reflex, ➡Hypoxisch pulmonale Vasokonstriktion, ➡HPV, ➡Hypoxisch pulmonale Gefäßantwort, ➡HPVR.

Eltern
In der ➡Medizin das bei der erfolgreichen ➡Fortpflanzung beteiligte Paar (➡Mann und ➡Frau), das zusammen ein ➡Kind gezeugt hat. Man spricht auch von den biologischen, genetischen oder leiblichen Eltern.

Embden-Meyerhof-Weg
➡Glykolyse, ➡EMP-Weg.

Embleme
In der menschlichen Kommunikation, eine konventionelle Gestik, die Menschen einer Gesellschaft oder Gruppe anwenden und unmittelbar verstehen, wie etwa den Händedruck zur Begrüßung.

Embolie
In der Medizin, der teilweise oder vollständige Verschluss eines Gefäßes durch eingeschwemmtes ➡Embolus. Im engeren Sinn bezieht sich Embolie auf den Verschluss von ➡Blutgefäßen.

Embolus
(Pl. Emboli; griech. *embolein*, hineinschleudern, hineinwerfen) ➡Gefäßpfropf, ➡Blutpfropf. Ein körpereigenes oder körperfremdes Objekt, das im Gefäßsystem zur Verengung des Gefäßlumens führt.

Embryo
➡Keim, ➡Keimling.
Ein Lebewesen in der Frühphase seiner Entwicklung.

Embryogenese
➡Embryonalentwicklung.
Der biologische Prozess, der zur Bildung des ➡Embryos führt.

Embryologie
➡Humanembryologie.
Ein Teilgebiet der ➡Medizin. Sie befasst sich mit der Entstehung und Entwicklung der befruchteten ➡Eizelle und des daraus resultierenden ➡Embryos.

Embryonalentwicklung
➡Embryogenese.

Embryonales Bindegewebe
➡Mesenchym.

Emesis
(griech. *emesis*, Erbrechen; lat. *vomitus*, Erbrechen) ➡Erbrechen, ➡Vomitus.
Eine komplexe, vom Brechzentrum gesteuerte, reflexartige Körperaktion, die zu einer umgekehrten Entleerung von ➡Magen- oder ➡Darminhalt führt.

EMG
➡Elektromyografie, ➡Elektromyogramm.

Emotion
(Pl. Emotionen) Komplexe psychische bzw. psychosomatische Abläufe, die ein wichtiger Teil des Menschen sind und zu einem großen Teil seine Handlungen bestimmen.

Empathie
(altgriech. *empátheia*, intensive Gefühlsregung, Leidenschaft) ➡Einfühlungsvermögen.
Die Fähigkeit und Bereitschaft, Empfindungen, Emotionen, Gedanken, Motive und Persönlichkeitsmerkmale einer anderen Person zu erkennen, zu verstehen und nachzuempfinden.

Empfindlichkeit
➡Sensibilität, ➡Fühlen.

Emphysem
➡Emphysema.
Als Emphysem bezeichnet man das unphysiologische oder pathologisch erhöhte Vorkommen von Luft oder Gas im Gewebe. Im engeren Sinn ist mit Emphysem meist das ➡Lungenemphysem gemeint.

Emphysema
➡Emphysem, ➡Lungenemphysem.

Emphysema pulmonum
➡Lungenemphysem, ➡Lungen(über)blähung.

Emphysemblase
➡Emphysembulla.
Dünnwandige, mit Luft gefüllte ➡Blasen von mindestens 1 cm Durchmesser im ➡Lungengewebe.

Emphysembulla
➡Emphysemblase.

Emphysemtyp
➡Pink Puffer.

EMP-Weg
➡Glykolyse, ➡Embden-Meyerhof-Weg.

Enalapril
Ein ➡Antihypertensivum aus der Gruppe der ➡ACE-Hemmer, das bei der Behandlung von arterieller ➡Hypertonie und ➡Herzinsuffizienz eingesetzt wird.

Encephalomyelitis
➡Enzephalomyelitis.

Encephalomyelitis disseminata
➡Multiple Sklerose, ➡MS, ➡ED, ➡Disseminierte Enzephalomyelitis, ➡Demyelinisierende Enzephalomyelitis, ➡Entmarkungs-Enzephalomyelitis,

➡Polysklerose, ➡Sclerosis multiplex, ➡Sclerose en plaque disseminée. Entzündlich-demyelinisierender Erkrankung des ➡zentralen Nervensystems. Das wesentliche Merkmal der Erkrankung sind im ➡Gehirn und teilweise auch im ➡Rückenmark verstreut auftretende Entzündungen, die durch den Angriff körpereigener Abwehrzellen auf die ➡Myelinscheiden der ➡Nerven verursacht werden.

Encephalon
➡Gehirn, ➡Hirn, ➡Cerebrum.

Endbronchiole
(Pl. Bronchiolen) ➡Bronchiolus terminalis.
Feine Äste der ➡Bronchiolen und ein Teil der unteren Atemwege. Sie sind der letzte Abschnitt der luftleitenden Atemwege.

Endharn
➡Sekundärharn.

Endhirn
➡Großhirn, ➡Telencephalon, ➡Cerebrum.

Endobronchial
Applikationsform: in den ➡Bronchus, Gabe über einen ➡Endotrachealtubus.

Endobronchiale Lungenvolumenreduktion
➡Endoskopische Lungenvolumenreduktion, ➡Bronchoskopische Lungenvolumenreduktion.

Endoderm
➡Entoderm.

Endogen
(griech. *endo*, innen) Bezeichnung für Prozesse, die im Körper selbst und nicht durch äußere Einflüsse entstanden sind.

Endogene Morphine
➡Endorphine.

Endokraniell
➡Intrakraniell, ➡Intrakranial.

Endokrin
(griech. *krinein*, trennen) Der Sekretionsmodus von Drüsenzellen, die ihre Produkte in die Blutbahn abzugeben. Im weiteren Sinne bedeutet endokrin: auf das Hormonsystem bezogen.

Endokrine Drüse
Ein Gewebe, das aus spezialisierten ➡Zellen besteht, die ein ➡systemisch wirkendes ➡Hormon in die ➡Blutbahn abgeben.

Endokrine Organe
➡Endokrines System, ➡Hormonsystem, ➡Hormonhaushalt.

Endokriner Pankreas
➡Langerhans-Inseln, ➡Pankreasinsel, ➡Langerhans'sche Inseln, ➡Insulae pancreaticae.

Endokrines System
(griech. *endo*, innen und *krinein*, ausscheiden) ➡Hormonsystem, ➡Endokrine Organe, ➡Hormonhaushalt.
Ein System aus spezialisierten ➡Organen, ➡Geweben und ➡Zellgruppen, das die Steuerung komplexer Körperfunktionen mit Hilfe von ➡Hormonen vollzieht. Zum endokrinen System zählen im engeren Sinn unter anderem folgende Drüsen: ➡Hypophyse, ➡Zirbeldrüse, ➡Schilddrüse, ➡Nebenschilddrüse, ➡Nebennieren, ➡Langerhans-Inseln der ➡Bauchspeicheldrüse. Darüber hinaus verfügt eine Vielzahl anderer Organe bzw. Gewebe über die Fähigkeit zur Bildung und Ausschüttung von Hormonen, z.B.: ➡Hypothalamus, ➡Keimdrüsen, ➡Magen, ➡Duodenum, ➡Leber, ➡Herz, ➡Nieren, ➡Skelettmuskulatur, ➡Fettgewebe, ➡Haut. Das endokrine System hat eine enge funktionelle Beziehung zum ➡Nervensystem.

Endolaryngeal
Innerhalb des ➡Kehlkopfs gelegen.

Endoprothese
In der Medizin ➡Implantate, die natürliche Körperstrukturen ersetzen, und i.d.R. dauerhaft im ➡Körper verbleiben. Man unterscheidet zwischen ➡Totalendoprothesen und ➡Hemiprothesen.

Endorphin
➡Endogene Morphine.
Vom ➡Körper selbst produzierte ➡Morphine, die schmerzlindernd bzw. schmerzunterdrückend wirken.

Endoskop
Ein schlauch- bzw. röhrenförmiges medizinisches Instrument, das für die ➡Diagnostik und ➡Therapie in Körperhöhlen und Hohlorganen verwendet wird.

Endoskopie
(griech. *endo*, innen und *skopein*, sehen, betrachten) ➡Endoskopische Untersuchung.
In das Innere sehen. In der Medizin versteht man darunter die Betrachtung von Körperhöhlen und Hohlorganen mit Hilfe eines ➡Endoskops.

Endoskopisch
Mit einem ➡Endoskop oder die Endoskopie betreffend.

Endoskopische Lungenvolumenreduktion
➡Endobronchiale Lungenvolumenreduktion, ➡Bronchoskopische Lungenvolumenreduktion.
Ein minimal-invasives Verfahren, das interventionell zur Therapie eines fortgeschrittenen ➡Lungenemphysems eingesetzt wird. Ziel des Verfahrens ist, eine Verringerung der Gesamtüberblähung durch eine ➡Atelektase der Lungenareale zu erreichen. Damit wird die Mechanik von ➡Zwerchfell und ➡Brustwand verbessert.

Endoskopische Untersuchung
➡Endoskopie.

Endothel
➡Gefäßendothel.
Dünne Schicht aus ➡Zellen, die die Innenwand von ➡Blutgefäßen auskleidet.

Endotracheal
(griech. *en*, in, hinein, innerhalb und *trachus*, Luftröhre) In der ➡Luftröhre befindlich oder über bzw. in die Luftröhre hinein.

Endotracheales Absaugen
Eine ➡Absaugtechnik, die das ➡Absaugen von Atemwegssekret oder aspirierten Stoffen aus der ➡Luftröhre mit Hilfe eines ➡Absaugkatheters über einen ➡Endotrachealtubus oder ➡Trachealkanüle ermöglicht.

Endotrachealtubus
➡Beatmungstubus.
Ein zur ➡Beatmung verwendetes, röhrenförmiges ➡Medizinprodukt, welches im Rahmen der oralen oder nasalen ➡Intubation in die ➡Trachea eingeführt wird. Am unteren trachealen Ende befindet sich die sogenannte Tubusmanschette, welche der seitlichen Abdichtung der Trachea dient.

Enechema
➡Tinnitus, ➡Tinnitus aurium, ➡Susurrus aurium, ➡Ohrensausen, ➡Ohrgeräusch, ➡Ohrenklingeln.

Energie
(griech. *energeia*, wirkende Kraft) Die Arbeit, die durch ein System verrichtet werden kann.

Energiebedarf
➡Gesamtumsatz.
Menge an ➡Kalorien aus Lebensmitteln, die zur Umsetzung aller physiologischen Vorgänge notwendig ist. Der Energiebedarf setzt sich zusammen aus: ➡Grundumsatz, der nahrungsinduzierten Wärmeentwicklung und dem➡ Leistungsumsatz.

Energiegrundumsatz
→Grundumsatz.

Enervation
→Denervierung, →Entnervung, →Denervation.

Entbehrung
→Karenz, →Verzicht.

Enteral
(griech. *enteron*, Darm, Eingeweide)
Den Intestinaltrakt betreffend oder über den Darm. Applikationsform: Zufuhr über den Darm.

Enterale Ernährung
In der Medizin die klinische Ernährung über den →Gastrointestinaltrakt, entweder in Form der →physiologischen →oralen Nahrungsaufnahme oder mit Hilfe einer →Ernährungssonde.

Enterales Nervensystem
→Enterisches Nervensystem, →Intramurales System, →Darmnervensystem, →Eingeweidenervensystem, →Bauchgehirn.

Enteramin
→Serotonin, →5-Hydroxytryptamin, →5-HAT.

Enterisches Nervensystem
→Intramurales System, →Enterales Nervensystem, →Darmnervensystem, →Eingeweidenervensystem, →Bauchgehirn.
Ein komplexes Geflecht aus →Nervenzellen, das nahezu den gesamten →Gastrointestinaltrakt durchzieht.

Enterococcus
→Enterokokken.

Enterokokken
(griech. *énteron*, Darm, Eingeweide und *kókkos*, Kern, Korn) →Enterococcus.
→Grampositive, →Katalase-negative, →aerotolerant anaerobe, Kokken-förmige Bakterien.

Enteron
→Dünndarm, →Intestinum tenue.

Enterostoma
→Anus praeter, →Künstlicher Darmausgang.
Ein künstlich geschaffener Darmausgang, bei dem der →Darm durch die →Bauchdecke ausgeleitet wird.

Entflimmerung
→Defibrillation.

Entgleisung
→Dekompensation.

Entlassplan
→Entlassungsmanagement, →Pflegeüberleitung, →Überleitungsmanagement.

Entlassungsmanagement
→Pflegeüberleitung, →Überleitungsmanagement, →Entlassplan.
Pflegerische, organisatorische und interdisziplinäre Maßnahmen, die der Entlassung oder Verlegung eines Patienten beziehungsweise Pflegebedürftigen vorangehen sollen. Ziel des Entlassungsmanagementes ist dabei die Sicherstellung poststationärer Versorgung und das Vermeiden eines Bruches in der Versorgungskontinuität des Einzelnen.

Entmarkungs-Enzephalomyelitis
→Encephalomyelitis disseminata, →Multiple Sklerose, →MS, →ED, →Disseminierte Enzephalomyelitis, →Demyelinisierende Enzephalomyelitis, →Polysklerose, →Sclerosis multiplex, →Sclerose en plaque disseminée.

Entnervung
→Denervierung, →Enervation, →Denervation.

Entoderm
→Endoderm, →Keimblätter, →Mesoderm, →Ektoderm.
Das innere der drei Keimblätter. Aus dem Entoderm geht unter anderem

der überwiegende Teil des →Gastrointestinaltrakts hervor.

Entspannend
→Tranquilierend, →Beruhigend.

Entspannung
→Relaxation, →Relaxierung.

Entspannungsphase
→Diastole, →Erschlaffungsphase.

Entspannungsverfahren
→Entspannungsmethode, →Entspannungstechnik.
Techniken, die körperliche und seelische Anspannung reduzieren sowie das allgemeine Wohlbefinden fördern sollen. Entspannungsverfahren werden als übende Verfahren bezeichnet, da deren positive Effekte durch regelmäßiges Üben zunehmen.

Entwöhnung
→Weaning, →Respiratorentwöhnung.

Entzündung
(lat. *inflammatio*, Entzündung) →Inflammation, →Infektionszeichen.
Reaktion eines biologischen Systems auf einen inneren oder äußeren →Reiz, der die →physiologischen Abläufe gefährdet. Das Ziel der Entzündung ist es, den schädigenden Reiz zu beseitigen und die Voraussetzungen für Reparaturvorgänge zu schaffen. Die Entzündung ist damit ein Ausdruck der →Immunreaktion eines Organismus.

Entzündung der Sinus paranasales
→Sinusitis, →Nasennebenhöhlenentzündung.

Entzündungshemmend
→Antiphlogistisch.

Entzündungsreaktion
Auslöser für eine Entzündungsreaktion kann neben Infektionen auch eine Verletzung des →Gewebes und das unkontrollierte Absterben von →Zellen

sein. Bei einer Entzündungsreaktion werden zunächst Fremdstrukturen erkannt, was zur Ausschüttung von →Botenstoffen führt. Als Folge reagiert der →Körper mit einer Entzündung, die über das Vorkommen der →Entzündungszeichen definiert ist.

Entzündungszeichen
Die 5 klassischen lokalen, akuten Entzündungszeichen nach Galen sind: →Rötung, →Schwellung, →Schmerz, →Überwärmung und →Eingeschränkte Funktion. Neben diesen lokalen Entzündungszeichen können sich - in Abhängigkeit von der Schwere der Entzündung - auch Zeichen einer Allgemeinreaktion des Körpers einstellen. Dazu zählen zum Beispiel: →Fieber, →Nachtschweiß und Krankheitsgefühl.

Enzephalitis
→Hirnentzündung.
Eine Entzündung des Gehirns, die am häufigsten →viral bedingt ist, jedoch durch eine Vielzahl anderer unterschiedlicher Faktoren ausgelöst werden kann.

Enzephalomyelitis
→Encephalomyelitis.
Eine Entzündung des →Gehirns und des →Rückenmarks ohne einen Hinweis auf die Ursache zu geben.

Enzephalon
→Gehirn.

Enzym
(altgriech. *énzymon*, abgeleitet von *en*, in und *zýmē*, Sauerteig, Hefe) →Proteine, die als →Katalysatoren chemische Reaktionen in lebenden Organismen beschleunigen, ohne dabei selbst im Endprodukt enthalten zu sein; ältere Bezeichnung →Fermente.

Enzymhemmer
→ACE-Hemmer.

Eosin
Ein saurer Farbstoff, der in der ➡Medizin unter anderem bei der Anfärbung von histologischen Präparaten eingesetzt wird.

Eosinophile Granulozyten
➡Lymphozyten.
Abwehrzellen gegen ➡Parasiten, ➡allergische Reaktionen.

EPAP
➡Expiratory Positive Airway Pressure,
➡Positiver exspiratorischer Atemwegsdruck. Siehe auch ➡PEEP, ➡Beatmungsparameter.

Ependym
Eine dünne ➡Epithelschicht, die das Ventrikelsystem des ➡Gehirns und den ➡Zentralkanal des Rückenmarks auskleidet. Die Ependymzellen werden den ➡Gliazellen zugerechnet.

Epidemie
(griech. *epí*, über und *démos*, Volk) Ein stark gehäuftes, örtlich und zeitlich begrenztes Auftreten einer ➡Erkrankung, vor allem einer ➡Infektionskrankheit.

Epidemiologie
Die Lehre von der quantitativen Erforschung der Faktoren, die Gesundheitszustände beeinflussen.

Epidermis
➡Oberhaut.
Die oberste, verhornende ➡Epithelschicht der Haut.

Epidural
➡Peridural.
Applikationsform: Injektion in den ➡Epi-/-Periduralraum.

Epiduralanästhesie
➡Periduralanästhesie, ➡PDA, ➡Periduralanalgesie, ➡EDA.

Epidurale Rückenmarksstimulation
➡Rückenmarkstimulation, ➡Spinal Cord Stimulation, ➡SCS.

Epiduralkatheter
In den Epiduralraum eingebrachter ➡Katheter zur Verabreichung von Medikamenten (Schmerz- oder Narkosemittel).

Epiduralraum
(lat. *epi*, auf, über und *dura*, hart) ➡Periduralraum, ➡Spatium peridurale, ➡Spatium epidurale, ➡Cavum peridurale, ➡Cavum epidurale.
Ein anatomischer Spaltraum, der im Bereich der ➡Rückenmarkshäute bzw. des ➡Spinalkanals vorkommt.

Epiglottis
➡Kehldeckel, ➡Kehlkopfdeckel.
Eine mit ➡Schleimhaut überzogene ➡Knorpelplatte, die sich über dem Eingang des ➡Larynx befindet.

Epiglottitis
Eine Entzündung der ➡Epiglottis, die von seltenen Ausnahmen abgesehen, durch bakterielle Infektion verursacht wird. Sie verläuft als hochakute, lebensbedrohliche Erkrankung.

Epilepsia
➡Epilepsie, ➡Fallsucht, ➡Krampfleiden, ➡Epileptischer Krampfanfall.

Epilepsie
(griech. *epilepsia*, Anfall, Übergriff) ➡Epilepsia, ➡Fallsucht, ➡Krampfleiden, ➡Epileptischer Krampfanfall.
Eine Sammelbezeichnung für eine Gruppe von Funktionsstörungen des ➡Gehirns, die durch ein Zusammenspiel aus pathologischer Erregungsbildung und fehlender Erregungsbegrenzung in den Nervenzellverbänden des ➡zentralen Nervensystems entstehen.

Epileptisch
Mit vom Gehirn ausgelösten Anfällen einhergehend.

Epileptischer Anfall
➜Zerebraler Krampfanfall.
Das vorübergehende Auftreten verschiedener ➜Symptome, die durch eine abnorme Überaktivität oder synchrone Aktivität von ➜Neuronen im ➜zentralen Nervensystem entstehen. Der Anfall kann sich durch motorische und/oder sensible und/oder vegetative Ausfallserscheinungen manifestieren.

Epileptischer Krampfanfall
➜Epilepsie, ➜Epilepsia, ➜Fallsucht, ➜Krampfleiden.
Unkontrollierte elektrische Entladung der Nervenzelle.

Epileptischer Status
➜Status epilepticus.

Epipharynx
➜Nasopharynx, ➜Nasenrachen, ➜Nasenrachenraum, ➜Pars nasalis pharyngis, ➜Rhinopharynx.
Oberer, nasaler Abschnitt des ➜Pharynx bis etwa auf Höhe des ➜Gaumensegels.

Epiphyse
➜Zirbeldrüse, ➜Glandula pinealis, ➜Corpus pineale, ➜Glandula pinealis, ➜Epiphysis cerebri, ➜Apophysis cerebri.

Epiphysis cerebri
➜Zirbeldrüse, ➜Glandula pinealis, ➜Corpus pineale, ➜Glandula pinealis, ➜Epiphyse, ➜Apophysis cerebri.

Epistropheus
➜Axis, ➜C2, ➜Dreher.

Epithalamus
(griech. *epi*, über und *thálamus*, Höhle, Schlafgemach) Ein Teil des ➜Diencephalons.

Epithel
(griech. *epi*, über und *thállo*, aufsprossen, erblühen) ➜Epithelgewebe.
Das aus allen drei ➜Keimblättern stammende Grenz- oder Deckgewebe, das die inneren und äußeren Oberflächen des Körpers auskleidet und zu ihrer Umgebung abgrenzt.

Epithelgewebe
➜Grundgewebe, ➜Körpergewebe, ➜Epithel.

Epithelialisierung
➜Epithelisierung, ➜Epithelisation.

Epithelisation
➜Epithelisierung, ➜Epithelialisierung.

Epithelisiertes Tracheostoma
➜Tracheostomie.

Epithelisierung
➜Epithelialisierung, ➜Epithelisation.
Überwachsen einer ➜Wunde mit ➜Epithelzellen, ausgehend von intaktem ➜Gewebe im Bereich der Wundränder.

Epithelium planocellulare
➜Plattenepithel, ➜Pflasterepithel.

Epithelkörperchen
➜Nebenschilddrüse, ➜Glandula parathyreoidea.

Epithelzelle
Die zellulären Elemente des ➜Epithelund ➜Drüsengewebes.

Epithese
➜Epithetik.

Epithetik
➜Epithese.
Ausgleich von Körperdefekten mittels körperfremdem Material.

EPMS
➜Extrapyramidalmotorisches System, ➜Extrapyramidales System.

EPO
➡Erythropoetin, ➡Hämatopoeitin, ➡Erythropoietin, ➡Epoetin, ➡Erythropoetischer Faktor, ➡Hämopoietin.

Epoetin
➡Erythropoetin, ➡Hämatopoeitin, ➡Erythropoietin, ➡Erythropoetischer Faktor, ➡Hämopoietin, ➡EPO.

Eradikation
Vollständige Entfernung bzw. Eliminierung eines Krankheitserregers aus dem Körper oder aus einer Population.

Erbanlage
➡Gen, ➡Erbeinheit, ➡Erbfaktor.

Erbbild
➡Genotyp, ➡Genotypus.

Erbeinheit
➡Gen, ➡Erbfaktor, ➡Erbanlage.

Erbfaktor
➡Gen, ➡Erbeinheit, ➡Erbanlage.

Erb-Goldflam-Krankheit
➡Myasthenia gravis, ➡Myasthenia gravis pseudoparalytica, ➡Erb-Oppenheim-Goldflam-Syndrom.

Erbgut
➡Genom.

Erbinformation
Die Gesamtheit der genetischen Information, die im ➡Genom eines Organismus gespeichert ist.

Erbkrankheit
Krankheit, die durch Veränderung des ➡Genoms hervorgerufen werden.

Erb-Oppenheim-Goldflam-Syndrom
➡Myasthenia gravis, ➡Myasthenia gravis pseudoparalytica, ➡Erb-Goldflam-Krankheit.

Erbrechen
➡Emesis, ➡Vomitus.

ERC-Leitlinien
Leitlinien des European Resuscitation Council (ERC) zur ➡kardiopulmonalen Reanimation.

Erfolgsorgan
➡Effektororgan, ➡Effektor.

Erfrierung
➡Congelatio.
Eine Gewebsschädigung durch ➡Kälte. Sie kann sich auf umschriebene Körperareale beschränken oder den ganzen Organismus betreffen.

Ergometrie
(griech. *ergon*, Arbeit und *metron*, Maß) ➡Arbeitsmessung.
Die Messung von ➡kardiovaskulären Leistungsparametern bei gezielter körperlicher Belastung eines ➡Organismus unter reproduzierbaren Bedingungen.

Ergospirographie
➡Ergospirometrie, ➡Spiroergometrie.

Ergospirometrie
➡Spiroergometrie, ➡Ergospirographie.

Ergotherapie
(altgriech. *érgon*, Werk, Arbeit) Ein medizinisches Therapieverfahren, welches bei Störungen der Motorik und Sensomotorik, insbesondere im Rahmen neurologischer und orthopädischer Erkrankungen eingesetzt werden kann.

Erguss
Ansammlung der Flüssigkeit in einer präformierten Körperhöhle (z.B. ➡Pleuraerguss).

Erinnerungslücke
➡Amnesie, ➡Gedächtnisverlust.

Erkenntnis
Der Prozess und das Ergebnis eines durch Einsicht oder Erfahrung gewonnenen Wissens.

Erkrankung
➡Krankheit, ➡Morbus, ➡Nosos, ➡Pathos.

Ernährung
➡Nahrungsmittel, ➡Nahrung, ➡Lebensmittel, ➡Nährstoff.

Ernährungsberatung
➡Diät.
Informationen über ernährungsphysiologische, biochemische und allergologische Zusammenhänge der Ernährung und Beratung zur Lebensmittelstruktur, deren Herstellungsprozessen und ggf. auch zu Themen wie Essverhalten, Lebensführung, Körperbewusstsein und Sport.

Ernährungspumpe
Ein ➡Medizinprodukt, das als elektrisch betriebenes Dosiergerät, mit der eingestellten Geschwindigkeit, Sondennahrung durch eine ➡Ernährungssonde in den ➡Magen-Darm-Trakt eines Patienten befördert.

Ernährungssonde
➡Magensonde.
Ein röhrenförmiges ➡Medizinprodukt aus flexiblem Kunststoff, das über die ➡Nase, den ➡Mund oder ➡perkutan in den ➡Magen vorgeschoben wird.

Ernährungszustand
➡EZ.
Ein durch Beobachtung und Messung erhobener Teilaspekt des klinischen Gesamtzustandes eines Patienten, der wichtige Rückschlüsse auf die Stoffwechselsituation zulässt.

Erreger
➡Krankheitserreger, ➡Infektionserreger.

Erregung
➡Exzitation.
Die Reaktion einer Wahrnehmungsstruktur (➡Rezeptor) auf einen adäquaten ➡Reiz.

Erregungsausbreitung
➡Erregungsleitung, ➡Reizweiterleitung, ➡Signalübertragung, ➡Reizleitung, ➡Reizfortleitung, ➡Impulsweiterleitung.

Erregungsbildungssystem (des Herzens)
➡Erregungsleitungssystem, ➡Reizleitungssystem, ➡Reizbildungssystem, ➡Erregungsüberleitung, ➡Systema conducens cordis, ➡Complexus stimulans cordis.

Erregungsleitung
➡Reizweiterleitung, ➡Signalübertragung, ➡Reizfortleitung, ➡Erregungsausbreitung, ➡Reizleitung, ➡Impulsweiterleitung.
Die Fähigkeit der Weiterleitung einer elektrischen Erregung innerhalb von Neuronen oder Muskelzellen. Innerhalb des Neurons ist die Erregungsleitung ein bioelektrischer Prozess, der die Grundlage für die Funktion der Nervenzellen und damit des Nervensystems darstellt. Der Begriff Erregungsleitung wird aber häufig auch anstelle des Terminus Erregungsübertragung genutzt.

Erregungsleitungsstörung
➡Reizleitungsstörung, ➡RLS, ➡Überleitungsstörung.

Erregungsleitungssystem (des Herzens)
➡Reizleitungssystem, ➡Reizbildungssystem, ➡Erregungsbildungssystem, ➡Erregungsüberleitung, ➡Systema conducens cordis, ➡Complexus stimulans cordis.
Ein ➡autonomes System spezialisierter ➡Herzmuskelzellen die durch spontane Depolarisation elektrische Signale generieren und diese an das ➡Myokard weiterleiten. Es bildet die Grundlage für den koordinierten Kontraktionsablauf des Herzens (➡Systole/➡Diastole).

Erregungsüberleitung (des Herzens)
➡Erregungsleitungssystem, ➡Reizleitungssystem, ➡Reizbildungssystem, ➡Erregungsbildungssystem, ➡Systema conducens cordis, ➡Complexus stimulans cordis.

Erregungsübertragung
➡Transmission.
Die Übertragung einer Erregung von einer Zelle auf eine andere Zelle mit Hilfe einer ➡Synapse. An den meisten Synapsen wird das Signal in chemischer Form weitergeleitet.

Ersatzteil
Komponent oder Teil eines Medizinprodukts bzw. Zubehörs.

Erscheinung
➡Phänomen.

Erschlaffung
➡Atonie, ➡Schlaffheit, ➡Abspannung, ➡Mangelhafte Muskulaturspannung, ➡Muskel, ➡Muskeltonus.

Erschlaffungsphase
➡Diastole, ➡Entspannungsphase.

Erschöpfungssyndrom
➡Fatigue, ➡Fatigue-Syndrom, ➡FS.

Erstarrung
➡Stupor.

Erste Hilfe
Lebensrettende und gesundheitserhaltende Sofortmaßnahmen, die von jedermann erlernt und bei medizinischen ➡Notfällen angewendet werden können.

ERV
➡Exspiratorisches Reservevolumen.

Erweiterte lebensrettende Maßnahmen
➡Advanced Life Support.
Erweiterte Rettungsmaßnahmen im Rahmen einer Reanimation, die i.A.

nur von professionellen Helfern (Notärzten, Rettungsassistenten, Rettungssanitätern etc.) durchgeführt werden können und sollen.

Erweiterung
➡Dilatation, ➡Dilatatio, ➡Aufweitung.

Erythrocyt
➡Erythrozyt, ➡Rotes Blutkörperchen, ➡Rote Blutzelle, ➡Normozyt.

Erythrogenese
➡Erythropoese, ➡Erythropoiese, ➡Erythrozytopoese, ➡Erythrozytogenese, ➡Erythroneozytose, ➡Rote Reihe.

Erythroneozytose
➡Erythropoese, ➡Erythropoiese, ➡Erythrozytopoese, ➡Erythrozytogenese, ➡Erythrogenese, ➡Rote Reihe.

Erythropoese
(griech. *erythros*, rot und *poiesis*, Schöpfung) ➡Erythropoiese, ➡Erythrozytopoese, ➡Erythrozytogenese, ➡Erythrogenese, ➡Erythroneozytose, ➡Rote Reihe.
Die Bildung von reifen ➡Erythrozyten aus dem ➡Knochenmark.

Erythropoetin
(griech. *erythros*, rot und *poiein*, machen) ➡Erythropoietin, ➡Epoetin, ➡Erythropoetischer Faktor, ➡Hämatopoeitin, ➡Hämopoietin, ➡EPO.
Ein ➡Hormon, das die Bildung der ➡Erythrozyten aus Vorgängerzellen im ➡Knochenmark steuert.

Erythropoetischer Faktor
➡Erythropoetin, ➡Erythropoietin, ➡Epoetin, ➡Hämatopoeitin, ➡Hämopoietin, ➡EPO.

Erythropoiese
➡Erythropoese, ➡Erythrozytopoese, ➡Erythrozytogenese, ➡Erythrogenese, ➡Erythroneozytose, ➡Rote Reihe.

Erythropoietin
→Erythropoetin, →Epoetin, →Erythropoetischer Faktor, →Hämatopoetin, →Hämopoetin, →EPO.

Erythrozyt
(altgriech. *erythrós*, rot). →Rotes Blutkörperchen, →Rote Blutzelle, →Erythrocyt, →Normozyt.
Die zellulären Elemente des menschlichen Bluts, die den Blutfarbstoff →Hämoglobin enthalten.

Erythrozytogenese
→Erythropoese, →Erythrozytopoese, →Erythropoiese, →Erythroneozytose, →Erythrogenese, →Rote Reihe.

Erythrozytopoese
→Erythropoese, →Erythrozytogenese, →Erythropoiese, →Erythroneozytose, →Erythrogenese, →Rote Reihe.

Erythrozytose
→Polyglobulie, →Polyzythämie.

Essentiell
→Idiopathisch, →Genuin, →Primär, →Protopathisch. Auch: Wesentlich, unerlässlich.

Essstörung
Eine Verhaltensstörung, bei der die ständige gedankliche und emotionale Beschäftigung mit dem Thema „Essen" eine zentrale Rolle spielt. Essstörungen betreffen die Nahrungsaufnahme oder deren Verweigerung. Sie hängen meist mit psychosozialen Problemen sowie mit der Einstellung zum eigenen Körper zusammen und können zu ernsthaften und langfristigen Gesundheitsschäden führen.

Ethik
Ein Teilgebiet der →Philosophie, das sich mit den Grundlagen menschlicher →Werte, →Normen, →Sitten und →Moralvorstellungen befasst, und dabei eine Anleitung zum richtigen Handeln geben will. Zentrale Probleme der Ethik betreffen die Motive, Methoden und Folgen menschlichen Handelns. Mit dem Begriff der Ethik innerhalb der Medizin beschäftigt sich die →Medizinethik.

Ethmoidalzellen
→Siebbeinhöhle, →Siebbeinzellen, →Cellulae ethmoidales, →Sinus ethmoidalis, →Labyrinthus ethmoidalis.

Ethos
→Moral, →Sitte.

Eucarya
→Eukaryot, →Eukaryont, →Eucaryota.

Eucaryota
→Eukaryot, →Eukaryont, →Eucarya.

Eukaryont
→Eukaryot, →Eucarya, →Eucaryota.

Eukaryot
(griech. *eu*, gut und *caryon*, Kern) →Eukaryont, →Eucarya, →Eucaryota. Alle Lebewesen, deren →Zellen über einen →Zellkern verfügen.

Eukaryotische Zelle
Zellen, die über einen →Zellkern verfügen.

Euler-Liljestrand-Mechanismus
→Euler-Liljestrand-Reflex, →ELM, →Hypoxisch pulmonale Vasokonstriktion, →HPV, →Hypoxisch pulmonale Gefäßantwort, →HPVR.
Eine reflektorische →Vasokonstriktion pulmonalarterieller Gefäße bei →Hypoxie mit Erhöhung des lokalen →Strömungswiderstandes.

Euler-Liljestrand-Reflex
→Euler-Liljestrand-Mechanismus, →ELM, →Hypoxisch pulmonale Vasokonstriktion, →HPV, →Hypoxisch pulmonale Gefäßantwort, →HPVR.

Eupnoe
Die physiologische, nicht behinderte Atmung mit normgerechter →Atemfrequenz und →Atemtiefe.

Euthanasie
(altgriech. *euthanasia* von *eu*, gut, richtig, schön und *thánatos*, der Tod, das Sterben) ➡Sterbehilfe.
a) (ursprünglich) ein aus der Sicht des Sterbenden und seiner Angehörigen „guter Tod",
b) als Euphemismus die systematischen Behinderten- bzw. Krankenmorde in der Zeit des Nationalsozialismus,
c) Passive und aktive Sterbehilfe, als Unterstützung von Sterbenden in der letzten Lebensphase (s.g. Euthanasia medicinalis) oder bei der vom Sterbenskranken gewünschten Herbeiführung des Todes. Wegen seiner NS-Geschichte wird der Begriff in Deutschland allerdings in dieser Bedeutung kaum verwendet.

Evaluation
Die Beschreibung, Analyse und Bewertung von Projekten, Prozessen und Organisationseinheiten.

Evaporation
➡Evaporieren, ➡Verdunstung.
Ein Verfahren, bei dem ein flüchtiger Stoff vom flüssigen in den gasförmigen Zustand übergeht.

Evaporieren
➡Evaporation, ➡Verdunstung.

Evolution
(lat. *evolvere*, herausrollen, auswickeln, entwickeln) Die Entwicklungsgeschichte der Natur und der Kultur. Hier als stammesgeschichtliche Entwicklung der Lebewesen, die durch ➡Mutation und ➡Selektion erfolgt.

Exacerbatio
➡Exazerbation.

Exazerbation
(lat. *exacerbare*, aufbringen, aufstacheln) ➡Exacerbatio.

Die deutliche Verschlimmerung der Symptome einer bereits bestehenden, in der Regel chronischen Erkrankung. Tritt die Verschlimmerung plötzlich auf, spricht man von akuter Exazerbation.

Excrementum
➡Exkrement, ➡Exkret.

Excretio
➡Exkretion, ➡Ausscheidung.

Exhalat
(lat. *halare*, hauchen) Kondensierte ➡Feuchtigkeit in der Ausatemluft. Exhalat-Analysen werden zur Messung des Therapieerfolgs verwendet.

Exitus
➡Tod, ➡Mors.

Exitus letalis
Tödlicher Ausgang.

Exkrement
(lat. *excernere*, ausscheiden) ➡Exkret, ➡Excrementum.
Die vom Organismus nicht weiter verwertbare ➡Stoffwechselendprodukte, die über verschiedene Wege ausgeschieden werden.

Exkret
➡Exkrement, ➡Excrementum.

Exkretion
(lat. *excernere*, ausscheiden) ➡Excretio, ➡Ausscheidung.
Die Abgabe bzw. Ausscheidung von ➡Stoffwechselprodukten und Substanzen verschiedener Art aus dem Organismus. Diese Ausscheidung kann erfolgen über: ➡Lunge (Abatmung), ➡Haut (Abgabe über ➡Schweiß- und ➡Talgdrüsen, ➡Haare oder über ➡Evaporation), ➡Niere (Ausscheidung im ➡Harn), ➡Leber (➡Metabolisierung und Abgabe über die ➡Galle in den ➡Darm), ➡Dickdarm (➡Sekretion ins ➡Lumen),

➡Brustdrüse (Abgabe über ➡Muttermilch).

Exocrinocytus parietalis
➡Parietalzelle, ➡Belegzelle.

Exogen
Prozesse, die von außen auf den Körper einwirken.

Exokrin
(griech. *krinein*, trennen) Der Sekretionsmodus von ➡Drüsen bzw. Drüsenzellen, die ihre Produkte an äußere (Haut) oder innere Oberflächen (Darmlumen, Urogenitaltrakt) abgeben. Exokrine Drüsen geben ihr Sekret nicht in den ➡Blutkreislauf ab.

Exokrine Drüse
Drüse, die ihr ➡Sekret an innere oder äußere Oberflächen abgibt.

Expektorans
(Pl. Expektorantien; lat. *ex*, heraus und *pectus*, Brustkorb) ➡Expectorans, ➡Mukolytikum, ➡Sekretolytikum, ➡Schleimlöser, ➡Hustenlöser. Arzneimittel, das den ➡Auswurf bzw. das ➡Abhusten von ➡Bronchialschleim fördern.

Expektorat
➡Sputum, ➡Auswurf.

Expektoration
Ein ➡Abhusten von ➡Bronchialschleim oder Fremdkörpern aus den ➡Atemwegen.

Expertenstandard
Herausgegeben vom ➡Deutschen Netzwerk für Qualitätsentwicklung in der Pflege (DNQP), gelten als pflegewissenschaftlich fundierter Überblicks des wissenschaftlichen Kenntnisstandes. In der deutschen Rechtsprechung werden die Expertenstandards als Darstellung des anerkannten und aktuellen Stands der Pflegeforschung angesehen. Sie gelten als vorweggenommenes Sachverständigengutachten für den Maßstab pflegerischer Sorgfalt.

Expiratory Positive Airway Pressure
➡EPAP, ➡Positiver exspiratorischer Atemwegsdruck.

Expit®
Ein ➡Arzneimittel zur schleimlösenden Behandlung bei ➡akuten und ➡chronischen Erkrankungen der ➡Bronchien und der ➡Lunge mit zähem Schleim.

Exploration
(lat. *explorare*, ausforschen, erkunden) In der Medizin die gezielte Erhebung von physischen oder psychischen Krankheitsbefunden durch den Arzt.

Exposition
(lat. *exponere*, aussetzen) Der beabsichtigte oder unbeabsichtigte Kontakt bzw. das Ausgesetztsein des Organismus oder seiner Teilstrukturen gegenüber externen Einflüssen (biologischen, physikalischen, chemischen, psychischen oder anderen).

Expression
➡Genexpression, ➡Exprimierung.

Exprimierung
➡Genexpression, ➡Expression.

Exsikkation
➡Exsikkose, ➡Austrocknung, ➡Dehydration.

Exsikkose
(lat. *ex*, aus und *siccatio*, Trocknung) ➡Austrocknung, ➡Exsikkation, ➡Dehydration.
Hier: die Austrocknung eines lebenden Organismus, die durch eine negative Flüssigkeitsbilanz entsteht.

Exspiratio
➡Exspiration, ➡Ausatmung, ➡Exspirium.

Exspiration
(lat. *exspirare*, ausatmen) →Ausatmung, →Exspirium, →Exspiratio.
Die Phase des →Atemzyklus, in der die →Atemluft wieder aus →Lunge und →Atemwegen entfernt wird.

Exspirationszeit
Die Zeit, die man zur →Ausatmung benötigt oder die über ein →Respirator vorgegeben wird.

Exspiratorisch
Auf die Ausatmung bezogen.

Exspiratorische Atemhilfsmuskulatur
Muskel, die die →Ausatmung unterstützen: →Musculus rectus abdominis, →Musculus transversus abdominis, →Musculus obliquus externus abdominis, →Musculus obliquus internus abdominis, →Musculus quadratus lumborum, →Musculus latissimus dorsi, →Musculus transversus thoracis.

Exspiratorischer Spitzenfluss
→Peak-Flow, →Spitzenfluss, →Peak expiratory flow, →PEF, →Ausatmungsspitzenfluss.

Exspiratorisches Reservevolumen
→ERV.
Das →Lungenvolumen, das nach normaler →Exspiration bei forcierter Atmung noch zusätzlich ausgeatmet werden kann (i.d.R. ca. 1,2 Liter).

Exspirium
→Exspiration, →Ausatmung, →Exspiratio.

Exsudat
Die bei →Exsudation gebildete Flüssigkeit.

Exsudation
(lat. *exsudare*, ausschwitzen, abfließen) Ein entzündlich bedingter Austritt von Blutbestandteilen aus den →Kapillaren in das umliegende →Gewebe bzw. auf eine innere oder äußere Oberfläche.

Exsufflation
Forciertes Entfernen von Gasen oder Dämpfen aus einer Körperhöhle bzw. aus einem Hohlorgan.

Externus
Äußere, außen gelegen.

Extracerebral
→Extrazerebral.

Extrakorporal
Außerhalb des Körpers.

Extrakt
(lat. *extrahere*, herausziehen) →Auszug.
In der →Pharmazie eine flüssige, halbfeste oder feste Zubereitung, die aus biologischen Materialien gewonnen wird.

Extraparenchymal
Außerhalb der spezifischen →Zellen eines →Organs.

Extrapulmonal
Außerhalb der →Lunge.

Extrapyramidales System
→Extrapyramidalmotorisches System, →EPMS.

Extrapyramidalmotorisches System
→Extrapyramidales System, →EPMS.
Alle ins →Rückenmark ziehenden →motorischen Bahnen, die nicht der →Pyramidenbahn angehören.

Extraschlag
→Extrasystole.

Extrasystole
→Extraschlag.
Eine Herzaktion, die außerhalb des normalen →Sinusrhythmus auftritt.

Extrasystolen gehören zu den ➡Herz-rhythmusstörungen.

Extrathorakal
Außerhalb des ➡Brustkorbs.

Extrazellulär
Außerhalb einer ➡Zelle.

Extrazelluläre Matrix
➡Interzellularsubstanz, ➡Interzellu-larmatrix, ➡Interzellulärmatrix, ➡Ext-razellularmatrix, ➡EZM.
Gesamtheit aller ➡Makromoleküle im ➡Interzellularraum, also eine zusam-mengesetzte Struktur, die sich außer-halb der ➡Zellen befindet.

Extrazellularmatrix
➡Extrazelluläre Matrix, ➡Interzellu-larsubstanz, ➡EZM, ➡Interzellular-matrix, ➡Interzellulärmatrix.

Extrazellularraum
➡Extrazellulärraum, ➡EZR.

Extrazellulärraum
➡Extrazellulärraum, ➡EZR.
Der Raum eines ➡Gewebes oder eines ➡Organismus, der sich außerhalb der ➡Zellen befindet.

Extrazerebral
➡Extracerebral.
Außerhalb des Gehirns gelegen.

Extremitas
➡Extremität, ➡Membrum, ➡Glied-maße.

Extremität
(lat. *extremus*, der äußerste) ➡Extre-mitas, ➡Membrum, ➡Gliedmaße.
Die Gliedmaßen beim Menschen: den Arm als obere Extremität und das Bein als untere Extremität. Die Enden der Extremitäten bezeichnet man als ➡Akren.

Extremitätenschmerz
➡Gliederschmerz.

Extrinsic Factor
➡Cobalamin, ➡Vitamin B_{12}, ➡Antiper-niziosa-Faktor, ➡Coenzym B_{12}.

Extrinsisch
(lat. *extrinsecus*, von außen, außer-halb) Im medizinischen Sprachge-brauch verwendet mit: außerhalb ge-legen, außerhalb, von außen, exogen, von außen kommend, von außen ein-wirkend.

Extrinsischer PEEP
Einstellung eines unteren Druckni-veaus am ➡Respirator im Rahmen ei-ner ➡Beatmung, um die ➡Oxygenie-rung zu verbessern und einer ➡At-elektasenbildung vorzubeugen.

Extubation
➡Dekanülierung.
In der Medizin die Entfernung eines ➡Endotrachealtubus aus dem ➡La-rynx bzw. aus der Trachea. Die Ent-fernung einer ➡Trachealkanüle oder Tracheotomiekanüle wird ebenfalls als Extubation bezeichnet.

Exzitation
➡Erregung.

EZ
➡Ernährungszustand.

EZM
➡Extrazelluläre Matrix, ➡Interzellu-larsubstanz, ➡Extrazellularmatrix, ➡Interzellularmatrix, ➡Interzellulär-matrix.

EZR
➡Extrazellularraum, ➡Extrazellulär-raum.

F

F.O.T.T.
➡Facio-Orale Trakt Therapie.

Facetten-Klassifikation
Mehrdimensionale Stadieneinteilungen für Krankheitsbilder, die eine differenzierte Schweregradeinteilung erlauben, indem sie definierten Qualitäten unabhängige Ausprägungen zuordnen.

Fachsprache
Die für ein bestimmtes Fachgebiet oder für eine bestimmte Branche geltende Sprache.

Facialis
Zum Gesicht gehörig.

Facies
(lat. *facies*, Gesicht) ➡Fazies.
In der Anatomie das ➡Gesicht sowie im weiteren Sinn die Seite bzw. Oberfläche einer anatomischen Struktur.

Facio-Orale Trakt Therapie
➡F.O.T.T.
Ein interdisziplinärer Ansatz in der Rehabilitation zur Behandlung von Patienten mit Hirnschädigung. Mit den Übungen sollen Schluckstörungen, Atem- und Sprechstörungen gebessert werden.

Faeces
➡Stuhl, ➡Fäzes, ➡Kot.

Faktor I
➡Fibrinogen, ➡Plasma-Fibrinogen, ➡Gerinnungsfaktor I.

Faktor Ia
➡Fibrin.

Faktor IV
➡Kalzium, ➡Calcium.

Fallbericht
➡Kasuistik, ➡Fallgeschichte, ➡Fallbeschreibung.

Fallbeschreibung
➡Kasuistik, ➡Fallgeschichte, ➡Fallbericht.

Fallgeschichte
➡Kasuistik, ➡Fallbeschreibung, ➡Fallbericht.

Fallmanagement
➡Casemanagement, ➡Case Management, ➡Case-Management, ➡Versorgungsmanagement.
Ein Ablaufschema in der sozialen Arbeit. Eine Verfahrensweise in Humandiensten und ihrer Organisation zu dem Zweck, bedarfsentsprechend im Einzelfall eine nötige Unterstützung, Behandlung, Begleitung, Förderung und Versorgung von Menschen angemessen zu bewerkstelligen. Ziel ist es, im individuellen Fall prozesshaft die zeitlichen und räumlichen Dimensionen des Versorgungsgeschehens zu erfassen, mit den unterschiedlichen Akteuren gemeinsame Ziele festzulegen und über eine bestimmte Zeitspanne oder den gesamten Betreuungsverlauf hinweg die Koordination der Versorgung eines Patienten sicherzustellen.

Fallsucht
➡Epilepsie, ➡Epilepsia, ➡Krampfleiden, ➡Epileptischer Krampfanfall.

Fascia
➡Faszie, ➡Muskelhaut, ➡Muskelbinde.

Fascia superficialis
➡Körperfaszie.

Fasciculus

(lat. *fasciculus*, kleines Bündel) →Faszikel.
In der →Anatomie und →Histologie Strukturen, die dadurch, dass sie andere, kleinere Substrukturen zusammenfassen, an ein Bündel erinnern.

Faser

(lat. *fibra*, Faser) Aus lang gestreckten Proteinen bestehende Strukturbestandteile der →extrazellulären Matrix. Im weiteren Sinn dient der Begriff Faser in der Medizin als makroskopische Beschreibung für alle lang gestreckten anatomischen Strukturen, die einen im Verhältnis zur Länge deutlich geringeren Durchmesser haben.

Faserprotein

→Strukturprotein.

Fassthorax

Ein kurzer und breiter, fassförmiger →Brustkorb, der in der Inspirationsstellung fixiert ist.

Faszie

(lat. *fascia*, Binde) →Fascia, →Muskelhaut, →Muskelbinde.
Eine flächige, derbe Hüllschicht aus →Bindegewebe, die einzelne →Muskeln, Muskelgruppen oder ganze Körperabschnitte umgeben kann.

Faszikel

→Fasciculus.

Fatigue

(franz. *Fatigue*, Erschöpfung) →Fatigue-Syndrom, →FS, →Erschöpfungssyndrom.
Ein →Syndrom, das als Begleiterscheinung verschiedener chronischer Krankheiten auftritt. Eine außerordentliche Müdigkeit. Eine krankhafte Erschöpfung, die sich nicht durch normale Erholungsmechanismen beheben lässt.

Fatigue-Syndrom

→Fatigue, →FS, →Erschöpfungssyndrom.

Fäulnis

→Späte Leichenerscheinungen, →Kadaveröse Phase, →Verwesung, →Autolyse.
Fortschreitende anaerob-bakterielle Leichenzersetzung durch überwiegend reduktive Prozesse mit Entwicklung faulig riechender Gase.

Fäzes

→Stuhl, →Faeces, →Kot.

Fazialislähmung

→Fazialisparese, →Gesichtslähmung.

Fazialisparese

→Fazialislähmung, →Gesichtslähmung.
Die →Lähmung des →Nervus facialis.

Fazies

→Facies, →Gesicht.

Fe

→Eisen, →Ferrum.

FEES

→Videoendoskopische Schluckuntersuchung, →Fiberendoskopische Schluckuntersuchung.

Fehlbildung

→Malformation, →Missbildung.
Von der Norm abweichende Gestaltungsanomalien von →Organen oder des gesamten →Organismus. Sie sind häufig →genetisch bedingt.

Feinmotorik

Die Bewegungsabläufe in fortgeschrittenen oder ausgereiften Lernstadien. Der Begriff bezieht sich v.a. auf die Motorik der →Hand, →Fingers, des →Mundes sowie der →Mimik.

Fel

→Galle, →Bilis, →Gallenflüssigkeit.

Femoralarterie
→Arteria femoralis, →Oberschenkel-
schlagader, →Leistenarterie.

Femur
→Oberschenkelknochen, →Ober-
schenkelbein, →Oberschenkel, →Sty-
lopodium.

Fensterung
→Gefensterte Trachealkanule, →Sie-
bung, →Stimmbildung, →Phonation.
Eine oder mehrere Öffnungen in der
Krümmung der →Trachealkanüle.

Fentanyl
→Phentanyl.
Ein hochpotentes, →synthetisches
→Analgetikum, das sich in seinen
pharmakologischen Eigenschaften
vom →Morphin ableitet und damit zu
den →Opioiden zählt. Im Vergleich
zum Bezugsstoff Morphium weist das
Fentanyl eine etwa 100-fache Wirk-
stärke auf.

Ferment
→Enzym.

Ferrum
→Eisen, →Fe.

Ferse
→Hacke, →Calcis.
Eine Vorwölbung am →posterioren
Teil des →Fußes.

Fett
→Lipid.
Die Gruppe der →Neutralfette, die in
ihrer Grundsubstanz aus →Kohlen-
stoff, →Wasserstoff und →Sauerstoff
bestehen. Im übertragenen Sinn wird
Fett auch zur Bezeichnung des Kör-
perfetts und damit des →Fettgewebes
verwendet.

Fettabweisend
→Lipophob, →Fettunlöslich.

Fettgewebe
Ein spezialisiertes, →metabolisch aktives →Gewebe, das v.a. aus →Fettzel-
len besteht.

Fettgewebszelle
→Adipozyt, →Fettzelle, →Lipozyt.

Fettleibigkeit
→Adipositas, →BMI, →Übergewicht,
→Fettsucht, →Obesitas.

Fettliebend
→Lipophil, →Fettlöslich.

Fettlöslich
→Lipophil, →Fettliebend.

Fettlöslichkeit
→Lipophilie.

Fettsäure
(Pl. Fettsäuren) →Aliphatische →Mo-
nocarbonsäuren, die aus einer langen,
unverzweigten →Kohlenwasserstoff-
kette und einer endständigen →Car-
boxylgruppe bestehen.

Fettstoffwechsel
→Lipidstoffwechsel.

Fettstoffwechselstörung
→Lipidstoffwechselstörung, →Dyslipi-
dämie, →Dyslipoproteinämie.
Eine Verschiebung der Zusammensetzung der →Lipide im →Blut.

Fettsucht
→Adipositas, →Obesitas, →Fettleibig-
keit, →BMI.

Fettunlöslich
→Lipophob, →Fettabweisend.

Fettunlöslichkeit
→Lipophobie.

Fettzelle
→Adipozyt, →Fettgewebszelle, →Lip-
ozyt.

Fetus
(lat. *fetus*, Brut, Nachkommenschaft)
→Fötus, →Foetus.

Der menschliche ➡Embryo nach Ausbildung der inneren Organe während der Schwangerschaft (ab der 9. Schwangerschaftswoche bis zur Geburt).

Feuchte
➡Feuchtigkeit.

Feuchtigkeit
➡Feuchte.
Der Flüssigkeitsgehalt eines Gases, Stoffs oder Gewebes. In erster Linie ist dabei der Wassergehalt gemeint.

Feuchtinhalation
Mittels eines ➡ Ultraschall-, ➡Düsen- oder ➡Membranverneblers, o.Ä., wird aus einer flüssigen Wirkstofflösung ein ➡inhalierbarer ➡Aerosol (genau definierte Tröpfchengrößen) hergestellt. Dabei werden atemwegserweiternde, schleimlösende, entzündungshemmende oder auch antibiotisch wirkende Medikamente vernebelt. Eingesetzt werden entweder eine Trägerlösung (➡Kochsalzlösung) mit dem ➡Medikament oder eine gebrauchsfertige Lösung.

FEV_1
➡Sekundenkapazität, ➡Forciertes exspiratorisches Volumen, ➡Tiffeneau-Index, ➡Tiffeneau-Test, ➡Einsekundenkapazität, ➡Relatives forciertes exspiratorisches Volumen, ➡Relative Sekundenkapazität, ➡$rFEV_1$.
Ein Wert der ➡Lungenfunktionsprüfung. Forciertes exspiratorisches Volumen in einer Sekunde (75-80% der ➡Vitalkapazität).

Fiberendoskopische Schluckuntersuchung
➡Videoendoskopische Schluckuntersuchung, ➡FEES.

Fibrae corticospinales
➡Pyramidenbahn, ➡Tractus corticospinalis, ➡Tractus pyramidalis.

Fibrin
(lat. *fibra*, Faser) ➡Faktor Ia.
Ein hochmolekulares, nicht wasserlösliches ➡Protein, das bei der ➡Blutgerinnung durch enzymatische Einwirkung von ➡Thrombin aus ➡Fibrinogen (➡Gerinnungsfaktor I) entsteht.

Fibrinogen
➡Plasma-Fibrinogen, ➡Faktor I, ➡Gerinnungsfaktor I.
Ein ➡Glykoprotein, das in der ➡Leber produziert wird. Es spielt eine zentrale Rolle in der ➡Blutgerinnung. Fibrinogen ist außerdem ein Blutprodukt, das zur Gerinnungssubstitution verwendet werden kann.

Fibroblast
(lat. *fibra*, Faser) ➡Zellen, die ein Hauptbestandteil des ➡Bindegewebes sind.

Fibrocartilago intervertebralis
➡Bandscheibe, ➡Zwischenwirbelscheibe, ➡Discus intervertebralis.

Fibrose
Eine Gewebeveränderung, die durch die ➡pathologische Vermehrung von ➡Bindegewebszellen und ➡Kollagenfasern gekennzeichnet ist. Fibrosen können einzelne ➡Gewebe oder ➡Organe, aber auch ganze ➡Organsysteme betreffen.

Fibrosierende Lungenerkrankung
➡Lungenfibrose, ➡Lungenparenchymerkrankung.

Fibrosis cystica
➡Mukoviszidose, ➡Cystische Fibrose, ➡Zystische Fibrose, ➡Pankreasfibrose, ➡CF.

Fibrothorax
➡Pleuraschwiele, ➡Pleuraschwarte, ➡Pleurale Fibrose.

Fibrozyt
➡Bindegewebszelle, ➡Spindelzelle.

Zellen des ➡Bindegewebes, die zwischen den ➡Fasern der ➡Extrazellulärmatrix liegen.

Fieber
(lat. *febris*, Fieber) ➡Pyrexie.
Eine Erhöhung der ➡rektal gemessenen Körpertemperatur über den Normwert von 37°C. Häufig wird auch ein Grenzwert von 38-38,5°C angegeben und der Zwischenbereich als „subfebrile" Temperatur bezeichnet.

Filia
➡Metastase, ➡Tochtergeschwulst, ➡Tumorabsiedelung.

Filtration
Ein mechanisches Trennverfahren, bei dem mittels eines Filters Partikel bzw. ➡Moleküle aus einer ➡Suspension oder einem ➡Aerosol abgetrennt werden. Physiologisch unterscheidet man: ➡Kapilläre Filtration und ➡Glomeruläre Filtration.

Finger
(lat. *digitus*; griech. *daktylos*) ➡Digitus manus, ➡Digitus, ➡Daktylos.
Die fünf Endglieder der menschlichen ➡Hand. In der ➡Anatomie sind sie nach folgendem Schema systematisch durchnumeriert: ➡Daumen, ➡Zeigefinger, ➡Mittelfinger, ➡Ringfinger, ➡Kleiner Finger.

Fingertip
Öffnung u.a. an ➡Absaugkathetern, die durch das Verschließen bzw. Freigeben mit dem Finger den Saugvorgang fortsetzt oder unterbricht.

FiO₂
➡Fraktionierte inspiratorische Sauerstoffkonzentration, ➡Inspiratorische Sauerstofffraktion.

First-Pass-Effekt
➡First-Pass-Metabolismus.
Mit dem Begriff First-Pass-Effekt bezeichnet man die ➡Metabolisierung eines ➡Pharmakons in der ➡Leber nach der ➡Resorption im ➡Magen-Darm-Trakt. In der ➡Pharmakokinetik wird unter dem Begriff First-Pass-Effekt die extrahierte Menge eines ➡Arzneimittels nach der ersten ➡Leberpassage verstanden.

First-Pass-Metabolismus
➡First-Pass-Effekt.

Fissura longitudinalis
Teilt das ➡Großhirn in seine zwei ➡Hemisphären.

Fistel
(lat. *fistula*, Pfeife, Röhr) Eie pathologische oder künstlich angelegte rohrförmige Verbindung zwischen zwei Hohlorganen bzw. zwischen einem Organ und der Körperoberfläche.

Fistelgang
a) röhrenförmige, mit Granulationsgewebe oder Epithelgewebe ausgekleidete Verbindung zwischen Körperhöhlen bzw. Hohlorganen.
b) therapeutisch angelegte Kurzschlussverbindung, z. B. ➡Shunt.

Fixierung
(lat. *fixare*, befestigen, festlegen) Hier: Jede mechanische Bewegungseinschränkung eines Patienten. Ziel der Fixierung ist die akute Abwehr einer Gefahr für ➡Leben und ➡Gesundheit von Personen.

Fixkombination
➡Kombinationspräparat, ➡Kombipräparat, ➡Wirkstoffkombination.

Flatulenz
(lat. *flatus*, Wind) ➡Blähung, ➡Incontinentia flati.
Das vermehrte Abgehen von im ➡Darm entstehenden oder transportierten Gasen als ➡Flatus über den ➡After.

Flatus
(lat. *flatus*, Wind) ➡Blähung, ➡Wind, ➡Flatulenz.
Das Abgehen von im ➡Darm entstehenden oder transportierten Gasen über den ➡After.

Flexio
➡Flexion, ➡Beugung.

Flexion
(lat. *flectere*, biegen, beugen) ➡Beugung, ➡Flexio.
Die aktive oder passive Beugebewegung eines ➡Gelenks.

Flimmerepithel
Ein spezialisiertes ➡Epithel, das aus ➡Epithelzellen besteht, die bewegliche ➡Flimmerhärchen besitzen. Das Flimmerepithel der ➡Atemwege bezeichnet man als ➡respiratorisches Flimmerepithel.

Flimmerhärchen
➡Zilie, ➡Cilium, ➡Kinozilie, ➡Kinozilium.

Flora intestinalis
➡Darmflora, ➡Darmmikrobiom.

Flow
(engl. *flow*, Fließen, Rinnen, Strömen) ➡Strömungsgeschwindigkeit, ➡Gasfluss.
Es ist eine Geschwindigkeitsangabe, mit der das Volumen verabreicht wird (Volumen pro Zeiteinheit). Siehe auch ➡Beatmungsparameter.

Flüssigkeit
Der Zustand der Materie, der keine definierte From hat und sich durch leichte Verformbarkeit und Teilbarkeit auszeichnet.

Flüssigkeitsansammlung
➡Ödem.

Flüssigkeitsbilanz
➡Wasserbilanz.

In der Medizin die Bilanz aus aufgenommener und ausgeschiedener bzw. abgegebener Flüssigkeitsmenge.

Flüssigsauerstoff
➡Liquid Oxygen, ➡LOX.
Die flüssige Form des Elements ➡Sauerstoff.

Flutter
➡VRP, ➡Vario-resistance-pressure.
Bestimmte Medizinprodukte, die Patienten mit Lungenfunktionstörungen und anderen Erkrankungen das Abhusten von Sekret erleichtern können. Diese Atemtherapiegeräte bestehen aus einem Mundstück und einer Metallkugel, die in einem Trichter liegt und einen Widerstand beim Ausatmen bildet. Während der Ausatemphase wird im Bronchialsystem ein oszillierender Gegendruck erzeugt, der den Schleim lockert und einen Kollaps der Atemwege verhindert. Dadurch bleiben die Bronchien offen, und es kann leichter abgehustet werden.

Foetor
➡Atemgeruch.

Foetus
➡Fetus, ➡Fötus.

Fokal
(lat. *focus*, Brennpunkt) Herdförmig bzw. einen ➡Krankheitsherd betreffend oder von einem ➡Herd ausgehend. Siehe auch ➡Herdgeschehen, ➡Fokus.

Fokus
➡Krankheitsherd, ➡Herd, ➡Herdgeschehen, ➡Fokal.

Folliculi lymphatici aggregati
➡Peyer-Plaque, ➡Peyer'sche Plaque, ➡Peyer-Platte, ➡Peyer-Drüse.

Folliculus
➡Follikel.

Folliculus lymphaticus
➡Lymphfollikel, ➡Nodulus lymphaticus, ➡B-Zone, ➡B-Zell-Region.

Folliculus pili
➡Haarfollikel, ➡Haarbalg.
Die Strukturen, welche die ➡Haarwurzel umgeben und dadurch das ➡Haar in der ➡Haut verankern.

Follikel
(lat. *folliculus*, Bläschen) ➡Folliculus.
Bläschenförmige Hohlraumstrukturen oder Zellkonglomerate.

Folsäure
(lat. *folium*, Blatt) ➡Pteroylglutaminsäure, ➡Vitamin B$_9$.
Ein weit verbreitetes wasserlösliches ➡Vitamin. Folsäure wird vor allem für den ➡Purin- und ➡Pyrimidinstoffwechsel benötigt. Der Tagesbedarf ist altersabhängig.

Fonation
➡Phonation, ➡Stimmbildung.

Foramen caecum linguae
Eine kleine Einsenkung im Bereich des ➡Zungengrunds.

Foramen vertebrale
➡Wirbelloch.

Forcieren
(franz. *Forcer*, sprengen, gewaltsam öffnen oder zwingen) Mit Gewalt beschleunigen bzw. erzwingen oder steigern; etwas verstärkt zu beschleunigen.

Forciertes exspiratorisches Volumen
➡Sekundenkapazität, ➡Tiffeneau-Index, ➡Tiffeneau-Test, ➡Einsekundenkapazität, ➡Relatives forciertes expiratorisches Volumen, ➡Relative Sekundenkapazität, ➡rFEV$_1$, ➡FEV$_1$.
Das Volumen (in Litern), das sich bei forcierter, d.h. maximal beschleunigter ➡Exspiration innerhalb einer Se-

kunde ausatmen lässt. Die Einsekundenkapazität beträgt normalerweise 75-85 % der ➡Vitalkapazität.

Forensische Medizin
➡Rechtsmedizin, ➡Gerichtsmedizin.

Formatio reticularis
(lat. *rete*, Netz) ➡Substantia reticularis.
Eine netzartige Anordnung aus grauer (➡Substantia grisea) und weißer Substanz (➡Substantia alba), die den ganzen ➡Hirnstamm bis zum ➡Rückenmark durchzieht. Sie besteht aus diffus verteilten ➡Kerngebieten, die netzförmig miteinander verbunden und ➡makroskopisch schwer abgrenzbar sind.

Fortbewegung
➡Bewegung, ➡Lokomotion.

Fortpflanzung
➡Reproduktion.
Der biologische Prozess der Entstehung von genetisch identischen oder weitgehend identischen Individuen durch Weitergabe von ➡genetischem Material an eine nachfolgende Generation.

Fortpflanzungsorgan
➡Geschlechtsorgan, ➡Organum genitalium, ➡Genital, ➡Genitale, ➡Reproduktionsorgan, ➡Sexualorgan.

Fortsatz
➡Processus.

Fortschreitend
➡Progredient.

Fossa rhomboidea
➡Rautengrube.

Fotorezeptor
➡Photorezeptor.

Fotosynthese
➡Photosynthese.

Fötus
→Fetus, →Foetus.

Foudroyant
→Fulminant, →Blitzartig.

Fractura
→Fraktur, →Knochenbruch, →Knochenfraktur.

Fraktionierte inspiratorische Sauerstoffkonzentration
→Inspiratorische Sauerstofffraktion, →FiO₂.
Der Anteil des Sauerstoffs im Inspirationsgas.

Fraktur
(lat. *frangere*, brechen) →Knochenbruch, →Knochenfraktur, →Fractura.
Eine komplette oder inkomplette Kontinuitätsunterbrechung des Knochengewebes.

Frau
Ein weiblicher, erwachsener Mensch.

FRC
→Funktionelle Residualkapazität, →Funktionelles Reservevolumen, →FRV, →FRK.

Freitod
→Suizid, →Suicidium, →Selbstmord, →Selbsttötung, →Mors voluntaria.

Freiverkäufliche Arzneimittel
Arzneimittel, die gemäß § 44 →Arzneimittelgesetzes, von der Apothekenpflicht ausgenommen sind. Sie bedürfen keiner zusätzlichen Beratung durch einen Apotheker und können außerhalb der →Apotheke abgegeben werden, jedoch nur wenn der Unternehmer (Einzelhändler) die erforderliche Sachkenntnis nach § 50 →AMG nachweisen kann.

Fremdkörper
→Corpus alienum, →Fremdpartikel.
Im medizinischen Sinn ist ein Festkörper, der - absichtlich oder zufällig - von außen her in ein →Gewebe, eine

Körperhöhle oder ein Hohlorgan des menschlichen →Körpers eingebracht wurde.

Fremdkörperaufnahme
→Phagozytose.

Fremdpartikel
→Fremdkörper, →Corpus alienum.

Fremdreflex
(lat. *reflectere*, zurückbiegen) →Polysynaptischer Reflex.
Ein Reflex, bei dem →Rezeptor und →Effektor im Gegensatz zum →Eigenreflex meist nicht im gleichen →Organ liegen.

Frenopect®
Ein →Arzneimittel, das bei →akuten und →chronischen Lungenerkrankungen eingesetzt wird, die mit einer Störung von Schleimbildung und -transport verbunden sind.

Frequenz
→Häufigkeit, →Menge, →Anzahl.
Häufigkeit eines Vorgangs in einer Zeiteinheit

Fresszelle
→Makrophagen, →Große Freßzellen, →Phagozyt.

FRK
→Funktionelle Residualkapazität, →FRC, →Funktionelles Reservevolumen, →FRV.

Frontal
(lat. *frons*, Stirn) Zur →Stirn gehörig oder im weiteren, gebräuchlicheren Sinne parallel zur Stirn (in der Frontalebene) verlaufend.

Frontalhirn
→Frontallappen, →Lobus frontalis.

Frontallappen
→Lobus frontalis, →Frontalhirn.
Ein anatomischer Teil des →Großhirns. Sein topografisches Areal erstreckt sich vom vorderen Hirnpol bis

zum ➡Sulcus centralis. Er gehört zum ➡Neokortex. Ein wichtiger Teil des Frontallappens ist der ➡Motorkortex, der die Willkürbewegungen steuert.

Frontotemporale Demenz
➡Morbus Pick, ➡Pick-Atrophie, ➡Maladie de Pic.

Froschatmung
➡Glossopharyngeale Atmung.

Fruchtzucker
➡Fruktose, ➡Lävulose, ➡Fructose.

Fructose
➡Fruktose, ➡Lävulose, ➡Fruchtzucker.

Fruktose
➡Lävulose, ➡Fruchtzucker, ➡Fructose.
Ein natürlich vorkommendes, süß schmeckendes ➡Monosaccharid.

Frustran
(lat. *frustra*, vergebens, vergeblich) Vergeblich oder ohne Ergebnis, ohne Effekt.

FRV
➡Funktionelle Residualkapazität, ➡FRC, ➡FRK, ➡Funktionelles Reservevolumen.

FS
➡Fatigue, ➡Fatigue-Syndrom, ➡Erschöpfungssyndrom.

Fühlen
➡Sensibilität, ➡Empfindlichkeit, ➡Gefühl.

Führungsdraht
➡Mandrin, ➡Führungsstab, ➡Obturator.

Führungsstab
➡Mandrin, ➡Obturator, ➡Führungsdraht.

Fulminant
➡Foudroyant, ➡Blitzartig.

Bezeichnung einer Erkrankung, die sich plötzlich, schnell und schwerwiegend entwickelt.

Functio laesa
(lat. *functio*, Verrichtung, Tätigkeit und *laesus*, gestört, verwundet) ➡Eingeschränkte Funktion, ➡Funktionseinschränkung, ➡Entzündungszeichen.
Die gestörte Funktion eines ➡Gewebes, bzw. eines Körperteils oder ➡Organs.

Fundus ventriculi
➡Magenfundus.
Der kuppelförmig gewölbte Teil des ➡Magens, der links neben dem ➡Mageneingang gelegen ist.

Fungi
➡Pilz, ➡Mycobionta, ➡Chitinpilz.

Fungistatikum
(Pl. Fungistatika) ➡Fungizide, ➡Pilzmittel, ➡Antipilzmittel, ➡Antimycotica, ➡Antimykotika.
Arzneimittel zur Behandlung von Pilzinfektionen. Die meisten Antimykotika stören die Bildung der ➡Zellwände der ➡Pilze und hemmen sie so im Wachstum oder töten sie ab.

Fungizide
➡Fungistatikum, ➡Pilzmittel, ➡Antipilzmittel, ➡Antimycotica, ➡Antimykotika.

Funktion
(lat. *functio*, Tätigkeit, Verrichtung) Aufgabe und Wirkweise einer Sache, bzw Tätigkeit.

Funktionell
(lat. *fungere*, verrichten) Die Tätigkeit, die Funktion betreffend.

Funktionelle Dysphagietherapie
➡Funktionelle Schlucktherapie.
Übungen zur Beeinflussung von Körperhaltung, Muskelspannung, ➡At-

mung, Bewegungskontrolle und Gedächtnis. Kopfhebeübungen (auch im Liegen) zur Kräftigung der Muskulatur oberhalb des ➡Kehlkopfes und zur Verbesserung der Öffnung der oberen Speiseröhrenmuskulatur.

Funktionelle Residualkapazität
➡Funktionelles Reservevolumen, ➡FRC, ➡FRV, ➡FRK.
Das Gasvolumen, welches nach einer normalen ➡Exspiration in Ruhe noch in den ➡Lungen verbleibt.

Funktionelle Schlucktherapie
➡Funktionelle Dysphagietherapie.

Funktioneller Shunt
➡Pulmonaler Rechts-Links Shunt, ➡Intrapulmonaler Shunt.
Diese Form des ➡Rechts-Links-Shunts entsteht durch unzureichende ➡Ventilation einzelner Lungenabschnitte oder behinderten Gasaustausch in den ➡Alveolen. Es findet eine Umverteilung des ➡Blutes auf besser belüftete Bereiche statt (➡Euler-Liljestrand-Mechanismus).

Funktioneller Totraum
Die Summe aus anatomischem und alveolärem Totraum. Beim Gesunden entspricht er in etwa dem Volumen des anatomischen ➡Totraums.

Funktionelles Reservevolumen
➡Funktionelle Residualkapazität, ➡FRC, ➡FRV, ➡FRK.

Funktionseinschränkung
➡Functio laesa, ➡Eingeschränkte Funktion.

Fuß
(lat. *pes*, Fuß) ➡Pes.
Bewegliche Einheit am Ende der unteren ➡Extremität, die zum Laufen und gegebenenfalls zum Tasten und Greifen befähigt.

Fußfläche
➡Fußsohle, ➡Planta pedis, ➡Regio plantaris pedis.

Fußsohle
➡Planta pedis, ➡Fußfläche, ➡Regio plantaris pedis.
Die von der ➡Ferse bis zu den ➡Zehen reichende Unterfläche der ➡Fußes.

G

Galactose
➜Galaktose, ➜Cerebrose.

Galaktose
➜Galactose, ➜Cerebrose.
Natürlich vorkommendes ➜Einfachzucker.

Galle
(griech. *cholé*, Galle) ➜Bilis, ➜Fel,
➜Gallenflüssigkeit.
Ein ➜Sekret, das in der ➜Gallenblase
gespeichert und bei Bedarf in das
➜Duodenum abgegeben wird.

Gallenblase
➜Vesica biliaris, ➜Vesica fellea.
Speicherorgan für maximal 30-80 ml
➜Galle. Siehe auch ➜Gastrointestinaltrakt, ➜Verdauungstrakt.

Gallenfarbstoff
➜Bilirubin.

Gallenflüssigkeit
➜Galle, ➜Bilis, ➜Fel.

Gallengänge
➜Gallenwege, ➜Gallengangsystem.

Gallengangsystem
➜Gallenwege, ➜Gallengänge.

Gallensäure
In der ➜Leber produzierte Abkömmlinge des ➜Cholesterins, die entscheidend bei der ➜Resorption von mit der
➜Nahrung aufgenommenen ➜Fetten
wirken.

Gallenwege
➜Gallengänge, ➜Gallengangsystem.
Die kanalartigen anatomischen Strukturen, welche die in der ➜Leber synthetisierte ➜Galle in den ➜Zwölfingerdarm befördern. Die ➜Gallenblase gehört im weiteren Sinn ebenfalls zu den
Gallenwegen.

Gamet
➜Keimzelle, ➜Geschlechtszelle.

Gammakamera
➜Szintigraphie.
Ein nuklearmedizinisches System.

Ganglienblockade
Die Hemmung der ➜Reizübertragung
in einem ➜Ganglion.

Ganglion
(Pl. Ganglien; griech. *gagglion*,
Schwellung, Knoten) Eine Ansammlung von ➜Nervenzellkörpern, aus der
eine Verdickung des Nervenstranges
resultiert. Besonders im ➜PNS werden
sie als Ganglien bezeichnet. Im ZNS
nennt man diese Ansammlungen
➜Nuclei.

Ganglion sensorium nervi spinalis
➜Spinalganglion, ➜Ganglion spinale,
➜Dorsalganglion.

Ganglion spinale
➜Spinalganglion, ➜Dorsalganglion,
➜Ganglion sensorium nervi spinalis.

Gänsegurgel
➜Tubusverlängerung.

Ganzgesichtsmaske
➜Total-Face-Maske, ➜Vollgesichtsmaske.

Ganzheitlich
Auf eine Ganzheit bezogen oder über
einzelne Fächer o.Ä. hinausgreifend
und so einen größeren Zusammenhang darstellend, allumfassend.

Ganzkörperplethysmographie
➜Bodyplethysmographie,
➜Plethysmografie.
Eine ➜Lungenfunktionsuntersuchung,
die eine graphische Darstellung gemessener Umfangsveränderungen

des ➡Körpers liefert. Die Ganzkörper-plethysmographie bestimmt den ➡Atmungswiderstand, das ➡intrathorakale Gasvolumen, und die ➡totale Lungenkapazität.

Garantenpflicht
Die Pflicht (zu einer Handlung und damit) zur Abwendung eines Erfolgs. Sie ergibt sich aus einer ➡Garantenstellung.

Garantenstellung
Die rechtliche Pflicht, in ein Geschehen einzugreifen, also zu handeln, um drohende Nachteile von einem Dritten abzuwenden.

Gasaustausch
Der Gasaustausch beschreibt den physikalischen Vorgang, bei dem sich zwei oder mehr Gase in einem definierten Raum neu verteilen. Im menschlichen Körper spielt der Gasaustausch durch ➡permeable ➡Membranen bei der ➡Atmung eine entscheidende Rolle. Für einen hinreichenden Gasaustausch im menschlichen Körper müssen drei Grundvoraussetzungen erfüllt sein:
Es muss eine ausreichende ➡Ventilation der Lunge gewährleistet sein;
Es muss eine ungestörte ➡Diffusion der Atemgase in den Alveolen erfolgen;
Die Lunge muss ausreichend durchblutet sein (➡Perfusion).

Gasaustauschstörung
Durch Veränderungen der Gasaustauschfläche (z.B. ➡Emphysem) und ➡Diffusionsstrecke (z.B. ➡Lungenfibrose) bedingte Störungen des ➡Gasaustausches, die zu einer verminderten ➡Ventilation der Lunge und verminderten ➡Sauerstoffsättigung des Blutes führen sowie zu ➡pH-Änderungen (z.B. ➡Alkalose, ➡Azidose), die ➡metabolisch ausgeglichen werden.

Gasfluss
➡Flow.

Gaster
➡Magen, ➡Ventriculus.

Gastral
Den Magen betreffend.

Gastroenteritis
➡Magen-Darm-Grippe.
Eine ➡Schleimhautentzündung von ➡Magen und ➡Dünndarm.

Gastroenterologie
Der Teilbereich der Inneren ➡Medizin, welcher sich mit der ➡Diagnostik, ➡Therapie und ➡Prävention von ➡Erkrankungen der ➡Verdauungsorgane beschäftigt.

Gastrointestinaltrakt
➡Magen-Darm-Trakt, ➡Magen-Darm-Kanal, ➡GIT, ➡MDT.
Der Hauptteil des Verdauungsapparates, der von der Speiseröhre bis zum Anus reicht. Der Gastrointestinaltrakt im engeren Sinn besteht aus folgenden Organen: ➡Ösophagus; ➡Magen; ➡Dünndarm mit ➡Duodenum, ➡Jejunum und ➡Ileum; Anhängende ➡Drüsen mit ➡Pankreas, ➡Leber und ➡Gallenblase; ➡Dickdarm mit ➡Caecum, ➡Colon, ➡Sigmoid und ➡Rektum; ➡Anus. Die Verwendung der Begriffe „Gastrointestinaltrakt" und „Verdauungstrakt" ist in der Literatur uneinheitlich. Siehe auch ➡Verdauungstrakt, ➡Unterer Verdauungstrakt.

Gastroösphageale Refluxkrankheit
➡Refluxkrankheit, ➡GERD.

Gastroparese
➡Magenatonie.
Eine ➡Motilitätsstörung des ➡Magens mit initial schlaffer ➡Lähmung, im späteren Verlauf hypotonem ➡Muskeltonus der Magenmuskulatur.

Gastrostomie
Die chirurgische Schaffung einer künstlichen Mündung des Magens auf der ➡Bauchdecke zur Anlage einer ➡Ernährungssonde.

Gaumen
(lat. *palatum*, Gaumen) ➡Palatum.
Das Dach der ➡Mundhöhle und den Boden der ➡Nasenhöhle. Der Gaumen kann in zwei Bereiche unterteilt werden: ➡Harter Gaumen (➡Palatum durum), ➡Weicher Gaumen (➡Palatum molle).

Gaumenbein
➡Os palatinum.
Ein Knochen des ➡Gesichtsschädels. Es trägt neben der Maxilla zur Abgrenzung von ➡Mund- und Nasenhöhle bei und stützt den hinteren Teil des harten ➡Gaumens.

Gaumenbogen
(lat. ➡*arcus palatinus*) ➡Arcus palatinus.
Zwei bogenförmige Weichteilfalten (➡vorderer Gaumenbogen und ➡hinterer Gaumenbogen), die vom seitlichen Rand des ➡Gaumensegels ausgehen.

Gaumendrüsen
➡Glandulae palatinae.

Gaumenmandel
➡Tonsilla palatina.
Ein mandelförmiges lymphatisches Organ, das zwischen dem ➡vorderen und ➡hinteren Gaumenbogen lokalisiert ist.

Gaumensegel
➡Weicher Gaumen, ➡Palatum molle, ➡Velum palatinum.
Eine bewegliche Weichteilfalte aus ➡Muskeln, ➡Bindegewebe und ➡Schleimhaut, die sich ➡posterior an den ➡harten Gaumen anschließt.

Gaumenzäpfchen
➡Uvula, ➡Zäpfchen.

G-BA
➡Gemeinsamer Bundesausschuss.

GCS
➡Glasgow Koma Skala, ➡Glasgow Coma Score, ➡Glasgow Coma Scale, ➡Komaskala.

Gebärmutter
➡Uterus.

Geblockte Trachealkanüle
Bei einer geblockten Trachealkanüle liegt etwas unterhalb der Kanülenkrümmung ein ➡Cuff, der im aufgeblasenen Zustand die Kanüle umschließt und sich an die Innenwand der ➡Luftröhre anlegt. Als Folge dieser Blockung (aufgeblasener Ballon) kann Atemluft nur noch durch die Kanüle ein- und ausströmen. Wenn Ein Mensch mit geblockter Trachealkanüle aspiriert, dann werden die aspirierten Konsistenzen von diesem Cuff aufgehalten und sammeln sich oberhalb dieser ➡Manchette.

Gebrauchsinformation
➡Beipackzettel, ➡Patienteninformation, ➡Waschzettel.

Geburt
➡Partus, ➡Niederkunft.
Der Vorgang des Ausstoßens des ➡Fötus aus dem Mutterleib unter ➡Wehentätigkeit.

Geburtskräfte
➡Wehe, ➡Labores.

Gedächtnis
Die Fähigkeit des ➡Gehirns, beliebige Informationen zu speichern, zu assoziieren und sie später wieder abrufen zu können. Es gibt verschiedene Arten von Gedächtnis: ➡Kurzzeitgedächtnis, ➡Arbeitsgedächtnis, ➡Altgedächtnis.

Gedächtnisverlust
➡Amnesie, ➡Erinnerungslücke.

Gedanke
Bewusstseinsinhalt, die durch neurophysiologische Prozesse im →Gehirn entsteht.

Gee-Herter-Heubner-Syndrom
→Zöliakie, →Coeliakie, →Glutenbedingte Enteropathie, →Glutensensitive Enteropathie, →Heubner-Infantilismus, →Idiopathische infantile Steatorrhö, →Einheimische Sprue.

Gefangensein-Syndrom
→Locked-In-Syndrom, →Pseudokoma, →Ventrales Ponssyndrom, →Deefferenzierter Status, →Monte Christo Syndrom, →Eingeschlossensein-Syndrom.

Gefäß
(lat. *vas*, Gefäß, Behältnis) →Vas.
In der →Anatomie die Blut- und Lymphgefäße. Im weiteren Sinne werden auch andere schlauchförmige Hohlorgane bezeichnet.

Gefäßendothel
→Endothel.

Gefäßerweiterung
→Vasodilatation.

Gefäßkrampf
→Angiospasmus, →Vasospasmus, →Gefäßspasmus.

Gefäßneubildung
→Angioneogenese.
Die Neubildung von →Blutgefäßen.

Gefäßpfropf
→Embolus, →Blutpfropf.

Gefäßplaque
→Atherosklerotische Plaque, →Arteriosklerotische Plaque, →Atheromatöse Plaque.

Gefäßspasmus
→Angiospasmus, →Vasospasmus, →Gefäßkrampf.

Gefäßstenose
Die →pathologische Verengung eines →Blut- oder →Lymphgefäßes. I.d.R. im Zusammenhang mit →Arterien verwendet.

Gefäßstütze
→Stent.

Gefäßsystem
→Kardiovaskuläres System, →Blutgefäßsystem.

Gefäßverengung
→Vasokonstriktion.

Gefäßwand
Die Form gebende, materielle Komponente aller →Blutgefäße, die einen abgeschlossenen Hohlraum umschließt.

Gefensterte Trachealkanule
→Fensterung, →Siebung, →Stimmbildung, →Phonation.
Eine Kanüle, die eine oder mehrere Öffnungen hat, auch →Fensterung oder →Siebung genannt, in der Krümmung der Kanüle innerhalb der →Luftröhre. Die Einatmung erfolgt durch die Trachealkanüle, bei der Ausatmung jedoch kann die vordere Öffnung der Kanüle entweder manuell oder durch ein Ventil verschlossen werden, sodass die Luft durch die Fensterungen in der Kanüle in die oberen Atemwege und zu den →Stimmbändern gelangen kann. Auf diese Art wird eine →Stimmbildung ermöglicht.

Gefühl
(Pl. Gefühle) →Fühlen.
Im medizinischen Sinn ist es psychophysiologischer Prozesse, der auf der Basis von Körperwahrnehmung entsteht, die im →zentralen Nervensystem interpretiert wird und in das →Bewusstsein einfließt. Die →Psychologie bezeichnet ein Gefühl als →Emotion.

Gegenanzeige
→Kontraindikation.

Gegengift
➡Antidot, ➡Antitoxin, ➡Antidotum

Gegenmittel
➡Antidot.

Gegenspieler
➡Antagonist.

Gegenwirkung
➡Reaktionssteuerung, ➡Rückwirkung, ➡Reactio, ➡Reflexantwort, ➡Reaktion.

Gehirn
➡Hirn, ➡Cerebrum, ➡Encephalon. Der im ➡Kopf bzw. in der ➡Schädelhöhle gelegenen Teil des ➡zentralen Nervenssystems, der die zentrale Steuerzentrale des ➡Körpers darstellt. Am Gehirn lassen sich äußerlich drei Abschnitte unterscheiden, das mächtig aufgewölbte ➡Großhirn, das ➡Kleinhirn und das ➡Nachhirn mit dem Übergang zum ➡Rückenmark. Das Großhirn wird durch eine ➡zentrale Furche (Fissura longitudinalis) in zwei ➡Hemisphären geteilt. Auf der Oberfläche des Großhirns stellen sich die ➡Hirnwindungen und die dazwischen liegenden ➡Hirnfurchen dar. In ihnen liegen die verschiedenen Steuerungszentren des Gehirns. Im Hirn unterscheiden wir im Allgemeinen folgende Strukturen:

a. ➡Prosencephalon, ➡Telencephalon mit ➡Cortex, ➡Basalganglien, ➡Limbisches System;
b. ➡Diencephalon mit ➡Thalamus, ➡Epithalamus, ➡Subthalamus, ➡Hypothalamus, ➡Metathalamus;
c. ➡Mesencephalon mit ➡Tectum, ➡Tegmentum, ➡Crura cerebri;
d. ➡Rhombencephalon mit ➡Metencephalon, ➡Cerebellum, ➡Pons, ➡Myelencephalon, ➡Medulla oblongata.

Als ➡Hirnstamm werden Medulla oblongata, Pons und Mesencephalon bezeichnet.

Gehirnerschütterung
➡Commotio cerebri.

Gehirnfurche
➡Sulcus cerebri, ➡Hirnfurche.

Gehirn-Rückenmark-Flüssigkeit
➡Liquor, ➡Liquor cerebrospinalis, ➡Gehirnwasser.

Gehirnwasser
➡Liquor, ➡Liquor cerebrospinalis, ➡Gehirn-Rückenmark-Flüssigkeit.

Gehirnwindung
➡Hirnwindung, ➡Gyri cerebri, ➡Gyri.

Gehör
➡Hörsinn, ➡Auditus, ➡Gehörsinn, ➡Auditive Wahrnehmung, ➡Akustische Wahrnehmung, ➡Schallwahrnehmung, ➡Hören.

Gehörsinn
➡Hörsinn, ➡Gehör, ➡Auditus, ➡Auditive Wahrnehmung, ➡Akustische Wahrnehmung, ➡Schallwahrnehmung, ➡Hören.

Geist
(altgriech. *pneuma*, oder *nous* und auch *psyche*; lat. *spiritus*, *mens*, *animus* bzw. *anima*; hebr. *ruach*) Ein uneinheitlich verwendeter Begriff. Im medizinischen Bereich oft im Sinne von ➡Mental gebraucht.

Gekröse
➡Mesenterium, ➡Dünndarmgekröse, ➡Meso.

Gelenk
(Pl. Gelenke) ➡Articulatio, ➡Artikulation.
Eine bewegliche Verbindung zwischen zwei oder mehreren knöchernen oder knorpeligen Skelettelementen.

Gelenkkopf
Der nach außen gewölbte Teil eines Gelenks.

Gelenkpfanne
Der nach innen gewölbte Abschnitt eines Gelenks.

Gemeinsame Leberarterie
➡Arteria hepatica communis.

Gemeinsamer Bundesausschuss
➡G-BA.
Oberstes Beschlussgremium der gemeinsamen Selbstverwaltung der Ärzte, Zahnärzte, Psychotherapeuten, Krankenhäuser und Krankenkassen in Deutschland.

Gen
(Pl. Gene; griech. *genesis*, Entstehung) ➡Erbeinheit, ➡Erbfaktor, ➡Erbanlage.
Eine Einheit der im Erbgut von Lebewesen enthaltenen Erbinformation, die zur Bildung einer ➡Zelle dient und in veränderter oder unveränderter Form durch ➡Reproduktion an Tochtergenerationen weitervererbt wird.

Generationen
Der Begriff bezeichnet die ca. 23 Verzweigungen im ➡Bronchialsystem, die von der ➡Luftröhre bis zu den ➡Alveolen sich befinden.

Generikum
(Pl. Generika) ➡Nachahmerpräparat.
Ein ➡Arzneimittel, das Wirkstoffe enthält, die nicht mehr dem Patentschutz unterliegen.

Genese
(griech. *genesis*, Geburt, Entstehung) Medizinischer Fachausdruck für „Entstehung" bzw. „Ursache", insbesondere für die Entstehung von Erkrankungen.

Genetik
➡Vererbungslehre.

Ein Teilgebiet der ➡Biologie, die sich mit ➡Vererbung beschäftigt.

Genetisch
Erblich bedingt, die Vererbung betreffend.

Genetischer Code
Beinhaltet die in der Natur vorkommenden kombinatorischen Regeln zur Bildung von ➡Proteinen.

Genetischer Fingerabdruck
Ein für jedes Individuum einzigartiges Profil, welches mit Hilfe molekularer Marker erstellt wird und anhand dessen die Person wie durch ihren Fingerabdruck identifiziert werden kann.

Genexpression
(lat. *exprimere*, ausdrücken) ➡Expression, ➡Exprimierung.
Die Bildung eines von einem ➡Gen kodierten ➡Genprodukts, vor allem von ➡Proteinen oder ➡RNA-Molekülen.

Genital
(lat. *genitalia*, Geschlechtsorgan) ➡Geschlechtsorgan, ➡Organum genitalium, ➡Genitale, ➡Fortpflanzungsorgan, ➡Reproduktionsorgan, ➡Sexualorgan.
Genitalien betreffend.

Genitale
➡Geschlechtsorgan, ➡Organum genitalium, ➡Genital, ➡Fortpflanzungsorgan, ➡Reproduktionsorgan, ➡Sexualorgan.

Genom
➡Erbgut.
Die Gesamtheit aller Gene, die in einem vollständigen Chromosomensatz enthalten sind.

Genotyp
➡Erbbild, ➡Genotypus.
Die ➡genetische Ausstattung eines ➡Individuums, also seinen individuellen Satz von ➡Genen, den es im

➡Zellkern jeder ➡Körperzelle in sich trägt.

Genotypus
➡Genotyp, ➡Erbbild.

Genprodukt
Die durch ein Gen exprimierten Syntheseprodukte. Hierzu zählen ➡Proteine oder ➡RNAs.

Genuin
➡Idiopathisch, ➡Essentiell, ➡Primär, ➡Protopathisch.

Genus
➡Knie.

Gerader Bauchmuskel
➡Musculus rectus abdominis, ➡Exspiratorische Atemhilfsmuskulatur.

GERD
➡Refluxkrankheit, ➡Gastroösphageale Refluxkrankheit.

Gerichtsmedizin
➡Rechtsmedizin, ➡Forensische Medizin.

Gerinnsel
➡Blutkoagel, ➡Koagel, ➡Blutkoagulum, ➡Blutpfropf, ➡Blutkuchen, ➡Blutgerinnsel, ➡Blutpfropf, ➡Blutkoagel, ➡Thrombus.

Gerinnung
Die Ausfällung bzw. Flockung von Substanzen aus einer Lösung oder ➡Suspension. In der Medizin wird der Begriff meist als Synonym für die ➡Blutgerinnung verwendet.

Gerinnungsfaktor I
➡Fibrinogen, ➡Plasma-Fibrinogen, ➡Faktor I.

Gerinnungsfaktoren
➡Proteine, die unter bestimmten Bedingungen gespalten und damit aktiviert werden können. Dies führt über die ➡Gerinnungskaskade zur Fibrin- und Gerinnselbildung. Sie sind die

Grundlage der plasmatischen ➡Blutgerinnung.

Gerinnungshemmer
➡Antikoagulans, ➡Antikoagulantium, ➡Antithrombotikum

Gerinnungskaskade
➡Koagulationskaskade.
Die kaskadenartige ➡proteolytische Aktivierung der ➡Gerinnungsfaktoren innerhalb der plasmatischen ➡Gerinnung. Das Ziel der Blutgerinnung ist die Bildung eines stabilen ➡Aggregats aus ➡Fibrin und ➡Thrombozyten.

Gerlach-Klappe
Die klappenartige Schleimhautfalte zwischen ➡Appendix vermiformis und ➡Caecum.

Geruchsorgan
➡Organum olfactus, ➡Riechorgan.
Die Gesamtheit der spezialisierten Riechschleimhaut in der ➡Regio olfactoria der Nase, die der ➡Geruchswahrnehmung dient.

Geruchssinn
➡Geruchssystem, ➡Geruchswahrnehmung, ➡Duftwahrnehmung, ➡Riechwahrnehmung, ➡Riechsinn, ➡Riechen, ➡Olfaktorische Wahrnehmung.
Eine Form der ➡Chemorezeption, die der ➡Wahrnehmung von Geruchsstoffen dient.

Geruchssystem
➡Geruchssinn, ➡Geruchswahrnehmung, ➡Duftwahrnehmung, ➡Riechwahrnehmung, ➡Riechsinn, ➡Riechen, ➡Olfaktorische Wahrnehmung.

Geruchsverlust
➡Anosmie, ➡Riechverlust.

Geruchswahrnehmung
➡Geruchssinn, ➡Geruchssystem, ➡Duftwahrnehmung, ➡Riechwahrnehmung, ➡Riechsinn, ➡Riechen, ➡Olfaktorische Wahrnehmung.

Gesamtumsatz
➡Energiebedarf.

Gesäßmuskel
➡Glutealmuskulatur.
Die Muskeln, die das Gesäß formen. Besteht aus drei Einzelmuskeln: ➡Musculus gluteus maximus, ➡Musculus gluteus medius, ➡Musculus gluteus minimus.

Geschäftsfähigkeit
Die Fähigkeit, Rechtsgeschäfte selbständig vollwirksam vorzunehmen.

Geschäftsführung ohne Auftrag
Eine besondere Form des Notstandes im Zivilrecht. Wenn jemand „... ein Geschäft für einen anderen besorgt, ohne von ihm beauftragt ... zu sein." (§ 677 ➡BGB). Bei dieser Art der Tätigkeit handelt es sich um eine „ungebetene Wahrnehmung fremder Interessen." Die im Pflegeberufsrecht verankerte Pflicht zur Hilfeleistung bei Unfällen oder sonstiger Gefahr ist ausreichender Grund für die Besorgung „fremder Angelegenheiten".

Geschäftsunfähigkeit
Geschäftsunfähig ist:
a. Wer nicht das siebente Lebensjahr vollendet hat;
b. Wer sich in einem die freie Willensbestimmung ausschließenden Zustand krankhafter Störung der Geistestätigkeit befindet, sofern nicht der Zustand seiner Natur nach ein vorübergehender ist.

Geschlechtschromosom
➡Gonosom, ➡Heterochromosom, ➡Heterosom, ➡Allosom.
Die Chromosomen eines ➡Menschen, die sein ➡genetisches Geschlecht bestimmen. Man unterscheidet zwei Formen von Gonosomen: ➡X-Chromosomen und ➡Y-Chromosomen.

Geschlechtsdrüse
➡Keimdrüse, ➡Gonade.

Geschlechtshormon
➡Sexualhormon.
➡Steroidhormone, die der Ausbildung der Geschlechtsmerkmale und der ➡Fortpflanzung dienen.

Geschlechtsmerkmal
Die geschlechtsspezifischen Attribute eines männlichen oder weiblichen ➡Individuums.

Geschlechtsorgan
➡Organum genitalium, ➡Genital, ➡Genitale, ➡Fortpflanzungsorgan, ➡Reproduktionsorgan, ➡Sexualorgan.
Die Organe des menschlichen ➡Körpers, die der ➡Reproduktion dienen.

Geschlechtszelle
➡Keimzelle, ➡Gamet.

Geschlossenes Absaugsystem
➡Absaugtechnik.
Diese Systeme bestehen aus einem Ansatzstück, das zwischen ➡Endotrachealtubus oder die ➡Trachealkanüle und ➡Beatmungsgerät eingesetzt und mit der Absaugpumpe verbunden wird, zudem ist ein Ventil angebracht, um den Sog zu starten. Der eigentliche ➡Katheter ist an diesem Ansatzstück in einer Kunststoffhülle eingelegt, durch die er in den ➡Endotrachealtubus oder die Trachealkanüle eingeführt und nach dem Saugvorgang wieder herausgezogen werden kann, eine Berührung des eigentlichen Katheters ist somit nicht notwendig.

Geschmack
Ein komplexer Sinneseindruck, der bei der Nahrungsaufnahme entsteht.

Geschwulst
Ein laienmedizinischer Ausdruck, der zur Bezeichnung krankhafter Gewebewucherung verwendet wird. In der medizinischen Fachsprache spricht man von ➡Tumor oder ➡Polyp.

Geschwür
➡Ulkus, ➡Ulcus, ➡Ulzeration, ➡Ulceration.

Gesetzliche Krankenversicherung
➡GKV.
Ein wesentlicher Bestandteil des deutschen Sozialversicherungssystems und der größte Leistungsträger des deutschen Gesundheitssystems.

Gesicht
➡Facies, ➡Fazies.

Gesichtsausdruck
➡Mimik.

Gesichtslähmung
➡Fazialisparese, ➡Fazialislähmung.

Gesichtsnerv
➡Nervus facialis, ➡VII. Hirnnerv, ➡Nervus intermediofacialis, ➡Nervus VII.

Gesichtsschädel
➡Viscerocranium, ➡Viszerokranium, ➡Splanchnocranium.
Ein aus 15 Einzelknochen bestehender Teil des ➡Schädels, der die knöcherne Grundlage des ➡Gesichts darstellt und die ➡Augen- und Nasenhöhlen, sowie die ➡Mundhöhle bildet.

Gesichtsschlagader
➡Arteria facialis, ➡Arteria maxillaris externa.

Gestatio
➡Schwangerschaft, ➡Gravidität.

Gesten
I.d.R. willentliche körperliche Akte, die mit den Händen, dem Kopf oder anderen Körperteilen ausgeführt werden und etwas kommunizieren sollen.

Gesundheit
Der Zustand des körperlichen und/oder geistigen subjektiven Wohlbefindens, wobei jedoch bereits bestehende, aber noch unbemerkte Erkrankungen nicht miterfasst sind. Auf eine Population bezogen steht Gesundheit für ein möglichst geringes Ausmaß an Krankheitslast. Gesundheit hat mit dem Erleben eine subjektive Seite und erscheint andererseits auch objektiv feststellbar über das Nicht-Vorliegen von Krankheit, bei Fehlen einer medizinischen Diagnose.

Gesundheitspflege
➡Krankenpflege.

Gesundheitssystem
➡Gesundheitswesen.

Gesundheitswesen
➡Gesundheitssystem.
Alle Personen, Organisationen, Einrichtungen, Regelungen und Prozesse, deren Aufgabe die Förderung und Erhaltung der ➡Gesundheit sowie deren Sicherung durch ➡Prävention und Behandlung von ➡Krankheiten und Verletzungen ist.

Gewalt
All das, was einen Straftatbestand erfüllt. I.d.R. dann, wenn Menschen zu etwas gezwungen werden, was sie nicht wollen. Gewalt ist, im Unterschied zur ➡Aggression, ein normativer Begriff, der an die Verletzung einer Norm, z. B. Gesetze, gekoppelt ist.

Gewebe
(lat. *tela*) In der Medizin ein organisches Material, das aus einer Gruppe gleichartig oder unterschiedlich differenzierter ➡Zellen besteht, die eine gemeinsame Funktion oder Struktur aufweisen.

Gewebeatmung
➡Innere Atmung, ➡Zellatmung.

Gewebecluster
Ansammlungen von Gewebe.

Gewebefalte
➡Plica.

Gewebeschwund
→Atrophie, →Atrophia, →Gewebs-schwund.

Gewebschonend
→Atraumatisch.

Gewebsflüssigkeit
→Interzellularflüssigkeit, →Interstitielle Flüssigkeit, →Zwischenzellflüssigkeit.

Gewebshormon
→Lokalhormon, →Zellhormon.
Am bzw. nahe dem Wirkungsort gebildete, hormonell aktive Substanzen.

Gewichtsabnahme
→Auszehrung, →Cachexia, →Kachexie, →Tumorkachexie, →Gewichtsverlust, →Abmagerung.
Hier: Die Reduktion des Körpergewichts.

Gewichtsverlust
→Auszehrung, →Cachexia, →Kachexie, →Tumorkachexie, →Gewichtsabnahme, →Abmagerung.

GFR
→Glomeruläre Filtrationsrate.

Giemen
→Pfeifender Rhonchus, →Keuchatmung.
Ein bei der →Auskultation der Lunge hörbares →Atemnebengeräusch, genauer gesagt ein →Rhonchus, das vor allem bei →Asthma bronchiale hörbar ist. Ein trockenes, rasselndes oder pfeifendes Atemgeräusch, das vor allem bei der →Ausatmung zu hören ist.

Gießkannenknorpel
→Stellknorpel, →Cartilago arytaenoidea, →Aryknorpel.

Gift
→Toxin, →Giftstoff, →Toxikum.

Giftigkeit
→Toxizität.

Giftstoff
→Toxin, →Toxikum, →Gift.

Gips
→Calciumsulfat, →Calcii sulfas anhydricus, →Calcium sulfuricum, →Calcium sulfate, →Schwefelsaures Calcium.

GIT
→Gastrointestinaltrakt, →Magen-Darm-Trakt, →Magen-Darm-Kanal, →MDT, →Verdauungstrakt, →Unterer Verdauungstrakt.

GKV
→Gesetzliche Krankenversicherung.

Glandula
→Drüse, →Drüsenorgan, →Drüsenzelle.

Glandula adrenalis
→Nebenniere, →Glandula suprarenalis.

Glandula mammaria
→Milchdrüse, →Mamma, →Brustdrüse, →Weibliche Brust.

Glandula parathyreoidea
→Nebenschilddrüse, →Epithelkörperchen.

Glandula parotidea
→Ohrspeicheldrüse, →Glandula parotis, →Parotis.

Glandula parotis
→Ohrspeicheldrüse, →Glandula parotidea, →Parotis.

Glandula pinealis
→Zirbeldrüse, →Glandula pinealis, →Corpus pineale, →Epiphysis cerebri, →Epiphyse, →Apophysis cerebri.

Glandula pituitaria
→Hirnanhangsdrüse, →Hypophyse.

Glandula salivatoria
→Speicheldrüse, →Glandulae salivariae.

Glandula sebacea
➡Talgdrüse.

Glandula sudoriferae merocrinae
➡Schweißdrüse.

Glandula suprarenalis
➡Nebenniere, ➡Glandula adrenalis.

Glandula thyreoidea
➡Schilddrüse, ➡Thyroidea, ➡Glandula thyroidea.

Glandula thyroidea
➡Schilddrüse, ➡Thyroidea, ➡Glandula thyroidea.

Glandulae bronchiales
➡Bronchialdrüsen.
➡Seromuköse ➡Drüsen in ➡Bronchien.

Glandulae buccales
➡Wangendrüsen.
Zahlreiche kleinere ➡Speicheldrüsen im ➡Gewebe der ➡Wangeninnenseite.

Glandulae cutis
➡Hautdrüse.

Glandulae labiales
➡Lippenspeicheldrüsen.
Kleinere Speicheldrüsen im ➡Gewebe der ➡Lippeninnenseite.

Glandulae linguales
➡Zungendrüsen, ➡Glandulae mucosae linguales.
Zahlreiche kleinere ➡Speicheldrüsen im ➡Gewebe der ➡Zunge.

Glandulae mucosae linguales
➡Glandulae linguales, ➡Zungendrüsen.

Glandulae palatinae
➡Gaumendrüsen.
Zahlreiche kleinere ➡Speicheldrüsen im ➡Gewebe des ➡Gaumens.

Glandulae salivariae
➡Speicheldrüse, ➡Glandula salivatoria.

Glandulae tracheales
➡Trachealdrüsen.

Glasgow Coma Scale
➡Glasgow Koma Skala, ➡Glasgow Coma Score, ➡GCS, ➡Komaskala.

Glasgow Coma Score
➡Glasgow Koma Skala, ➡Glasgow Coma Scale, ➡GCS, ➡Komaskala.

Glasgow Koma Skala
➡Glasgow Coma Score, ➡Glasgow Coma Scale, ➡GCS, ➡Komaskala.
Ein Bewertungsschema für Bewusstseins- und Hirnfunktionsstörungen nach einem ➡Schädel-Hirn-Trauma.

Glaskörper
➡Corpus vitreum.
Eine gallertartige, lichtdurchlässige Struktur, welche zwischen der ➡Linse und der ➡Retina liegt.

Glatte Muskulatur
Ein ➡kontraktiler Gewebetyp. Es handelt sich um eine nicht ➡willkürlich steuerbare Art von ➡Muskulatur, die durch ihr Wirken unter anderem die Funktion, Anspannung und Form der inneren ➡Organe beeinflusst.

Glaube
(lat. *fides*, Vertrauen, Glaube, Zutrauen) ➡Glauben.
Eine Grundhaltung des Vertrauens. Im Kontext religiöser Überzeugungen bedeutet Glaube das Überzeugtsein von der Lehre einer konkreten Religion oder Philosophie.

Glauben
➡Glaube.

Glaukom
(altgriech. *glaukós*, grau, silbrig) ➡Grüner Star.
Ein Sammelbegriff für Erkrankungen des ➡Auges, die mit einer Druckschädigung des ➡Nervus opticus einhergehen.

Gleichgewicht
Der Begriff kann in der Medizin verschiedene Bedeutungen haben: ➡Körperliches Gleichgewicht, ➡Psychisches Gleichgewicht, ➡Chemisches Gleichgewicht.

Gleichgewichtsorgan
➡Vestibularorgan, ➡Vestibularapparat, ➡Organon vestibulare.

Gleichgewichtssinn
➡Vestibuläre Wahrnehmung.
Eine ➡Sinneswahrnehmung, die dazu dient, den ➡Körper im Raum zu orientieren und eine ausbalancierte Körperhaltung in Ruhe und bei Bewegung zu erzielen.

Gleichzeitig
➡Simultan.

Gleitmittel
Schmierstoff zur Reibungsminderung, z.B. beim Einführen eines ➡Katheters.

Glenohumeralgelenk
➡Schultergelenk, ➡Articulatio humeri, ➡Articulatio humeroscapularis, ➡Articulatio glenohumeralis.

Gliazelle
(Pl. Gliazellen; griech. *glia*, Leim, Kitt) ➡Gliozyt, ➡Gliocytus.
Zellen innerhalb des ➡Nervensystems, die ➡Neuronen schützen, ernähren und stützen. Neben ihrer Funktion die ➡Zellfortsätze der ➡Nervenzelle zu isolieren wie die Ummantelung eines Kabels, spricht man ihnen mehr und mehr auch eine wichtige Rolle bei der Informationsverarbeitung, beim Lernen und Erinnern zu.

Gliederschmerz
➡Extremitätenschmerz.
Ein Sammelbegriff für ➡Schmerzen, die als ➡Muskel-, ➡Gelenk- und/oder ➡Knochenschmerzen in den ➡Extremitäten auftreten.

Gliedmaße
➡Extremität, ➡Extremitas, ➡Membrum.

Gliocytus
➡Gliazelle, ➡Gliozyt.

Gliocytus periphericus
➡Schwann-Zelle.

Gliozyt
➡Gliazelle, ➡Gliocytus.

Global
Allgemein, umfassend.

Global Initiative for Chronic Obstructive Lung Disease
➡GOLD.

Glomeruläre Filtration
Innerhalb der ➡renalen ➡Glomeruli wird durch ➡Filtration der ➡Primärharn in das ➡Tubulussystem der ➡Niere abgepresst. Die Filtermembran bildet die dreischichtige ➡Blut-Harn-Schranke.

Glomeruläre Filtrationsrate
➡GFR.
Das pro Zeiteinheit von den ➡Glomeruli der ➡Nieren filtrierte Volumen. Es wird in der Regel in der Einheit ml/min angegeben und ist einer der wichtigsten Parameter zur Beurteilung der ➡Nierenfunktion.

Glomerulum
➡Glomerulus.

Glomerulus
(Pl. Glomeruli; lat. *glomus*, Knäuel bzw. *glomerulum*, Knäulchen) ➡Glomerulum.
Allgemein ein kleines Gefäß- oder Nervenknäuel. I.d.R. sind mit dem Begriff die Glomeruli des Nierengewebes gemeint, die ➡Glomeruli corpusculi renalis. Sie sind ein wichtiger morphologischer Bestandteil der ➡Nierenkörperchen und für die ➡Ultrafiltration des ➡Primärharns verantwortlich.

Glomerulusfiltrat
➡Primärharn, ➡Ultrafiltrat.

Glomus caroticum
➡Paraganglion caroticum, ➡Karotis-drüse.
Eine innerhalb der ➡Karotisgabel lo-kalisierte Ansammlungen von Rezep-toren, die als ➡periphere Chemore-zeptoren der ➡Atemregulation funkti-onieren.

Glomuszelle
(Pl. Glomuszellen; lat. *glomus*, Gefäß-knäuel)
Periphere ➡Chemorezeptoren.

Glossa
(altgriech. *glossa*, Zunge) ➡Zunge, ➡Lingua.

Glossaplegie
➡Zungenlähmung.
Lähmung der Zunge.

Glossitis
➡Zungenentzündung.
Eine ➡Entzündung der ➡Zunge.

Glossodynie
➡Zungenschmerz, ➡Zungenbrennen.
Ein mulitfaktorielles ➡Schmerzsyn-drom der ➡Zunge und benachbarter Schleimhautpartien im ➡Mund, das vorwiegend postmenopausal bei Frauen auftritt. Es kann mit Mundtro-ckenheit und Geschmacksstörungen einhergehen. Die Zungenschleimhaut zeigt definitionsgemäß keine patholo-gischen Veränderungen.

Glossopharyngeale Atmung
➡Froschatmung.
Ersatzatmung bei Atemlähmungen, die es ermöglicht ein größeres Atem-volumen zu erreichen, als es die ge-lähmte ➡Atemmuskulatur eigentlich zulässt.

Glottis
➡Cavitas laryngis intermedia.

In der ➡Anatomie ist das der stimm-bildende Apparat, der aus den ➡Stimmlippen und den ➡Stellknor-peln, sowie der dazwischen liegenden ➡Stimmritze besteht. In der ➡Phone-tik wird die Stimmritze als Glottis be-zeichnet.

Glucocorticoid
➡Glukokortikoid, ➡Glucocortin, ➡Glu-kokortikosteroid, ➡Cortison.

Glucocortin
➡Glukokortikoid, ➡Glucocorticoid, ➡Glukokortikosteroid, ➡Cortison.

Glucose
➡Glukose, ➡Traubenzucker, ➡Stär-kezucker, ➡Dextrose, ➡Glykose, ➡Saccharum amylaceum, ➡Saccha-rum uvarum.

Glukokortikoid
(Pl. Glukokortikoide; griech. *glukus*, süß und lat. *cortex*, Rinde) ➡Glu-cocorticoid, ➡Glucocortin, ➡Gluko-kortikosteroid, umgangssprachlich ➡Cortison.
Ein ➡Steroidhormon.

Glukokortikosteroid
➡Glukokortikoid, ➡Glucocorticoid, ➡Glucocortin, ➡Cortison.

Glukose
➡Glucose, ➡Traubenzucker, ➡Stärke-zucker, ➡Dextrose, ➡Glykose, ➡Sac-charum amylaceum, ➡Saccharum uvarum.
Ein in der Natur am häufigsten auftre-tende ➡Monosaccharid.

Glukosespiegel
➡Blutzuckerspiegel, ➡Blutglukose, ➡Blutzuckerwert, ➡Blutzucker.

Glukosestoffwechsel
Zusammenfassung der Prozesse der Verarbeitung der ➡Glukose zur Ener-giegewinnung sowie deren Speiche-rung in Form von ➡Glykogen.

Glutamat
Salz der ➜Glutaminsäure. Erregend wirkender ➜Neurotransmitter im ➜zentralen Nervensystem.

Glutamaterges Transmittersystem
➜Transmittersystem.
Botenstoffsystem, das ➜Glutamat als Überträger nutzt. Glutamat kann sich dabei an drei verschiedenen ➜Rezeptoren anlagern.

Glutaminsäure
➜L-Glutaminsäure, ➜α-Aminoglutarsäure, ➜Monoaminopropandicarbonsäure.
Wichtiger ➜Botenstoff für das ➜zentrale Nervensystem, steigert die Konzentrations- und Leistungsfähigkeit. Außerdem beteiligt an Entgiftungsvorgängen des Körpers.

Glutealmuskulatur
➜Gesäßmuskel.

Gluten
➜Klebe-Eiweiß in Weizen und anderen Getreiden, das etwa 80% der Gesamtproteinmenge ausmacht und die Verwendung von Weizenmehl in Backwaren ermöglicht.

Glutenbedingte Enteropathie
➜Zöliakie, ➜Coeliakie, ➜Glutensensitive Enteropathie, ➜Gee-Herter-Heubner-Syndrom, ➜Heubner-Infantilismus, ➜Idiopathische infantile Steatorrhö, ➜Einheimische Sprue.

Glutensensitive Enteropathie
➜Zöliakie, ➜Coeliakie, ➜Glutenbedingte Enteropathie, ➜Gee-Herter-Heubner-Syndrom, ➜Heubner-Infantilismus, ➜Idiopathische infantile Steatorrhö, ➜Einheimische Sprue.

Glycerin
➜Glycerin, ➜Glycerol.
Es ist eine farblose, ➜visköse und ➜hygroskopische ➜Flüssigkeit, die durch einen stark süßlichen Geschmack auffällt. Glycerin ist der einfachste dreiwertige Alkohol.

Glycerol
➜Glycerin, ➜Glyzerin.

Glycogen
➜Glykogen.

Glycoprotein
➜Glykoprotein.

Glykan
➜Polysaccharid, ➜Mehrfachzucker, ➜Vielfachzucker, ➜Polyose.

Glykiertes Hämoglobin
➜HbA_{1c}-Wert, ➜HbA_1, ➜HbA_{1c}.

Glykogen
➜Glycogen.
Die im menschlichen Organismus vorliegende Speicherform der ➜Kohlenhydrate, die mit der pflanzlichen ➜Stärke vergleichbar ist.

Glykolyse
(altgriech. *glykys*, süß und *lysis*, Auflösung) ➜Embden-Meyerhof-Weg, ➜EMP-Weg.
Teil des ➜Glukosestoffwechsels im ➜Zellplasma.

Glykoprotein
➜Glycoprotein.
➜Proteine, die zusätzlich meist verzweigte ➜Heteroglykanreste enthalten.

Glykose
➜Glukose, ➜Glucose, ➜Traubenzucker, ➜Stärkezucker, ➜Dextrose, ➜Saccharum amylaceum, ➜Saccharum uvarum.

Glyzerin
➜Glycerin, ➜Glycerol.

Goblet-Zelle
➜Becherzellen.

GOLD
➡Global Initiative for Chronic Obstructive Lung Disease.
Die globale Initiative für ➡COPD.
GOLD teilt die Lungenkrankheit in Stadien ein, die anzeigen, wie weit die Krankheit bei den Betroffenen fortgeschritten ist.

Gonade
➡Keimdrüse, ➡Geschlechtsdrüse.

Gonosom
➡Geschlechtschromosom, ➡Heterochromosom, ➡Heterosom, ➡Allosom.

Grading
(engl. *to grade*, einteilen) In der ➡Pathologie die Beurteilung des Differenzierungsgrads von Tumorgewebe, d.h. den Grad der Abweichung vom normalen Gewebebild. Das Grading liefert - gemeinsam mit der ➡TNM-Klassifikation - wichtige Informationen für die ➡Therapie und die ➡Prognose einer Tumorerkrankung.

Gram-Färbung
Eine Differentialfärbung, die zur Darstellung von ➡Bakterien in der Lichtmikroskopie dient. Nach ihrem Färbeverhalten in der Gram-Färbung werden Bakterien in ➡grampositiv und ➡gramnegativ klassifiziert.

Gramnegativ
➡Bakterien, die sich in der ➡Gram-Färbung blassrosa bis rot anfärben.

Grampositiv
➡Bakterien, die sich in der ➡Gram-Färbung tief blau-violett anfärben.

Granulation
(lat. *granulum*, Körnchen) Das lichtmikroskopisch sichtbare Auftreten von körnchenartigen Strukturen im ➡Zytoplasma einer ➡Zelle.

Granulationsphase
➡Wundheilungsphasen.

Die Gefäßneubildung und Defektauffüllung durch das ➡Granulationsgewebe. In zeitlicher Abhängigkeit von der ➡Gefäßneubildung beginnt etwa am 4. Tag nach der Wundenstehung die Defektauffüllung mit dem neuen ➡Gewebe. Es entwickelt sich das Granulationsgewebe, dessen Aufbau maßgeblich von den ➡Fibroblasten und ➡Makrophagen initiiert wird.

Granulom
➡Granuloma.
Ein Sammelbegriff für meist gutartige, knötchenförmige Gewebeneubildungen.

Granuloma
➡Granulom.

Granulozyt
Gehören zur Gruppe der ➡Leukozyten und sind Teil der zellulären ➡Immunabwehr. Dazu gehören: ➡Neutrophile Granulozyten (➡kleine Freßzellen), ➡Eosinophile Granulozyten, ➡Basophile Granulozyten.

Graue Substanz
➡Substantia grisea.
Umfasst diejenigen Teile des Zentralnervensystems, die sich überwiegend aus ➡Zellkörpern von ➡Neuronen zusammensetzen.

Gravidität
➡Schwangerschaft, ➡Gestatio.

Grimmdarm
➡Colon, ➡Kolon.

Grippe
➡Influenza, ➡Virusgrippe.

Grippevirus
➡Influenzavirus.

Große Freßzellen
➡Makrophagen, ➡Fresszellen.

Großer Blutkreislauf
➡Körperkreislauf.

Großer Brustmuskel
➡Musculus pectoralis major, ➡Äußere Brustmuskeln.

Großer Gesäßmuskel
➡Musculus glutaeus maximus.

Großer Jochbeinmuskel
➡Musculus zygomaticus major, ➡Lachmuskulatur.

Großer Rückenmuskel
➡Musculus latissimus dorsi, ➡Hustenmuskel.

Großes Netz
➡Omentum majus, ➡Bauchnetz, ➡Darmnetz, ➡Omentum gastrocolicum.

Großhirn
(altgriech. *tele*, fern, *egkephalos*, Gehirn) ➡Endhirn, ➡Telencephalon, ➡Cerebrum.
Bildet mit ungefähr 80% den größten Teil des menschlichen Gehirns und den differenziertesten des Zentralnervensystems. Es ist verantwortlich für viele Denk- und Handlungsprozesse, die den Menschen von anderen Lebewesen unterscheiden. Der Endhirn gliedert sich äußerlich in: ➡Frontallappen, ➡Parietallappen, ➡Temporallappen, ➡Okzipitallappen, ➡Insula und ➡Limbischer Lappen.

Großhirnrinde
(lat. *cortex*, Rinde und *cerebrum*, Gehirn) ➡Cortex cerebri, ➡Hirnrinde.
Ein Teil des ➡Telencephalon. Er besteht aus Zellkörpern von ➡Neuronen, also ➡grauer Substanz. ➡Afferente und ➡efferente Fasern dieser Neurone bilden die ➡weiße Substanz, die zwischen den Gebieten grauer Substanz liegt. Die phylogenetisch jüngste und am weitesten entwickelte Hirnregion. Er dient höheren Funktionen wie z.B. Verarbeitung von Sinneswahrnehmungen, Sehen, Lesen, Hören, Sprechen, Planung und Ausfüh-

rung von Willkürbewegungen, Bewusstsein, komplexem Denken, Persönlichkeit, etc.

Großhirnschenkel
➡Crura cerebri, ➡Hirnschenkel.

Großzehenreflex
➡Babinski-Reflex, ➡Zehenreflex, ➡Babinski-Zeichen, ➡Babinski-Phänomen.

Grundgewebe
➡Parenchym, ➡Parenchyma.
Als Grundgewebe werden die vier Gewebegruppen bezeichnet, denen sich alle Organ- und Körpergewebe zuordnen lassen. Zu den Grundgeweben gehören: ➡Muskelgewebe, ➡Epithelgewebe, ➡Bindegewebe, ➡Nervengewebe, ➡Körpergewebe.

Grundpflege
Die Pflege in den Bereichen Körperpflege, Ernährung und Mobilität sowie anderen Aspekten des täglichen Lebens.

Grundumsatz
➡Energiegrundumsatz.
Der Teil des täglichen Energieverbrauches, welcher für die Aufrechterhaltung lebenswichtiger Funktionen aufgebracht wird.

Grüner Star
➡Glaukom.

Guillain-Barré-Syndrom
➡Idiopathische Polyradikuloneuritis, ➡Landry-Guillain-Barré-Strohl-Syndrom, ➡Akute inflammatorische demyelinisierende Polyneuropathie, ➡Chronische inflammatorische demyelinisierende Polyneuropathie. Eine ➡idiopathische ➡Polyneuritis der ➡spinalen ➡Nervenwurzeln und ➡peripheren ➡Nerven.

Gutartige
➡Benigne.

Gewebetod
➡Nekrose, ➡Necrosis, ➡Necrose,
➡Zelltod, ➡Akzidenteller Zelltod.

Gyri
(latinisierte Form von griech. *gýros*, Runde, Biegung, Rundgang, Saum, Rand, Windung) ➡Hirnwindung, ➡Gehirnwindung, ➡Gyri cerebri.

Gyri cerebri
➡Hirnwindung, ➡Gyri ➡Gehirnwindung.

Gyrus postcentralis
Die auf dem ➡Parietallappen des ➡Großhirns hinter der ➡Zentralfurche gelegene ➡Hirnwindung.

Gyrus praecentralis
➡Gyrus precentralis.

Gyrus precentralis
➡Gyrus praecentralis.
Die ➡Hirnwindung, die sich vor der ➡Zentralfurche befindet.

H

H+
➡Proton, ➡Wasserstoffion.

H₂O
➡Wasser, ➡Aqua, ➡Wasserstoffoxid.

Haar
(Pl. Haare) ➡Haarorgan, ➡Pilus, Capillus, ➡Crinis.
Fadenförmige ➡Hautanhangsgebilde, die mit wenigen Ausnahmen auf nahezu allen Hautarealen des Menschen vorkommen.

Haarbalg
➡Haarfollikel, ➡Folliculus pili.

Haarfollikel
➡Haarbalg, ➡Folliculus pili.

Haargefäß
➡Blutkapillar, ➡Kapillargefäß, ➡Kapillar.

Haarorgan
➡Haar, ➡Haarwurzel, ➡Pilus, ➡Capillus, ➡Crinis.

Haarwurzel
➡Haar, ➡Haarorgan, ➡Pilus, ➡Capillus, ➡Crinis.

Habitat
a) In der ➡Biologie: ein durch spezifische Faktoren bestimmter ➡Lebensraum, der sich auf eine bestimmte Tier- oder Pflanzenart oder Gruppen von Arten bezieht.
b) In der ➡Anthropologie umfasst der Begriff Habitat eine Wohnstätte oder einen Wohnraum, in der bzw. dem sich ein einzelner Mensch oder eine Siedlung von Menschen niederlassen.

Hacke
➡Ferse, ➡Calcis.

Halbdurchlässig
➡Semipermeabel.

Halbdurchlässige Membran
➡Semipermeable Membran.

Halbmondlagerung
Positionierung bei Atemproblemen. Durch eine halbmondförmige Lage wird der Körper so überdehnt, dass sich auch die schlecht belüftete Lungenseite auseinanderdehnt.

Halbwertszeit
➡Halbwertszeit, ➡HWZ, ➡Halbwertzeit.
Diejenige Zeitspanne, in der die Konzentration eines in einem System vorkommenden ➡Atoms oder ➡Moleküls auf die Hälfte abgesunken ist.

Halbwertzeit
➡Halbwertszeit, ➡HWZ.

Halit
➡Natriumchlorid, ➡Kochsalz, ➡NaCl, ➡Steinsalz, ➡Speisesalz, ➡Natrium chloratum.

Hallerscher Dreifuß
➡Truncus coeliacus, ➡Tripus Halleri.

Halluzination
(lat. *alucinari*, die Gedanken schweifen lassen) ➡Halluzinose, ➡Wahnwahrnehmungsstörung, ➡Trugwahrnehmung.
Wahrnehmungen, denen kein entsprechender Außenreiz zugrunde liegt, die aber dennoch als reale Sinneseindrücke angenommen werden. Halluzinationen können alle Sinnesmodalitäten betreffen.

Halluzinogene
Substanz, die eine deutlich veränderte ➡Wahrnehmung der Realität hervorrufen kann.

Halluzinose
➡Halluzination, ➡Wahnwahrneh-mungsstörung, ➡Trugwahrnehmung.

Hals
➡Collum, ➡Cervix, ➡Zervix.
Teil des menschlichen Körpers, der den ➡Kopf und den ➡Rumpf verbindet.

Halsmuskeln
➡Halsmuskulatur, ➡Musculi colli.

Halsmuskulatur
➡Halsmuskeln, ➡Musculi colli.
Die ➡Skelettmuskeln, welche die Muskelmasse des ➡Halses bilden. Unter bestimmten Bedingungen unterstützten sie als ➡Atemhilfsmuskulatur auch die ➡Atmung.

Hals-Nasen-Ohren-Heilkunde
➡Otorhinolaryngologie, ➡HNO-Heilkunde, ➡HNO.
Ein Teilgebiet der Medizin. Es umfasst die ➡Prophylaxe, ➡Diagnostik, ➡The-rapie, Nachbehandlung und ➡Rehabi-litation von ➡Erkrankungen, ➡Verlet-zungen, ➡Fehlbildungen, Formverän-derungen und ➡Tumoren der ➡Oh-ren, der ➡Nase, der ➡Nasenneben-höhlen, der ➡Mundhöhle, sowie des ➡Pharynx und ➡Larynx. Darüber hin-aus beschäftigt sie sich mit Funktions-störungen der Sinnesorgane dieser Regionen und nimmt die entspre-chende Funktionsdiagnostik vor.

Halsnervengeflecht
➡Plexus cervicalis, ➡Zervikalplexus.

Halsschlagader
➡Arteria carotis, ➡Arteria carotis communis, ➡Carotis.

Halswirbel
➡Vertebrae cervicales.

Halswirbelsäule
➡HWS, ➡Vertebrae cervicales.

Die sieben ➡Halswirbel bilden den ➡zervikalen Abschnitt der menschli-chen Wirbelsäule. Sie werden syste-matisch von C1 bis C7 durchnumme-riert.

Haltungsinstabilität
➡Posturale Instabilität.

Hämatogen
Auf dem Blutweg entstanden.

Hämatokrit
(altgriech. *haima*, Blut) ➡Hkt, ➡Hct, ➡HK.
Beschreibt den Anteil der ➡Erythrozy-ten im Gesamtvolumen des ➡Blutes und daher die Fließfähigkeit des Blu-tes.

Hämatom
(altgriech. *haima*, Blut und *tome*, Schnitt, Hieb) ➡Blutung, ➡Bluter-guss.
Eine Ansammlung von Blut, das aus den Blutgefäßen in das Körpergewebe oder einen Hohlraum ausgetreten ist.

Hämatopneumothorax
➡Pneumohämatothorax.
Im Zusammenhang mit einem ➡Hä-matothorax das Einströmen von Luft in den ➡Pleuraspalt.

Hämatopoeitin
➡Erythropoetin, ➡Erythropoietin, ➡Epoetin, ➡Erythropoetischer Faktor, ➡Hämopoietin, ➡EPO.

Hämatopoese
➡Blutbildung, ➡Hämopoese.
Ein komplexer biologischer Prozess, der sich ➡physiologischerweise zum größten Teil im ➡Knochenmark ab-spielt und die kontinuierliche Versor-gung mit ➡Blutzellen sicherstellt.

Hämatopoetisch
Die Hämatopoese betreffend.

Hämatothorax
Eine Sonderform des ➡Pleuraergusses, bei der es zu einer Blutansammlung im ➡Thorax kommt.

Hämatozytolyse
➡Hämolyse.

Hämaturie
Das Vorkommen von ➡Erythrozyten bzw. ➡Blut im ➡Urin.

Hämoglobin
➡Blutfarbstoff.
Der eisenhaltige rote Blutfarbstoff in den ➡Erythrozyten.

Hämolyse
(griech. *haima*, Blut und *lysis*, Auflösung) ➡Hämatozytolyse.
Die Auflösung von ➡Erythrozyten durch Zerstörung der ➡Zellmembran mit Übertritt von ➡Hämoglobin in das ➡Plasma. Sie kann innerhalb oder außerhalb des ➡Körpers stattfinden.

Hämolytisch
Blut auflösend.

Hämolytische Anämie
Eine Form der ➡Blutarmut, die durch einen erhöhten bzw. vorzeitigen Zerfall von ➡Erythrozyten bedingt ist.

Hämopoese
➡Blutbildung, ➡Hämatopoese.

Hämopoietin
➡Erythropoetin, ➡Erythropoetischer Faktor, ➡Erythropoietin, ➡Epoetin, ➡Hämatopoeitin, ➡EPO.

Hämorrhagie
➡Blutung, Blutverlust.

Hämorrhagisch
Infolge einer Blutgefäßzerreißung.

Hämorrhagischer Schock
Flüssigkeitsverlust als Folge einer gastrointestinalen Blutung.

Hämostase
(altgriech. *haíma*, Blut und *stasis*, Stillung) ➡Blutgerinnung, ➡Blutstillung.
Die Summe der physiologischen Prozesse, die den Stillstand einer ➡Blutung herbeiführen.

Hand
(lat. *manus*) ➡Manus.
Der aus ➡Knochen, ➡Muskulatur und Weichteilen bestehenden Greifapparat des ➡Menschen.

Handbeatmungsbeutel
➡Beatmungsbeutel, ➡Ambubeutel.
Hilfsmittel zur manuellen Beatmung, auch bei kurzzeitigem Ausfall anderer atemunterstützender Maßnahmen.

Händehygiene
Maßnahme zur Vermeidung der Übertragung von ➡Mikroorganismen. Die hygienische Handdesinfektion beseitigt weit mehr ➡Keime als das Händewaschen mit Wasser und Seife und ist im Gesundheitswesen bei allen medizinischen Tätigkeiten zur ➡Prävention von ➡Infektionen notwendig.

Handgelenk
➡Articulatio manus, ➡Articulatio carpi, ➡Articulatio radiocarpalis.
Ein umgangssprachlicher Begriff und beschreibt das ➡Gelenk zwischen ➡Unterarm und ➡Handwurzel, sowie die gelenkige Verbindung zwischen den ➡Handwurzelknochen. Es handelt sich um ein ➡Zusammengesetztes Gelenk.

Händisch
➡Manuell.

Handlung
Hier: Ein Prozess, während dessen etwas getan oder durchgeführt wird.

Handwurzel
(griech. *karpos*, Handwurzel) ➡Carpus.

Handwurzel befindet sich zwischen dem ➡Handgelenk des ➡Unterarms und der ➡Mittelhand.

Handwurzelknochen
(griech. *karpos*, Handwurzel) ➡Ossa carpi, ➡Ossa carpalia.
Die knöchere Grundlage der ➡Handwurzel.

Haploid
➡Monoploid.
➡Zelle, die nur einen einfachen ➡Chromosomensatz aufweisen.

Harn
➡Urin, ➡Urina.
Ein Ausscheidungsprodukt, das in den ➡Nieren durch ➡Diurese produziert wird. Es wird über die beiden ➡Harnleiter zur ➡Harnblase geleitet, dort gesammelt und mit der ➡Miktion über die ➡Harnröhre abgegeben.

Harnausscheidung
➡Diurese.

Harnblase
(lat. *vesica*, Blase; *urina*, Harn)
➡Blase, ➡Vesica urinaria, ➡Cystis.
Ein dehnbares Hohlorgan im Bereich des kleinen Beckens, das der Speicherung des ➡Urins dient.

Harndrang
➡Reiz, der als ➡Bedürfnis zum Wasserlassen wahrgenommen wird.

Harninkontinenz
➡Blaseninkontinenz, ➡Blasenschwäche, ➡Incontinentia urinae, ➡Incontinentia vesicae.
Der ungewollte Abgang von ➡Urin zwischen den Toilettengängen.

Harnlassen
➡Miktion, ➡Wasserlassen, ➡Mictio, ➡Blasenentleerung, ➡Urinieren.

Harnleiter
(altgriech. *ourein*, Wasser lassen, urinieren bzw. lat. *ureter*) ➡Ureter.

Paarig angelegte, muskuläre Hohlorgane, welche den ➡Sekundärharn aus dem ➡Nierenbecken zur ➡Harnblase transportieren.

Harnpflichtige Substanzen
Endprodukte des Körperstoffwechsels, die kontinuierlich mit dem ➡Urin über die ➡Nieren ausgeschieden werden müssen.

Harnretention
➡Harnverhalt, ➡Ischurie.

Harnröhre
➡Urethra.
Der abschließende Teil der ableitenden ➡Harnwege. Sie verbindet die ➡Harnblase mit dem Äußeren des Körpers. Bei Männern mündet sie an der Spitze der Eichel am Penis, bei Frauen im Scheidenvorhof. Aufgrund der unterschiedlichen Anatomie ist die Harnröhre bei Männern länger (um ca. 3-4 cm) als bei Frauen.

Harnröhrenentzündung
➡Urethritis.

Harnsäure
➡Urica, ➡Acidum uricum.
Abbauprodukt von ➡Eiweißen.

Harnstein
➡Urinstein, ➡Urolith.
Konkremente, die im Rahmen einer ➡Urolithiasis in den ➡Harnwegen ausfallen.

Harnsteinleiden
➡Urolithiasis.

Harnstoff
➡Carbamid, ➡Carbonyldiamid, ➡Kohlensäurediamid.
Hauptendprodukt des Eiweiß- und Aminosäurestoffwechsels, dabei wird stickstoffhaltiges ➡Ammonium in Harnstoff umgewandelt und über den ➡Harn ausgeschieden.

Harnstoff-Amidohydrolase
➡Urease.

Harntrakt
➡Harnwege, ➡Ableitende Harnwege.

Harntreibendes Mittel
➡Diuretikum, ➡Schleifendiuretikum.

Harnverhalt
➡Harnretention, ➡Ischurie.
Die Unfähigkeit zur ➡Miktion mit konsekutivem Harnstau.

Harnwege
➡Ableitende Harnwege, ➡Harntrakt.
Die anatomischen Strukturen, die den ➡Urin sammeln, zwischenspeichern und schließlich aus dem ➡Körper führen. Zu den ableitenden Harnwegen zählen: ➡Nierenkelche, ➡Nierenbecken, ➡Harnleiter, ➡Harnblase, ➡Harnröhre.

Harte Hirnhaut
➡Dura mater, ➡Dura, ➡Pachymeninx, ➡Meninx fibrosa.

Harter Gaumen
➡Palatum durum.
Teil des ➡Gaumens.

Häufigkeit
➡Frequenz, ➡Menge, ➡Anzahl.

Haupt
➡Kopf, ➡Caput, ➡Cephalon.

Hauptatemmuskeln
➡Atemmuskeln.

Hauptbronchus
➡Bronchus principalis, ➡Stammbronchus.
Zwei ersten Verzweigungen der ➡Trachea im ➡Bronchialbaum.

Hauptschlagader
➡Aorta.

Haushaltszucker
➡Saccharose, ➡Saccharum album, ➡Rohrzucker, ➡Rübenzucker, ➡Sucrose.

Haut
(lat. *cutis*, Haut) ➡Integumentum commune.
Ein Flächenorgan, das die Abgrenzung des Organismus gegenüber der Außenwelt bildet. Von ihrer Funktion als Bedeckung aller Körperteile leitet sich auch ihre funktionell-anatomische Bezeichnung als Integumentum commune ab („gemeinsame Hülle"). Die Haut setzt sich aus verschiedenen Schichten zusammen: ➡Cutis, bestehend aus ➡ Epidermis und ➡Dermis sowie aus ➡Unterhaut.

Hautanhangsgebilde
➡Hautanhangsorgane, ➡Adnexe.
Spezialisierte Gewebestrukturen, die sich aus den ➡Epithelzellen der ➡Dermis sowie ➡Epidermis entwickeln. Sie stehen mit der ➡Haut in enger Verbindung, besitzen aber eine morphologische und funktionelle Eigenständigkeit. Dazu zählen:
a. ➡Haare,
b. ➡Nägel,
c. ➡Hautdrüsen (➡Schweißdrüse, ➡Talgdrüse und ➡Milchdrüse).

Hautanhangsorgane
➡Hautanhangsgebilde, ➡Adnexe.

Hautdrüse
➡Glandulae cutis.
Die ➡Schweißdrüsen sowie die ➡Talgdrüsen der ➡Haut.

Hautentlastung
Ein Beseitigen von übermäßigem oder anhaltendem ➡Druck auf die ➡Haut, um eine Normalisierung der ➡Durchblutung zu unterstützen.

Hautfett
➡Talg, ➡Sebum.

Hautflora
Die Gesamtheit der ➡Mikroorganismen, die unter physiologischen Bedingungen auf der ➡Haut siedeln und nicht krankheitserregend sind.

Hautjucken
➡Pruritus, ➡Juckreiz, ➡Jucken.

Hautkontrolle
Bei fehlender oder eingeschränkter ➡Sensibilität eine bewusste und regelmäßige Überwachung der ➡Haut.

Hautpflege
Bestandteil der ➡Körperpflege und umfasst Maßnahmen, die die natürlichen Schutzmechanismen und Funktionen der ➡Haut erhalten oder wiederherstellen und darüber hinaus das allgemeine Wohlbefinden verbessern.

Hautschutzmantel
➡Säureschutzmantel, ➡Säuremantel.

Hautwolf
➡Intertrigo, ➡Intertriginöses Ekzem, ➡Wundsein, ➡Wolf.

Havers-Kanal
➡Havers'scher Kanal, ➡Canalis centralis, ➡Zentralkanal.
Der zentrale Knochenkanal in der Mitte eines ➡Osteons.

Havers'scher Kanal
➡Havers-Kanal, ➡Canalis centralis, ➡Zentralkanal.

Havers-System
➡Osteon.

HbA$_1$
➡HbA$_{1c}$-Wert, ➡Glykiertes Hämoglobin.

HbA$_{1c}$
➡HbA$_{1c}$-Wert, ➡Glykiertes Hämoglobin, ➡HbA$_1$.

HbA$_{1c}$-Wert
➡Glykiertes Hämoglobin, ➡HbA$_1$, ➡HbA$_{1c}$.
Das sogenannte Blutzuckergedächtnis, ein messbarer Wert von ➡Hämoglobin, das chemisch mit Zuckerresten verknüpft ist. Die Bestimmung dieses Wertes dient bei der Therapie von Patienten mit ➡Diabetes mellitus

zur Kontrolle der Einstellung des Blutzuckers.

Hct
➡Hämatokrit, ➡Hkt, ➡HK.

Head´sche Zone
➡Head-Zone.

Head-Zone
➡Head´sche Zone.
Die Hautareale des so genannten ➡„übertragenen Schmerzes". Dabei handelt sich um Hautabschnitte, die eine nervale Beziehung zu bestimmten inneren Organen besitzen. Die Erkrankung des betreffenden ➡Organs führt zu ➡Schmerzen im korrespondierenden Hautgebiet.

Heat and Moisture Exchanger
➡HME, ➡HME-Filter, ➡Wärme-und Feuchtigkeitsaustauscher.
Vorrichtung, die bei mechanisch beatmeten Patienten und Laryngektomiepatienten verwendet werden, um die Luft zu erwärmen und zu befeuchten und dazu beizutragen, vor Komplikationen zu schützen, die auftreten, wenn Patienten die Fähigkeit zur Atmung durch die Nase und oberen Atemwege verlieren. Die Funktion eines HME-Filters: Dier Wärme und Feuchtigkeit wird bei der Ausatmung zurückgehalten und bei der Einatmung an den Patienten zurückgeführt. Siehe auch ➡Passives Befeuchtungssystem, ➡Passive Atemgasbefeuchter.

Heilkunst
➡Medizin, ➡Humanmedizin.

Heilmittel
➡Arzneimittel, ➡Medikament, ➡Wirkstoff, ➡Arzneistoff, ➡Pharmazeutikum, ➡Pharmakon, ➡Präparat.

Heilung
➡Curatio, ➡Sanatio.

Der biologische Prozess der Rückbildung einer Erkrankung bzw. einer pathologischen Gewebsveränderung in Richtung des gesunden Ausgangszustands. Der Heilungsvorgang basiert auf körpereigenen Reparaturmechanismen, die durch Maßnahmen eines Therapeuten ermöglicht, unterstützt oder auch nur beschleunigt werden können. Es kann sich um ➡restitutio ad integrum oder die ➡Reparationsheilung handeln.

Heimatterritorien
Bereiche in ansonsten öffentlichen Räumen (z.B. bestimmte Ecken in Kneipen, Clubs oder Hotels), die normalerweise von den Mitgliedern einer bestimmten Gruppe (z.B. Stammgäste) genutzt werden.

Heimbeatmung
➡Außerklinische Beatmung.

Heine-Medin-Krankheit
➡Poliomyelitis, ➡Poliomyelitis epidemica anterior acuta, ➡Kinderlähmung, ➡Polio.

Helicobacter pylori
Ein gramnegatives Stäbchenbakterium, der mithilfe seines Enzyms ➡Urease in der Lage ist, aus ➡Harnstoff ➡Ammoniak zu bilden und so die ➡Magensäure zu neutralisieren und wirkt wesentlich an der Entstehung von Magen- und Zwölffingerdarmgeschwüren mit.

Helium
(altgriech. *hélios*, Sonne) Ein chemisches Element, das damit zu den Edelgasen zählt. Es ist ein farbloses, geruchloses, geschmacksneutrales und ungiftiges Gas, das in der ➡Atemluft in geringer Menge vorkommt.

Hemikrania
➡Migräne.

Hemiparese
(griech. *hemi*, halb und *paresis*, Erschlaffung)
Die auf einer Körperhälfte auftretende leichte und unvollständige ➡Lähmung eines ➡Muskels, einer Muskelgruppe oder einer ➡Extremität.

Hemiplegie
(griech. *hemi*, halb und *plēgé*, Schlag, Lähmung) ➡Plegie, ➡Lähmung, ➡Monoplegie, ➡Paraplegie, ➡Diplegie, ➡Tetraplegie.
Vollständige Lähmung einer Körperseite.

Hemiprothese
➡Endoprothese.
Ein künstlicher Gelenkersatz, bei dem nur Teile des Gelenkes ersetzt werden.

Hemisphaerium
➡Hemisphären.
In der Anatomie die beiden Hälften des ➡Kleinhirns und des ➡Großhirns.

Hemisphären
➡Hemisphaerium.

Hemmen
➡Inhibieren.

Hemmstoff
(lat. *inhibere*, anhalten, aufhalten) ➡Inhibitor.
Ein Stoff, der eine chemische oder biochemische Reaktion bremst oder verhindert.

Hepar
➡Leber.

Heparin
Ein Wirkstoff, der hemmend auf die ➡Gerinnungskaskade wirkt und daher auch therapeutisch als ➡Antikoagulantium Verwendung findet.

Hepatisch
Die Leber betreffend. zur Leber gehörig.

Hepatitis
➜Leberentzündung.
Eine ➜infektiöse, ➜toxische, immunologische oder auch anders bedingte
➜Entzündung des ➜Bindegewebes
und ➜Blutgefäßsystems und später
des ➜Parenchyms der ➜Leber.

Herd
➜Krankheitsherd, ➜Herdgeschehen,
➜Fokus, ➜Fokal.

Herdgeschehen
➜Krankheitsherd, ➜Herd, ➜Fokus,
➜Fokal.

Hernie
(lat. *hernia*, Bruch; griech. *érnos*,
Knospe, Spross) ➜Bruch, ➜Weichteil-
bruch, ➜Eingeweidebruch.
Der Durchtritt von Baucheingeweiden
mit deren ➜Peritoneum durch eine
Öffnung, die meist in der ➜Bauch-
wand liegt.

Herrentier
➜Primat.

Hersteller
Ein Unternehmen, das ein bestimmtes
(hier: medizinisches) Produkt erzeugt.

Herz
➜Cor, ➜Kardia.
Das zentrale Organ des ➜Blutkreis-
laufs. Es handelt sich um ein muskuläres Hohlorgan und funktioniert als
Druck- und Saugpumpe, die pro Minute etwa 5 bis 6 Liter ➜Blut durch
den menschlichen Körper pumpt. Das
Herz besteht funktionell aus zwei
➜Herzkammern, die jeweils mit einem
➜Herzvorhof verbunden sind. Es liegt
im ➜Mittelfell (➜Mediastinum) zwischen den beiden ➜Lungenflügeln und
ist nach außen geschützt durch den
➜Thorax. Umgeben wird es von dem
➜Herzbeutel. Außen auf dem Herzen
verlaufen die ➜Herzkranzgefäße, die
das Herz selbst mit Blut versorgen.

Ebenfalls hat das Herz eigene ➜Ve-
nen, die das sauerstoffarme Blut aus
dem ➜Herzmuskel abtransportieren
und direkt in den ➜rechten Vorhof leiten.

Herzaktion
➜Herzschlag, ➜Herzzyklus, ➜Herztä-
tigkeit, ➜Herzperiode.
Die physiologische Grundlage für die
Pumpfunktion des Herzens. Sie setzt
sich aus zwei Phasen zusammen, die
sich rhythmisch wiederholen: Einer
Kontraktionsphase (➜Systole) und einer anschließenden Erschlaffungsphase (➜Diastole).

Herzauswurfphase
➜Systole, ➜Kontraktionsphase.

Herzbeutel
➜Perikard, ➜Pericardium.

Herzbräune
➜Angina pectoris, ➜Brustenge, ➜Ste-
nokardie, ➜Herzenge.

Herzdruckmassage
Eine notfallmässige Sofortmassnahme
im Rahmen des ➜BLS, welche bei einem ➜Kreislaufstillstand des Patienten dazu dient, überlebenswichtige
➜Organe weiterhin mit ➜Blut bzw.
➜Sauerstoff zu versorgen.

Herzenge
➜Angina pectoris, ➜Brustenge, ➜Ste-
nokardie, ➜Herzbräune.

Herzfrequenz
➜Schlagfrequenz.
In der Medizin die Anzahl der ➜Herz-
aktionen während einer bestimmten
Zeiteinheit.

Herzinfarkt
➜Akuter Myokardinfarkt, ➜AMI, ➜My-
okardinfarkt, ➜MI, ➜Herzmuskelin-
farkt.

Herzinsuffizienz
➜Herzschwäche.

Verminderte körperliche Belastbarkeit aufgrund einer ventrikulären Funktionsstörung.

Herzjagen
➡Tachykardie, ➡Herzrasen, ➡Tachycardie.

Herzkammer
➡Herzventrikel, ➡Ventriculus cordis. Die beiden größeren, zwischen ➡Segelklappen und ➡Taschenklappen gelegenen Herzhöhlen des menschlichen Herzens. Man unterscheidet: ➡linker Herzventrikel und ➡rechter Herzventrikel.

Herzkatheter
Ein Instrument und eine Untersuchungsmethode zur Darstellung der ➡Herzkranzgefäße und der ➡Herzkammern mittels Röntgenkontrast-Technik.

Herzklappe
Spezialisierte Gewebe mit Ventilfunktion, die während der ➡Herzaktion für einen geordneten Ein- und Ausfluss des Blutes zwischen den Binnenräumen des Herzen und den herznahen Blutgefäßen sorgen.

Herzklappenfehler
➡Herzklapppenerkrankung, ➡Herzklappenvitium, ➡Klappenvitium. Angeborene oder erworbene pathologische Veränderungen der Herzklappen.

Herzklappeninsuffizienz
➡Klappeninsuffizienz, ➡Herzklappenundichtigkeit, ➡Klappenregurgitation. Undichtigkeit einer Herzklappe, die durch Strömung des Blutes einen unzureichenden Klappenschluss mit Rückfluss von ➡Blut aufweist.

Herzklappenstenose
➡Klappenstenose, ➡Herzklappenverengung.

Die ➡pathologische Verengung einer Herzklappe.

Herzklappenundichtigkeit
➡Herzklappeninsuffizienz, ➡Klappeninsuffizienz, ➡Klappenregurgitation.

Herzklappenverengung
➡Herzklappenstenose, ➡Klappenstenose.

Herzklappenvitium
➡Herzklappenfehler, ➡Herzklapppenerkrankung, ➡Klappenvitium.

Herzklapppenerkrankung
➡Herzklappenfehler, ➡Herzklappenvitium, ➡Klappenvitium.

Herzkranzgefäß
➡Koronararterie, ➡Arteria coronaria, ➡Koronarie, ➡Koronargefäß.

Herzkranzgefäßverengung
➡Koronarstenose, ➡Kranzgefäßverengung.

Herz-Kreislauf-Stillstand
➡Kreislaufstillstand, ➡Kreislaufversagen, ➡Herzstillstand, ➡Klinischer Tod.

Herz-Kreislauf-System
➡Kardiovaskuläres System, ➡Kreislauforgane.

Herz-Lungen-Maschine
Ein medizintechnisches Gerät, das in der Lage ist, die Pumpfunktion des ➡Herzens und die Lungenfunktion für einen begrenzten Zeitraum zu übernehmen.

Herz-Lungen-Wiederbelebung
➡Reanimation, ➡Wiederbelebung, ➡CPR, ➡Kardiopulmonale Reanimation, ➡Cardiopulmonale Reanimation, ➡HLW.

Herzminutenvolumen
➡Herzzeitvolumen, ➡HMV. Das Blutvolumen, welches das ➡Herz pro Minute in den ➡Kreislauf pumpt.

Herzmuskel
➡Myokard, ➡Herzmuskel, ➡Herzmuskulatur, ➡Herzmuskelgewebe.
Die zwischen der Herzinnenhaut und der Außenhaut des Herzens gelegene Schicht an Herzmuskelgewebe.

Herzmuskelentzündung
➡Myokarditis.

Herzmuskelgewebe
➡Myokard, ➡Herzmuskel, ➡Herzmuskulatur.

Herzmuskelinfarkt
➡Akuter Myokardinfarkt, ➡AMI, ➡Herzinfarkt, ➡Myokardinfarkt, ➡MI.

Herzmuskelriss
➡Myokardruptur.

Herzmuskelzelle
➡Kardiomyozyt, ➡Myocytus cardiacus.
➡Zellen des ➡Myokards, die entweder für die Kontraktion des Herzens oder für Bildung und Weiterleitung von Erregungen des Herzens verantwortlich sind.

Herzmuskulatur
➡Myokard, ➡Herzmuskel, ➡Herzmuskelgewebe.

Herzperiode
➡Herzaktion, ➡Herzschlag, ➡Herztätigkeit, ➡Herzzyklus.

Herzrasen
➡Tachykardie, ➡Herzjagen, ➡Tachycardie.

Herzrhythmusstörung
➡Arrhythmie.
Unregelmäßigkeit der Herzaktion.

Herzschlag
➡Herzaktion, ➡Herztätigkeit, ➡Herzzyklus, ➡Herzperiode.

Herzschlagvolumen
➡Schlagvolumen.

Herzschock
➡Kardiogener Schock.

Herzschrittmacher
Ein implantiertes, elektronisches Gerät, welches eine stabile ➡Herzfrequenz bei Patienten mit ➡Bradykardie gewährleistet.

Herzschwäche
➡Herzinsuffizienz.

Herzseptum
➡Septum interventrikulare.

Herzspannungskurve
➡Elektrokardiogramm, ➡EKG, ➡Herzstromkurve.

Herzstillstand
➡Kreislaufstillstand, ➡Herz-Kreislauf-Stillstand, ➡Kreislaufversagen, ➡Klinischer Tod.

Herzstromkurve
➡Elektrokardiogramm, ➡EKG, ➡Herzspannungskurve.

Herztätigkeit
➡Herzaktion, ➡Herzzyklus, ➡Herzschlag, ➡Herzperiode.

Herzton
Die bei der ➡Auskultation des ➡Herzens hörbare Töne, die im Rahmen der ➡physiologischen ➡Herzaktion entstehen.

Herzvene
➡Koronarvene, ➡Vena cordis, ➡Vena cardiaca.

Herzventrikel
➡Herzkammer, ➡Ventriculus cordis.
Die beiden größeren, zwischen ➡Segelklappen und ➡Taschenklappen gelegenen Herzhöhlen des menschlichen Herzens. Man unterscheidet: ➡Linker Herzventrikel und ➡Rechter Herzventrikel. Beide Ventrikel sind durch das ➡Kammerseptum, voneinander getrennt.

Herzzeitvolumen
➡Herzminutenvolumen, ➡HMV.

Herzzyklus
➡Herzaktion, ➡Herzschlag, ➡Herztätigkeit, ➡Herzperiode.

Heterochromosom
➡Geschlechtschromosom, ➡Gonosom, ➡Heterosom, ➡Allosom.

Heterogen
➡Inhomogen.
Ungleichartig, von verschiedener Herkunft, uneinheitlich oder andersartig. Heterogene Strukturen sind aus verschiedenen Elementen zusammengesetzt.

Heteroglykanreste
➡Polysaccharide, deren wichtige Vertreter z.B. ➡Heparin ist.

Heterosom
➡Geschlechtschromosom, ➡Gonosom, ➡Heterochromosom, ➡Allosom.

Heterotrophie
(altgriech. *heteros*, anders und *trophé*, Ernährung) ➡Heterotrophe, ➡Sekundärkonsument, ➡Tertiärkonsument.
Die Eigenschaft von ➡Organismen, organische Nährstoffe durch die Aufnahme anderer Organismen oder ihrer Abfallprodukte zu gewinnen.

Heubner-Infantilismus
➡Zöliakie, ➡Coeliakie, ➡Glutenbedingte Enteropathie, ➡Glutensensitive Enteropathie, ➡Gee-Herter-Heubner-Syndrom, ➡Idiopathische infantile Steatorrhö, ➡Einheimische Sprue.

HFOT
➡High-Flow-Sauerstofftherapie, ➡Highflow-Sauerstoffbeatmung, ➡Highflow-Oxigenierung, ➡Highflow-Therapie.

Hiatus
(lat. *hiatus*, Öffnung, Kluft) ➡Durchtrittsöffnung.

In der medizinischen Anatomie eine Spalte, Ritze oder schmale Öffnung, durch die ein Gefäß oder eine andere Leitungsbahn tritt.

Hidrose
(griech. *hidros*, Schweiß) ➡Schwitzen.

Highflow-Oxigenierung
➡High-Flow-Sauerstofftherapie, ➡Highflow-Sauerstoffbeatmung, ➡Highflow-Therapie, ➡HFOT.

Highflow-Sauerstoffbeatmung
➡High-Flow-Sauerstofftherapie, ➡Highflow-Oxigenierung, ➡Highflow-Therapie, ➡HFOT.

High-Flow-Sauerstofftherapie
(engl.*high*, hoch und *flow*, Fluss) ➡Highflow-Sauerstoffbeatmung, ➡Highflow-Oxigenierung, ➡Highflow-Therapie, ➡HFOT.
Die Applikation eines Sauerstoff-Gasgemisches mit einem ➡Gasfluss von mehr als 15 Liter/min. Siehe auch: ➡Sauerstofftherapie, ➡Sauerstoffgabe.

Highflow-Therapie
➡High-Flow-Sauerstofftherapie, ➡Highflow-Sauerstoffbeatmung, ➡Highflow-Oxigenierung, ➡HFOT.

Hilfsmittel
Nach der Definition des ➡SGB V, Gegenstände, die erforderlich sind, um den Erfolg einer Krankenbehandlung zu sichern, einer drohenden Behinderung vorzubeugen oder eine Behinderung auszugleichen, soweit sie nicht als allgemeine Gebrauchsgegenstände des täglichen Lebens anzusehen sind.

Hilum
➡Hilus.

Hilum pulmonis
➡Lungenhilus.

Hilus

(lat. *hilus*, Stiel) ➡Hilum. Eintritts- und Austrittspforte für ➡Blutgefäße und ➡Nerven an einem von einer Kapsel umgebenen Organ. Ein Hilus ist Kennzeichen parenchymatöser Organe. Es findet sich u.a. an der ➡Niere, an der ➡Leber, an der ➡Milz und an der ➡Lunge.

Hintere Hirnschlagader

➡Arteria cerebri posterior.

Hinterer Gaumenbogen

➡Arcus palatinus posterior.

Hintergrund-Frequenz

➡Backup-Frequenz, ➡Sicherheitsfrequenz.

Hinterhauptslappen

➡Okzipitallappen, ➡Lobus occipitalis ➡Occipitallappen.

Hinterhirn

➡Metencephalon, ➡Metenzephalon.

Hippocampus

(altgriech. *hippos*, Pferd und *kamptein*, biegen, krümmen) Eine zum ➡limbischen System gehörende Struktur, die vor allem an der Gedächtnisbildung beteiligt ist.

Hirn

➡Gehirn, ➡Cerebrum, ➡Encephalon.

Hirnanhangsdrüse

(altgriech. *hypóphysis*, das untere Gewächs) ➡Hypophyse, ➡Glandula pituitaria. Ein ➡endokrines Organ im ➡zentralen Nervensystem, das der ➡Synthese- und Abgabeort für zahlreiche ➡Hormone ist. Sie spielt eine wichtige übergeordnete Rolle bei der Regulation des endokrinen Systems im Körper.

Hirnblutung

➡Intrakranielle Blutung. Eine venöse oder arterielle Blutung innerhalb des Schädels.

Hirndruck

➡Intrakranieller Druck, ➡ICP. Der Druck, der innerhalb der Schädelhöhle herrscht.

Hirndrusen

➡Senile Plaques, ➡Senile Drusen, ➡Neuritische Plaques.

Hirnentzündung

➡Enzephalitis.

Hirnfurche

➡Sulcus cerebri, ➡Hirnfurche, ➡Gehirnfurche. Die zwischen den ➡Hirnwindungen gelegenen Einziehungen.

Hirnhaut

➡Meninx cerebri, ➡Meninx encephali. Strukturierte ➡Bindegewebsschichten, die das gesamte ➡Gehirn umschließen. Die Hirnhaut dient dem Schutz und der Versorgung des Gehirns.

Hirninfarkt

➡Ischämischer Schlaganfall, ➡Zerebrale Ischämie, ➡Ischämischer Insult, ➡Schlaganfall. Ein Untergang von Gewebeabschnitten des ➡Gehirns, der in Folge einer ➡Minderdurchblutung auftritt. Die häufigste Ursache für einen Schlaganfall.

Hirnkammer

➡Hirnventrikel, ➡Liquorraum, ➡Ventriculus cerebri, ➡Ventriculus encephali.

Hirnkern

➡Zellkern, ➡Nucleus, ➡Karyon, ➡Kerngebiet, ➡Basalkern.

Hirnnerven

➡Nervi craniales. Nerven, die nicht aus den ➡Spinalnerven hervorgehen, sondern direkt aus spezialisierten ➡Hirnnervenkernen entspringen. Hirnnerven besitzen immer mindestens eine Durchtrittstelle innerhalb der knöchernen Struktur des Schädels. Es gibt in menschlichem Körper zwölf dieser Nerven:

I) ➡Nervus olfactorius,
II) ➡Nervus opticus,
III) ➡Nervus oculomotorius,
IV) ➡Nervus trochlearis,
V) ➡Nervus trigeminus,
VI) ➡Nervus abducens,
VII) ➡Nervus facialis,
VIII) ➡Nervus vestibulocochlearis,
IX) ➡Nervus glossopharyngeus,
X) ➡Nervus vagus,
XI) ➡Nervus accessorius,
XII) ➡Nervus hypoglossus.

Heute besteht darüber Einigkeit, dass der I. und der II. Hirnnerv vorgelagerte Teile des Gehirns sind. Daher sind sie nicht als Nerven im eigentlichen Sinne anzusehen.

Hirnnervkern
➡Nucleus nervi cranialis.
Nervenzellansammlungen aus den die motorischen ➡Hirnnerven entspringen bzw. der Ort, auf den die sensorischen Hirnnerven projizieren. Die Kerne befinden sich im ➡Hirnstamm und im ➡zervikalen Rückenmark.

Hirnödem
➡Intrakranielle Drucksteigerung.
Eine Schwellung des ➡Gehirns als Folge einer ➡zerebralen Volumen- und Druckzunahme unterschiedlicher Genese.

Hirnorganisch
In der ➡Neurologie ➡Symptome und ➡Erkrankungsbilder, die durch ➡pathologische Veränderungen im Bereich des ➡Gehirns verursacht werden.

Hirnrinde
➡Cortex cerebri, ➡Großhirnrinde.

Hirnschenkel
➡Crura cerebri, ➡Großhirnschenkel.

Hirnstamm
(lat. *truncus*, Stamm und *cerebrum*, Hirn) ➡Truncus encephali, ➡Truncus cerebri.
Alle unterhalb des ➡Diencephalons liegenden Hirnabschnitte mit Ausnahme des ➡Kleinhirns. Dazu gehören: ➡Mesencephalon, ➡Rhombencephalon mit ➡Pons und ➡Myelencephalon mit ➡Medulla oblongata und ➡verlängertem Rückenmark.

Hirnstammarterie
➡Arteria basilaris, ➡Basilararterie.

Hirnstromableitung
➡Elektroenzephalographie, ➡EEG.

Hirntod
➡Individualtod, ➡Irreversibler Hirnfunktionsausfall.
Das irreversible Ende aller Hirnfunktionen bei vorhandener Kreislaufaktivität und künstlich aufrechterhaltener Atmung aufgrund von weiträumig abgestorbenen Nervenzellen. Ein Kriterium für das Feststellen des Todes eines Menschen.

Hirnventrikel
(lat. *ventriculus*, kleiner Bauch) ➡Liquorraum, ➡Ventriculus cerebri, ➡Ventriculus encephali, ➡Hirnkammer.
Ausgedehnte, mit ➡Liquor gefüllte Hohlräume im Inneren des ➡Gehirns, die durch diverse Verbindungsstrukturen (z.B. ➡Aquaeductus mesencephali) miteinander kommunizieren.

Hirnwindung
➡Gehirnwindung, ➡Gyri cerebri, ➡Gyri.
Die zwischen den ➡Hirnfurchen gelegene Vorwölbungen der ➡Großhirnrinde, die ihr typisches Oberflächenrelief bilden.

Histamin
Botenstoff des ➡Immunsystems, das bei vielen ➡physiologischen und ➡pathophysiologischen Vorgängen eine

zentrale Rolle spielt und ist u.a. ein wichtiger ➡Mediator bei Entzündungsreaktionen.

Histamin-Rezeptorantagonisten
➡Antihistaminikum, ➡Histamin-Rezeptorblocker.

Histamin-Rezeptorblocker
➡Antihistaminikum, ➡Histamin-Rezeptorantagonisten.

Histologie
(griech. *histos*, Webstuhl, Gewebe)
➡Mikroskopische Anatomie.
Die Wissenschaft von den biologischen ➡Geweben, und damit ein Teilgebiet der ➡Medizin und ➡Biologie, genauer der ➡Anatomie und der ➡Pathologie.

Hitzeempfindlich
➡Thermolabil, ➡Wärmeempfindlich.

HK
➡Hämatokrit, ➡Hkt, ➡Hct.

Hkt
➡Hämatokrit, ➡Hct, ➡HK.

HLW
➡Reanimation, ➡Kardiopulmonale Reanimation, ➡Cardiopulmonale Reanimation, ➡CPR, ➡Wiederbelebung, ➡Herz-Lungen-Wiederbelebung.

HME
➡Heat and Moisture Exchanger, ➡HME-Filter, ➡Wärme-und Feuchtigkeitsaustauscher.

HME-Filter
➡Heat and Moisture Exchanger, ➡HME, ➡Wärme-und Feuchtigkeitsaustauscher.

HMG-CoA-Reduktasehemmer
➡Statin, ➡CSE-Hemmer, ➡Cholesterin-Synthese-Enzym-Hemmer.

HMV
➡Herzminutenvolumen, ➡Herzzeitvolumen.

HNO
➡HNO-Heilkunde, ➡Hals-Nasen-Ohren-Heilkunde, ➡Otorhinolaryngologie.

HNO-Heilkunde
➡Hals-Nasen-Ohren-Heilkunde, ➡HNO, ➡Otorhinolaryngologie.

Hochpolymer
➡Makromolekül.

Hoden
➡Testis, ➡Testikel, ➡Orchis.
Die männlichen ➡Keimdrüsen, in denen das ➡Sperma und das männliche Geschlechtshormon ➡Testosteron gebildet wird.

Hoher Querschnitt
Ab einer Schädigung des 4. Halswirbels aufwärts spricht man auch von einem hohen Querschnitt, der neben der vollständigen Körperlähmung auch die ➡Zwerchfelllähmung zur Folge hat.

Hohlnadel
➡Kanüle, ➡Injektionsnadel.

Hohlvene
➡Vena cava.
Die deutsche Bezeichnung für die beiden größten ➡Venen des menschlichen ➡Körpers: die obere Hohlvene und ➡die untere Hohlvene.

Holistisch
Ganzheitlich bzw. das Ganze betreffend.

Homo sapiens
➡Mensch.

Homogen
Gleichartig, von gleicher Herkunft, einheitlich oder einförmig. Homogene Strukturen sind aus gleichen oder ähnlichen Elementen zusammengesetzt.

Homöostase

(griech. *homoiostasis*, Gleichstand) In der ➡Physiologie die Aufrechterhaltung weitgehend konstanter Verhältnisse in einem offenen System.

Hören

➡Hörsinn, ➡Gehör, ➡Auditus, ➡Gehörsinn, ➡Auditive Wahrnehmung, ➡Akustische Wahrnehmung, ➡Schallwahrnehmung.

Horizontalis

Horizontal, waagerecht. Schnittrichtung: waagerecht (parallel) zur Bodenfläche von links nach rechts.

Hormon

(altgriech. *horman*, antreiben, in Bewegung setzen) ➡Moleküle, die der Regulation der verschiedenen Körperfunktionen dienen.

Hormondrüse

(Pl. Drüsen) ➡Endokrine Drüse. Einzelne Zellen oder Geweben, die Hormone produzieren können. Zu ihnen gehören: ➡Hypophyse (➡Hirnanhangdrüse), ➡Schilddrüse, ➡Nebennieren, ➡Inselzellen des Pankreas, ➡Hoden und ➡Ovarien.

Hormonhaushalt

➡Endokrines System, ➡Hormonsystem, ➡Endokrine Organe.

Hormonsystem

➡Endokrines System, ➡Endokrine Organe, ➡Hormonhaushalt.

Hörnerv

➡Nervus vestibulocochlearis, ➡VIII. Hirnnerv, ➡Nervus statoacusticus, ➡Nervus VIII.

Hornhaut

➡Kornea, ➡Cornea.

Hornsubstanz

➡Keratin.

Hörschnecke

➡Cochlea, ➡Schnecke, ➡Ohrschnecke.

Hörsinn

➡Gehör, ➡Auditus, ➡Gehörsinn, ➡Auditive Wahrnehmung, ➡Akustische Wahrnehmung, ➡Hören, ➡Schallwahrnehmung.
Die Sinnesempfindung, die ➡akustische ➡Reize bzw. den ➡Schall wahrnimmt.

Hospitalinfektion

➡Nosokomialinfektion, ➡Nosokomiale Infektion, ➡Beatmungsassoziierte Pneumonie, ➡Krankenhausinfektion.

Hospizarbeit

Der Begriff Hospizarbeit bezeichnet alles Handeln, das im Sinne der ➡Hospizidee vollzogen wird. Er ist ein Sammelbegriff für verschiedene konkrete Tätigkeiten. Neben der ➡Sterbebegleitung gehören zur Hospizarbeit auch Aktivitäten, die mit der eigentlichen Begleitung sterbender Menschen nur mittelbar zu tun haben, wie z.B. ➡Trauerbegleitung. ➡Palliativmedizin ist ein Teil der Hospizarbeit. Hospizarbeit bezieht die dem Sterbenden nahestehenden Menschen als Handelnde mit ein. Sie bietet ihnen auch unabhängig von der Begleitung sterbender Menschen konkrete Unterstützung und Hilfe an.

Hospizbewegung

Befasst sich mit der Verbesserung der Situation Sterbender und ihrer Angehörigen sowie der Integration von Sterben und Tod ins Leben. Dazu dient vor allem die ➡Sterbebegleitung im Sinne der ➡Palliative Care.

Hospizdienst

Der Begriff Hospizdienst bezeichnet eine Einrichtung, die alle Bereiche der ➡Hospizarbeit abdeckt und die ➡Hospizidee in vollem Umfang zu verwirklichen sucht.

Hospizidee

Der Begriff Hospizidee beschreibt das Leitbild der modernen Hospizbewegung. Dieses beinhaltet insbesondere, durch ganzheitliche Zuwendung einen vertrauten Raum zu schaffen, in dem der Mensch bis zuletzt in Würde leben und hoffen darf, ohne Angst vor Schmerzen oder davor, daß sein Leben künstlich verlängert oder verkürzt wird. Die Hospizidee umfaßt eine Grundeinstellung zum sterbenden Menschen und dessen Umfeld, welche die Autonomie, den persönlichen Lebensentwurf und die verschiedenen Bedürfnisse respektiert. Ein unverzichtbares Element ist dabei die palliativmedizinische Versorgung.

Hospizpflege
→Palliativpflege.

HPV
→Euler-Liljestrand-Mechanismus, →Euler-Liljestrand-Reflex, →ELM, →Hypoxisch pulmonale Vasokonstriktion, →Hypoxisch pulmonale Gefäßantwort, →HPVR.

HPVR
→Euler-Liljestrand-Mechanismus, →Euler-Liljestrand-Reflex, →ELM, →Hypoxisch pulmonale Vasokonstriktion, →HPV, →Hypoxisch pulmonale Gefäßantwort.

Hüftbein
→Os coxae, →Hüftknochen.
Ein Knochen, der zusammen mit dem Kreuzbein die Grundlage des knöchernen →Beckens bildet.

Hüftgelenk
→Articulatio coxae.
Die gelenkige Verbindung zwischen dem →Becken und dem →Oberschenkelknochen, die die Bewegung des →Beins und damit das Gehen bei gleichzeitiger Stabilisierung des →Körpers ermöglicht.

Hüftknochen
→Hüftbein, →Os coxae.

Humanmedizin
→Medizin, →Heilkunst.

Humerus
→Oberarmknochen, →Os humeri.
Der längste Knochen der oberen →Extremität.

Huschke-Knorpel
→Cartilago vomeronasalis, →Jacobson-Knorpel.

Husten
(lat. *tussis*) →Sekretexpektoration, →Tussive Clearance, →Abhusten, →Sekretelimination.
Eine stoßartige Expirationsbewegung, die durch die →Atemmuskulatur erzeugt wird und eine Reaktion auf →Reizung der →Atemwege darstellt.

Hustenassistent
→Cough Assist.
Ein Gerät, das Patienten mit Hustenschwäche beim Mobilisieren und Entfernen von Bronchialsekret unterstützt.

Hustenmuskel
→Musculus latissimus dorsi, →Großer Rückenmuskel.

Hustenreflex
→Trachealreflex.
→Unwillkürlicher →Schutzreflex, der die →Atemwege von →Sekret und Fremdkörpern befreit.

Hustenreiz
Sinneswahrnehmung, die den →Husten auslöst.

Hustenstillend
→Antitussiv.

HWS
→Halswirbelsäule, →Vertebrae cervicales.

HWZ
➡Halbwertzeit, ➡Halbwertzeit.

Hydraskos
➡Aszites, ➡Wasserbauch, ➡Bauch-wassersucht, ➡Peritonealerguss.

Hydrocortison
➡Cortisol, ➡Kortisol, ➡Hydrokortison.

Hydrogencarbonat
➡Bicarbonat, ➡Bikarbonat.

Hydrogenium
➡Wasserstoff.

Hydrogenium peroxydatum
➡Wasserstoffperoxid, ➡Wasserstoff-superoxid.

Hydrokortison
➡Cortisol, ➡Kortisol, ➡Hydrocortison.

Hydrolyse
(griech. *hydros*, Wasser und *lysis*, Lö-sung, Auflösung) Die Aufspaltung ei-ner chemischen Verbindung durch An-lagerung eines Wassermoleküls (➡H$_2$O).

Hydrolytisch
Organische Verbindungen unter Was-seraufnahme spaltend.

Hydromorphin
➡Hydromorphon.

Hydromorphon
➡Hydromorphin.
Ein schmerzlindernder Wirkstoff aus der Gruppe der ➡Opioide, der zur Be-handlung akuter und chronischer ➡Schmerzen eingesetzt wird.

Hydrophil
Im ➡Wasser löslich.

Hydrophob
Wasserscheu oder im weiteren Sinne auch nicht im ➡Wasser löslich.

Hydrophobie
(griech. *hydros*, Wasser und *phobia*, Angst) Unvermögen einer Substanz,

in Wasser gelöst zu werden. Wasser-angst, wassermeidend.

Hydroxytyramin
➡Dopamin, ➡Prolactin-Inhibiting-Hormon.

Hygiene
(griech. *hygieiné*, der Gesundheit zu-trägliche Kunst) Die Lehre von der Verhütung von Krankheiten und der Erhaltung, Förderung und Festigung der Gesundheit.

Hygienemaske
➡Mund-Nasen-Schutz, ➡Mundschutz, ➡Chirurgische Maske, ➡Medizinische Gesichtsmaske, ➡Klinikmaske, ➡OP-Gesichtsmaske.

Hygroskopisch
➡Wasseranziehend.

Hyoid
➡Zungenbein, ➡Os hyoideum.

Hyper
Über, hinaus, übermäßig.

Hyperalgesie
➡Hyperalgie.
Das gesteigerte Empfinden eines Schmerzreizes.

Hyperalgie
➡Hyperalgesie.

Hyperbare Oxygenation
➡Hyperbare Oxygenierung, ➡Oxyge-nation, ➡Sauerstofftherapie, ➡Sauer-stoffgabe.

Hyperbare Oxygenierung
➡Sauerstoffgabe, ➡Oxygenation.
➡Hyperbare Oxygenation, ➡Sauer-stofftherapie.
Eine Beatmung mit reinem ➡Sauer-stoff, während der Patient sich in ei-nem erhöhten Umgebungsdruck be-findet.

Hyperbilirubinämie
Erhöhter Gehalt an ➡Bilirubin im ➡Blut.

Hypercalcämie
➡Hyperkalzämie.

Hyperchloridämie
Form einer ➡Elektrolytstörung mit Erhöhung der ➡Chloridkonzentration im ➡Blut über den ➡Referenzbereich.

Hypercholesterinämie
Eine ➡Fettstoffwechselstörung, die durch einen erhöhten Cholesterinspiegel im Blut gekennzeichnet ist.

Hyperglykämie
(griech. *hyper*, zu viel; *glykos*, Zucker und *haima*, Blut) ➡Überzuckerung.
Ein erhöhter ➡Blutzuckerspiegel.

Hyperhidrose
(griech. *hidros*, Schweiß) ➡Hyperhidrosis, ➡Starkes Schwitzen, ➡Hidrose.
Eine übermäßige krankhafte Schweißproduktion, die generalisiert oder lokal auftreten kann.

Hyperhidrosis
➡Hyperhidrose, ➡Hidrose, ➡Starkes Schwitzen.

Hyperhydratation
Vemehrte Wassergehalt im Körper.

Hyperkaliämie
Eine ➡Elektrolytstörung, bei der eine erhöhte Konzentration des Serumkaliums vorliegt.

Hyperkalzämie
➡Hypercalcämie.
Eine Erhöhung des ➡Serumkalziums über den ➡Referenzbereich

Hyperkapnie
(griech. *hyper*, über und *kapnos*, Dunst, Gas) ➡Hyperkarbie.

Ein erhöhter ➡Kohlendioxidgehalt im ➡Blut bezeichnet, wodurch der arterielle ➡Kohlendioxidpartialdruck erhöht ist (➡pCO_2 >45 mmHg).

Hyperkarbie
➡Hyperkapnie.

Hypernatriämie
Die Konzentration des Serumnatriums über einen Wert von 145mmol/l.

Hyperparathyreoidismus
➡Hyperparathyreose.
Eine vermehrte Sekretion von ➡Parathormon in den ➡Nebenschilddrüsen.

Hyperparathyreose
➡Hyperparathyreoidismus.

Hyperpathie
Eine Überempfindlichkeit für ➡sensible Reize.

Hyperplasie
(altgriech. *hyper*, über und *plasis*, Bildung) ➡Hyperplasia.
Die Vergrößerung eines ➡Gewebes oder ➡Organs durch Zellzunahme.

Hyperpnoe
Eine vertiefte ➡Atmung.

Hyperreagibilität
➡Hyperreaktivität.
In der Medizin die übersteigerte Reaktionsbereitschaft des Organismus auf einen ➡exogenen ➡Reiz.

Hyperreaktivität
➡Hyperreagibilität.

Hypersalivation
➡Hypersialie, ➡Ptyalismus.
Die ➡Sekretion zu großer Speichelmengen.

Hypersekretion
Die ➡pathologisch gesteigerte Substanzabgabe durch ➡Drüsen bzw. ➡Drüsenzellen.

Hypersensibilität
➡Überempfindlichkeit.

In der Medizin eine generelle Überempfindlichkeit des Körpers bzw. seiner ➡Rezeptoren gegenüber bestimmten ➡Mikroorganismen, Stoffen
oder ➡Reizen.

Hypersialie
➡Hypersalivation, ➡Ptyalismus.

Hypertension
➡Hypertonie, ➡Hypertonus, ➡Blut-
hochdruck.

Hyperthermie
Die unphysiologische Überwärmung
des Organismus gegen die Steuerung
des Thermoregulationszentrums im
Bereich des ➡Hypothalamus. Bei der
Hyperthermie ist der Sollwert der Körpertemperatur normal bis erniedrigt.

Hypertonie
➡Hypertonus, ➡Hypertension, ➡Blut-
hochdruck.
In der Medizin die Erhöhung eines
Drucks oder einer Gewebespannung
über die physiologische Norm hinaus.
In den meisten Fällen ist mit Hypertonie der erhöhte Druck in Blutgefäßen
gemeint. Hier unterscheidet man drei
unterschiedliche Formen der Hypertonie: ➡Arterielle Hypertonie, ➡Pulmo-
nale Hypertonie, ➡Portale Hypertonie.

Hypertonus
➡Hypertonie, ➡Hypertension, ➡Blut-
hochdruck.

Hypertrophie
(altgriech. *hyper*, über und *trophein*,
ernähren) Die Vergrößerung eines
➡Gewebes oder ➡Organs durch Zell-
vergrößerung bzw. Zunahme des Zellvolumens bei - im Gegensatz zur
➡Hyperplasie - gleichbleibender Zell-
zahl.

Hyperurikämie
Erhöhte Konzentration von ➡Harn-
säure im ➡Blut.

Hyperventilation
(griech. *hyper*, über und lat. *ventilare*,
atmen) Eine unphysiologisch vertiefte
und/oder beschleunigte ➡Atmung.

Hypnotika
➡Schlafmittel.
➡Arzneistoffe, die den ➡Schlaf auslö-
sen bzw. fördern.

Hypnotisch
(von *hypnos*, griechischer Gott des
Schlafes) ➡Schlaffördernd, ➡Schlaf-
anbahnend.
Schlafend, schlafähnlich bzw. die
Hypnose betreffend.

Hypo
Unter, darunter, zu wenig i.S. von Unterfunktion.

Hypocalcämie
➡Hypokalzämie, ➡Hypokalziämie.

Hypochloridämie
Eine Form der ➡Elektrolytstörung, bei
der eine verminderte Konzentration
von ➡Chloridionen im ➡Blut bzw. im
➡Blutplasma kommt.

Hypoderm
➡Subcutis, ➡Unterhaut, ➡Subkutis,
➡Subkutangewebe, ➡Hypodermis,
➡Tela subcutanea, ➡Unterhautzellge-
webe.

Hypodermis
➡Subcutis, ➡Unterhaut, ➡Subkutis,
➡Subkutangewebe, ➡Hypoderm,
➡Tela subcutanea, ➡Unterhautzellge-
webe.

Hypogastrium
➡Unterbauch, ➡Regio hypogastrica.
Die Anteile des Abdomens, ➡Bauch-
wand und ➡Organe, die sich im unte-
ren Bereich des Abdomens befinden.
Siehe auch ➡Unterleib.

Hypoglykämie
➡Unterzuckerung.

Eine Absenkung der Blutglukose-Konzentration unter den physiologischen Normwert.

Hypohidrose
(griech. *hidros*, Schweiß) ➡Hidrose, ➡Schwitzen.
Eine abnorm stark verminderte Schweißbildung.

Hypokaliämie
➡Hypokalämie.
Senkung der ➡Serumkaliumspiegel unter 3,6 mmol/l.

Hypokalzämie
➡Hypocalcämie, ➡Hypokalziämie.
Verminderung des ➡Kalziumspiegels im Blut.

Hypokapnie
(griech. *hypo*, unter und *kapnos*, Rauch) Ein herabgesetzter ➡Kohlendioxid-Partialdruck im arteriellen ➡Blut.

Hyponatriämie
Eine verminderte Konzentration von ➡Natriumionen im ➡Blut bzw. im ➡Blutserum.

Hypoparathyreoidismus
➡Nebenschilddrüseninsuffizienz.
Eine durch Unterfunktion der ➡Nebenschilddrüsen mit verminderter ➡Sekretion von ➡Parathormon gekennzeichnete Erkrankung.

Hypopharynx
➡Unterer Rachenraum.
Unterer Abschnitt des ➡Pharynx hinter dem ➡Larynx bis etwa zum ➡Ringknorpel.

Hypophosphatämie
Ein erniedrigter Phosphatspiegel im Blut.

Hypophyse
➡Hirnanhangsdrüse, ➡Glandula pituitaria.

Hypoplasia
➡Hypoplasie.

Hypoplasie
(altgriech. *hypo* unter und *plasis*, Bildung) ➡Hypoplasia.
Eine genetisch bedingte Unterentwicklung eines Organs, Organteils oder Gewebes.

Hypopnoe
(griech. *hypo*, unter und *pnoe*, Atmung) Eine Verringerung der Atmungstiefe um 50% über einen Zeitraum von wenigstens 10 Sekunden.

Hyposalivation
➡Hyposialie, ➡Oligosialie.
Die Sekretion zu geringer ➡Speichelmengen.

Hyposensibilisierung
➡Spezifische Immuntherapie.
Ein Therapieverfahren zur Behandlung von ➡Allergien, das eine schrittweise Gewöhnung an das allergieauslösende ➡Antigen anstrebt.

Hyposialie
➡Hyposalivation, ➡Oligosialie.

Hypotension
➡Hypotonie, ➡Hypotonia, ➡Hypotonus.

Hypothalamus
(altgriech. *hypo*, unter und *thalamós*, Zimmer, Kammer) ➡Thalamus ventralis.
Ein lebenswichtiger Teil des ➡Diencephalons. Er dient als oberstes Regulationszentrum für alle vegetativen und endokrinen Vorgänge. Er steuert u.a. ➡Atmung, ➡Kreislauf, ➡Körpertemperatur, ➡Sexualverhalten sowie die ➡Flüssigkeits- und ➡Nahrungsaufnahme.

Hypothermie
(griech. *hypo*, unter und *therm*, Wärme) ➡Unterkühlung.

In der Medizin ein Zustand der Unterkühlung des Körpers bzw. eines Gewebes. Dieser tritt nach einer längeren und starken Einwirkung von Kälte auf den menschlichen Körper auf.

Hypothyreodismus
➡Hypothyreose, ➡Schilddrüsenunterfunktion, ➡Hypothyreodismus.

Hypothyreose
➡Schilddrüsenunterfunktion, ➡Hypothyreodismus.
Medizinischer Fachausdruck für eine Unterfunktion der ➡Schilddrüse.

Hypoton
(griech. *hypo*, unter und lat. *tonus*, Druck) ➡Hypotonisch.
Mit vermindertem Druck. Der Begriff kommt in der Medizin in mehreren Bedeutungen vor:
a) In Bezug auf den Blutdruck bedeutet es, dass der systolische und diastolische Blutdruckwert gegenüber der Norm vermindert ist.
b) In Bezug auf die Osmolarität bzw. Tonizität von Flüssigkeiten bezeichnet man eine Lösung als „hypoton", wenn sie einen geringeren osmotischen Druck als ein Vergleichsmedium besitzt.

Hypotonia
➡Hypotonie, ➡Hypotonus, ➡Hypotension.

Hypotonie
➡Hypotonia, ➡Hypotonus, ➡Hypotension.
Blutdruckwerte unterhalb von 100/60 mmHg.

Hypotonisch
➡Hypoton.

Hypotonus
➡Hypotonie, ➡Hypotonia, ➡Hypotension.

Hypotrophia
➡Hypotrophie.

Hypotrophie
(altgriech.-neulat. *hypótrophé*, Unterernährung bzw. *hypó*, unter[halb], unzureichend, unter der Norm und *trophé*, Nahrung, Ernährung) ➡Hypotrophia.
Die Schrumpfung bzw. das verminderte Größenwachstum eines Gewebes oder Organs durch Zellverkleinerung bzw. Abnahme des Zellvolumens.

Hypoventilation
Eine pathologische Verminderung der normalen Lungenbelüftung.

Hypovolämie
➡Volumenmangel.
Die Verminderung der im Kreislauf zirkulierenden Blutmenge.

Hypovolämischer Schock
➡Volumenmangelschock.
Eine Schockform, die durch Verminderung der zirkulierenden Blutmenge entsteht. Der hypovolämische Schock kann nach Ursache in vier Untergruppen gegliedert werden: ➡Hypovolämischer Schock, ➡Traumatisch-hypovolämischer Schock, ➡Hämorrhagischer Schock, ➡Traumatisch-hämorrhagischer Schock.

Hypoxämie
Ein Sauerstoffmangel im arteriellen Blut.

Hypoxie
(griech. *hypo*, unter und *oxys*, scharf) ➡Sauerstoffmangel.
Die Minderversorgung des ➡Körpers oder einzelner Körperabschnitte mit ➡Sauerstoff. Sie offenbart sich durch einen verminderten ➡Sauerstoffpartialdruck im ➡Blut und in den ➡Geweben.

Hypoxisch pulmonale Gefäßant-wort
➡Euler-Liljestrand-Mechanismus,
➡Euler-Liljestrand-Reflex,   ➡ELM,
➡Hypoxisch pulmonale Vasokonstrik-tion, ➡HPV, ➡HPVR.

Hypoxisch pulmonale Vasokon-striktion
➡Euler-Liljestrand-Mechanismus,
➡Hypoxisch pulmonale Gefäßantwort,
➡Euler-Liljestrand-Reflex,   ➡ELM,
➡HPV, ➡HPVR.

I

I. Hirnnerv
➜Nervus olfactorius, ➜Riechnerv, ➜Riechfäden, ➜Nervi olfactorii, ➜Nervus I.

I.D.
➜Innendurchmesser.

I:E
➜Atemzeitverhältnis.
Ein Verhältnis von Inspirationsdauer zu Exspirationsdauer.

IAP
➜Intraabdomineller Druck
, ➜Bauchinnendruck, ➜Intraabdominal pressure.

Iatrogen
Durch einen Arzt verursacht. Durch ärztliche Einwirkung entstanden.

Ibuprofen
Ein ➜Arzneimittel, das zur Behandlung von ➜Schmerzen, ➜Entzündungen und ➜Fieber eingesetzt wird.

ICD-Code
➜ICD-Schlüssel, ➜International Classification of Diseases, ➜Internationale Klassifikation von Krankheiten.

ICD-Schlüssel
➜International Classification of Diseases, ➜ICD-Code, ➜Internationale Klassifikation von Krankheiten.
Eine medizinische Klassifikation zur Systematisierung von ➜Diagnosen, herausgegeben von der ➜Weltgesundheitsorganisation.

ICP
➜Hirndruck, ➜Intrakranieller Druck.

ICR
➜Interkostalraum, ➜Zwischenrippenraum, ➜Spatium intercostale, ➜Interkostalbereich, ➜Zwischenrippenbereich.

Idiopathisch
(griech. *idios*, selbst und *pathos*, Leiden) ➜Essentiell, ➜Genuin, ➜Primär, ➜Protopathisch.
Ohne bekannte Ursache oder als selbstständiger Krankheitszustand. Bezeichnet Krankheiten, bei denen die Ursache nicht genau geklärt ist.

Idiopathische infantile Steatorrhö
➜Zöliakie, ➜Coeliakie, ➜Glutenbedingte Enteropathie, ➜Glutensensitive Enteropathie, ➜Gee-Herter-Heubner-Syndrom, ➜Heubner-Infantilismus, ➜Einheimische Sprue.

Idiopathische Polyradikuloneuritis
➜Guillain-Barré-Syndrom, ➜Landry-Guillain-Barré-Strohl-Syndrom, ➜Akute inflammatorische demyelinisierende Polyneuropathie, ➜Chronische inflammatorische demyelinisierende Polyneuropathie.

Idiotropes Nervensystem
➜Vegetatives Nervensystem, ➜Autonomes Nervensystem, ➜Viszerales Nervensystem, ➜VNS.

IF
➜Intrinsic Factor, ➜Castle-Faktor, ➜Intrinsischer Faktor.

I-Filament
➜Aktin, ➜Actin, ➜Dünnes Filament.

II. Hirnnerv
➜Nervus opticus, ➜Sehnerv, ➜Nervus II.

III. Hirnnerv
➜Nervus oculomotorius, ➜Nervus III, ➜Augenbewegungsnerv.

Ileocaecalklappe
➜Bauhin-Klappe, ➜Bauhin'sche Klappe, ➜Valvula ileocaecalis, ➜Ileozäkalklappe, ➜Ileozökalklappe.

Ileostoma
Ein künstlicher ➡Darmausgang unter Verwendung einer möglichst tiefen Dünndarmschlinge, die in der Regel durch die ➡Bauchdecke des rechten Unterbauchs ausgeleitet wird.

Ileozäkalklappe
➡Bauhin-Klappe, ➡Bauhin'sche Klappe, ➡Valvula ileocaecalis, ➡Ileozökalklappe, ➡Ileocaecalklappe.

Ileum
➡Krummdarm.
Der Abschnitt des Dünndarmes, der im Bereich der ➡Bauhin-Klappe in das ➡Caecum und damit in den ➡Dickdarm mündet. Siehe auch ➡Gastrointestinaltrakt, ➡Verdauungstrakt.

Ileus
(griech. *eilein*, einschliessen, zusammendrängen) ➡Darmverschluss.
Ein Verschluss des ➡Darms, der zu einer Aufhebung der ➡Darmpassage führt.

Illustratoren
(Hände-)Bewegungen, die unmittelbar mit verbalen Äußerungen verknüpft sind, um das Gesagte zu illustrieren, um es zu verdeutlichen oder zu wiederholen.

Immobilität
➡Unbeweglichkeit.
Eine stark eingeschränkte oder aufgehobene Beweglichkeit.

Immun
Unempfindlich, widerstandsfähig, gefeit.

Immunabwehr
➡Immunsystem, ➡Abwehrsystem.

Immunantwort
➡Immunreaktion, ➡Immunologische Reaktion.

Immunglobulin
➡Antikörper

Immunisation
➡Immunisierung.

Immunisierung
➡Immunisation.
Das gezielte Herbeiführen der ➡Immunität gegenüber einem bestimmten ➡Antigen, indem man das ➡Immunsystem des Körpers mit diesem Antigen in Kontakt bringt und dadurch eine ➡Immunantwort auslöst. Die Immunität kann auch durch die ➡Erkrankung selbst entstehen, dieser Vorgang wird ebenfalls als Immunisierung bezeichnet. Im weiteren Sinn ist auch das Einbringen von spezifischen ➡Antikörpern gegen ein ➡Antigen eine Immunisierung.

Immunität
In der Medizin ein Zustand, in dem der Organismus ausreichende Abwehrmechanismen gegenüber Angriffen von außen besitzt.

Immunkompetenz
Die Fähigkeit zur wirksamen ➡Immunabwehr bei einem intakten ➡Immunsystem.

Immunologie
Die Wissenschaft von der Selbst- und Fremderkennung von ➡Zellen und löslichen Substanzen in vitalen Organismen und den daraus folgenden Prinzipien der ➡Immunabwehr.

Immunologische Reaktion
➡Immunreaktion, ➡Immunantwort.

Immunreaktion
➡Immunantwort, ➡Immunologische Reaktion.
Die Reaktion des ➡Immunsystems auf die Konfrontation des Körpers mit einem fremden oder bereits bekannten ➡Antigen.

Immunsuppression
(lat. *supprimere*, unterdrücken) ➡Immunsupprimierung.

Die durch Eingriffe von außen erfolgende unphysiologische Unterdrückung einer →Immunreaktion.

Immunsuppressivum
(Pl. Immunsuppressiva) →Arzneistoffe, welche die normalen Funktionen des →Immunsystems unterdrücken, d.h. eine →Immunsuppression bewirken.

Immunsupprimierung
→Immunsuppression.

Immunsupressiv
Die normale Funktion des →Immunsystems unterdrückend bzw. die Immunsuppression betreffend.

Immunsystem
(lat. *immunis*, unberührt) →Immunabwehr, →Abwehrsystem.
Das Abwehrsystem biologischer Organismen gegenüber fremden Substanzen oder Lebewesen.

Impermeabel
→Undurchlässig.
Der Begriff bezieht sich in →Medizintechnik und →Biologie vor allem auf →Membranen, die undurchlässig für bestimmte Substanzen sind und damit eine Barrierefunktion ausüben.

Impfstoff
→Vakzine.
Eine Substanz, die bei einer →Schutzimpfung verabreicht wird und dazu dient, eine →Immunität gegen →Erreger von →Infektionskrankheiten zu erreichen.

Impfung
→Vakzination, →Schutzimpfung.
Die Gabe von →Impfstoffen mit dem Ziel, den Organismus gegen eine →Infektionskrankheit →immun zu machen.

Implantat
(lat. *in*, hinein und *plantare*, pflanzen) Ein im Körper eingepflanztes künstliches Material, das permanent oder zumindest für einen längeren Zeitraum dort verbleiben soll. Dabei unterscheidet man häufig nach medizinischen, plastischen und funktionellen Implantaten.

Implantation
(lat. *implantare*, einpflanzen) →Einpflanzung. In der Medizin:
a) das Einbringen von →Implantaten in den menschlichen Körper durch den Arzt,
b) Synonym für die Einnistung des Keims in die Uterusschleimhaut.

Implantatmaterial
→Biomaterial.

Impulsweiterleitung
→Erregungsleitung, →Reizweiterleitung, →Signalübertragung, →Erregungsausbreitung, →Reizfortleitung, →Reizleitung.

IMT
→Inspiratorisches Muskeltraining.

In situ
Am (ursprünglichen) Ort des Geschehens, in seiner natürlichen Lage, in Position.

In statu nascendi
Im Zustand des Werdens.

In utero
→Intrauterin.
Innerhalb der →Gebärmutter.

In vitro
Im Reagenzglas, d.h. außerhalb des Organismus, unter künstlichen Bedingungen.

In vivo
Im Leben, d.h. im lebenden Organismus.

Inappetenz
➡Appetitlosigkeit.

Incontinentia flati
➡Flatulenz, ➡Blähung.

Incontinentia urinae
➡Harninkontinenz, ➡Blaseninkontinenz, ➡Blasenschwäche, ➡Incontinentia vesicae.

Incontinentia vesicae
➡Harninkontinenz, ➡Blaseninkontinenz, ➡Blasenschwäche, ➡Incontinentia urinae.

Index
➡Digitus manus II, ➡Zeigefinger.

Indicatio
➡Indikation.

Indikation
(lat. *indicare*, anzeigen, verraten)
➡Indicatio.
In der Medizin den Grund für den Einsatz einer therapeutischen oder diagnostischen Maßnahme bzw. welche medizinische Maßnahme bei einem bestimmten Krankheitsbild angebracht ist.

Indikator
Hilfsmittel, das bestimmte Informationen anzeigt.

Indirekte Sterbehilfe
In der Medizin: Die Gabe von Medikamenten zur Linderung von Leiden, unter Inkaufnahme eines vorzeitigen Todeseintritts.

Individualtod
➡Hirntod, ➡Irreversibler Hirnfunktionsaufall.

Individuum
(lat. *dividere*, teilen) In der ➡Medizin ein einzelnes, unverwechselbares ➡Lebewesen.

Induzieren
Bewirken, hervorrufen, auslösen.

Infarkt
(lat. *farcire*, [ver]stopfen, füllen) Ein umschriebener Gewebsuntergang infolge einer ➡Durchblutungsstörung.

Infekt
➡Infektion, ➡Ansteckung.

Infektion
(lat. *inficere*, beeinträchtigen, beeinflussen) ➡Infekt, ➡Ansteckung.
Der Eintritt von ➡Mikroorganismen in einen Organismus sowie ihre Ansiedlung und Vermehrung.

Infektionserreger
➡Krankheitserreger, ➡Erreger.

Infektionskrankheit
➡Ansteckende Erkrankung.
Alle durch den Kontakt mit ➡Mikroorganismen bzw. das Eindringen von ➡Erregern ausgelösten Krankheiten.

Infektionszeichen
➡Entzündung.

Infektiös
Durch Keime bedingt.

Inferior
Der untere, unterhalb oder zum Steißende hin.

Infiltrate
Eine Ansammlung von Substanzen, ➡Mikroorganismen oder ➡Zellen in einem gesunden Gewebe, die kein physiologischer Bestandteil des ➡Gewebes ist, sondern dort eingedrungen, bzw. dort eingebracht worden ist.

Infiltration
In der ➡Pathologie das aktive Eindringen bzw. Einwandern einer biologischen Einheit (z.B. ➡Virus, ➡Bakterium, ➡Zelle) in eine andersartige, in der Regel deutlich größere organische Struktur (z.B. ➡Gewebe). Der Begriff „Infiltration" wird damit in der Regel mit einer pathologischen Veränderung assoziiert. Er kann sich jedoch auch auf physiologische Prozesse (z.B. die

Migration von ➡Leukozyten) beziehen.

Infimus
Der unterste.

Inflammation
➡Entzündung.

Inflammatorisch
Entzündlich.

Influenza
➡Influenza, ➡Grippe, ➡Virusgrippe.
Eine durch das ➡Influenzavirus verursachte ➡Erkrankung der ➡Atemwege.

Influenzavirus
(lat. *influens*, hineinfließend und *virus*, Gift) ➡Grippevirus.
Virus, der die Krankheit ➡Influenza hervorruft.

Informatik
Die Wissenschaft von der systematischen Darstellung, Speicherung, Verarbeitung und Übertragung von Informationen, besonders der automatischen Verarbeitung mit Digitalrechnern.

Infra
Unterhalb von, unten.

Infrahyale Muskulatur
➡Infrahyale Muskulatur, ➡Untere Zungenbeinmuskulatur, ➡Infrahyoidale Muskulatur.
Die ➡Skelettmuskeln, die von ➡kaudal her kommend am ➡Zungenbein ansetzen, sich also unterhalb des Zungenbeins befinden.

Infrahyoidale Muskulatur
➡Infrahyale Muskulatur, ➡Untere Zungenbeinmuskulatur.

Infrasternal
Unterhalb des ➡Brustbeins.

Infundibulum cordis
➡Conus arteriosus.

Infusion
(lat. *infundere*, aufgiessen) ➡Tropf.
Die kontrollierte Verabreichung bzw. das Einbringen größerer Flüssigkeitmengen in bestimmte Körperkompartimente.

Inguinal
Den Leistenbereich betreffend bzw. zur Leiste gehörend.

Inhalation
(lat. *inhalare*, zuhauchen) In der Medizin die Einatmung von Gasen oder Aerosolen.

Inhalationshilfe
➡Spacer.

Inhalationstherapie
➡Inhalieren.
Eine Behandlungsform, wo es um die ➡topische ➡Applikation von ➡Medikamenten zur ➡Therapie von Atemwegserkrankungen geht.

Inhalativ
Applikationsform: über die Lunge (p.i. = per inhalation)

Inhalator
Medizinisches Gerät zur Erzeugung von Aerosolen oder Dämpfen, die von Patienten eingeatmet werden können.

Inhalieren
➡Inhalationstherapie.

Inhibieren
➡Hemmen.

Inhibitor
➡Hemmstoff.

Initiales Lymphgefäß
➡Lymphkapillar, ➡Lymphsinus.

Injektion
(lat. *inicere*, hineinwerfen) In der Medizin das Einbringen einer Substanz in einen Organismus über eine Kanüle mit Hilfe einer Spritze.

Injektionsnadel
➡Kanüle, ➡Hohlnadel, ➡Injektions-
nadel.

Inkompatibel
Unvereinbar, nicht kombinierbar bzw.
nicht zusammen passend.

Inkongruenz
(lat. *congruere*, zusammentreffen,
entsprechen) Nichtübereinstimmung
bzw. Deckungsungleichheit.

Inkontinenz
(lat. *continentia*, Zurückhaltung) In
der Medizin der ungewollte Abgang
von ➡Ausscheidungen (➡Stuhl,
➡Urin) im weiteren Sinn auch von anderen Körperflüssigkeiten und Gasen.

Inkubationszeit
(lat. *incubare*, brüten) Die Zeit, die
zwischen ➡Infektion mit einem
➡Krankheitserreger und dem Auftreten der ersten Symptome vergeht.

Innendurchmesser
➡I.D.
Von Innenseite zu Innenseite gemes-
sener Durchmesser.

Innenkanüle
Auswechselbares Innenröhrchen in
Trachealkanülen, zur Vereinfachung
der Kanülenpflege, da die eigentliche
Kanüle an Ort und Stelle verbleibt und
sich das ➡Tracheostoma während des
Wechsels nicht zusammenziehen
kann

Innenohr
➡Auris interna.
Eines der wichtigsten ➡Sinnesorgane.
Es beherbergt die zentralen anatomi-
schen Komponenten des ➡Hörsinns
und des ➡Gleichgewichtssinns.

Innenraumluft
➡Raumluft.

Innere Atmung
➡Gewebeatmung, ➡Zellatmung.

Sie beschreibt den biochemischen
Prozess, durch den organische Stoffe
mithilfe von ➡Sauerstoff verändert
werden, um die in den Stoffen gespeichert Energie freizusetzen und nutz-
bar zu machen. Im Zuge der inneren
Atmung fällt als Abfallprodukt ➡Koh-
lendioxid an. Es wird vom ➡Blut in die
➡Lunge transportiert und dort, im
Rahmen der ➡äußeren Atmung, abge-
atmet.

Innere Augenhaut
➡Netzhaut, ➡Retina, ➡Tunica interna
bulbi.

Innere Halsschlagader
➡Arteria carotis interna, ➡Arteria carotis.

Innere Medizin
Ein Teilgebiet der ➡Medizin, das sich
mit der ➡Diagnostik und nicht-opera-
tiven Behandlung der Krankheiten innerer Organe beschäftigt.

Innere Zwischenrippenmuskeln
➡Musculi intercostales interni, ➡In-
terkostalmuskeln.

Innerer schräger Bauchmuskel
➡Musculus obliquus internus abdominis.

Innervation
Die funktionelle Versorgung eines Organs, eines Körperteils oder eines Gewebes mit ➡Nervengewebe.

Innervationsgebiet
Innervationsbereiche, die für die
funktionelle Versorgung eines ➡Or-
gans, eines Körperteils oder eines
➡Gewebes mit ➡Nervengewebe zuständig sind. Die Innervation dient der
Steuerung von Körpervorgängen
durch ➡Erregung und ➡Reizwahrneh-
mung.

Innerviert
Von Nerven kontrolliert.

Inoperabel
Ohne Aussicht auf Heilung durch einen Eingriff.

Insel
➡Insula, ➡Lobus insularis, ➡Insellap-
pen, ➡Inselrinde.

Insellappen
➡Insula, ➡Lobus insularis, ➡Insel,
➡Inselrinde.

Inselrinde
➡Insula ➡Lobus insularis, ➡Insellap-
pen, ➡Insel.

Inselzelle
Die Zellen, aus denen die ➡Langer-
hans-Inseln der ➡Bauchspeicheldrüse
aufgebaut sind.

Insomnie
➡Schlaflosigkeit, ➡Schlafstörung.

Inspektion
(lat. *inspicere*, anschauen) ➡Sichtdi-
agnostik.
Sie beinhaltet die genaue Betrachtung
des Patienten zur Diagnose von sichtbaren strukturellen oder funktionellen
Veränderungen sowie zur Einstufung
von Körperbau und Ernährungszustand. Ärztliche Basistechnik.

Inspiratio
➡Inspiration, ➡Einatmung, ➡Inspi-
rium.

Inspiration
(lat. *inspirare*, einatmen) ➡Einat-
mung, ➡Inspirium, ➡Inspiratio.
Die Phase des ➡Atemzyklus, in der die
➡Atemluft durch aktive ➡Atemarbeit
in die ➡Atemwege und die ➡Lunge
gelangt.

Inspirationsdauer
Die Dauer einer ➡Einatmung.

Inspirationsdruck
➡PIN, ➡Pressure of inspiration, ➡P_{ins},
➡Inspiratorischer Druck, ➡Einatem-
druck, ➡PS, ➡Pressure support.

Der obere Beatmungsdruck (hPa oder
mbar), der während der ➡Beatmung
am ➡Respirator für die Einatmung
eingestellt und ausgeübt wird. Siehe
auch ➡Beatmungsparameter, ➡P_{max}.

Inspirationszeit
➡Beatmungsparameter.
Die Zeit, die für die Inspiration benö-
tigt wird.

Inspiratorisch
Auf die Einatmung bezogen.

**Inspiratorische Atemhilfsmusku-
latur**
Muskel, die die ➡Einatmung unterstützen: ➡Musculus sternocleidomastoideus, ➡Musculi scaleni (Musculus scalenus anterior, Musculus scalenus medius, Musculus scalenus posterior), ➡Musculus pectoralis major, der
im Kutschersitz der stärkste inspiratorische Atemhilfsmuskel ist, ➡Muscu-
lus pectoralis minor, ➡Musculus serratus posterior superior, Musculus
serratus posterior inferior, Musculus
serratus anterior. Im erweiterten Sinn
kann auch der ➡Musculus erector spi-
nae zur Atemhilfsmuskulatur gezählt
werden.

Inspiratorische Pause
➡Plateauphase, ➡Plateauzeit, ➡No-
Flow-Phase.

**Inspiratorische Sauerstofffrak-
tion**
➡FiO_2, ➡Fraktionierte inspiratorische
Sauerstoffkonzentration.

Inspiratorischer Druck
➡Inspirationsdruck, ➡PIN, ➡Pressure
of inspiration, ➡P_{ins}, ➡Einatemdruck,
➡PS, ➡Pressure support. Siehe auch
➡P_{max}.

Inspiratorischer Plateaudruck
Der Druck, der in der ➡Plateauphase
eine Zeit lang gehalten wird.

Inspiratorisches Muskeltraining
→IMT.
Kraft- und Ausdauertraining der inspiratorischen Muskulatur. Kann bei Patienten mit beeinträchtigter Muskelfunktion und verschiedenen neurologischen Erkrankungen verwendet werden.

Inspiratorisches Reservevolumen
→IRV.
Das →Lungenvolumen, das nach normaler →Inspiration bei →forcierter Atmung noch zusätzlich eingeatmet werden kann. Es beträgt in der Regel etwa drei Liter.

Inspiratory Positive Airway Pressure
→IPAP absolut, →Positiver inspiratorischer Atemwegsdruck, →IPAP.

Inspiratory Pressure Above PEEP
→IPAP relativ, →Positiver inspiratorischer Beatmungsdruck über dem PEEP-Niveau.

Inspirium
→Inspiration, →Einatmung, →Inspiratio.

Insuffizient
Nicht ausreichend. Das Wort beschreibt in der Medizin üblicherweise →Organe mit mangelhafter Funktion, die eine →Homöostase nicht mehr gewährleistet, oder →Therapien, die nicht zum Heilungserfolg führen.

Insuffizienz
(lat. *insufficere*, nicht ausreichen) Der medizinische Fachbegriff für die - meist durch →pathologische Veränderungen - eingeschränkte Funktionsfähigkeit bzw. unzureichende Leistung einer Körperfunktion, eines →Organs oder eines Organsystems.

Insufflation
In der Medizin die Einblasung von Gasen, Dämpfen oder Pulvern in eine Körperhöhle bzw. ein Hohlorgan.

Insula
→Lobus insularis, →Insellappen, →Insel, →Inselrinde.
Ein verdeckter Teil der →Großhirnrinde.

Insulae pancreaticae
→Langerhans-Inseln, →Endokrines Pankreas, →Pankreasinsel, →Langerhans'sche Inseln.

Insulin
Ein →Hormon, das die Aufnahme von →Glucose in Körperzellen reguliert.

Insulinmangel
Ein Hormondefizit, welches das Stoffwechselhormon Insulin betrifft.

Insulinresistenz
Eine verminderte oder aufgehobene Wirkung der →Insulin in den peripheren Geweben.

Insulinresistenzsyndrom
→Metabolisches Syndrom, →Syndrom X, →IRS, →Tödliches Quartett.

Integumentum commune
→Haut.

Intensivmedizin
Ein medizinisches Fachgebiet, das sich mit →Diagnostik und →Therapie lebensbedrohlicher Zustände und Krankheiten befasst. Dazu gehört auch die →Notfallmedizin.

Inter
Zwischen.

Interaktion
→Wechselwirkung.
In der Medizin die gegenseitige Beeinflussung zweier Komponenten eines biologischen Systems. In der →Pharmakologie die egenseitige Beeinflussung zweier oder mehrerer →Medikamente sowie von Medikamenten mit →Lebensmitteln.

Interalveolarseptum
→Alveolarseptum.

Intercostalvene
➡Zwischenrippenvene, ➡Vena intercostalis.
Die venösen ➡Blutgefäße, die im ➡Zwischenrippenraum verlaufen.

Interdisziplinär
Unter Einbeziehung mehrerer wissenschaftlicher Fachgebiete.

Interdisziplinarität
Die Nutzung von Ansätzen, Denkweisen oder Methoden verschiedener Fachrichtungen.

Interkostalbereich
➡Interkostalraum, ➡Zwischenrippenraum, ➡Spatium intercostale, ➡ICR, ➡Zwischenrippenbereich.

Interkostalmuskulatur
➡Autochthone Brustmuskulatur, ➡Zwischenrippenmuskeln, ➡Rippenmuskulatur, ➡Musculi intercostales.
Skelettmuskulatur, die sich zwischen den ➡Rippen ausspannt und die Brustwand formt und bewegt. Neben dem ➡Zwerchfell ist sie der wichtigste Teil der ➡Atemmuskulatur. Sie hebt und senkt die Rippen und ermöglicht so das Ein- und Ausatmen.

Interkostalraum
(lat. *inter*, zwischen und *costa*, Rippe) ➡Zwischenrippenraum, ➡Spatium intercostale, ➡ICR, ➡Interkostalbereich, ➡Zwischenrippenbereich.
Der Raum zwischen zwei benachbarten ➡Rippen.

Interlobär
Zwischen den ➡Lungenlappen.

Intermittierend
Wiederkehrend oder mit Unterbrechungen erfolgend bzw. auftretend.

Intermittierendes Absaugen
➡Absaugtechnik.
Eine Absaugtechnik, bei der keine kontinuierliche Absaugung erfolgt,

sondern durch kurze Unterbrechungen, immer wieder ein Sog aufgebaut wird, um die Epithelläsionen zu vermeiden.

International Classification of Diseases
➡ICD-Schlüssel, ➡ICD-Code, ➡Internationale Klassifikation von Krankheiten.

Internationale Klassifikation von Krankheiten
➡ICD-Schlüssel, ➡International Classification of Diseases, ➡ICD-Code.

Interstitialis
➡Interstitiell, ➡Interstitium.

Interstitiell
(lat. *inter*, dazwischen) ➡Interstitialis, ➡Interstitium.
Dazwischenliegend. Den Ausdruck verwendet man zur Bezeichnung von ➡interstitiellem Bindegewebe und zur Bezeichnung von ➡interstiniellem Raum.

Interstitielle Flüssigkeit
➡Interzellularflüssigkeit, ➡Gewebsflüssigkeit, ➡Zwischenzellflüssigkeit.

Interstitielle Lungenerkrankung
➡Interstitielle Pneumonie, ➡Diffuse Lungenparenchymerkrankung.

Interstitielle Pneumonie
➡Interstitielle Lungenerkrankung, ➡Diffuse Lungenparenchymerkrankung.
Ein Sammelbegriff für Lungenerkrankungen, die vor allem das ➡interstitielle Gewebe der ➡Lunge betreffen.

Interstitieller Raum
(lat. *inter*, zwischen und *cellula*, Zelle) ➡Interzellularraum, ➡IR, ➡Zwischenzellraum, ➡Spatium intercellulare.
Der Raum zwischen den Körperzellen.

Interstitielles Gewebe
Binde- und Stützgewebe, das die Körperorgane umhüllt und einbettet bzw.

zwischen den spezifischen Zellen eines →Organs liegt und reich an Zellen, →Interzellularsubstanz, →Gefäßen und →Nerven ist.

Interstitium
→Interstitiell, →Interstitialis.
Der Zwischenraum zwischen →Organen, →Geweben oder →Zellen.

Intertriginöses Ekzem
→Intertrigo, →Wundsein, →Hautwolf, →Wolf.

Intertrigo
(lat. *inter*, zwischen und *terere*, reiben) →Intertriginöses Ekzem, →Wundsein, →Hautwolf, →Wolf.
Eine →Dermatitis, die im Bereich von Hautfalten, durch mechanische Reibung und Sekretstau, entsteht.

Interzellulär
Zwischen →Zellen gelegen.

Interzellularflüssigkeit
→Interstitielle Flüssigkeit, →Gewebsflüssigkeit, →Zwischenzellflüssigkeit.
Der Teil der Körperflüssigkeit, der sich im →Interzellularraum befindet.

Interzellularmatrix
→Extrazelluläre Matrix, →Interzellularsubstanz, →Interzellulärmatrix, →Extrazellulärmatrix, →EZM.

Interzellularraum
→Interstitieller Raum, →IR, →Zwischenzellraum, →Spatium intercellulare.

Interzellularsubstanz
→Extrazelluläre Matrix, →Interzellularmatrix, →Interzellulärmatrix, →Extrazellulärmatrix, →EZM.

Intestinal
(lat. *intestinum,* Darm) Den Darm betreffend.

Intestinale Aganglionose
→Morbus Hirschsprung, →Kongenitales Megakolon, →Aganglionäres Megakolon, →Megacolon congenitum.

Intestinum
→Darm.

Intestinum crassum
→Dickdarm.

Intestinum rectum
→Rektum, →Rectum, →Mastdarm.

Intestinum tenue
→Dünndarm, →Enteron.

Intimbereich
→Intimsphäre.

Intime Distanzzone
→Persönlicher Raum.

Intimer Distanzbereich
Ein Kommunikationsbereich in dem sich die Menschen berühren, riechen und die Körperwärme des anderen spüren, flüsternd miteinander sprechen, sich aber nicht sehr gut sehen können (15 bis 45 cm).

Intimsphäre
→Intimbereich.
Bezeichnung für die Körperregionen der (äußeren) menschlichen →Geschlechtsorgane oder den gesellschaftlich bestimmten Verhaltensbereich, über den der einzelne nur mit wenigen anderen Personen spricht. Im weiteren Sinne zählen dazu auch das Auto, die Wohnung, das Bett – jeweils eine nicht zu verletzende „zweite Haut" des Menschen, sowie die räumliche Entfernung zum anderen.

Intoxikation
→Vergiftung.
Das Einwirken von →Toxinen, chemischer, physikalischer oder biologischer Natur, auf den Organismus. Im weiteren Sinne das aus einer Vergiftung resultierende Krankheitsbild.

Intraabdominal
Innerhalb der Bauchhöhle.

Intraabdominal pressure
➡Intraabdomineller Druck, ➡Bauchinnendruck, ➡IAP.

Intraabdomineller Druck
➡IAP, ➡Bauchinnendruck, ➡Intraabdominal pressure.
Ein atemabhängiger Druck innerhalb der ➡Bauchhöhle.

Intraalveolär
Innerhalb eines Lungenbläschens.

Intraarteriell
Applikationsform: in eine Arterie.

Intraartikulär
Applikationsform: in ein Gelenk.

Intracutan
➡Intrakutan.

Intradural
Innerhalb der ➡Dura mater.

Intragastral
Applikationsform:im oder in den Magen.

Intraglutäal
Applikationsform: in den großen ➡Gesäßmuskel.

Intrakardial
Applikationsform: Injektion in das Herz.

Intrakorporal
(lat. *intra*, innerhalb, *corpus,* Körper)
Innerhalb des Körpers.

Intrakraniell
(lat. *cranium*, Schädel) ➡Intrakranial, ➡Endokraniell.
Innerhalb des Schädels.

Intrakranielle Blutung
➡Hirnblutung.

Intrakranielle Drucksteigerung
➡Hirnödem.

Intrakranieller Druck
➡Hirndruck, ➡ICP.

Intrakutan
➡Intracutan.
Applikationsform: in die (Leder-)Haut (i.c.).

Intralumbal
Applikationsform: Injektion in den lumbalen Abschnitt des ➡Duralsacks.

Intralymphatisch
Applikationsform: in einen ➡Lymphknoten.

Intramammär
Applikationsform: durch den Zitzenkanal in die ➡Milchdrüse.

Intramurales System
➡Enterisches Nervensystem, ➡Enterales Nervensystem, ➡Darmnervensystem, ➡Eingeweidenervensystem, ➡Bauchgehirn.

Intramuskulär
Applikationsform: in einen ➡Muskel (i.m.).

Intranasal
Applikationsform: Verabreichung von ➡Pharmaka / Therapeutika in bzw. an der ➡Nase.

Intraneural
Applikationsform: in einen ➡Nerv.

Intraokular
Applikationsform: in das ➡Auge.

Intraossär
Applikationsform: in einen ➡Knochen (i.o.).

Intraperitoneal
Applikationsform: in die ➡Bauchhöhle, innerhalb der Bauchhöhle im Bereich des ➡Bauchfells (i.p.).

Intraperitonealraum
➡Peritonealhöhle, ➡Cavitas peritonealis, ➡Peritonealhöhle, ➡Peritonealraum, ➡Cavum peritonei, ➡Bauchfellhöhle.

Intrapleural
Applikationsform: in die ➡Brusthöhle.

Intrapulmonal
Innerhalb der ➡Lunge. Applikationsform: in die Lunge.

Intrapulmonaler Shunt
➡Pulmonaler Rechts-Links Shunt, ➡Funktioneller Shunt.

Intrathekal
Applikationsform: Injektion in den ➡Liquorraum der ➡Dura mater.

Intrathorakal
Innerhalb der ➡Thoraxhöhle gelegen.

Intratracheal
Applikationsform: in die ➡Luftröhre (i.t.).

Intraurethral
Applikationsform: Applikationsform: in die ➡Harnröhre.

Intrauterin
➡In utero.
Applikationsform: in die ➡Gebärmutter.

Intravasal
(lat. *intra*, innen, innerhalb und *vas*, Gefäß) ➡Intravaskulär.
Innnerhalb eines Blut- oder Lymphgefäßes oder in ein Gefäß hinein.

Intravaskulär
➡Intravasal.

Intravenös
Applikationsform: in eine ➡Vene (i.v.).

Intraventrikulär
Applikationsform: in die ➡Hirnventrikel.

Intravitreal
Applikationsform: in den ➡Glaskörper.

Intrazerebral
Innerhalb des Gehirns gelegen.

Intrinsic Factor
➡Castle-Faktor, ➡Intrinsischer Faktor, ➡IF.
In den ➡Belegzellen der ➡Magenschleimhaut gebildetes ➡Glykoprotein, das mit dem aus der Nahrung aufgenommenen ➡Vitamin B_{12} einen Komplex bildet und dadurch seine ➡Resorption ermöglicht.

Intrinsischer Faktor
➡Intrinsic Factor, ➡Castle-Faktor, ➡IF.

Intrinsischer PEEP
Der Druck, der nach einer ➡Exspiration, durch einen Glottisschluss, in der ➡Lunge aufrechterhalten wird. Bei ➡COPD kann es durch die Atemwegsverengung zur Ausbildung eines zusätzlichen intrinsischen PEEP kommen.

Intubation
(lat. *in*, hinein und *tubus*, Rohr) Ein Verfahren, das vor allem in der ➡Anästhesie, sowie in der Intensiv- und Rettungsmedizin eingesetzt wird. Es dient dazu, bei bewusstlosen, narkotisierten oder sedierten Patienten mit Hilfe eines ➡Endotrachealtubus einen sicheren ➡Atemweg herzustellen, über den der Patient künstlich beatmet werden kann.

Invasion
In der Medizin:
a) das Eindringen eines Objektes in den Körper,
b) das Überschreiten von Gewebsgrenzen durch Tumorzellen,
c) das Eindringen von ➡Viren oder ➡Bakterien in den Körper.

Invasiv
(lat. *invadere*, einbrechen, eindringen) In der ➡Medizin Bezeichnung für diagnostische oder therapeutische Maßnahmen, die in den Körper eindringen, d.h. seine Integrität verletzen.

Invasive Beatmung
Maschinelle ➡Beatmung, die durch eine ➡Intubation über den ➡Mund (➡Endotrachealtubus), die ➡Nase oder die ➡Haut (➡Trachealkanüle) erfolgt.

Invasiver Beatmungszugang
➡Invasive Beatmung.
Beatmungszugang über ein operativ angelegtes ➡Tracheostoma, mit Hilfe einer ➡Trachealkanüle oder eines ➡Endotrachealtubus.

Invasivität
In der Medizin:
a) Der Umfang der Integritätsverletzung des Körpers durch Operationen,
b) Der Umfang des gewebedurchsetzenden Wachstums eines malignen Tumors,
c) Die Fähigkeit von Krankheitserregern in Zellen oder Gewebe einzudringen.

Invers
(lat. *inversio*, Umkehrung) Umkehrbar, umgekehrt oder entgegengesetzt.

Inverses Atmungsmuster
➡Paradoxe Atmung, ➡Czerny-Atmung, ➡Schaukelatmung.

Invertierte Lage
➡Situs inversus.

Inzidenz
(lat. *incidere*, vorfallen) Die Anzahl neu aufgetretener Krankheitsfälle innerhalb einer definierten ➡Population in einem oder bezogen auf einen bestimmten Zeitraum.

Iod
➡Jod.

Ion
(griech. *ionos*, Wanderer) Ein ➡Atom oder ➡Molekül, das durch Entzug oder Zugabe von ➡Elektronen eine elektrische Ladung aufweist.

IPAP
➡Inspiratory Positive Airway Pressure.
Ein Komponent des ➡Atemwegsdrucks bei mechanischer ➡Ventilation. Es ist der Therapiedruck, welcher dem Patienten bei jedem maschinellem Atemhub während der ➡Inspiration verabreicht wird. IPAP wird in zwei Bedeutungen beschrieben: als ➡IPAP absolut und als ➡IPAP relativ.

IPAP absolut
➡Inspiratory Positive Airway Pressure, ➡Positiver inspiratorischer Atemwegsdruck.
Der Gesamtdruck, der erforderlich ist, um ein Gasvolumen in die Lunge zu drücken.

IPAP relativ
➡Inspiratory Pressure Above PEEP, ➡Positiver inspiratorischer Beatmungsdruck über dem PEEP-Niveau.

IR
➡Interstitieller Raum, ➡Interzellularraum, ➡Zwischenzellraum, ➡Spatium intercellulare.

Iris
(griech. *iris*, Regenbogen) ➡Regenbogenhaut.
Die pigmentierte ➡Gewebeschicht zwischen vorderer und hinterer ➡Augenkammer. Sie reguliert die Pupillenweite und damit die Intensität des Lichteinfalls in das ➡Auge.

Irreversibel
(lat. *revertere*, umkehren) Nicht umkehrbar. Physische oder psychische Defizite, die nicht durch körpereigene

Reparaturmechanismen oder medizinische Intervention umgekehrt werden können.

Irreversibler Hirnfunktionsaufall
➡Hirntod, ➡Individualtod.

IRS
➡Metabolisches Syndrom, ➡Syndrom X, ➡Insulinresistenzsyndrom, ➡Tödliches Quartett.

IRV
➡Inspiratorisches Reservevolumen.

Ischämie
➡Blutleere, ➡Mangeldurchblutung, ➡Minderdurchblutung.
Die ➡pathologisch verminderte oder aufgehobene ➡Durchblutung eines ➡Gewebes infolge mangelnder arterieller Zufuhr von ➡Blut.

Ischämisch
Blutleer, mangel- oder minderdurchblutet.

Ischämische Herzkrankheit
➡Koronare Herzkrankheit, ➡Koronare Herzerkrankung, ➡Koronarsklerose, ➡KHK.

Ischämischer Insult
➡Hirninfarkt, ➡Ischämischer Schlaganfall, ➡Schlaganfall, ➡Zerebrale Ischämie.

Ischämischer Schlaganfall
➡Hirninfarkt, ➡Zerebrale Ischämie, ➡Ischämischer Insult, ➡Schlaganfall.

Ischurie
➡Harnverhalt, ➡Harnretention.

Isocortex
➡Neocortex, ➡Neokortex.

Isogen
➡Syngen, ➡Isolog.

Isokorie
In der Diagnostik eine Festellung der Gleichheit der beiden ➡Pupillen.

Isolog
➡Syngen, ➡Isogen.

Isoton
(altgriech. *isos*, gleich und *tónos*, Spannung) ➡Isotonisch.
Von gleichem Druck bzw. mit gleicher Spannung.

Isotonisch
➡Isoton.
Eine Lösung ist isoton (isotonisch), wenn sie denselben ➡osmotischen Druck wie ein Vergleichsmedium besitzt

Isotop
(Pl. Isotope) Atomarten, deren Atomkerne gleich viele ➡Protonen, aber unterschiedlich viele ➡Neutronen enthalten.

Isotopenuntersuchung
➡Szintigrafie, ➡Szinti, ➡Szintigraphie.

Isthmus faucium
➡Rachenenge, ➡Schlundenge.
Eine durch die ➡Gaumenbögen gebildete Engstelle, die den Übergang von der ➡Mundhöhle in den ➡Rachenraum markiert.

Ist-Werte
Werte, die sich aus der Grundeinstellung in der aktuellen Situation ergeben.

IV. Hirnnerv
➡Nervus trochlearis, ➡Nervus IV, ➡Augenrollnerv.

IX. Hirnnerv
➡Nervus glossopharyngeus, ➡Nervus IX, ➡Zungen-Rachen-Nerv.

J

Jacobson-Knorpel
➡Huschke-Knorpel, ➡Cartilago vomeronasalis.

Jejunal
Den Leerdarm betreffend.

Jejunostomie
Die chirurgische Schaffung einer künstlichen Mündung des ➡Jejunums auf der ➡Bauchdecke zur Anlage einer ➡Ernährungssonde.

Jejunum
➡Leerdarm.
Der zwischen ➡Duodenum und ➡Ileum gelegene, ca. 2-2,5 m lange mittlere Abschnitt des ➡Dünndarms. Siehe auch ➡Gastrointestinaltrakt, ➡Verdauungstrakt.

Jod
➡Iod.
Ein chemisches Element, das als ein kristalliner, metallisch glänzender Feststoff vorkommt. Jod sondert bei Zimmertemperatur charakteristisch riechende, violette Dämpfe.

Joule
Einheit für Energie, Wärmemenge und Arbeit. 1 Joule ist definiert als die Arbeit, die verrichtet wird, wenn ein Körper der Gewichtskraft von 1 Newton genau einen Meter gehoben wird oder wenn ein Strom von 1 Ampère eine Sekunde lang durch einen Widerstand von 1 Ohm fließt.

Jucken
➡Pruritus, ➡Juckreiz, ➡Hautjucken.

Juckflechte
➡Ekzem, ➡Ekzema.

Juckreiz
➡Pruritus, ➡Hautjucken, ➡Jucken.

K

Kachektisch
Abgemagert bzw. ausgezehrt.

Kachexie
(altgr. *kakos*, schlecht und *hexis*, Zustand) ➡Auszehrung, ➡Cachexia, ➡Tumorkachexie, ➡Gewichtsverlust, ➡Gewichtsabnahme.
Ein pathologischer Gewichtsverlust.

Kadaveröse Phase
➡Späte Leichenerscheinungen, ➡Verwesung, ➡Fäulnis, ➡Autolyse.

Kalium
Ein einwertiges chemisches Element, das zur Gruppe der Alkali-Metalle zählt. Es ist reaktiv und wird deswegen üblicherweise in einer sauerstoff- und wasserfreien Umgebung aufbewahrt. Kalium kann den ➡Elektrolythaushalt regulieren und spielt vor allem bei der Tätigkeit des ➡Herzens eine Rolle. Um den Tagesbedarf abzudecken, sollten 2 g täglich aufgenommen werden. Kalium findet sich vor allem in Gemüse.

Kalorie
Eine veraltete Bezeichnung für Energieeinheit. Sie gibt die Energiemenge an, die man zum Erwärmen von 1 g Wasser um 1°C benötigt. Die heute gebräuchliche Angabe der Energie erfolgt in ➡Joule.

Kälte
Ein Zustand geringer Temperatur. Im physiologischen Sinn ist Kälte eine individuell verschiedene subjektive Empfindung. In der Psychologie: die Unfähigkeit Gefühle zu empfinden bzw. auszudrücken.

Kältegefühl
Eine Körperempfindung, die ➡physiologisch bei niedrigen Umgebungstemperaturen als Frieren auftritt oder ein

unspezifisches ➡Allgemeinsymptom im Rahmen von ➡Systemerkrankungen sein kann.

Kalzitonin
➡Calcitonin, ➡Thyreocalcitonin.

Kalzium
➡Calcium, ➡Faktor IV.
Ein chemisches Metall, das unter Normalbedingungen nur in chemischen Verbindungen vorkommt, wie: ➡Calciumcarbonat, ➡Calciumoxalat, ➡Calciumphosphat, ➡Calciumsulfat, ➡Calciumacetat. Die größte Menge an Kalzium (99 Prozent) findet sich im Skelett, dort bildet es zusammen mit ➡Magnesium und ➡Phosphat das Knochengerüst. Kalzium ist außerdem wesentlich [als ➡Second Messenger] an der ➡Erregungsleitung in ➡Nerven- und ➡Muskelzellen beteiligt, beeinflusst die ➡Blutgerinnung und zahlreiche ➡Enzyme. Die empfohlene Calciumzufuhr ist altersabhängig und varriiert von etwa 200-300 mg in den ersten Lebensmonaten bis zu mehr als 1.000 mg zu Beginn der Pubertät und ab dem 16. Lebensjahr etwa 1.000mg.

Kalziumantagonist
➡Calciumantagonist, ➡Calciumkanalblocker, ➡Kalziumkanalblocker, ➡Calciumkanalantagonist.

Kalziumkanalblocker
➡Calciumantagonist, ➡Kalziumantagonist, ➡Calciumkanalblocker, ➡Calciumkanalantagonist.

Kalziumoxalat
➡Calciumoxalat, ➡Calciumethandioat.

Kalziumphosphat
➡Calciumphosphat, ➡Tricalciumorthophosphat, ➡Tricalciumphosphat,

➡Tribasisches Calciumphosphat, ➡Tertiäres Calciumphosphat.

Kammerflimmern
➡Ventrikuläre Fibrillation.
Eine akut lebensbedrohliche ➡Arrhythmie des ➡Herzens, bei der die Kammerfrequenz stark erhöht (>320/min) ist und die mechanische Pumpfunktion des Herzens zum Erliegen kommt.

Kammerseptum
➡Septum interventriculare cordis.
Die Wand, welche die rechte und die linke ➡Herzkammer voneinander abgrenzt.

Kandidamykose
➡Candidiasis, ➡Candidose, ➡Kandidose, ➡Candidosis, ➡Candidamycosis, ➡Candidamykose, ➡Moniliasis, ➡Soor.

Kandidose
➡Candidiasis, ➡Candidose, ➡Candidosis, ➡Candidamycosis, ➡Candidamykose, ➡Kandidamykose, ➡Moniliasis, ➡Soor.

Kanüle
➡Hohlnadel, ➡Injektionsnadel.
Eine hohle Nadel, die in der Medizin dazu benutzt wird, in menschliches oder tierisches Gewebe einzudringen, um mit Hilfe einer Spritze Flüssigkeiten einzubringen oder zu entnehmen.

Kapillar
➡Blutkapillar, ➡Haargefäß, ➡Kapillargefäß.

Kapilläre Filtration
Die Grundlage des Stoffaustauschs von ➡Kapillaren und ➡Interstitium. Als Filtermembran fungiert das Kapillarendothel. Dieses ermöglicht die Passage der flüssigen Phase des ➡Blutplasmas und kleiner Moleküle. Für ➡Makromoleküle ist die kapilläre Membran aufgrund ihres kleinen Porendurchmessers ➡impermeabel.

Kapillargefäß
➡Blutkapillar, ➡Haargefäß, ➡Kapillar.

Kapillarnetz
(lat. *rete*, Netz und *capillus*, Haar) ➡Rete capillare.
Die Gesamtheit der Kapillaren. Blutkapillaren sind ca. 0,5 mm lang, haben einen Durchmesser von etwa 5 bis 10 µm und bilden zusammen im ➡Gewebe ein feines Netz.

Kapnographie
➡Kapnometrie.

Kapnometrie
➡Kapnographie.
Ein Verfahren, um den ➡Kohlenstoffdioxid-Gehalt (CO_2-Gehalt) der ➡Exspirationsluft des Patienten zu messen und zu überwachen.

Kapsel
➡Capsula.

Kardia
a) ➡Cor, ➡Herz.
b) ➡Mageneingang, ➡Cardia, ➡Pars cardiaca ventriculi, ➡Unterer Ösophagussphinkter. Der nach ➡oral hin gelegene Abschnitt des ➡Magens mit der Einmündung des ➡Ösophagus.

Kardial
Das Herz betreffend.

Kardinalsymptom
➡Leitsymptom.

Kardiogener Schock
➡Herzschock.
Eine Form des ➡Schocks, die durch ein Pumpversagen des Herzens ausgelöst wird. Das Herz ist nicht in der Lage, das benötigte ➡Herzzeitvolumen zur Verfügung zu stellen.

Kardiologie
Ein Teilgebiet der ➡Inneren Medizin, das sich mit den ➡Erkrankungen des ➡Herz-Kreislauf-Systems beschäftigt.

Kardiomyozyt
➡Herzmuskelzelle, ➡Myocytus cardiacus.

Kardiopulmonal
Herz und Lunge betreffend.

Kardiopulmonale Reanimation
➡Reanimation, ➡Cardiopulmonale Reanimation, ➡CPR, ➡HLW, ➡Wiederbelebung, ➡Herz-Lungen-Wiederbelebung.

Kardiopulmonaler Bypass
Erzeugung einer ➡extrakorporalen Zirkulation durch eine ➡Herz-Lungen-Maschine.

Kardiorespiratorisch
Herz- und Atmung betreffend.

Kardiorespiratorische Polygraphie
Eine schlafmedizinische Untersuchung, die ➡simultan verschiedene Untersuchungsparameter registriert.

Kardiovaskulär
Das Herz und das Gefäßsystem betreffend.

Kardiovaskuläres System
(griech. *kardia*, Herz) ➡Herz-Kreislauf-System, ➡Kreislauforgane.
Ein komplexes Transportsystem des menschlichen Körpers, das für die Aufrechterhaltung des ➡Blutkreislaufs verantwortlich ist.

Karenz
➡Entbehrung, ➡Verzicht.
In der Medizin der bewusste Verzicht auf bestimmte Nahrungs- oder Genussmittel bzw. die Vermeidung bestimmter Stoffe.

Karnofsky Performance Index
➡Karnofsky-Index, ➡Karnofsky performance status scale, ➡Karnofsky-Aktivitäts-Skala, ➡ECOG-Status.

Karnofsky performance status scale
➡Karnofsky-Index, ➡Karnofsky Performance Index, ➡Karnofsky-Aktivitäts-Skala, ➡ECOG-Status.

Karnofsky-Aktivitäts-Skala
➡Karnofsky-Index, ➡Karnofsky performance status scale, ➡Karnofsky Performance Index, ➡ECOG-Status.

Karnofsky-Index
➡Karnofsky performance status scale, ➡Karnofsky Performance Index, ➡Karnofsky-Aktivitäts-Skala, ➡ECOG-Status.
Eine Skala, mit der symptombezogene Einschränkung der Aktivität, Selbstversorgung und Selbstbestimmung bei Patienten mit bösartigen Tumoren bewertet werden. In der ➡Onkologie ergänzt er die ➡TNM-Klassifikation und kann damit eine genauere Prognosestellung in Hinblick auf die Überlebenszeit ermöglichen.

Karotisdrüse
➡Glomus caroticum, ➡Paraganglion caroticum.

Karotisgabel
➡Bifurcatio carotidis.
Die Teilungsstelle der ➡Arteria carotis communis in die ➡Arteria carotis externa und die ➡Arteria carotis interna.

Kartagener-Syndrom
➡Primäre Ziliendyskinesie, ➡PCD, ➡Primäre ciliare Dyskinesie.
Ein angeborenes ➡Syndrom mit seitenverkehrter Anlage der inneren Organe (➡Situs inversus). Siehe auch ➡Kartagener-Trias.

Kartagener-Trias
➡Kartagener-Syndrom.

Karyon
➡Zellkern, ➡Nucleus, ➡Kerngebiete, ➡Hirnkern, ➡Basalkern.

Karyoplasma
➡Nucleoplasma, ➡Kernplasma, ➡Protoplasma.
Der innerhalb des ➡Zellkerns sich befindliche Teil des ➡Protoplasmas.

Karzinom
(altgriech. *karkínos*, Krebs und *oma*, Wachstum) ➡Carzinom, ➡Tumor, ➡Krebs, ➡Geschwulst.
Eine ➡maligne ➡Neoplasie ➡epithelialen Ursprungs.

Kastenkrankheit
➡Taucherkrankheit, ➡Dekompressionskrankheit, ➡DCS, ➡Morbus Caisson, ➡Caissonkrankheit.

Kasuistik
(lat. *casus*, Fall) ➡Fallgeschichte, ➡Fallbeschreibung, ➡Fallbericht.
In der klinischen Medizin, die Veröffentlichung einer Krankengeschichte, die vor dem Hintergrund des aktuellen Wissens beleuchtet und kommentiert wird.

Katabol
➡Katabolisch.
Den Abbau (von Nahrungsmitteln oder körpereigenen Substanzen bzw. Stoffen) betreffend oder zum ➡Katabolismus gehörig.

Kataboler Stoffwechsel
➡Katabolismus.

Katabolisch
➡Katabol.

Katabolismus
➡Kataboler Stoffwechsel.
Die Reaktionen des ➡Stoffwechsels, die dem Abbau von chemischen Verbindungen dienen.

Katalase
➡Peroxidase.
Ein ➡Enzym, das die Reaktion von ➡Wasserstoffperoxid zu ➡Wasser und ➡Sauerstoff katalysiert.

Katalysator
(griech. *kata*, herunter und *lysis*, Lösung) ➡Akzelerator.
Eine Substanz, die bereits in geringsten Mengen die Aktivierungsenergie einer chemischen oder biochemischen Reaktion senken kann. Der Katalysator wird dabei nicht verändert, sondern liegt nach Reaktionsablauf wieder unverändert vor. ➡Enzyme wirken in dieser Weise als Biokatalysatoren.

Katalyse
(griech. *katalysis*, Auflösung) Die Herabsetzung der für eine chemische oder biochemische Reaktion notwendigen Aktivierungsenergie durch einen ➡Katalysator. Durch diesen Prozess wird üblicherweise die Wahrscheinlichkeit eines Reaktionsablaufes oder seine Geschwindigkeit erhöht.

Katalytisch
Die Katalyse betreffend.

Katecholamin
➡Catecholamin, ➡Brenzkatechinamin.
Die Gruppe der ➡Neurotransmiter und ➡Hormone, zu der die ➡Noradrenalin und ➡Dopamin sowie ➡Adrenalin und deren ➡Derivate angehören.

Katheter
(altgriech. *kathinei*, hinabschicken, hinabwerfen) Ein starres oder flexibles Instrument mit einem oder mehreren ➡Lumina, das zu diagnostischen oder therapeutischen Zwecken in Hohlorgane oder Körperhöhlen eingebracht werden kann.

Katheterisierung
Das Legen bzw. Einführen eines ➡Katheters in ein Hohlorgan.

Katheterpflege
Angemessener Einsatz und adäquate Handhabung eines ➡Katheters, in der Regel die Beachtung von Sterilität und behutsamer Führung.

Kation
(griech. *kata*, herab und *ion*, gehendes) Ein durch Elektronenentzug positiv geladenes ➡Ion.

Kauapparat
Die Gesamtheit der anatomischen Strukturen, die für das ➡Kauen verantwortlich sind.

Kaudal
➡Caudal.

Kauen
Eine mechanische Leistung des ➡Kauapparats, die dazu dient, feste Nahrung so zu zerkleinern und mit ➡Speichel zu vermischen, dass ein gleitfähiger, schluckbarer ➡Speisebrei (➡Bolus) entsteht. Darüber hinaus wird durch die im Speichel vorhandenen ➡Enzyme beim Kauen eine erste ➡Verdauung einiger Nahrungsbestandteile erreicht.

Kausal
(lat. *causa*, Grund) Ursächlich, die Ursache betreffend oder auf die Ursache zielend.

Kausale Therapie
Die Behandlung einer ➡Krankheit zur Beseitigung der Krankheitsursache.

Kautel
(Pl. Kautelen; lat. *cautela*, Vorsicht, Sicherstellung) In der Medizin Bezeichnung für medizinische Vorsichtsmaßregel. Siehe auch ➡Asepsis.

Kehldeckel
➡Epiglottis, ➡Kehlkopfdeckel.
Eine mit ➡Schleimhaut überzogene ➡Knorpelplatte, die sich über dem Eingang des ➡Larynx befindet. Die Epiglottis wird von der ➡Kehldeckelknorpel gebildet.

Kehldeckelknorpel
➡Cartilago epiglottica.

Eine dünne Schicht aus elastischem Knorpel, die das Knorpelgerüst des ➡Kehldeckels bildet.

Kehlkopf
➡Larynx.
Ein Verschlussapparat, der die ➡Luftröhre von der ➡Speiseröhre trennt. Er dient vor allem der ➡Atmung und der ➡Stimmbildung. Außerdem ist er am ➡Schluckvorgang beteiligt und verhindert als Ventil das Eindringen von Speisen und Getränken in die tieferen ➡Luftwege.

Kehlkopfamputation
➡Laryngektomie, ➡Kehlkopfentfernung.

Kehlkopfdeckel
➡Epiglottis, ➡Kehldeckel.

Kehlkopfentfernung
➡Laryngektomie, ➡Kehlkopfamputation.

Kehlkopfentzündung
➡Laryngitis.

Kehlkopfkarzinom
➡Larynxkarzinom, ➡Kehlkopfkrebs.

Kehlkopfkrebs
➡Larynxkarzinom, ➡Kehlkopfkarzinom.

Kehlkopfmaske
➡Larynxmaske.

Kehlkopfmuskel
➡Musculi laryngis, ➡Larynxmuskulatur, ➡Kehlkopfmuskulatur, ➡Phonationsmuskulatur.
Der Teil der Skelettmuskulatur, der zwischen den verschiedenen Knorpelelementen des ➡Kehlkopfs verläuft. Die Bewegungen der Kehlkopfmuskulatur beeinflussen die ➡Stimmbänder bzw. die ➡Stimmritze, was die ➡Phonation ermöglicht.

Kehlkopfmuskulatur
➡Kehlkopfmuskel, ➡Musculi laryngis, ➡Larynxmuskulatur, ➡Phonations-muskulatur.

Kehlkopfspiegelung
➡Laryngoskopie.

Keilbein
➡Os sphenoidale.
Ein Schädelknochen.

Keilbeinhöhle
➡Sinus sphenoidales.
Zwei in Verbindung zur hinteren Nasenhöhle stehende ➡Pneumatisationsräume im ➡Keilbein, die durch ein ➡Septum voneinander getrennt sind.

Keilknorpel
➡Cartilago cuneiformis, ➡Wrisberg-Knorpel.

Keim
In der Medizin:
a) ➡Krankheitserreger bzw. ➡Mikroorganismen
b) das embryonale Stadium des Menschen. Siehe auch ➡Embryo, ➡Keimling.

Keimblätter
Gewebecluster, die sich im Rahmen der ➡Embryogenese bilden. Von den drei Keimblättern leiten sich alle Strukturen des menschlichen Körpers ab. Von innen nach außen heißen die drei Schichten: ➡Entoderm, ➡Mesoderm und ➡Ektoderm.

Keimdrüse
➡Gonade, ➡Geschlechtsdrüse.
Die Organe des menschlichen Körpers, in denen die ➡Keimzellen für die ➡Fortpflanzung und die ➡Sexualhormone produziert werden.

Keimfrei
➡Aseptisch.
Frei von Krankheitserregern.

Keimling
➡Embryo, ➡Keim.

Keimzelle
(altgriech. *gamétēs*, Ehemann)
➡Gamet, ➡Geschlechtszelle.
➡Haploide ➡Zellen, die in den ➡Geschlechtsorganen erzeugt werden und der ➡Fortpflanzung dienen.

Keith-Flack-Knoten
➡Sinusknoten, ➡Nodus sinuatrialis, ➡Sinuatrial-Knoten, ➡SA-Knoten.

Keratin
➡Hornsubstanz.
Eine Gruppe von faserbildenden ➡Strukturproteinen, die der Zelle Stabilität und Form verleihen.

Kerngebiet
➡Nucleus, ➡Hirnkern, ➡Basalkern, ➡Karyon, ➡Zellkern.
Ein ➡Cluster von ➡Perikaryen im ➡zentralen Nervensystem. Ein Kerngebiet hebt sich von der aus ➡Axonen gebildeten ➡weißen Substanz in der Umgebung mehr oder weniger deutlich ab.

Kernhülle
➡Kernmembran.

Kernmembran
➡Kernhülle.
Eine doppelschichtige ➡Membran, die das Innere des ➡Zellkerns umschließt und den Stoffaustausch zwischen ➡Kernplasma und ➡Zytoplasma reguliert.

Kernplasma
➡Karyoplasma, ➡Nucleoplasma.

Kernspin-Resonanz-Tomographie
➡Kernspintomografie, ➡Magnetresonanztomographie, ➡MRT, ➡Kernspintomographie, ➡KST.

Kernspintomografie
➡Magnetresonanztomographie, ➡Kernspintomographie, ➡Kernspin-Resonanz-Tomographie, ➡KST, ➡MRT.

En bildgebendes Verfahren zur Darstellung des menschlichen Körpers, die aber zur Messung Magnetfelder anstelle von Röntgenstrahlen benutzt und noch genauere Bilder liefert.

Kernspintomographie
➡Kernspintomografie, ➡Magnetresonanztomographie, ➡MRT, ➡KST, ➡Kernspin-Resonanz-Tomographie.

Keuchatmung
➡Giemen.
Eine Atemstörung, die sich einstellt, wenn die Ein- und Ausatmung durch eine Verengung der ➡Luftwege erheblich erschwert wird. Am gravierendsten ist diese Behinderung beim ➡Ausatmen, deshalb ist dieses Atemgeräusch auch beim ➡Ausatmen am lautesten.

Keuchhusten
➡Pertussis, ➡Stickhusten, ➡Tussis convulsiva.

Keuchhustenbakterium
➡Bordetella pertussis, ➡Bordet-Gengou-Bakterium.

KHK
➡Koronare Herzkrankheit, ➡Koronare Herzerkrankung, ➡Koronarsklerose, ➡Ischämische Herzkrankheit.

Kiefer
In der Medizin die beiden ➡Knochen des ➡Gesichtsschädels, in welche die ➡Zähne eingelagert sind.

Kieferhöhle
➡Sinus maxillaris, ➡Oberkieferhöhle. Ein Teil der ➡Nasennebenhöhlen. Es handelt sich um paarige, mit ➡respiratorischem Flimmerepithel ausgekleidete ➡Pneumatisationsräume im ➡Oberkieferknochen.

Kieferschlagader
➡Arteria maxillaris, ➡Arteria maxillaris interna.

Kiesselbach-Ort
➡Kiesselbach-Plexus, ➡Locus Kiesselbachi, ➡Locus Kiesselbach.

Kiesselbach-Plexus
➡Locus Kiesselbachi, ➡Locus Kiesselbach, ➡Kiesselbach-Ort.
Der Ort im ➡Nasenseptum, an dem zahlreiche kleinere ➡Arterien und ➡Venen in der ➡Nasenschleimhaut einen kapillären ➡Plexus bilden.

Killerzelle
➡NK-Zelle, ➡Natürliche Killerzelle.
Große granulierte ➡Lymphozyten, welche die Fähigkeit besitzen, bei bestimmten Zielzellen einen ➡Zelltod auszulösen.

Kinästhetik
(altgriech. *kineō*, bewegen, sich bewegen und *aisthēsis*, Wahrnehmung, Erfahrung) Ein Handlungskonzept, mit der die Bewegung von Patienten schonend unterstützt wird (z.B. ohne Heben und Tragen). Mit ihrer Hilfe soll die Motivation des Pflegebedürftigen durch die Kommunikation über Berührung und Bewegung deutlich verbessert werden.

Kind
In der Medizin ein Mensch, der biologisch von bestimmten Personen, den biologischen ➡Eltern, abstammt und sich in der Lebensphase der ➡Kindheit befindet. In den ersten Lebensjahren auch als „Kleinkind" bezeichnet, ist jemand Kind, bis er/sie das Jugendalter erreicht hat. Die deutsche Gesetzgebung grenzt den Begriff Kind wie folgt ab:
a) Kind ist, wer noch nicht das 14. Lebensjahr vollendet hat.
b) Jugendlicher ist, wer das 14. jedoch noch nicht das 18. Lebensjahr vollendet hat.
c) Erwachsen ist, wer das 18. Lebensjahr vollendet hat. Im Strafrecht gilt das vollendete

21. Lebensjahr als Eintritt in das Erwachsenenalter.

Kinderlähmung
➡Poliomyelitis, ➡Poliomyelitis epidemica anterior acuta, ➡Polio, ➡Heine-Medin-Krankheit.

Kindheit
in der ➡Medizin den Zeitraum von der ➡Geburt bis zum Beginn der ➡Pubertät eines Menschen. Die Kindheit folgt auf die Säuglingszeit (Ende des 1. LJ). Sie gliedert sich in:
a) frühe Kindheit (2.–6. LJ),
b) mittlere Kindheit (7.–10. LJ),
c) späte Kindheit (11.–14. LJ).
Häufig wird noch ein Kleinstkindalter (2.-3. LJ) abgegrenzt.

Kinesik
Bezeichnet in erster Linie die Körperbewegung(-sprache). Die Kinesik ist auch eine Wissenschaft, die sich mit der Kommunikation durch körperliches Verhalten beschäftigt. Siehe auch ➡nonverbale Kommunikation.

Kininase II
➡ACE, ➡Angiotensin Converting Enzym, Kininase II, ➡Angiotensin-Konversionsenzym, ➡Angiotensin-konvertierendes Enzym.

Kinozilie
➡Flimmerhärchen, ➡Zilie, ➡Cilium, ➡Kinozilium.

Kinozilium
➡Flimmerhärchen, ➡Zilie, ➡Cilium, ➡Kinozilie.

Klappeninsuffizienz
➡Herzklappeninsuffizienz, ➡Herzklappenundichtigkeit, ➡Klappenregurgitation.

Klappenregurgitation
➡Herzklappeninsuffizienz, ➡Klappeninsuffizienz, ➡Herzklappenundichtigkeit.

Klappenstenose
➡Herzklappenstenose, ➡Herzklappenverengung.

Klappenvitium
➡Herzklappenfehler, ➡Herzklapppenerkrankung, ➡Herzklappenvitium.

Klavikel
➡Schlüsselbein, ➡Clavicula, ➡Klavikula.

Klavikula
➡Schlüsselbein, ➡Clavicula, ➡Klavikel.

Klebe-Eiweiß
➡Gluten.

Kleine Freßzellen
➡Neutrophile Granulozyten.

Kleiner Blutkreislauf
➡Lungenkreislauf.

Kleiner Brustmuskel
➡Musculus pectoralis minor, ➡Äußere Brustmuskeln.

Kleiner Finger
➡Digitus manus V, ➡Digitus minimus.

Kleiner Gesäßmuskel
➡Musculus glutaeus minimus.

Kleiner Kreislauf
➡Lungenkreislauf, ➡Pulmonalkreislauf, ➡Pulmonaler Kreislauf.

Kleinhirn
➡Cerebellum, ➡Zerebellum. Ein Teil des ➡Metencephalon und dient als Kontrollinstanz für die Koordination und Feinabstimmung von Bewegungsabläufen.

Klinikmaske
➡Mund-Nasen-Schutz, ➡Mundschutz, ➡Chirurgische Maske, ➡Medizinische Gesichtsmaske, ➡OP-Gesichtsmaske, ➡Hygienemaske.

Klinische Prüfungsverordnung
„Systematische Untersuchung, bei der ein oder mehrere menschliche Prüfungsteilnehmer einbezogen sind und die zwecks Bewertung der Sicherheit oder Leistung eines Produkts durchgeführt wird" (➡MDR, Art. 2, Abs. 45)

Klinischer Tod
➡Kreislaufstillstand, ➡Herzstillstand, ➡Herz-Kreislauf-Stillstand, ➡Kreislaufversagen.
Das Aufhören von Atmung und Herzschlag mit der Option einer ➡Reanimation innerhalb der ersten Minuten.

Klopfen
➡Perkussion, ➡Abklopfen.

Knie
➡Genus.
Der Abschnitt der unteren ➡Extremität, der den ➡Oberschenkel gelenkig mit dem ➡Unterschenkel verbindet.

Kniegelenk
➡Articulatio genus.
Die gelenkige Verbindung zwischen ➡Oberschenkelknochen, ➡Schienbein und ➡Kniescheibe.

Kniekehlenarterie
➡Arteria poplitea.

Kniescheibe
➡Patella.
Ein flacher, scheibenförmiger, von vorne betrachtet dreieckiger ➡Knochen, der vor dem ➡Kniegelenk lokalisiert ist, an dessen Gelenkflächen er beteiligt ist.

Knochen
(lat. *os*) ➡Knochengewebe.
Eine besonders harte Form des ➡Binde- und Stützgewebes, welche das menschliche ➡Skelett bildet.

Knochenbildung
➡Ossifikation, ➡Osteogenese, ➡Knochenneubildung, ➡Verknöcherung.

Knochenbruch
➡Fraktur, ➡Knochenfraktur, ➡Fractura.

Knochendichte
Das Verhältnis der mineralisierten Knochensubstanz zu einem definierten Knochenvolumen.

Knochenentzündung
➡Ostitis, ➡Osteitis.

Knochenerweichung
➡Osteomalazie.

Knochenfraktur
➡Fraktur, ➡Knochenbruch, ➡Fractura.

Knochengewebe
➡Knochen.

Knochengrundsubstanz
➡Knochenmatrix, ➡Osteoid.

Knochenhaut
➡Periost.
Eine dünne Gewebeschicht, welche die Außenfläche aller Knochen überzieht. Sie erfüllt ernährende und regenerative Funktionen.

Knochenkompakta
➡Substantia compacta, ➡Compacta, ➡Corticalis, ➡Kortikalis, ➡Substantia corticalis.

Knochenlamellen
Das Grundelement des ➡Lamellenknochens. Innerhalb einer Knochenlamelle sind alle ➡Kollagenfasern in derselben Verlaufsrichtung angeordnet.

Knochenmark
➡Medulla ossium.
Spezialisierte ➡Binde- und Stammzellgewebe im Zentrum der großen ➡Knochen, das u.a. der Bildung von ➡Blutzellen dient.

Knochenmarkentzündung
➡Osteomyelitis.

Knochenmatrix
➡Knochengrundsubstanz, ➡Osteoid.
Die von den ➡Osteoblasten gebildete, organische Grundsubstanz des ➡Knochens, die noch nicht mineralisiert ist.

Knochennaht
➡Sutur, ➡Schädelnaht, ➡Sutura.

Knochenneubildung
➡Ossifikation, ➡Osteogenese, ➡Knochenbildung, ➡Verknöcherung.

Knochenschwund
➡Osteoporose, ➡Osteoporosis.

Knochensubstanz
Die aus organischer ➡Knochenmatrix und anorganischen Mineralsalzen bestehende Grundsubstanz des Knochens. Man Unterscheidet bei der Knochensubstanz zwei Ausprägungsformen: ➡Substantia spongiosa (schwammartige Knochensubstanz) und ➡Substantia compacta (kompakte Knochensubstanz).

Knorpel
(lat. *cartilago*; griech. *chondros*)
➡Cartilago, ➡Knorpelplatte, ➡Textus cartilagineus, ➡Knorpelgewebe, ➡Knorpelspangen.
Eine aus spezialisierten ➡Zellen aufgebaute Form des ➡Bindegewebes.

Knorpelgewebe
➡Knorpel, ➡Cartilago, ➡Knorpelplatte, ➡Textus cartilagineus, ➡Knorpelspangen.

Knorpelplatte
➡Knorpel, ➡Cartilago, ➡Textus cartilagineus, ➡Knorpelgewebe, ➡Knorpelspangen.

Knorpelspangen
➡Knorpel, ➡Cartilago, ➡Knorpelplatte, ➡Textus cartilagineus, ➡Knorpelgewebe.

Koagel
➡Blutkoagel, ➡Blutkoagulum, ➡Blutpfropf, ➡Blutkuchen, ➡Blutgerinnsel, ➡Thrombus, ➡Gerinnsel.

Koagulationskaskade
➡Gerinnungskaskade.

Ko-Analgetikum
➡Co-Analgetikum.

Kochsalz
➡Natriumchlorid, ➡NaCl, ➡Halit, ➡Steinsalz, ➡Speisesalz, ➡Salz, ➡Natrium chloratum.

Kochsalzlösung
➡Natriumchloridlösung, ➡NaCl-Lösung.
Eine Lösung von ➡Natriumchlorid im ➡Wasser.

Kognition
(lat. *cognoscere*, erkennen, kennenlernen, erfahren) In der ➡Psychologie alle informationsverarbeitenden Prozesse höherer Lebewesen. Dazu gehören ➡Wahrnehmungs- und ➡Denkprozesse, sowie deren Ergebnisse.

Kognitiv
➡Denken und ➡Verstehen betreffend, gedanklich, geistig, sich auf die Fähigkeit zur Informationsverarbeitung beziehend.

Kohlehydrate
➡Kohlenhydrate, ➡Saccharide, ➡Zucker.

Kohlendioxid
➡Kohlendioxid, ➡Kohlenstoffdioxid, ➡CO_2.
Ein Produkt der Reaktion zwischen ➡Sauerstoff und ➡Kohlenstoff. Die Verbindung entsteht bei der Verbrennung von Kohlenstoff unter ausreichender Anwesenheit von Sauerstoff.

Kohlendioxidintoxikation
➡CO_2-Narkose, ➡Kohlendioxidvergiftung, ➡CO_2-Intoxikation.

Kohlendioxidpartialdruck
➡pCO$_2$.
Der Anteil des ➡Kohlendioxids am Gesamtdruck innerhalb eines Gasgemisches.

Kohlendioxidvergiftung
➡CO$_2$-Narkose, ➡Kohlendioxidintoxikation, ➡CO$_2$-Intoxikation.

Kohlenhydrate
➡Saccharide, ➡Zucker, ➡Kohlehydrate.
Eine wichtige biologische Stoffklasse, die aus Kohlenstoffverbindungen besteht, die nach bestimmten gemeinsamen Merkmalen aufgebaut sind. Kohlenhydrate spielen eine zentrale Rolle als physiologischer Energieträger und sind an biologischen Prozessen beteiligt.

Kohlenmonoxid
➡CO, ➡Kohlenoxid, ➡Kohlenstoffmonooxid.
Ein farb- und geruchloses Gas, das durch Verbindung von ➡Kohlenstoff und ➡Sauerstoff entsteht

Kohlenmonoxidintoxikation
➡Kohlenmonoxidvergiftung, ➡CO-Intoxikation.

Kohlenmonoxidvergiftung
➡Kohlenmonoxidintoxikation, ➡CO-Intoxikation.
Eine ➡Intoxikation, die durch das ➡Einatmen von ➡Kohlenmonoxid entsteht. Sie ist eine häufige Form der Rauchgasvergiftung und kann bereits innerhalb eines kurzen Zeitfensters zum ➡Tod führen.

Kohlenoxid
➡Kohlenmonoxid, ➡CO, ➡Kohlenstoffmonooxid.

Kohlensäure
➡Acidum carbonicum.
Die Lösung von ➡Kohlendioxid in ➡Wasser.

Kohlensäure-Bicarbonat-Puffersystem
➡Bicarbonat-Puffer.
Ein ➡Puffersystem, das aus ➡Bikarbonat besteht und H$^+$-Ionen abgeben oder binden kann.

Kohlensäurediamid
➡Harnstoff, ➡Carbamid, ➡Carbonyldiamid.

Kohlenstoff
➡Carboneum, ➡C.
Ein Nichtmetall, das die Grundstruktur der meisten organischen ➡Moleküle bildet.

Kohlenstoffdioxid
➡Kohlendioxid, ➡CO$_2$.

Kohlenstoffmonooxid
➡Kohlenmonoxid, ➡CO, ➡Kohlenoxid.

Kohlenwasserstoff
➡Kohlenwasserstoffkette.

Kohlenwasserstoffkette
➡Kohlenwasserstoff.
Die Gesamtheit der Verbindungen mit einem Kohlenstoff-Gerüst und C-H-Gruppen. Kohlenwasserstoffe bilden die Grundlage aller organischen Moleküle.

Kohn-Poren
➡Kohnsche Poren.

Kohnsche Poren
➡Kohn-Poren.
Die Verbindungen zwischen benachbarten ➡Alveolen. Sie dienen der schnelleren Belüftung des respiratorischen Bereiches.

Kokken
(altgriech. *kokkos*, Korn, Samen) Eine Gruppe von kugelförmigen oder annähernd kugelförmigen ➡Bakterien. Zu ihnen gehören z.B.: ➡Staphylokokken, ➡Streptokokken, ➡Enterokokken.

Kolik
(altgriech. *kōlikós*, den Grimmdarm betreffend) ➡Colica.
Schmerzen, die auf einer ➡spastischen ➡Kontraktion glattmuskulärer Hohlorgane beruhen.

Kollagen
(altgriech. *kólla*, Leim) ➡Collagen, ➡Kollagenfaser.
Eine heterogene Gruppe von ➡Proteinen dar, die etwa ein Viertel der Gesamtproteinmenge im menschlichen Organismus ausmachen. Kollagen ist der wichtigste Faserbestandteil von ➡Haut, ➡Knochen, ➡Sehnen, ➡Knorpel, ➡Blutgefäßen und ➡Zähnen.

Kollagenfaser
➡Collagen, ➡Kollagen.

Kollagenfibrille
Eine Struktur des ➡Kollagens. Sie entstehen durch Aneinanderlagerung mehrerer Kollageneinheiten.

Kollaps
(lat. *collabi*, zusammenbrechen) ➡Synkope, ➡Blackout, ➡Kreislaufkollaps, ➡Zusammenbruch.
In der ➡Medizin hat der Begriff in zwei Bedeutungen:
  a. Kreislaufkollaps;
  b. Zusammenfallen einer Hohlraumstruktur.

Kolloidale Lösung
Lösungen aus ➡Wasser und ➡organischen ➡Makromolekülen.

Kolon
➡Colon, ➡Grimmdarm.

Kolon sigmoideum
➡Colon sigmoideum, ➡Sigmoid.

Kolonisation
➡Besiedelung.

Koma
(altgriech. *koma*, tiefer Schlaf) ➡Coma.

Der schwerste Grad einer quantitativen ➡Bewusstseinsstörung oder ➡Bewusstlosigkeit. Patienten im Koma sind nicht ansprechbar, zeigen keine Reaktion auf starke Außenreize. Die ➡Spontanatmung ist erhalten, bei einem höhergradigen Koma jedoch fast immer ➡pathologisch.

Koma diabetikum
➡Coma diabeticum, ➡Diabetisches Koma.

Komaskala
➡Glasgow Koma Skala, ➡Glasgow Coma Score, ➡Glasgow Coma Scale, ➡GCS.

Kombinationspräparat
➡Kombipräparat, ➡Fixkombination, ➡Wirkstoffkombination.
➡Medikamente, die mehrere ➡Wirkstoffe enthalten.

Kombinationstherapie
In der ➡Medizin die gleichzeitige Behandlung einer Erkrankung mit mehreren Therapieprinzipien. Im engeren Sinn wird der Begriff vor allem in Bezug auf die Arzneimitteltherapie mit mehreren ➡Wirkstoffen bzw. ➡Kombinationspräparaten verwendet.

Kombipräparat
➡Kombinationspräparat, ➡Fixkombination, ➡Wirkstoffkombination.

Kommunikation
(lat. *communicare*, besprechen, gemeinsam tun) Die Übertragung von Informationen zwischen mehreren Individuen. Diese kann auf mehreren Ebenen stattfinden. Bei den Informationen werden sowohl Sachinformationen ➡verbale Kommunikation) vermittelt, als auch gleichzeitig Informationen über die Beziehung (➡non-verbale Kommunikation), in der die kommunizierenden Individuen zueinander stehen.

Komorbidität
In der Medizin das Auftreten zusätzlicher Erkrankungen im Rahmen einer definierten Grunderkrankung.

Kompatibel
(lat. *compati*, mitfühlen) Vereinbar, kombinierbar bzw. zusammen passend.

Kompensation
(lat. *compensare*, ausgleichen) In der Medizin der Ausgleich der verminderten Leistung eines Körperteils oder Organs durch eine gesteigerte Tätigkeit anderer Körperteile bzw. Organe oder Organregionen.

Kompensieren
➡Ausgleichen.

Komplementär
Ergänzend, sich gegenseitig ergänzend.

Komplementärmedizin
➡Alternative Medizin, ➡Alternativmedizin.
Diagnose- oder Therapieverfahren, die außerhalb des schulmedizinischen Mainstreams stehen, aber die Schulmedizin ergänzen wollen.

Komplikation
In der Medizin die unerwünschte Entwicklung bzw. den unerwartet erschwerten Verlauf einer Erkrankung, eines ➡Traumas oder einer ➡Therapie.

Kompression
(lat. *compressio*, Zusammendrücken) In der ➡Medizin: die Ausübung von Druck auf ein ➡Gewebe. Die dauerhafte Ausübung von Kompression führt in der Regel zur Schädigung des betroffenen Gewebes.

Komprimieren
Zusammenpressen, verdichten.

Kondensation
a. In der ➡Physik: der Übergang einer Substanz vom gasförmigen in den flüssigen ➡Aggregatzustand.
b. In der ➡Chemie: die Reaktion zweier ➡Moleküle unter Abspaltung eines dritten, kleinen Moleküls.

Konditionierung
In der ➡Psychologie das Erlernen von ➡Reiz-Reaktions-Mustern.

Kongenitales Megakolon
➡Morbus Hirschsprung, ➡Aganglionäres Megakolon, ➡Megacolon congenitum, ➡Intestinale Aganglionose.

Kongruenz
(lat. *congruentia*, Übereinstimmung)
In der Anatomie: die weitgehende Deckungsgleichheit von Gelenkflächen.
In der Psychotherapie: die authentische Kommunikation des Therapeuten gegenüber seinem Patienten, bei der der Therapeut in seiner Selbstmitteilung echt ist, also mit sich übereinstimmt. Die Übereinstimmung bezieht sich auf das, was der Therapeut fühlt und erlebt, was ihm davon bewusst wird und was er davon mitteilt.

Koniotomie
➡Notfall-Koniotomie, ➡Notfall-Luftröhrenschnitt, ➡Krikothyreotomie, ➡Cricothyreoidotomie.
Die Schaffung eines künstlichen Zugangs zu den Atemwegen in Höhe des ➡Kehlkopfes per Durchtrennung des ➡Ligamentum cricothyroideum zwischen ➡Schild- und ➡Ringknorpel.
Die Koniotomie ist eine ärztliche Notfallmaßnahme, die nur bei akuter Erstickungsgefahr vorgenommen wird (➡Ultima Ratio).

Konjunktiva
(lat. *coniungere*, verbinden) ➡Tunica conjunctiva, ➡Bindehaut.

Eine schleimhautähnliche Gewebeschicht, die den →Augapfel mit den →Augenlidern verbindet.

Konkrement
→Stein.
Festkörper, die sich durch Ausfällung von in Körperflüssigkeiten gelösten Substanzen in Hohlräumen des Organismus bilden.

Konnektor
In der →Medizintechnik das Anschlusselement für →Medizinprodukte (z.B. →Katheter).

Konservativ
(lat. *conservare*, bewahren) →Konservative Therapie.
Bewahrend, erhaltend. In der Medizin: ohne Operation sowie im weiteren Sinne durch schonende, erhaltende Operation.

Konservative Therapie
Therapie ohne ohne operative Eingriffe sowie im weiteren Sinne durch schonende, erhaltende Operation. Siehe auch →Konservativ.

Konsultation
(lat. consultatio, konsultieren) →Beratung.

Konsumption
In der Beatmungsmedizin beschreibt den Verbrauch von →Sauerstoff und die Erzeugung von →Kohlendioxid in den →Zellen.

Kontamination
(lat. *contaminare*, beflecken) In der Medizin die Verunreinigung eines Objekts, z.B. durch →Mikroorganismen oder schädliche Substanzen.

Kontinuierlich
Gleichförmig, ohne Unterbrechung.

Kontinuierliches Weaning
→Weaning, →Entwöhnung, →Respiratorentwöhnung.

Schrittweise Reduktion der inspiratorischen Sauerstoffkonzentration und Überführung der kontrollierten Beatmung über assistierte Spontanbeatmung (ggf. in Kombination mit anderen Beatmungsmodi) zur reinen Spontanatmung unter Mobilisation des Patienten.

Kontraindikation
(lat. *contra*, gegen und *indicare*, anzeigen) →Gegenanzeige.
Ein Faktor, der gegen eine bestimmte diagnostische, pflegerische oder therapeutische Maßnahme spricht.

Kontraktil
(lat. *contrahere*, zusammenziehen) Fähig sich zusammenzuziehen, zusammenziehbar. Zur →Kontraktion, d.h. zum aktiven Zusammenziehen fähig.

Kontraktion
(lat. *contrahere*, zusammenziehen) Das aktive Anspannen, die Verkürzung oder das Zusammenziehen einer kontraktilen Struktur, beispielsweise einer →Muskelzelle, eines →Muskelgewebes oder eines muskulären Organs. Im engeren Sinne versteht man unter Kontraktion vor allem Anspannen bzw. die Verkürzung eines →Muskels.

Kontraktionsphase
→Systole, →Herzauswurfphase.

Kontraktur
Die Verkürzung bzw. Schrumpfung eines →Gewebes.

Kontrastmittel
→Röntgenkontrastmittel.
→Arzneimittel, die nicht der →Heilung oder Linderung von →Krankheiten dienen, sondern bei der Krankheitserkennung helfen.

Kontrollierte Beatmung
→Mandatorische Beatmung.

Die Atemarbeit des Patienten wird vollständig vom ➡Respirator übernommen.

Konventionelle Koronarangiografie
➡Koronarangiografie, ➡Koronarangiographie, ➡Selektive Koronarangiografie.

Konvex
Nach außen gewölbt.

Konzentration
In der ➡Chemie der Anteil eines bestimmten Stoffes bezogen auf das Volumen des Gemisches.

Konzentrationsschwäche
➡Konzentrationsstörung, ➡Aufmerksamkeitsstörung, ➡Aufmerksamkeitsdefizit.

Konzentrationsstörung
➡Aufmerksamkeitsstörung, ➡Aufmerksamkeitsdefizit, ➡Konzentrationsschwäche.
Das Unvermögen, das ➡Bewusstsein flexibel auf situativ relevante Bewusstseinsinhalte (z.B. eine Wahrnehmung oder Tätigkeit) zu fokussieren.

Kopf
(lat. *caput*; griech. *cephalon*) ➡Haupt, ➡Caput, ➡Cephalon.
Der oberste Körperteil des Menschen bezeichnet, der das ➡Gehirn, die Organe der Nahrungsaufnahme, den Zugang zu den ➡Atemwegen und wichtige ➡Sinnesorgane berherbergt.

Kopfnicker
(lat. *sternum*, Brustbein; griech. *kleidos*, Schlüssel und *mastoeides*, Brust) ➡Musculus sternocleidomastoideus, ➡Kopfwender.
Ein Teil der oberflächlichen Schicht der ➡Halsmuskulatur.

Kopfschmerz
➡Cephalgie, ➡Kopfweh.

Ein neurologisches Schmerzphänomen im Bereich des ➡Kopfes.

Kopfweh
➡Kopfschmerz, ➡Cephalgie.

Kopfwender
➡Musculus sternocleidomastoideus, ➡Kopfnicker.

Kornea
➡Cornea, ➡Hornhaut.
Der vorderste, stark gekrümmte und durchsichtige Abschnitt des ➡Augapfels, der vor der ➡Pupille liegt.

Koronar
(lat. *coronarius*, kronenförmig) Kranzförmig. Im weiteren Sinne: auf die Herzkranzgefäße bezogen.

Koronarangiografie
➡Koronarangiographie, ➡Konventionelle Koronarangiografie, ➡Selektive Koronarangiografie.
Ein ➡invasives bildgebendes Verfahren, das mit Hilfe von ➡Kontrastmitteln den ➡Lumen der ➡Herzkranzgefäße sichtbar macht.

Koronarangiographie
➡Koronarangiografie, ➡Konventionelle Koronarangiografie, ➡Selektive Koronarangiografie.

Koronararterie
(lat. *corona*, Kranz, Krone) ➡Arteria coronaria, ➡Koronargefäß, ➡Koronarie, ➡Herzkranzgefäß.
➡Arterien, die kranzförmig das ➡Herz umgeben und den ➡Herzmuskel mit ➡Blut versorgen.

Koronare Herzerkrankung
➡Koronare Herzkrankheit, ➡Koronarsklerose, ➡KHK, ➡Ischämische Herzkrankheit.

Koronare Herzkrankheit
➡Koronare Herzerkrankung, ➡Koronarsklerose, ➡KHK, ➡Ischämische Herzkrankheit.

Eine chronische Erkrankung des
➡Herzens, die durch atheroskleroti-
sche Veränderungen der ➡Koronarar-
terien ausgelöst wird.

Koronargefäß

(Pl. Koronargefäße) ➡Koronararterie,
➡Herzkranzgefäß, ➡Arteria coronaria,
➡Koronarie.
Die ➡Arterien und ➡Venen, die kranz-
förmig das ➡Herz umgeben und den
Herzmuskel mit ➡Blut versorgen bzw.
es abtransportieren - einschließlich
der von diesen Gefäßen abgehenden
Äste. Man unterscheidet: ➡Koronar-
arterien und ➡Koronarvenen.

Koronarie

➡Koronararterie, ➡Arteria coronaria,
➡Herzkranzgefäß, ➡Koronargefäß.

Koronarinsuffizienz

Das Missverhältnis zwischen dem
Sauerstoffbedarf des ➡Myokards und
dem durch die ➡Koronararterien be-
reitgestellten Blutfluss bzw. Sauerstoffangebot.

Koronarsklerose

➡Koronare Herzkrankheit, ➡Koronare
Herzerkrankung, ➡KHK, ➡Ischämi-
sche Herzkrankheit.

Koronarstenose

➡Herzkranzgefäßverengung, ➡Kranz-
gefäßverengung.
Die Reduktion des ➡Lumens in einer
oder mehreren ➡Koronararterien.

Koronarvene

➡Herzvene, ➡Vena cordis, ➡Vena
cardiaca.
Die ➡Blutgefäße, die den Abtransport
des venösen ➡Bluts aus dem ➡Herzen
übernehmen.

Körper

(lat. *corpus*, Leib) ➡Leib, ➡Korpus,
➡Corpus.
Der Begriff Körper wird in der Medizin
unterschiedlich gedeutet. Entweder

bezieht sich auf den menschliche Körper und beschreibt gesamte materielle Komponente des Menschen oder
beschreibt den wesentlichen Teil bzw.
Stamm einer anatomischen Struktur
(besonders in der Anatomie).

Körperchromosom

➡Autosom.

Körperfaszie

➡Fascia superficialis.
Eine durchgängige ➡Bindegewebs-
hülle, welche die ➡Muskeln des Bewe-
gungsapparats gegen die ➡Subkutis
abgrenzt. Sie besteht aus festen
➡Kollagenfasern.

Körpergewebe

➡Grundgewebe.
Die vier Gewebegruppen des Körpers,
denen sich alle Organ- und Körpergewebe zuordnen lassen: ➡Muskelge-
webe, ➡Epithelgewebe, ➡Bindege-
webe und ➡Nervengewebe.

Körpergewicht

Die physikalische Masse eines Menschen.

Körpergröße

➡Körperlänge.
Ein einfaches biometrisches Merkmal,
das normalerweise in Zentimetern angegeben wird. Die Größe eines Menschen ist genetisch determiniert, kann
aber durch Umwelteinflüsse (z.B. Ernährung, Krankheiten) zum Teil erheblich modifiziert werden.

Körperhöhle

Ein mit ➡Epithel oder ➡Mesothel ausgekleideter Hohlraum des ➡Körpers.

Körperkerntemperatur

Die ➡Temperatur des Inneren des
➡Thorax, des ➡Abdomens und des
➡Kopfes. Siehe auch ➡Fieber, ➡Kör-
pertemperatur.

Körperkreislauf

➡Großer Blutkreislauf.

Der große Blutkreislauf hat seinen Ausgangspunkt im linken ➡Ventrikel des Herzens. Von dort wird das ➡oxygenierte Blut durch ➡Kontraktionen in die ➡Aorta, danach in nachgeordnete ➡Arterien bzw. ➡Arteriolen und schließlich in die ➡Kapillaren des Körpers gepumpt. Aus dem Kapillarbett fließt das Blut zurück in den rechten ➡Vorhof des Herzens.

Körperlänge
➡Körpergröße.

Körperliches Gleichgewicht
➡Gleichgewicht.
Ein durch muskuläre Koordination erzielter, stabiler Körperzustand mit ausgeglichener Gewichtsverteilung in Ruhe oder in Bewegung.

Körperöffnung
Unterbrechungen in der Kontinuität der Körperoberfläche, die einen stofflichen oder nicht-stofflichen Austausch mit der Umgebung ermöglichen. Natürliche Körperöffnungen (z.B. ➡Mund) haben für sie typische Funktionen. Künstlich angelegte Körperöffnungen bezeichnet man als ➡Stoma, ➡traumatisch entstandene Körperöffnungen als ➡Wunde bzw. ➡Perforation.

Körperpflege
Ein Teilbereich aus der ➡Pflege. Sie befasst sich mit der Pflege der ➡Haut und der ➡Hautanhangsgebilde sowie der ➡Mund- und Zahnpflege.

Körpersprache
➡Nonverbale Kommunikation, ➡Nonverbale Kommunikation, ➡Nichtsprachliche Kommunikation, ➡Nichtsprachliche Kommunikation, ➡Nonsprachliche Kommunikation, ➡Nonsprachliche Kommunikation, ➡Nichtverbale Kommunikation, ➡Nicht-verbale Kommunikation, ➡Nonverbale Sprache.

Körperstamm
➡Rumpf, ➡Truncus, ➡Torso.

Körpertemperatur
Die Temperatur des Inneren des ➡Thorax, des ➡Abdomens und des ➡Kopfes. Sie beträgt beim gesunden Erwachsenen zwischen 36 °C und 37 °C. Siehe auch ➡Körperkerntemperatur, ➡Fieber.

Körpertemperaturregulation
➡Thermoregulation, ➡Temperaturregulation, ➡Wärmeregulation.

Korpus
➡Körper, ➡Leib, ➡Corpus.

Korsett
(franz. *Corset*) Im medizinischen Sinn ist es eine stabile Stützkonstruktion des ➡Rumpfes.

Kortex
➡Cortex, ➡Rinde.

Kortikalis
➡Substantia compacta, ➡Knochenkompakta, ➡Compacta, ➡Corticalis, ➡Substantia corticalis.

Kortikoid
➡Kortikosteroid, ➡Corticosteroid, ➡Corticoid, ➡Steroidhormone.

Kortikospinal
Von Großhirnrinde zum Rückenmark verlaufend bzw. die Großhirnrinde und das Rückenmark betreffend.

Kortikosteroid
➡Corticosteroid, ➡Corticoid, ➡Kortikoid, ➡Steroidhormone.
Es sind Steroidhormone, die in der ➡Nebennierenrinde aus ➡Cholesterin synthetisiert werden.

Kortisol
➡Cortisol, ➡Hydrokortison, ➡Hydrocortison.

Kot
➡Stuhl, ➡Faeces, ➡Fäzes.

Kraft- und Widerstandssinn
➡Propriozeption.
Vermittlung und Dosierung zwischen Druck und Zug.

Krampf
➡Muskelkrampf, ➡Crampus, ➡Spasmus, ➡Verkrampfung.
Eine plötzlich auftretende, schmerzhafte unwillkürliche Muskelkontraktion, die in der Regel nur kurz andauert. Siehe auch ➡Muskelspasmus und ➡Muskelkontraktur.

Krampfader
➡Varikosis, ➡Varikose, ➡Krampfaderleiden, ➡Varizen.

Krampfaderleiden
➡Varikosis, ➡Varikose, ➡Krampfadern, ➡Varizen.

Krampfleiden
➡Epilepsie, ➡Epilepsia, ➡Fallsucht, ➡Epileptischer Krampfanfall.

Krampflösend
➡Spasmolytisch, ➡Antikonvulsiv.

Kranial
(lat. *cranium*, Schädel) ➡Cranial.
Zum Schädel hin, zum Kopf hin oder nach oben hin orientiert.

Krankenfahrstuhl
Sprachgebrauch der Krankenversicherung für ➡Rollstuhl.

Krankengymnastik
➡Physiotherapie.

Krankenhausaufenthalt
➡Stationär, ➡Stationäre Behandlung.

Krankenhausinfektion
➡Nosokomialinfektion, ➡Nosokomiale Infektion, ➡Hospitalinfektion, ➡Beatmungsassoziierte Pneumonie.

Krankenpflege
➡Gesundheitspflege.

Die eigenständige und eigenverantwortliche Versorgung und Betreuung von kranken Patienten.

Krankheit
➡Erkrankung, ➡Morbus, ➡Nosos, ➡Pathos.
Eine Störung der normalen physischen oder psychischen Funktionen, die einen Grad erreicht, der die Leistungsfähigkeit und das Wohlbefinden eines Lebewesens subjektiv oder objektiv wahrnehmbar negativ beeinflusst.

Krankheitserreger
➡Erreger, ➡Infektionserreger.
➡Mikro- oder Makroorganismen, die in anderen Organismen zu ihrem eigenen Vorteil gesundheitsschädigende Prozesse in Gang setzen. Im Prinzip lösen Krankheitserreger drei verschiedene Reaktionen aus: ➡Allergie, ➡Intoxikation, ➡Infektion.

Krankheitsherd
➡Herd, ➡Herdgeschehen, ➡Fokus, ➡Fokal.

Krankheitszeichen
➡Symptom, ➡Symptoma, ➡Beschwerden.

Kranzgefäßverengung
➡Koronarstenose, ➡Herzkranzgefäßverengung.

Kreatinin
➡Methylglykozyamidin, ➡Creatinin.
Abbauprodukt des ➡Stoffwechsels, der über den ➡Urin ausgeschieden wird. Es gehört zu den so genannten ➡harnpflichtigen Substanzen.

Kreatinin im Serum
➡Serumkreatinin.

Krebs
➡Tumor, Karzinom, ➡Carzinom, ➡Geschwulst.

Krebszelle
➡Tumorzelle.

Kreislaufkollaps
(griech. *syn*, zusammen und *koptein*, schlagen) ➡Synkope, ➡Blackout, ➡Kollaps, ➡Zusammenbruch.
Ein kurzer, spontan reversibler ➡Bewusstseinsverlust infolge einer gestörten Durchblutung des ➡Gehirns. Er geht mit einem Verlust der Haltungskontrolle einher.

Kreislauforgane
➡Kardiovaskuläres System, ➡Herz-Kreislauf-System.

Kreislaufschock
➡Schock.

Kreislaufstillstand
➡Herz-Kreislauf-Stillstand, ➡Kreislaufversagen, ➡Herzstillstand, ➡Klinischer Tod.
Ein Ausfall des ➡Herz-Kreislauf-Systems durch Versagen der Pumpfunktion des Herzens. Die Blutzirkulation kommt zum Erliegen. Dieser Zustand ist ein ➡Notfall, da er nur für einen kurzen Zeitraum ➡reversibel ist und durch eine ➡Reanimation aufgehoben werden kann.

Kreislaufversagen
➡Kreislaufstillstand, ➡Herz-Kreislauf-Stillstand, ➡Herzstillstand, ➡Klinischer Tod.

Kreuzbein
➡Os sacrum.
Ein keilförmiger Knochen, der aus 5 zusammengewachsenen ➡Kreuzbeinwirbeln besteht. Es ist ein Teil der menschlichen Wirbelsäule und bildet den hinteren Teil des knöchernen ➡Beckens.

Kreuzbeinwirbel
➡Sakralwirbel, ➡Vertebrae sacrales.

Krikothyreotomie
➡Koniotomie, ➡Notfall-Koniotomie, ➡Notfall-Luftröhrenschnitt, ➡Cricothyreoidotomie.

Krise
Hier: Akute Verschlimmerung einer chronischen Krankheit.

Krisenmanagement
Der systemische Umgang mit Krisensituationen, der vorausschauend Notfällen und Krisen vorbeugen soll.

Kritik
Die Beurteilung eines Gegenstandes oder einer Handlung anhand von Maßstäben.

Kropf
➡Struma, ➡Schilddrüsenvergrößerung, ➡Satthals, ➡Schilddrüsenhyperplasie.

Krummdarm
➡Ileum.

Krupp-Syndrom
Sammelbegriff für infektbedingte Verengungen der oberen ➡Atemwege z. B. durch Kehlkopfentzündung

KST
➡Kernspintomografie, ➡Magnetresonanztomographie, ➡MRT, ➡Kernspintomographie, ➡Kernspin-Resonanz-Tomographie.

Kugelgelenk
➡Articulatio sphaeroidea.
Eine Form eines ➡Gelenks, bei dem die Gelenkpartner ein annähernd kugelförmiger ➡Gelenkkopf und die ➡Gelenkpfanne sind.

Künstliche Nase
➡HME, ➡Feuchte Nase, ➡Heat and Moisture Exchanger, ➡Wärme- und Feuchtigkeitsaustauscher.

Künstlicher Darmausgang
➡Enterostoma, ➡Anus praeter.

Kürass-Ventilation
(franz. *cuirasse*, Lederpanzer, von *cuir*, Leder) ➡Non-invasive negative pressure ventilation, ➡NINPV, ➡Thoraxschild, ➡Unterdruckbeatmung.

Ein Hilfsmittel bei der ➡Heimbeatmung bzw. ➡Atmungsunterstützung. Es handelt sich um ein nichtinvasives Verfahren. Durch externen Unterdruck in einem den Brustkorb umfassenden Kürass wird der ➡Thorax ausgedehnt. Die externe Unterdruckbeatmung bietet den Vorteil, dass sie der physiologischen Atmung nachempfunden ist. Die Kürass-Ventilation dient der langfristigen Atemunterstützung bei Patienten, die ohne Hilfsmittel keine ausreichende Ventilation ihrer Lunge gewährleisten können. Sie findet eine gewisse Verbreitung etwa bei der ➡spinalen Muskelatrophie. Diese Atemunterstützung ist baulich bedingt vor allem im Kindesalter eine Therapieoption. In der außerklinischen Beatmung ist es kein Routineverfahren.

Kurativ
Auf Heilung ausgerichtet, heilende Therapie.

Kurzatmigkeit
➡Dyspnoe, ➡Atemnot, ➡Atemstörung, ➡Atembeschwerden.

Kurzzeitgedächtnis
➡Primäres Gedächtnis.
Die Fähigkeit des Gehirns, die der Aufnahme von fünf bis neun Elementen dient, die nur einmal kurzzeitig dargeboten wurden. Die Informationen werden für höchstens eine Minute gespeichert. Sein Sitz wird beim Menschen im ➡Hippocampus vermutet.

Kussmaul-Atmung
➡Atmungstyp.

Die tiefe und betonte Atmung, die bei einer metabolischen Azidose auftritt. Rhythmische Atemzüge, abnorm tiefe Atmung mit normaler oder erniedrigter Atemfrequenz.

Kutan
➡Cutan.
Zur ➡Haut gehörend bzw. zur ➡Cutis gehörend.

Kutis
➡Cutis.

Kutschersitz
In der ➡Pflege, ➡Physiotherapie und ➡Medizin eine atementlastende bzw. -unterstützende Sitzposition. Beim Kutschersitz wird durch Dehnung des Brustkorbs die Atemfläche vergrößert, was ein tiefes ➡Einatmen ermöglicht. Hierbei werden die Arme auf die ➡Beine aufgestützt und tragen so das Gewicht des ➡Schultergürtels, von dem aus die ➡Atemhilfsmuskeln den ➡Brustkorb aufdehnen können und so zur ansonsten wesentlich vom ➡Zwerchfell geleisteten ➡Atemarbeit beitragen. Diese Sitzhaltung begünstigt darüber hinaus das ➡Abhusten von ➡Sputum.

Kyphose
Eine zur Rückseite des Körpers ➡konvex verlaufende Krümmung der ➡Wirbelsäule.

Kyphoskoliose
Eine unphysiologische ➡dorsal gerichtete Verkrümmung der ➡Wirbelsäule („Buckelbildung") bei gleichzeitiger ➡Skoliose.

L

Labia vocalia
➡Stimmlippe, ➡Stimmfalte, ➡Plica vocalis.

Labium inferius oris
➡Unterlippe.

Labium oris
➡Lippe.

Labium superius oris
➡Oberlippe.

Labores
➡Wehe, ➡Geburtskräfte.

Laborparameter
➡Laborwert.

Laborwert
➡Laborparameter.
In der Medizin das quantitative oder qualitative Ergebnis einer Untersuchung von Körpermaterialien (z.B. Blut, Urin) bzw. im erweiterten Sinn auch der Messung von Körperfunktionen.

Labyrinthus ethmoidalis
➡Siebbeinhöhle, ➡Siebbeinzellen, ➡Cellulae ethmoidales, ➡Sinus ethmoidalis, ➡Ethmoidalzellen.

Lachen
Angeborenes emotionales Ausdrucksverhalten des Menschen. Lachen ist demnach:
a. eine Reaktion eines Menschen auf komische oder erheiternde Situationen;
b. eine Entlastungsreaktion nach überwundenen Gefahren;
c. eine Methode zur Abwendung drohender sozialer Konflikte und zur Festigung sozialer Beziehungen;
d. ein Abwehrmechanismus gegen spontane Angstzustände.

Lachgas
➡Distickstoffoxid, ➡ Distickstoffmonoxid, ➡Stickoxydul.
Ein gasförmiges Inhalationsnarkotikum.

Lachmuskel
➡Musculus risorius, ➡Lachmuskulatur.

Lachmuskulatur
Die mimischen ➡Muskeln, die die charakteristische ➡Mimik des ➡Lachens oder Lächelns erzeugen. In der Hauptsache sind dies der ➡Musculus zygomaticus major und der tiefer liegende ➡Musculus risorius.

Lactat
Ein Salz der ➡Milchsäure.

Lactoflavin
➡Riboflavin, ➡Vitamin B_2, ➡Ovoflavin, ➡Uroflavin.

Lactose
➡Laktose, ➡Milchzucker, ➡Saccharum lactis.

Lagerung
➡Patientenlagerung, ➡Positionsunterstützung, ➡Positionierung.
In der Pflege und Medizin die zielgerichtete Positionierung eines Pflegebedürftigen oder Patienten in eine bestimmte, günstige Körperhaltung. Die Zielsetzung der Lagerung kann sich unterscheiden, dient jedoch in der Regel der ➡Druckentlastung sowie der Vermeidung von Folgeschäden, der Unterstützung ➡therapeutischer Maßnahmen, der ➡Schmerzlinderung oder ist Teil einer bestimmten medizinischen Behandlung oder von ➡Erste-Hilfe-Maßnahmen.

Lagerungsdrainage
➡Drainagelagerung.

Lähmung
Der umgangssprachliche Begriff für einen teilweisen oder vollständigen Ausfall der Muskelfunktionen. In der Medizin unterscheidet man zwischen folgenden Formen einer Lähmung: ➡Parese und ➡Paralyse.

Laktase
Ein ➡Enzym, das ➡Milchzucker spaltet.

Laktose
(lat. *lac*, Milch) ➡Milchzucker, ➡Saccharum lactis, ➡Lactose.
Ein Zweifachzucker, der aus den Einfachzuckern ➡Glukose und ➡Galaktose aufgebaut ist.

Lambertsche Kanäle
Die Verbindungen zwischen ➡respiratorischen Bronchiolen und ➡Alveolen. Sie dienen der schnelleren Belüftung des respiratorischen Bereiches.

Lamellenknochen
➡Os membranaceum lamellosum.
Eine Form des ➡Knochens, bei dem die ➡Kollagenfasern der Knochenmatrix geordnet, d.h. parallel ausgerichtet verlaufen.

Lamina quadrigemina
➡Tectum, ➡Mittelhirndach, ➡Tectum mesencephali, ➡Vierhügelplatte, ➡Lamina tecti.

Lamina tecti
➡Tectum, ➡Mittelhirndach, ➡Tectum mesencephali, ➡Vierhügelplatte, ➡Lamina quadrigemina.

Laminare Strömung
➡Laminarer Flow, ➡Laminarströmung.

Laminarer Flow
(lat. *lamina*, Platte) ➡Laminare Strömung, ➡Laminarströmung.
Die Art der Strömung, die frei von Verwirbelungen oder Querströmungen ist. Das Fluid strömt in „Schichten", die sich nicht vermischen, parallel zur Wand eines durchflossenen Gefäßes.

Laminarströmung
➡Laminarer Flow, ➡Laminare Strömung.

Lamotigrin
Ein antikonvulsiver ➡Wirkstoff aus der Gruppe der ➡Antiepileptika, der für die Behandlung der ➡Epilepsie und für die Vorbeugung depressiver Episoden bei Patienten mit einer bipolaren Störung eingesetzt wird. Die Tabletten werden ein- bis zweimal täglich und unabhängig von den Mahlzeiten eingenommen. Die Behandlung wird einschleichend begonnen und das Absetzen erfolgt ebenso ausschleichend. Die Wirkungen beruhen hauptsächlich auf der Blockade spannungsabhängiger Natriumkanäle und der Hemmung der Freisetzung erregender Neurotransmitter wie Glutamat. Zu den häufigsten möglichen unerwünschten Wirkungen gehören Sehstörungen, Müdigkeit, Schwindel, Kopfschmerzen, Gangstörungen, Schläfrigkeit, Hautauschlag, Übelkeit und Durchfall.

Landry-Guillain-Barré-Strohl-Syndrom
➡Guillain-Barré-Syndrom, ➡Idiopathische Polyradikuloneuritis, ➡Akute inflammatorische demyelinisierende Polyneuropathie, ➡Chronische inflammatorische demyelinisierende Polyneuropathie.

Langerhans-Inseln
➡Endokrines Pankreas, ➡Pankreasinsel, ➡Langerhans'sche Inseln, ➡Insulae pancreaticae.
Die ➡endokrinen Zellansammlungen im ➡Pankreas, die unter anderem den ➡Kohlenhydratstoffwechsel regulieren.

Langerhans'sche Inseln
➡Langerhans-Inseln, ➡Endokrines Pankreas, ➡Pankreasinsel, ➡Insulae pancreaticae.

Langzeit-pH-Metrie
➡pH-Metrie.

Lappenbronchus
(Pl. Lappenbronchien) ➡Bronchus lobaris.
Die Lappenbronchien sind die Verzweigungen des ➡Bronchialbaums, welche jeweils einen der fünf ➡Lungenlappen versorgen.

Laryngeal
(lat. *larynx*, Kehlkopf) ➡Kehlkopf betreffend.

Laryngektomie
➡Kehlkopfamputation, ➡Kehlkopfentfernung.
Die chirurgische Entfernung des Kehlkopfes.

Laryngitis
➡Kehlkopfentzündung.
Eine Entzündung des Kehlkopfes.

Laryngographie
Röntgenkontrastuntersuchung des Kehlkopfs nach Besprühen der Schleimhaut mit Kontrastmittel. Diese Methode wurde durch ➡CT ersetzt.

Laryngologie
Das medizinische Spezialgebiet, das sich mit dem ➡Kehlkopf und seinen Erkrankungen beschäftigt.

Laryngopharyngitis
➡Pharyngitis.
Kehlkopf- und Rachenentzündung.

Laryngoskop
Ein medizinisches Hilfsinstrument zur Betrachtung des ➡Kehlkopfs, das vor allem in der ➡Anästhesie, in der Rettungs- und ➡Intensivmedizin, sowie in der ➡HNO-Heilkunde eingesetzt wird.

Laryngoskopie
➡Kehlkopfspiegelung.
Eine Untersuchungsmethode der ➡HNO-Heilkunde.

Laryngotracheitis
Eine kombinierte ➡Entzündung des ➡Kehlkopfs und der ➡Schleimhaut der ➡Luftröhre.

Larynx
➡Kehlkopf.
Ein aus ➡Knorpelteilen, ➡Muskeln und ➡Faserzügen aufgebauter Verschlussapparat, der die ➡Luftröhre von der ➡Speiseröhre trennt, sowie die oberen von unteren Atemwegen.

Larynxkarzinom
➡Kehlkopfkrebs, ➡Kehlkopfkarzinom.
Ein ➡maligner ➡Tumor des ➡Kehlkopfs.

Larynxmaske
➡Kehlkopfmaske.
Ein zur ➡Beatmung verwendetes Medizinprodukt zur Auflage und Abdichtung des ➡Kehlkopfes.

Larynxmuskulatur
➡Kehlkopfmuskulatur, ➡Kehlkopfmuskel, ➡Musculi laryngis, ➡Kehlkopfmuskulatur, ➡Phonationsmuskulatur.

Läsion
Ein medizinischer Fachbegriff, der Schädigung, Verletzung, pathologische Veränderung oder Störung bedeutet.

Latent
(lat. *latens*, verborgen) Verdeckt, verborgen oder im Verborgenen. Der Begriff wird in der Medizin meist eingesetzt, um auszudrücken, dass sich ein pathologischer Zustand der Wahrnehmung durch den Arzt und/oder den Patienten entzieht.

Latenz
➡Latenzzeit, ➡Latenzphase, ➡Latenzperiode.

Latenzperiode
➡Latenzzeit, ➡Latenzphase, ➡Latenz.

Latenzphase
➡Latenzzeit, ➡Latenzperiode, ➡Latenz.

Latenzzeit
➡Latenzperiode, ➡Latenzphase, ➡Latenz.
Der Zeitraum zwischen Stattfinden eines Reizes und der Reizantwort beziehungsweise der Wahrnehmung. Die Latenzzeit ist von der Art des Reizes abhängig und kommt durch die unterschiedlichen Leitungs- und Übertragungsgeschwindigkeit der an der Reizverarbeitung beteiligten neuronalen Strukturen zustande. Im weiteren Sinn wird auch der Zeitraum zwischen einer physikalischen, chemischen oder biologischen Schädigung und dem Auftreten von Symptomen als Latenzzeit bezeichnet (Latenzperiode)

Lateral
(lat: *latus*, Flanke, Seite) seitlich oder von der Körpermitte abgewandt

Laurell-Eriksson-Syndrom
➡Alpha-1-Antitrypsin-Mangel, ➡Proteaseinhibitormangel, ➡AAT-Defizit.

Lautbildung
➡Sprachproduktion, ➡Sprachbildung.

Lavage
(lat. *lavare*, waschen) Der medizinische Fachausdruck für Spülung bzw. Waschung.

Lävulose
➡Fruktose, ➡Fruchtzucker, ➡Fructose.

Laxans
(Pl. Laxanzien) ➡Laxativum, ➡Abführmittel.

➡Arzneimittel, die eine ➡Defäkation veranlassen.

Laxativum
➡Laxans, ➡Abführmittel.

Leben
Ein komplexer biologischer Prozess, der auf den verschiedenen biologischen Ebenen (wie z.B. ➡Zelle, ➡Gewebe, ➡Organe, etc.) und ➡Seinsentitäten (wie z.B. ➡Materie, ➡Energie, etc.) eines Lebewesens sehr unterschiedliche Merkmale besitzt. In seiner einfachsten biologischen Form, der Zelle, ist das Leben durch kontinuierlich ablaufende, autonome Stoffwechselvorgänge gekennzeichnet. Leben läuft unter Energieverbrauch ab und macht einen beständigen Austausch mit der Umgebung notwendig. Oberstes Primat des Lebens ist die Weitergabe von Struktur- und Organisationsinformation durch ➡Reproduktion. Ein davon unmittelbar abgeleitetes, aber untergeordnetes Ziel ist die Selbsterhaltung des Lebewesens. Im engeren Sinne - insbesondere in Bezug auf den Menschen - versteht man unter „Leben" auch die individuelle Existenzhistorie einer Person. Ebenfalls mit anthropologischem Bezug bezieht eine weitergehende Betrachtung auch die sozialen Aspekte menschlichen Lebens ein.

Lebensalter
➡Alter.

Lebensmittel
➡Nahrungsmittel, ➡Nahrung, ➡Ernährung, ➡Nährstoff.
Substanzen, die konsumiert werden, um den menschlichen ➡Körper zu ernähren.

Lebensmittelintoxikation
➡Lebensmittelvergiftung, ➡Nahrungsmittelvergiftung.

Lebensmittelvergiftung
➡Lebensmittelintoxikation, ➡Nahrungsmittelvergiftung.
Eine ➡Gastroenteritis, die durch die orale Aufnahme von ➡Toxinen mit der ➡Nahrung entsteht.

Lebensraum
Ein Gebiet mit bestimmten Faktoren und Ressourcen, die es einer gewissen Art ermöglichen, dort vorzukommen und zu überleben.

Lebensrettende Kette
➡Überlebenskette.

Lebensrettende Sofortmaßnahmen
Maßnahmen, die in ➡Notfallsituationen von jedermann zu ergreifen sind, um das Leben eines Notfallpatienten zu retten bzw. die Überlebenschancen zu verbessern. Dazu gehören im Wesentlichen: ggf. Absicherung der Unfallstelle oder Rettung von Verletzten, Absetzen eines Notrufs, ➡Erste Hilfe mit ➡Basic Life Support zum Erhalt der ➡Vitalfunktionen.

Lebenszeichen
➡Vitalzeichen.

Leber
(altgriech. *hepar*, Leber) ➡Hepar.
Das größte und wichtigste ➡Stoffwechselorgan des menschlichen Körpers. Ihre Aufgaben sind u.a.: Verwertung von Nahrungsbestandteilen, Abbau und Ausscheidung von Stoffen und die Produktion lebenswichtiger ➡Proteine. Siehe auch ➡Gastrointestinaltrakt, ➡Verdauungstrakt.

Leberentzündung
➡Hepatitis.

Leberpassage
Der Transport von Substanzen oder ➡Mikroorganismen durch das ➡Gefäßsystem der ➡Leber.

Lebewesen
Organisierte Einheiten, die stets aus Zellen bestehen und u.a. zu Stoffwechsel, Fortpflanzung, Reizbarkeit, Wachstum und Evolution fähig sind.

Leck
➡Leckage.

Leckage
➡Leck.
Eine Durchtrittsstelle in der Begrenzung eines normalerweise geschlossenen Systems, durch die unerwünscht Feststoffe, Flüssigkeiten oder Gase ein- oder austreten.

Lederhaut
➡Dermis, ➡Corium.

Leerdarm
➡Jejunum.

Lege artis
Nach den Regeln der Kunst.

Leib
➡Körper, ➡Korpus, ➡Corpus.

Leiche
Der ➡morphologisch im Wesentlichen intakte ➡Körper eines Menschen, bei dem ➡sichere Todeszeichen bestehen.

Leichenblässe
➡Palor mortis, ➡Totenblässe.

Leichenfäulnis
Eine Gewebezersetzung durch ➡bakterielle ➡Enzyme.

Leichenfleck
➡Todesfleck, ➡Livor mortis, ➡Totenfleck.

Leichenkälte
➡Algor mortis, ➡Totenkälte.

Leichenschau
➡Autopsie, ➡Obduktion, ➡Sektion, ➡Nekroskopie, ➡Nekropsie.

Leichenstarre
➡Totenstarre, ➡Rigor mortis.
Die schrittweise Erstarrung des Körpers nach dem Eintritt des Todes.

Leichter Schlaf
➡Non-REM-Schlaf, ➡Schlafphasen.
In diesem Stadium entspannen sich die ➡Muskeln, die Glieder werden schwer, ➡Puls und ➡Atmung sind gleichmäßig und die ➡Körpertemperatur sinkt. Es sind keine Augenbewegungen mehr nachweisbar.

Leichtmetall
Allgemein die Metalle und Legierungen, deren Dichte unter 5,0 g/cm³ liegt, wie z.B. ➡Natrium, ➡Kalium, ➡Magnesium und ➡Calcium.

Leidensentstehung
➡Pathogenese.

Leimartig
➡Viskös, ➡Viskos, ➡Dickflüssig, ➡Zähflüssig.

Leiomyosarkom
Ein ➡maligner ➡Tumor, der von der ➡glatten Muskulatur ausgeht, der sich an jeder Stelle im ➡Körper bilden und über das ➡Blut metastasieren kann.

Leistenarterie
➡Arteria femoralis, ➡Femoralarterie, ➡Oberschenkelschlagader.

Leistungsumsatz
➡Aktivitätsumsatz.
Die durch körperliche Aktivität verbrauchte Energiemenge.

Leitsymptom
➡Kardinalsymptom.
Ein besonders auffälliges oder prominentes Symptom einer Erkrankung, das vom Patienten primär wahrgenommen wird und bei der Diagnosestellung besonders wegweisend ist.

Lendenwirbel
➡Vertebrae lumbales.

Lendenwirbelsäule
➡LWS, ➡Lumbale Wirbelsäule.
Ein Teil der ➡Wirbelsäule des Menschen und besteht aus 5 einzelnen Knochen, den➡ Lendenwirbeln, die als LW1 - LW5 durchnumeriert werden. Die Lendenwirbelsäule befindet sich im unteren Abschnitt der Wirbelsäule zwischen der ➡Brustwirbelsäule und dem ➡Kreuzbein.

Lens crystallina
➡Augenlinse, ➡Lens oculi, ➡Linse.

Lens oculi
➡Augenlinse, ➡Lens crystallina, ➡Linse.

Letal
(lat. *letalis*, tödlich) Tödlich, zum Tode führend.

Letalität
(lat. *letalis*, tödlich) Das Verhältnis der Todesfälle durch eine bestimmte Erkrankung zur Zahl der klinisch Erkrankten.

Leukämie
(griech. *leukos*, weiß und *haima*, Blut) ➡Blutkrebs, ➡Leukose, ➡Weißblütigkeit.
➡Erkrankung des Blutes oder blutbildenden Systems, die sich durch stark vermehrte Bildung der ➡Leukozyten auszeichnet, die sich auch im ➡Knochenmark ausbreiten und dort die ➡Blutbildung verhindern.

Leukopenie
(altgriech. *leukós*, weiß und *penia*, Mangel, Armut) ➡Leukozytopenie.
Eine gegenüber der Norm verminderte Anzahl von ➡Leukozyten im Blut.

Leukose
➡Leukämie, ➡Blutkrebs, ➡Weißblütigkeit.

Leukotrien-Rezeptor-Antagonisten
➡Antileukotriene.

Leukozyten
(altgriech. *leukos*, weiß und *kytos*, Zelle) ➡Weiße Blutkörperchen, ➡Abwehrzellen.
Kernhaltige Zellen des menschlichen Bluts, die kein ➡Hämoglobin tragen. Sie sind mehr als doppelt so groß wie die roten Blutkörperchen und haben einen ➡Zellkern. Außerdem können sie sich ähnlich den einzelligen Lebewesen fortbewegen. Gebildet werden alle Leukozyten aus einer Knochenmarksstammzelle. Wegen ihrer vielfältigen Aufgaben müssen die unterschiedlichen Zelltypen aber eine besondere Befähigung bekommen. Im ➡Lymphsystem (➡Thymus, ➡Knochenmark, ➡Lymphknoten, ➡Milz, ➡Mandeln) werden sie zu Zellen mit unterschiedlicher Funktion und Gestalt geformt. Man kann sie nach morphologischen Kriterien in folgende Klassen unterteilen: ➡Granulozyten, ➡Lymphozyten, ➡Monozyten.

Leukozytopenie
➡Leukopenie.

Leukozytose
(altgriech. *leukós*, weiß und *kytos*, Höhlung, Hülle) Eine Erhöhung der Anzahl von ➡Leukozyten im peripheren Blut.

Leukozyturie
(griech. *leukos*, weiß und *ouron*, Harn) Das vermehrte Vorkommen von ➡Leukozyten) im ➡Urin.

Levarterenol
➡Noradrenalin, ➡Norepinephrin, ➡Arterenol.

Levetiracetam
Ein ➡Wirkstoff aus der Gruppe der ➡Antiepileptika, der zur Behandlung von Patienten mit einer ➡Epilepsie

verabreicht wird. Die Tabletten werden in der Regel zweimal täglich unabhängig von den Mahlzeiten eingenommen. Zu den häufigsten möglichen unerwünschten Wirkungen gehören Müdigkeit, Schläfrigkeit und Schwäche. Levetiracetam hat im Unterschied zu den traditionellen Antiepileptika ein geringes Potential für Arzneimittel-Wechselwirkungen.

Levomethadon
Ein analgetischer und dämpfender ➡Wirkstoff aus der Gruppe der ➡Opioide, der zur Behandlung von ➡Schmerzen und zur Substitutionstherapie bei einer Opioidabhängigkeit eingesetzt wird.

Lewy-Body-Demenz
➡Lewy-Körperchen-Demenz, ➡Lewy-Körper-Demenz.

Lewy-Körperchen-Demenz
➡Lewy-Body-Demenz, ➡Lewy-Körperchen-Demenz, ➡Lewy-Körper-Demenz.
Eine ➡neurodegenerative ➡Demenz, die durch das ➡ubiquitäre Auftreten von ➡Lewy-Körper im ➡Gehirn gekennzeichnet ist.

Lewy-Körper-Demenz
➡Lewy-Body-Demenz, ➡Lewy-Körperchen-Demenz.

L-Glutaminsäure
➡Glutaminsäure, ➡α-Aminoglutarsäure, ➡Monoaminopropandicarbonsäure.

Licht
➡Lichtreiz.

Lichte Weite
➡Lumen.

Lichtempfindlichkeit
➡Photosensitivität, ➡Photosensibilität.
Eine pathologisch erhöhte Lichtempfindlichkeit des ➡Gehirns, des ➡Auges

oder der ➡Haut. In der ➡Physiologie wird der Begriff auch für die Lichtempfindlichkeit der ➡Photorezeptoren der ➡Retina verwandt.

Lichtreiz
➡Licht.
Die Strahlung des gesamten elektromagnetischen Spektrums, die mit dem menschlichen ➡Auge wahrnehmbar ist.

Lidheber
➡Musculus levator palpebrae superioris, ➡Oberer Augenlidheber.

Lieferant
In der Pflege: ➡Provider, ➡Zwischenhändler, ➡Anbieter, ➡Dienstleister, ➡Diensteanbieter, ➡Versorger.

Lien
➡Milz, ➡Splen.

Ligament
(lat. *ligamentum*, Band) ➡Band, ➡Ligamentum.

Ligamentum
➡Band, ➡Ligament.

Ligamentum cricothyroideum
Band zwischen ➡Ring- und ➡Schildknorpel.

Ligamentum vocale
➡Stimmband.

Limbischer Lappen
➡Lobus limbicus, ➡Limbischer Lobus.
Bezeichnung für Anteile der medialen Fläche der ➡Großhirnrinde, die bogenförmig den ➡Balken und das ➡Diencephalon umschließen.

Limbischer Lobus
➡Limbischer Lappen, ➡Lobus limbicus.

Limbisches System
Ein ➡phylogenetisch sehr alter Teil des ➡Gehirns, der sich aus mehreren Strukturen zusammensetzt. Es werden ihm Leistungen wie die Steuerung der Funktionen von Antrieb, Lernen, Gedächtnis, Emotionen sowie vegetative Regulation der Nahrungsaufnahme, Verdauung und Fortpflanzung zugeschrieben.

Lindoxyl®
Ein ➡Medikament zur schleimlösenden Behandlung bei akuten und chronischen Erkrankungen der ➡Bronchien und der ➡Lunge mit zähem Schleim.

Linea mediana
➡Mittellinie.

Lingua
(lat. *lingua*, Zunge) ➡Zunge, ➡Glossa.

Linke Herzkammer
➡Linker Herzventrikel, ➡Ventriculus cordis sinister, ➡LV.

Linke Magenarterie
➡Arteria gastrica sinistra.

Linker Hauptbronchus
➡Bronchus principalis sinister.

Linker Herzventrikel
➡Linke Herzkammer, ➡Ventriculus cordis sinister, ➡LV.
Eine der beiden Kammern des menschlichen ➡Herzens.

Linker Herzvorhof
➡Atrium cordis sinistrum, ➡Linker Vorhof des Herzens.
Nimmt das sauerstoffreiche ➡Blut aus den ➡Lungenvenen auf und mündet über die ➡Mitralklappe in den linken ➡Ventrikel.

Linker Lungenflügel
➡Pulmo sinister.

Linker Lungenoberlappen
➡Lobus superior pulmonis sinistri.

Linker Lungenunterlappen
➡Lobus inferior pulmonis sinistri.

Linker Vorhof des Herzens
➡Linker Herzvorhof, ➡Atrium cordis sinistrum.

Links
➡Sinister.

Linse
Das Wort kann bedeuten: ➡Augenlinse oder ➡Optische Linse.

Lipatrophie
Der Schwund des ➡subkutanen ➡Fettgewebes.

Lipid
➡Fett.
Die Gesamtheit der Fette und fettähnlichen Substanzen. Lipide sind chemisch heterogene Substanzen, die sich schlecht in Wasser (➡Hydrophobie), gut dagegen in ➡unpolaren Lösungsmitteln (➡Lipophilie) lösen.

Lipidsenker
➡Antilipidämikum.
➡Arzneistoffe, die bei ➡Fettstoffwechselstörungen eingesetzt werden, um den ➡Plasmaspiegel von ➡Cholesterin und/oder ➡Triglyceriden zu reduzieren.

Lipidstoffwechsel
➡Fettstoffwechsel.
Der Begriff, welcher die Vorgänge der Aufnahme der Lipide in den Körper, die unterschiedlichen Verwendungen verschiedener Lipide und die Ausscheidungen von verschiedenen Stoffwechselprodukten beschreibt.

Lipidstoffwechselstörung
➡Fettstoffwechselstörung, ➡Dyslipidämie, ➡Dyslipoproteinämie.

Lipophil
➡Fettlöslich, ➡Fettliebend.
Hier: im Fett (oder anderen unpolaren organischen Lösungsmitteln) löslich.

Lipophilie
(altgriech. *lípos*, Fett und *philos*, Freund) ➡Fettlöslichkeit.
Die Eigenschaft einer Substanz, sich in lipidartigen Lösungsmitteln zu lösen.

Lipophob
➡Fettunlöslich, ➡Fettabweisend.
Ein flüssiger Stoff ist lipophob, wenn er sich nicht mit ➡Ölen und ➡Fetten mischen lässt.

Lipophobie
(altgriech. *lípos*, Fett und *phobos*, Furcht) ➡Fettunlöslichkeit.
Die Eigenschaft einer Substanz, sich nicht in lipidartigen Lösungsmitteln zu lösen.

Lipoprotein
Makromolekulare Komplexe aus ➡Proteinen und ➡Lipiden.

Lipozyt
➡Adipozyt, ➡Fettzelle, ➡Fettgewebszelle.

Lippe
(Pl. Lippen) ➡Labium oris.
Die im unteren, vorderen ➡Gesicht ausgebildeten Weichteilfalten, welche die ➡Mundhöhle gegenüber der Außenwelt abdichten.

Lippenbremse
➡Presslippenatmung.
Das Ausatmen gegen den gespitzten ➡Mund. Bei der Presslippenatmung kommt es zum erhöhten Widerstand bei der ➡Ausatmung. Daraus resultiert ein Luftrückstau, der den Luftdruck in den ➡Bronchien erhöht und einen ➡Kollaps der ➡Alveolen verhindern kann. Dies ermöglicht zusätzlich einen vermehrten Schleimabtransport.

Lippenspeicheldrüsen
➡Glandulae labiales.

Liquid
Flüssig bzw. verfügbar.

Liquid Oxygen
➡Flüssigsauerstoff, ➡LOX.

Liquor
➡Liquor cerebrospinalis, ➡Gehirn-wasser, ➡Gehirn-Rückenmark-Flüs-sigkeit.
Eine im ➡zentralen Nervensystem Körperflüssigkeit, die im ➡Liquorraum zirkuliert.

Liquor cerebrospinalis
➡Liquor, ➡Gehirnwasser, ➡Gehirn-Rückenmark-Flüssigkeit.

Liquorraum
➡Hirnventrikel.
Ein Hohlraumsystem im bzw. um das ➡Gehirn und ➡Rückenmark herum, das eine wasserklare Flüssigkeit, den ➡Liquor enthält.

LISA-Prinzip
Ziele und Maßnahmen zur Pneumo-nieprophylaxe:
L = Lungenbelüftung,
I = Infektionen vermeiden,
S = Sekretmanagement,
A = Aspiration vermeiden.

Lisinopril
En ➡Arzneistoff der Gruppe der ➡ACE-Hemmer, der insbesondere zur Behandlung von ➡Bluthochdruck und ➡Herzinsuffizienz eingesetzt wird. Sein Wirkprinzip beruht auf der Hemmung des ➡Angiotensin-konvertie-renden Enzyms.

Livor mortis
➡Todesfleck, ➡Leichenfleck, ➡Toten-fleck.

Lobär
Einen Organlappen betreffend.

Lobektomie
(lat. *lobus*, Lappen) Chirurgische Ent-fernung eines Organlappens.

Lobuli pulmonales
➡Lungenläppchen.

Lobus frontalis
➡Frontallappen.

Lobus inferior pulmonis dextri
➡Rechter Lungenunterlappen.

Lobus inferior pulmonis sinistri
➡Linker Lungenunterlappen.

Lobus insularis
➡Insula, ➡Insellappen, ➡Insel, ➡In-selrinde.

Lobus limbicus
➡Limbischer Lappen, ➡Limbischer Lo-bus.

Lobus medius pulmonis dextri
➡Rechter Lungenmittellappen.

Lobus occipitalis
➡Okzipitallappen, ➡Occipitallappen, ➡Hinterhauptslappen.

Lobus parietalis
➡Parietallappen, ➡Scheitellappen, ➡Parietalrinde, ➡Parietalhirn.

Lobus pulmonis
➡Lungenlappen.

Lobus superior pulmonis dextri
➡Rechter Lungenoberlappen.

Lobus superior pulmonis sinistri
➡Linker Lungenoberlappen.

Lobus temporalis
➡Temporallappen, ➡Schläfenlappen, ➡Temporalhirn.

Locked-In-Syndrom
➡Pseudokoma, ➡Ventrales Ponssyn-drom, ➡Deefferenzierter Status, ➡Monte Christo Syndrom, ➡Einge-schlossensein-Syndrom, ➡Gefangen-sein-Syndrom.
Ein seltenes neurologisches Krank-heitsbild, welches bei einer beidseiti-gen Teilläsion des Hirnstammquer-

schnitts auftritt. Für das Krankheitsbild typisch ist eine völlige ➡Bewegungsunfähigkeit bei erhaltenem ➡Bewusstsein.

Locus Kieselbach
(lat. *locus*, Stelle, Ort) ➡Kieselbach-Plexus, ➡Locus Kieselbachi, ➡Kieselbach-Ort.

Locus Kieselbachi
➡Kieselbach-Plexus, ➡Locus Kieselbach, ➡Kieselbach-Ort.

Locus minoris resistentiae
Der Ort des verringerten Widerstandes.

Logik
(altgriech. *logikè téchnē*, denkende Kunst, Vorgehensweise) Im Allgemeinen: das vernünftige Schlussfolgern und im Besonderen dessen Lehre. In der Logik wird die Struktur von Argumenten im Hinblick auf ihre Gültigkeit untersucht, unabhängig vom Inhalt der Aussagen.

Logopädie
(altgriech. *lógos*, Wort und *paideuein*, erziehen) Die medizinische Fachdisziplin, die Sprach-, Sprech-, Stimm-, Schluck- oder Hörbeeinträchtigung zum Gegenstand hat. Sie beschäftigt sich mit ➡Prävention, ➡Beratung, ➡Diagnostik, ➡Therapie und ➡Rehabilitation, Lehre und Forschung auf den Gebieten der ➡Stimme, Stimmstörungen und Stimmtherapie, des Sprechens, Sprechstörung und Sprechtherapie, der Sprache, Sprachstörung und Sprachtherapie, des Schluckens, Schluckstörung und Schlucktherapie sowie der ➡Kommunikation und des Hörens.

Lokal
(lat. *locus*, Ort) ➡Lokalisiert.
Auf einen Ort bzw. auf ein bestimmtes Körpergebiet beschränkt.

Lokalanastesie
➡Anästhesie, ➡Regionalanästhesie.

Lokalanästhetikum
(Pl. Lokalanästhetika) Medikamente, die reversibel und örtlich begrenzt die Erregbarkeit von sensiblen Nervenfasern reduzieren und so eine lokale ➡Betäubung herbeiführen.

Lokalhormon
➡Gewebshormon, ➡Zellhormon.

Lokalisiert
➡Lokal.

Lokalrezidiv
Wiederauftreten der Krankheit am gleichen Ort.

Lokaltherapie
➡Topische Therapie, ➡Topische Anwendung.

Lokomotion
(lat. *locus*, Ort, *motus*, Bewegung) ➡Fortbewegung, ➡Bewegung.

Longitudinalis
Längsgerichtet, längsverlaufend.

Lordose
Krümmung der ➡Wirbelsäule nach vorne.

Lösung
a) ➡Solutio. Ein feines Gemisch, das aus einem oder mehreren gelösten Stoffen und einem ➡Lösungsmittel besteht. Die gelösten Stoffe sind als ➡Ionen oder kleine ➡Molekülgruppen gleichmäßig im Lösungsmittel verteilt.
b) ➡Lyse, ➡Lysis, ➡Auflösung, ➡Lysieren.

Lösungsmittel
➡Solvens.
Flüssigkeit, in der man andere Stoffe lösen kann, ohne sie chemisch zu verändern.

Lou-Gehrig-Syndrom
➡ALS, ➡Amyotrophe Lateralsklerose, ➡Motor Neuron Disease, ➡Charcot-Krankheit.

LOX
➡Flüssigsauerstoff, ➡Liquid Oxygen.

L-Thyroxin
➡Thyroxin, ➡Tetrajodthyronin.

Luft
Das Gasgemisch der Erdatmosphäre. Trockene Luft besteht hauptsächlich aus den zwei Gasen Stickstoff (rund 78,08 Vol.-%) und Sauerstoff (rund 20,95 Vol.-%). Daneben gibt es noch die Komponenten Argon (0,93 Vol.-%), Kohlenstoffdioxid (0,04 Vol.-%) und andere Gase in Spuren.

Luftbefeuchter
➡Befeuchter, ➡Atemgasbefeuchter.

Luftfeuchte
➡Luftfeuchtigkeit.

Luftfeuchtigkeit
➡Luftfeuchte.
Bezeichnet den Anteil des Wasserdampfs am Gasgemisch der Luft.

Luftröhre
➡Trachea.
Das, etwa 10-12 cm langes, röhrenförmiges, elastisches Organ, das den ➡Kehlkopf mit der ➡Lunge verbindet. Sie ist ein Teil der ➡unteren Atemwege.

Luftröhrenschnitt
➡Tracheotomie.

Luftschlucken
➡Aerophagie.

Luft-stapeln
➡Air stacking.

Lufttemperatur
Die Temperatur der bodennahen Atmosphäre, die weder von Sonnenstrahlung noch von Bodenwärme oder Wärmeleitung beeinflusst ist.

Luftwege
➡Respiratorisches System, ➡Atemwege, ➡Atemtrakt, ➡Atmungsapparat, ➡Apparatus respiratorius, ➡Respirationstrakt.

LuFu
➡Lungenfunktionsdiagnostik, ➡Lungenfunktionsprüfung, ➡Lungenfunktionsuntersuchung.

Lumbale Wirbelsäule
➡Lendenwirbelsäule, ➡LWS.

Lumen
(lat. *lumen*, Licht) ➡Lichte Weite.
Der Begriff kann verschiedene Bedeutungen haben. In der Medizin bezeichnet Lumen die lichte Weite eines Hohlkörpers. In der Biologie wird der Begriff auf das Innere von ➡Zellen oder Zellorganellen ausgeweitet. In der Medizintechnik bezeichnet Lumen die lichte Weite von ➡Sonden oder ➡Kathetern. Sie können einen oder mehrere Lumina besitzen, die der Zu- oder Ausleitung von Substanzen in oder aus dem Patienten dienen. In der Physik ist Lumen die SI-Einheit des Lichtstroms.

Lunge
(lat. *pulmo*, Lunge) ➡Pulmo.
Ein der ➡Atmung dienendes, paarig angelegtes ➡Organ. Es nimmt ➡Sauerstoff aus der ➡Atemluft auf und transportiert ➡Kohlendioxid als Endprodukt des Körperstoffwechsels ab. Die Lunge beginnt im Prinzip am ➡Lungenhilus (Hilum pulmonis), seitlich der ➡Luftröhre. Diese verzweigt sich in der ➡Bifurkation in die beiden ➡Hauptbronchien, die gemeinsam mit den ➡Lungenarterien und den ➡Lungenvenen in den ➡Hilus eintreten. Der

Mensch besitzt zwei ➡Lungenflügel, die zu beiden Seiten der ➡Brusthöhle liegen, und vom ➡Mediastinum getrennt werden. Die ➡linke Lunge ist in zwei, die ➡rechte Lunge in drei ➡Lungenlappen unterteilt. Die Lungenlappen lassen sich weiter in 19 ➡Lungensegmente gliedern, die jeweils von einem ➡Segmentbronchus und einer Segmentarterie versorgt werden. Die rechte Lunge besteht aus 10 Segmenten, die linke Lunge aus 9 Segmenten. Jedes Segment hat im Allgemeinen die Form einer Pyramide, deren Spitze zum ➡Hilum weist. Die gesamte Lungenoberfläche umfasst etwa 80-120 m^2, hat also in etwa die Größe eines Tennisplatzes. Pro Tag werden mit rund 24.000 Atemzügen 12.000 Liter Luft umgesetzt.

Lungen(über)blähung
➡Lungenemphysem, ➡Emphysema pulmonum.

Lungenabszess
➡Nekrotischer ➡Abszess im ➡Lungengewebe.

Lungenarterie
➡Pulmonalarterie, ➡Arteria pulmonalis, ➡Lungenschlagader.

Lungenarterienembolie
➡Lungenembolie, ➡Lungenthrombembolie, ➡Pulmonalarterienthrombembolie.

Lungenatelektase
➡Atelektase, ➡Lungenkollaps.

Lungenazinus
➡Azinus.
Alle Strukturen, die einem ➡Bronchiolus terminalis nachgeschaltet sind. Das sind zunächst die funktionellen ➡Bronchioli respiratorii, das daran anschließende ➡Ductus alveolares, deren Endstücke die ➡Sacculi alveolares bilden und die in dieses System einmündenden ➡Alveolen.

Lungenbelüftung
➡Ventilation, ➡Lungenventilation.

Lungenbläschen
➡Alveole, ➡Alveoli pulmonis.

Lungencompliance
➡Lungendehnbarkeit, ➡Compliance, ➡Organcompliance.

Lungendehnbarkeit
➡Compliance, ➡Lungencompliance, ➡Organcompliance.
Eine physikalische Größe, welche die Dehnbarkeit der Lunge und damit ihre elastischen Eigenschaften beschreibt.

Lungenembolie
➡Lungenthrombembolie, ➡Lungenarterienembolie, ➡Pulmonalarterienthrombembolie.
Die Verlegung bzw. Verengung einer ➡Lungenarterie oder einer ➡Bronchialarterie durch einen ➡Embolus.

Lungenemphysem
➡Emphysem, ➡Emphysema, ➡Emphysema pulmonum, ➡Lungen(über)blähung, ➡Überdehnung der Lunge.
Ein abnorm gesteigerter Luftgehalt der Lunge, der mit einer ➡irreversiblen Zerstörung des ➡Lungengewebes ➡distal der ➡Bronchioli terminales einhergeht.

Lungenentzündung
➡Pneumonie.

Lungenfell
➡Pleura visceralis, ➡Pleura pulmonalis, ➡Pleura, ➡Brustfell, ➡Rippenfell.
Sie ist das innere Blatt der Pleura, das die beiden Lungenflügel umhüllt. Sie geht im Bereich des ➡Lungenhilus in das äußere Blatt über.

Lungenfibrose
➡Lungenparenchymerkrankung, ➡Fibrosierende Lungenerkrankung.
Eine chronische Erkrankung der ➡Lunge mit dem Leitbefund einer

fortschreitenden ➔Fibrose des Lungengewebes, was zur Störung des ➔Gasaustausches führt.

Lungenflügel
Die Lunge unterteilt sich in den ➔rechten Lungenflügel und den ➔linken Lungenflügel, die zu beiden Seiten der ➔Brusthöhle liegen, und vom ➔Mediastinum getrennt werden.

Lungenfunktion
Die physiologische Befähigung der Lunge als Organ für den ➔Gasaustausch bei der ➔äußeren Atmung.

Lungenfunktionsdiagnostik
➔Lungenfunktionsprüfung, ➔LuFu, ➔Lungenfunktionsuntersuchung.
Ein Sammelbegriff für ➔pneumologische Untersuchungsverfahren, welche die verschiedenen ➔Lungenvolumina und andere klinische Messgrößen der Lungenleistung bestimmen.

Lungenfunktionsprüfung
➔Lungenfunktionsdiagnostik, ➔LuFu, ➔Lungenfunktionsuntersuchung.

Lungenfunktionsuntersuchung
➔Lungenfunktionsdiagnostik, ➔Lungenfunktionsprüfung, ➔LuFu.

Lungengewebe
Das Gewebe, aus dem die Lungen aufgebaut sind. Es besteht im Wesentlichen aus den ➔Bronchien und den ➔Lungenbläschen und dient vor allem dem ➔Sauerstoffaustausch.

Lungenheilkunde
➔Pneumologie, ➔Pneumonologie, ➔Pulmologie, ➔Pulmonologie.

Lungenhilus
➔Hilum pulmonis.
Eine etwa dreieckige Region an der dem ➔Mediastinum zugewandten Seite der ➔Lunge. Hier treten die ➔Lungenarterien, die ➔Lungenvenen,

die ➔Hauptbronchien mit ihren Begleitgefäßen und die ➔Lymphgefäße in die Lunge ein.

Lungenhochdruck
➔Pulmonale Hypertonie, ➔Pulmonalarterielle Hypertonie, ➔Pulmonal-arterielle Hypertension.

Lungenkapillare
Die kleinsten ➔Blutgefäße des ➔Lungenkreislaufs. Die Lungenkapillaren sind der Ort, wo der Sauerstoffaustausch zwischen der ➔Alveole und den ➔Erythrozyten stattfindet. Um das zu gewährleisten, steht im Durchschnitt jede Lungenkapillare mit etwa drei Alveolen in Kontakt. Der Durchmesser der ➔Kapillaren ist dabei gerade so groß (5-10 µm), dass die Erythrozyten sich hintereinander anordnen müssen.

Lungenkarzinom
➔Bronchialkarzinom, ➔Lungenkrebs, ➔Bronchiogenes Karzinom.

Lungenkollaps
➔Atelektase, ➔Lungenatelektase.

Lungenkrebs
➔Bronchialkarzinom, ➔Lungenkarzinom, ➔Bronchiogenes Karzinom.

Lungenkreislauf
➔Pulmonalkreislauf, ➔Pulmonaler Kreislauf, ➔Kleiner Blutkreislauf.
Der Teil des ➔Blutkreislaufs, der das Blut vom ➔Herzen zur ➔Lunge und von dort wieder zurück zum Herzen leitet.

Lungenläppchen
➔Lobuli pulmonales.
Das Versorgungsgebiet eines zentral gelegenen ➔Bronchiolus lobularis. Die Größe der Lungenläppchen ist sehr unterschiedlich, meist bestehen sie aus 5 bis 12 ➔Azini.

Lungenlappen
➔Lobus pulmonis.

Ein Lungenlappen ist ein Teil der Lunge. Jeder Lungenflügel ist in mehrere Lungenlappen unterteilt. Der rechte Lungenflügel besteht aus drei Lungenlappen, der linke Lungenflügel aus zwei Lappen. Die Lungenlappen werden weiter in Lungensegmente unterteilt. Man unterscheidet:

a) ➡Rechter Lungenflügel mit ➡rechtem Lungenoberlappen, ➡rechte Lungenmittellappen, und ➡rechtem Lungenunterlappen.

b) ➡Linker Lungenfügel mit ➡ linkem Lungenoberlappen und ➡linkem Lungenunterlappen.

Lungenödem
Das Austreten von Blutflüssigkeit aus den Kapillargefäßen in das ➡Interstitium und die ➡Alveolen der Lunge.

Lungenparenchym
Die Alveolarwände auskleidende, dem Gasaustausch dienende ➡Epithelzellen. Bei diesen Zellen handelt es sich um ➡Typ-I-Pneumozyten und ➡Typ-II-Pneumozyten. Die Alveolarwände bestehen aus reichlich elastischen Fasern, wenigen Kollagenfasern, Bindegewebszellen und einem dichtmaschigen ➡Kapillarnetz.

Lungenparenchymerkrankung
➡Lungenfibrose, ➡Fibrosierende Lungenerkrankung.

Lungenprotektiv
➡Lungenschonend, ➡Lungenschützend.

Lungenprotektive Beatmung
Ein Sammelbegriff für Strategien zur Minimierung der beatmungsinduzierten Lungenschäden. Viele von ihnen basieren auf Ventilatoreinstellungen zur Vermeidung von Überdehnung und zyklischem Kollabieren der Lungen.

Lungenresektion
➡Pneumektomie.

Lungenschlagader
➡Pulmonalarterie, ➡Lungenarterie, ➡Arteria pulmonalis, ➡Truncus pulmonalis, ➡Lungenstamm.

Lungenschonend
➡Lungenprotektiv, ➡Lungenschützend.

Lungenschützend
➡Lungenschonend, ➡Lungenprotektiv.

Lungenschwindsucht
➡Tuberkulose, ➡Tb, ➡Tbc, ➡Morbus Koch, ➡Schwindsucht.

Lungensegment
➡Segmenta bronchopulmonalia, ➡Segmente, ➡Segmentum bronchopulmonale.
Kleinste anatomisch-funktionell selbstständige Einheiten der ➡Lunge, die durch die Aufzweigung des ➡Bronchialbaums in die ➡Segmentbronchien entstehen und jeweils von einem ➡Segmentbronchus und einer ➡Segmentarterie versorgt werden. Da jedes der 10 Segmente pro Lungenseite (links fehlt das 10. Segment häufig) funktionell unabhängig ist, können sie bei Erkrankungen isoliert operativ entfernt werden.

Lungensequester
➡Lungengewebe, das über keine Funktion verfügt und nicht an den ➡Tracheobronchialbaum angeschlossen ist.

Lungenstamm
➡Truncus pulmonalis, ➡Lungenschlagader.

Lungenstiel
➡Lungenwurzel, ➡Radix pulmonis.

Lungenthrombembolie
➡Lungenembolie, ➡Lungenarterienembolie, ➡Pulmonalarterienthrombembolie.

Lungentransplantation
Eine chirurgische ➡Therapie bei weit fortgeschrittenen Erkrankungen der Lunge. In dessen Rahmen wird dem Patienten die kranke Lunge operativ entfernt, und eine Spenderlunge ➡transplantiert. Dabei können einzelne ➡Lungenlappen eingepflanzt werden. Aber auch eine Übertragung eines oder beider ➡Lungenflügel ist möglich.

Lungenüberblähung
➡Alveoläre Hyperinflation.

Lungenvene
➡Vena pulmonalis, ➡Pulmonalvene. Die Blutgefäße, die sauerstoffreiches ➡Blut aus der Lunge zum linken ➡Vorhof des Herzens transportieren.

Lungenventilation
➡Ventilation, ➡Lungenbelüftung.

Lungenversagen
Eine hochgradig eingeschränkte Organfunktionen der ➡Lunge. Durch ein Lungenversagen wird die Sauerstoffaufnahme in der Lunge so weit eingeschränkt, das die ausreichende Versorgung der verschiedenen Körpergewebe nicht mehr gewährleistet ist. Siehe auch ➡ARDS.

Lungenvolumen
Die verschiedenen Rauminhalte der ➡Lunge, welche die ➡Luft im Rahmen der Atmung einnimmt. Sie bestimmen sich durch die ➡Inspiration und ➡Exspiration. Man unterscheidet: ➡Inspiratorisches Reservevolumen, ➡Atemzugvolumen, ➡Exspiratorisches Reservevolumen, ➡Residualvolumen.

Lungenvolumenreduktion
Lungenvolumenreduktion wirkt den Folgen einer stark überblähten Lunge entgegen und verschafft fortgeschrittenen ➡Emphysem-Patienten mehr Luft. Das Ziel ist es, die überblähte ➡Lunge von Emphysem-Patienten zu

verkleinern und damit den ➡Gasaustausch wieder zu verbessern. Je nach den individuellen Voraussetzungen kommen verschiedene Verfahren der Lungenvolumenreduktion zum Einsatz.

Lungenwurzel
➡Lungenstiel, ➡Radix pulmonis. Die Einheit aus ➡Hauptbronchus und ➡Lungengefäßen, die am ➡Lungenhilus in die Lunge eintritt.

Luschka-Mandel
➡Rachenmandel, ➡Tonsilla pharyngea, ➡Tonsilla pharyngealis.

LV
➡Linker Herzventrikel, ➡Linke Herzkammer, ➡Ventriculus cordis sinister.

LWS
➡Lendenwirbelsäule, ➡Lumbale Wirbelsäule.

Lympha
➡Lymphe, ➡Lymphflüssigkeit.

Lymphatische Gewebe
➡Lymphatische Organe.

Lymphatische Organe
➡Lymphatische Gewebe.
➡Organe bzw. Gewebeabschnitte, in denen sich ➡Lymphozyten differenzieren oder vermehren. Sie sind Teil des ➡lymphatischen Systems. Man unterscheidet ➡primäre und ➡sekundäre lymphatische Organe.

Lymphatisches System
➡Lymphsystem, ➡Systema lymphaticum, ➡Systema lymphoideum, ➡Systema lymphaceum, ➡Systema lymphare.
Ein komplexes Netzwerk, das sich aus den ➡lymphatischen Organen und dem feinwandigen ➡Lymphgefäßsystem zusammensetzt. In ihm wird die ➡Lymphflüssigkeit gebildet und transportiert. Das lymphatische System ist Teil des ➡Immunsystems.

Lymphbahn
➡Lymphgefäß, ➡Vas lymphaticum.

Lymphe
(lat. *lympha*, klares Wasser, Quell-
wasser) ➡Lympha, ➡Lymphflüssig-
keit.
Eine wässrige, leicht milchig getrübte
Körperflüssigkeit, die man in den
➡Lymphgefäßen des Körpers findet.
Sie enthält ➡Elektrolyte, ➡Proteine,
➡Chylomikronen und ➡weiße Blutkörperchen. Ihr Proteingehalt ist jedoch
deutlich geringer als der des ➡Blut-
plasmas.

Lymphflüssigkeit
➡Lymphe, ➡Lympha.

Lymphfollikel
➡Folliculus lymphaticus, ➡Nodulus
lymphaticus, ➡B-Zone, ➡B-Zell-Re-
gion.
Lichtmikroskopisch sichtbare kugelige
Kolonien von ➡B-Lymphozyten, in denen die Vermehrung und Differenzierung der B-Lymphozyten zu ➡Plasma-
zellen oder ➡B-Gedächtniszellen
stattfindet.

Lymphfollikel der Schleimhäute
➡MALT, ➡Mucosa associated lymphoid tissue, ➡Schleimhaut-assoziier-
tes lymphatisches Gewebe.
Ein System knotenförmiger Ansammlungen von ➡Lymphozyten. Diese Ansammlungen liegen unter der
Schleimhaut verschiedener Organe
(hier: Lungenschleimhaut), die als
Haupteintrittspforte für ➡Krankheits-
erreger anzusehen ist und deshalb im
Vergleich zu anderen lymphatischen
Geweben über eine sehr große Dichte
an ➡Lymphozyten verfügt.

Lymphgefäß
➡Lymphbahn, ➡Vas lymphaticum.
Dient dem Transport der ➡Lymphe
aus dem ➡Interzellularraum in den
➡Blutkreislauf. Sie beginnen blind en-
dend oder als feines Netz aus

➡Lymphkapillaren im Gewebe, die
sich im weiteren Verlauf zu größeren
Lymphgefäßen vereinigen. in ihrer
Gesamtheit bilden sie das ➡Lymphge-
fäßsystem.

Lymphgefäßsystem
Ein aus Lymphgefäßen bestehendes
Einbahnsystem des menschlichen
Körpers, dessen Hauptfunktion der
Rücktransport von ➡Lymphe aus der
Peripherie in den zentralen Blutkreis-
lauf ist. Das Lymphgefäßsystem ist
Teil des ➡lymphatischen Systems.

Lymphkapillar
➡Initiales Lymphgefäß, ➡Lymphsi-
nus.
Die feinsten Verzweigungen der
➡Lymphgefäße. Sie durchziehen nahezu alle ➡Körpergewebe, nehmen
die ➡Interzellularflüssigkeit auf und
transportieren sie als ➡Lymphe zu
den größeren Lymphgefäßen weiter.

Lymphknoten
➡Nodus lymphoideus, ➡Nodus lym-
phaticus, ➡Lymphonodus.
Sekundäre ➡lymphatische Organe
und gehören zum ➡lymphatischen
System des Körpers. Ein Lymphkno-
ten wird von mehreren zuführenden
➡Lymphbahnen mit ➡Lymphe ge-
speist. Die ➡Lymphflüssigkeit wird im
Knoten „gefiltert" und verlässt ihn
durch ein oder mehrere abführende
➡Lymphgefäße wieder.

Lymphödem
Eine dellbare ➡Schwellung der ➡Haut
und ➡Unterhaut durch die eingeschränkte Transportkapazität von
➡Lymphgefäßen.

Lymphonodus
➡Lymphknoten, ➡Nodus lymphoideus, ➡Nodus lymphaticus.

Lymphozyt
(Pl. Lymphozyten) Eine Untergruppe
der ➡Leukozyten. Ihre Hauptaufgabe
besteht in der gezielten Abwehr von

Fremdstoffen insbesondere von Infektionserregern. Ihre Aktivität richtet sich aber auch gegen veränderte körpereigene Zellen. Zu ihnen gehören:

a) ➡B-Lymphozyten (B-Zellen): ➡Plasmazellen, ➡B-Gedächtniszellen;

b) ➡T-Lymphozyten (T-Zellen): ➡T-Helfer-Zellen, ➡T-Supressorzellen, ➡T-Gedächtnis-Zellen, ➡Zytotoxische T-Zellen;

c) ➡Natürliche Killerzellen.

Lymphsinus
➡Lymphkapillar, ➡Initiales Lymphgefäß.

Lymphsystem
➡Lymphatisches System, ➡Systema lymphaticum, ➡Systema lymphoideum, ➡Systema lymphaceum, ➡Systema lymphare.

Lyse
(griech. *lysis*, Auflösung, Lösung)
➡Lysis, ➡Lysieren.
Im allgemeinen eine ➡Auflösung oder ➡Lösung. Der Begriff wird in der Medizin in unterschiedlichen Bedeutungen verwendet:

a. Lyse von ➡Zellen,

b. Lyse von Flußhindernissen im ➡Körper,

c. Lyse ist auch ein Begriff für das allmähliche Abklingen einer ➡Erkrankung.

Lysetherapie
➡Thrombolyse.

Lysieren
➡Lyse, ➡Lysis, ➡Auflösung, ➡Lösung.

Lysis
➡Lyse, ➡Lysieren, ➡Auflösung, ➡Lösung.

M

Maceratio
→Mazeration.

Magen
(altgriech. *gaster*; lat. *ventriculus*; auch griech.-lat. *stomachus*) →Ventriculus, →Gaster, →Stomachus. Das zwischen →Ösophagus und →Duodenum eingeschaltete Hohlorgan, in dem die ersten Schritte der →Verdauung stattfinden. Siehe auch →Gastrointestinaltrakt, →Verdauungstrakt.

Magenatonie
→Gastroparese.

Magenausgang
→Pars pylorica ventriculi, →Distaler Magen.
Der →distale Endabschnitt des →Magens.

Magen-Darm-Grippe
→Gastroenteritis.

Magen-Darm-Kanal
→Gastrointestinaltrakt, →Magen-Darm-Trakt, →GIT, →MDT, →Verdauungstrakt, →Unterer Verdauungstrakt.

Mageneingang
→Kardia, →Cardia, →Pars cardiaca ventriculi, →Unterer Ösophagussphinkter.

Magenkörper
→Corpus ventriculi, →Corpus gastricum.

Magenmukosa
→Magenschleimhaut.

Magensaft
→Magensekret, →Succus gastricus.
Eine enzymreiche Flüssigkeit, die von der →Magenschleimhaut in das →Lumen des →Magens abgegeben wird.

Sie dient der →Verdauung der aufgenommenen →Nahrung.

Magenschleimhaut
→Magenmukosa.
Die →Schleimhaut, welche die Innenseite des →Magens auskleidet und den für die →Verdauung notwendigen →Magensaft produziert.

Magensekret
→Magensaft, →Succus gastricus.

Magensonde
→Ernährungssonde.

Magersucht
→Anorexia nervosa.

Magnesium
Zweiwertiges Element aus der Gruppe der Metalle, das vor allem als →Cofaktor an zahlreichen Enzymreaktionen und an der →Blutbildung beteiligt ist. Außerdem ist es für die →Impulsweiterleitung im →Nervensystem und für die →Zellmembranen notwendig. Es wird eine tägliche Zufuhr von etwa 300 mg empfohlen. Magnesium findet sich vor allem in Nüssen und Weizenkleie.

Magnetresonanztomographie
→Kernspintomografie, →MRT, →Kernspintomographie, →KST, →Kernspin-Resonanz-Tomographie.

Magnus
Groß.

Major
Größer.

Makroalgen
Vielzellige Meeresalgen, die eine Pflanze bilden. Sie haben einen Stengel und Blätter. Je nach Wassertiefe sind sie braun, rot oder grün. Sie haf-

ten mit ihrer Wurzel am Fels und werden vom Meerwasser voll umspült. Es gibt ca. 4.000 verschiedene Meeresalgen, die aber wenig als menschliche ➡Ernährung genutzt werden. Die Algen enthalten wertvolle Nährstoffe, vorallem aber eine Fülle von Spurenelementen einschließlich des ➡Jods.

Makromolekül
➡Hochpolymer.
Chemische Verbindung, die aus einer Vielzahl von Atomen, üblicherweise mehr als 10^3, bestehen und über ein hohes Molekulargewicht verfügen.

Makrophage
(Pl. Makrophagen; altgriech. *makrós*, groß und *phagein*, essen) ➡Fresszellen, ➡Große Freßzellen, ➡Lymphozyten.
Große, bewegliche, einkernige Zellen, die zum zellulären ➡Immunsystem gehören. Befinden sich in allen Geweben und in der Lymphflüssigkeit.

Makroskopisch
(griech. *makros*, groß und *skopein*, betrachten, schauen) Mit dem bloßen ➡Auge sichtbar.

Malabsorption
➡Malresorption.
Mangelhafte ➡Absorption von ➡Substraten aus dem bereits vorverdauten ➡Speisebrei.

Malabsorptionssyndrom
Sammelbegriff für ➡Erkrankungen, die mit einer gestörten ➡Resorption ➡Nahrungsstoffen im ➡Darm einhergehen.

Maladie de Pic
➡Morbus Pick, ➡Frontotemporale Demenz, ➡Pick-Atrophie.

Malar
➡Bucca, ➡Wange, ➡Backe, ➡Regio buccalis, ➡Wangenregion, ➡Buccal, ➡Bukkal.

Malazie
(altgriech. *malakía*, Weichheit) Die pathologische Erweichung bzw. Auflösung eines ➡Gewebes oder eines ➡Organs.

Malformation
➡Fehlbildung, ➡Missbildung.

Maligne
(lat. *malignus*, schlecht geartet) I.d.R. die Eigenschaft von ➡Krankheiten, in ihrer Entwicklung voranzuschreiten und dabei eine zerstörerische Wirkung auf den Gesamtorganismus zu entfalten. Bösartig, schlecht.

Malignität
(lat. *malignitas*, Bösartigkeit) ➡Bösartigkeit.
Die Eigenschaft einer ➡Erkrankung, einen ➡Organismus innerhalb eines überschaubaren Zeitraumes zu zerstören.

Malignom
(lat. *malignus*, böswillig) Ein bösartiger ➡Tumor.

Malnutrition
➡Mangelernährung, ➡Unterernährung.
Die zu geringe Zufuhr von ➡Nahrung oder Nahrungsbestandteilen, die der ➡Körper zum Leben braucht bzw. die Unfähigkeit des Körpers, die Nahrung aufzunehmen oder zu verarbeiten.

Malpighi-Körperchen
➡Nierenkörperchen, ➡Corpusculum renale.

Malresorption
➡Malabsorption.

MALT
➡Lymphfollikel der Schleimhäute, ➡Mucosa associated lymphoid tissue, ➡Schleimhaut-assoziiertes lymphatisches Gewebe.

Mamma
➡Milchdrüse, ➡Brustdrüse, ➡Glandula mammaria, ➡Weibliche Brust.

Mammalia
➡Säugetier.

Manchette
➡Cuff, ➡Tubuscuff, ➡Blockmanschette.

Mandatorisch
Obligatorisch, vorgeschrieben, zwingend, zwingend erforderlich, zwingend notwendig.

Mandatorische Beatmung
➡Kontrollierte Beatmung.

Mandel
➡Tonsille.

Mandelentzündung
➡Tonsillitis, ➡Angina tonsillaris.
Eine schmerzhafte, teils auch eitrige Entzündung der ➡Gaumenmandeln.

Mandelkern
➡Corpus amygdaloideum, ➡Mandelkörper, Kurzform: ➡Amygdala.

Mandelkörper
➡Corpus amygdaloideum, ➡Mandelkern, Kurzform: ➡Amygdala.

Mandibel
➡Unterkiefer, ➡Mandibula, ➡Os mandibulare, ➡Unterkieferknochen.

Mandibula
➡Unterkiefer, ➡Os mandibulare, ➡Mandibel, ➡Unterkieferknochen.

Mandrin
➡Führungsstab, ➡Führungsdraht, ➡Obturator.
In der Medizin: Hilfsmittel zum Einführen von ➡Kathetern und ➡Tuben.

Mangeldurchblutung
➡Ischämie, ➡Blutleere, ➡Minderdurchblutung.

Mangelernährung
➡Malnutrition, ➡Unterernährung.

Mangelhafte Muskulaturspannung
➡Atonie, ➡Schlaffheit, ➡Abspannung, ➡Erschlaffung, ➡Muskel, ➡Muskeltonus.

Manifest
(lat. *manifestus*, offenbar, erwiesen)
Erkennbar oder offenbar. Der Begriff wird in der Medizin verwendet, um auszudrücken, dass eine Krankheit klinisch erkennbar geworden ist.

Mann
Ein männlicher, erwachsener Mensch.

Manometer
(altgriech. *manós*, dünn und *métron*, Maß, Maßstab) ➡Druckmessgerät.
Eine Messeinrichtung zur Erfassung und zum Anzeigen des physikalischen Druckes eines Mediums.

Manuell
➡Händisch.
Mit der Hand durchgeführt, gemacht, hergestellt, bzw. gesteuert.

Manus
➡Hand.

Mark- und Myelinscheide
➡Myelinscheide.
Eine aus ➡Myelin bestehende, mehrschichtige Struktur, die eine im Zentrum sitzende ➡Nervenfaser spiralförmig umschließt.

Markhaltige Nervenfaser
➡Nervenfaser, die von einer ➡Myelinscheide umgeben sind.

Marklose Nervenfaser
➡Nichtmyelinisierte Nervenfaser, ➡Unmyelinisierte Nervenfaser.
➡Axone, die keine ➡Myelinscheide besitzen, sondern nur vom ➡Zytoplasma der ➡Schwann-Zellen eingehüllt werden.

Markscheide
➡Myelinscheide.
Eine aus ➡Myelin bestehende, mehrschichtige Struktur, die eine im Zentrum sitzende ➡Nervenfaser spiralförmig umschließt

Martinsche Kanäle
Verbindungen zwischen ➡respiratorischen Bronchiolen. Strukturen zur schnelleren Belüftung des respiratorischen Bereiches.

Maschinelle Beatmung
➡Atemunterstützung, ➡Maschinelle Ventilation, ➡Beatmung, ➡Überdruckbeatmung, ➡NIV.

Maschinelle Ventilation
➡Atemunterstützung, ➡Maschinelle Beatmung, ➡Beatmung, ➡Überdruckbeatmung, ➡NIV.

Maschinentriggerung
Die maschinelle ➡Inspiration wird vom ➡Respirator gesteuert.

Masse
Eine physikalische Grundgröße, die die Schwereeigenschaften von ➡Materie beschreibt.

Mastdarm
➡Rektum, ➡Intestinum rectum, ➡Rectum.
Der Abschnitt des Dickdarms, der das ➡Colon sigmoideum mit dem ➡After verbindet.

Mastdarmampulle
➡Ampulla recti, ➡Pars ampullaris recti, ➡Rektumampulle.

Mastocyt
➡Mastzelle, ➡Mastozyt.

Mastozyt
➡Mastzelle, ➡Mastocyt.

Mastzelle
➡Mastozyt, ➡Mastocyt.
Eine zu den ➡Leukozyten gehörende ➡Blutzelle.

Materie
(lat. *materia*, Stoff) Der Grundstoff, aus dem die stoffliche Welt besteht. Sie setzt sich aus ➡Atomen zusammen und war eng mit dem Begriff der ➡Masse verknüpft. Energiephänomene wie Licht und Schall wurden nicht als Teil der Materie angesehen. In der modernen Physik ist Materie deutlich weiter und weniger scharf definiert. Materie hat keine einheitliche Definition, sondern dient als Oberbegriff für die Substanz aller möglichen Beobachtungsgegenstände.

Matrix
➡Probenmatrix.
Die Substanz zwischen den ➡Zellen eines ➡Gewebes. Siehe auch ➡extrazelluläre Matrix.

Maxilla
➡Oberkieferknochen, ➡Oberkiefer.

Maximaler Inspirationsdruck
➡Beatmungsparameter, ➡Spitzendruck, ➡P_{max}.
Der Druck, der sich bei einer ➡Inspration aus dem ➡PEEP und dem ➡Inspirationsdruck (P_{insp}) ergibt und die Grenze von 30 mbar nicht überschreitet, um ➡Barotrauma zu vermeiden.

Mazeration
(lat. *macerare*, einweichen) ➡Maceratio.
In der Medizin die Quellung oder Aufweichung eines Gewebes, die bei längerem Kontakt bzw. bei der Durchtränkung mit einer ➡Flüssigkeit entsteht.

MDK
➡Medizinischer Dienst der Krankenversicherung.

MDR
➡Medizinprodukteverordnung, ➡Medical Device Regulation.

MDS

a) ➡Medizinischer Dienst des Spitzenverbandes Bund der Krankenkassen.

b) ➡Myelodysplasie, ➡Myelodysplastisches Syndrom.

MDT

➡Gastrointestinaltrakt, ➡Magen-Darm-Trakt, ➡Magen-Darm-Kanal, ➡GIT, ➡Verdauungstrakt, ➡Unterer Verdauungstrakt.

Mechanisch

Die Mechanik betreffend. Andererseits kann der Begriff auch im Sinne von automatisch, ohne dabei nachzudenken verstanden werden.

Mechanorezeption

➡Berührungsempfinden.

Ein physiologischer Vorgang, bei dem mechanische ➡Reize aus der Umwelt über entsprechende ➡Rezeptoren in elektrische Signale umgewandelt werden und somit für das ➡zentrale Nervensystem verarbeitbar werden.

Mechanorezeptor

➡Barorezeptor, ➡Pressorezeptor, ➡Pressosensor.

Rezeptoren, die mechanische ➡Reize aus der Umwelt in elektrische Signale umwandeln, damit sie für das zenrale Nervensystem verarbeitbar werden.

Medial

(lat. *medius*, der Mittlere) Zur Körpermitte hin orientiert, in der Mitte gelegen oder die mittlere Struktur betreffend oder im weiteren Sinne einfach mittlere(r).

Median

(lat. *medianus*, in der Mitte befindlich, mittlerer) In der Anatomie: auf der ➡Mittellinie gelegen, in der Medianebene, mittelständig, in der Organmitte gelegen, in der Mitte befindlich.

Medianebene

(lat. *medius*, mittlerer) ➡Symmetrieebene.

Die Ebene, die genau durch die Körpermitte läuft. Sie teilt den ➡Körper in zwei spiegelsymmetrische Hälften.

Mediansagittalebene

Die Sagittalebene, die den Menschen in zwei (fast)symmetrische Hälften teilt.

Mediastinalemphysem

➡Pneumomediastinum.

Mediastinalraum

➡Mediastinum, ➡Mittelfellraum, ➡Cavum mediastinale.

Mediastinum

➡Mittelfellraum, ➡Mediastinalraum, ➡Cavum mediastinale.

Der in der Mitte der Brusthöhle liegende Raum. Er enthält alle ➡Organe der ➡Brusthöhle mit Ausnahme der beiden ➡Lungen.

Mediation

➡Vermittlung.

Ein strukturiertes, freiwilliges Verfahren zur konstruktiven Beilegung eines Konfliktes, bei dem unabhängige Dritte die Konfliktparteien in ihrem Lösungsprozess begleiten.

Mediator

a) Ein (außergerichtlicher) Vermittler in einer ➡Mediation.

b) In der ➡Medizin und der ➡Biochemie: ➡Botenstoff, der an einer Zielstruktur (in der Regel einer Zelle) biochemische Reaktionen auslöst. Dazu zählen unter anderem ➡Hormone und ➡Neurotransmitter.

Medical Device Regulation

➡Medizinprodukteverordnung, ➡MDR.

Medicus curat, natura sanat
Der Arzt behandelt, die Natur heilt
(Hippokrates von Kos).

Medikament
➡Arzneimittel, ➡Wirkstoff, ➡Arzneistoff, ➡Pharmakon, ➡Pharmazeutikum, ➡Präparat, ➡Heilmittel.

Medius
➡Digitus manus III, ➡Mittelfinger.

Medizin
(lat. *ars medicina*, Heilkunst) ➡Heilkunst, ➡Humanmedizin.
Wissenschaft und derer praktische Anwendung der ➡Diagnostik, ➡Prophylaxe und ➡Therapie körperlicher und seelischer ➡Erkrankungen des Menschen.

Medizinethik
➡Medizinische Ethik.
Ein Teilgebiet der allgemeinen ➡Ethik, das sich mit den moralischen Wertvorstellungen in der ➡Medizin, und hier vor allem mit dem ärztlichen Handeln auseinander setzt. Im weiteren Sinne betreibt die medizinische Ethik eine Normsetzung für alle im Gesundheitswesen tätigen Personen, Institutionen und Organisationen, wobei der Fokus auf dem Wohlergehen der Patienten ruht.

Medizinische Ethik
➡Medizinethik.

Medizinische Gesichtsmaske
➡Mund-Nasen-Schutz, ➡Mundschutz, ➡Chirurgische Maske, ➡Klinikmaske, ➡OP-Gesichtsmaske, ➡Hygienemaske.

Medizinische Notwendigkeit
Liegt gemäß der deutschen Rechtsprechung dann vor, wenn es nach den objektiven medizinischen Befunden und Erkenntnissen vor der Behandlung vertretbar war oder ist, die Behandlung als notwendig anzusehen. Bei Hilfs- oder Heilmitteln sind

die Kriterien „Sicherung des Erfolges der Krankenbehandlung" und „Ausgleich einer Behinderung", bei Pflegehilfsmitteln geht es um Pflegeerleichterung, Linderung der Beschwerden oder Ermöglichung einer selbstständigeren Lebensführung.

Medizinischer Dienst der Krankenversicherung
➡MDK.
Der sozialmedizinische und pflegefachliche Beratungs- und Begutachtungsdienst für die gesetzliche Kranken- und Pflegeversicherung. Im gesetzlichen Auftrag unterstützt er die Kranken- und Pflegekassen in medizinischen und pflegerischen Fragen. Der Koordinierung und Förderung der bundesweiten Zusammenarbeit der 15 eigenständigen MDK, die nach Bundesländern organisiert sind, wird durch den Medizinischen Dienst des Spitzenverbandes Bund der Krankenkassen gewährleistet

Medizinischer Dienst des Spitzenverbandes Bund der Krankenkassen
➡MDS.
Koordiniert die fachliche Arbeit der 15 Medizinischen Dienste der Krankenversicherung in den Bundesländern und berät den GKV-Spitzenverband in medizinischen und pflegefachlichen Versorgungs-, Leistungs-, Qualitäts- und Strukturfragen.

Medizinprodukt
Ein Produkt mit medizinischer Zweckbestimmung, die vom Hersteller für die Anwendung im oder beim Menschen bestimmt sind. „Alle einzeln oder miteinander verbunden verwendete Instrumente, Apparate, Vorrichtungen, Software, Stoffe und Zubereitungen aus Stoffen oder andere Gegenstände einschließlich der vom Hersteller speziell zur Anwendung für diagnostische oder therapeutische Zwe-

cke bestimmten und für ein einwandfreies Funktionieren des Medizinprodukts eingesetzten Software" (§3 ➡MPG).

Medizinprodukte-Betreiberverordnung

➡Verordnung über das Errichten, Betreiben und Anwenden von Medizinprodukten, ➡MPBetreibV.
Regelwerk über das Errichten, Betreiben, Anwenden und Instandhalten von Medizinprodukten nach § 3 ➡MPG. Sie stellt das nationale Regelwerk für alle professionellen Errichter, Anwender und Betreiber von Medizinprodukten dar.

Medizinproduktegesetz

➡MPG.
Das Medizinproduktegesetz setzt die europäischen Richtlinien für Medizinprodukte in nationales Recht um.

Medizinprodukte-Sicherheitsplanverordnung

➡Sicherheitsplanverordnung.
Erfassung, Bewertung und Abwehr von Risiken im Verkehr oder in Betrieb befindlichen Medizinprodukte nach § 3 ➡Medizinproduktegesetz. Sie ist aufgrund § 37 MPG erlassen worden und zugleich das Regelwerk für alle ➡Anwender und ➡Betreiber von ➡Medizinprodukten.

Medizinprodukteverordnung

Das EU-Parlament hat die neue ➡Medizinprodukteverordnung (➡Medical Device Regulation, ➡MDR) verabschiedet, die am 25. Mai 2017 in Kraft trat. Die neue EU-Medizinprodukteverordnung ersetzt die aktuelle Medizinprodukterichtlinie (93/42/EWG) sowie die Richtlinie über aktive implantierbare medizinische Geräte (90/385/EWG).

Medizintechnik

➡Biomedizinische Technik.

Die Anwendung von ingenieurwissenschaftlichen Prinzipien und Regeln auf dem Gebiet der Medizin. Sie kombiniert Kenntnisse aus dem Bereich der Technik, besonders dem Lösen von Problemen und der Entwicklung, mit der medizinischen Sachkenntnis der Ärzte, der Pflegefachleute und anderer Berufe, um die Diagnostik, Therapie, Krankenpflege, Rehabilitation und Lebensqualität kranker oder auch gesunder Einzelpersonen zu verbessern.

Medulla glandulae suprarenalis

➡Nebennierenmark.

Medulla oblongata

➡Verlängertes Mark, ➡Atmungssteuerung, ➡Bulbus cerebri, ➡Bulbus medullae spinalis, ➡Atemregulation, ➡Bulbärhirn, ➡Atemsteuerung.
Teil des ➡Gehirns, der sich zwischen dem ➡Pons und dem ➡Rückenmark befindet. Er ist eine Steuerzentrale vieler ➡Vitalfunktionen und ➡Reflexe.

Medulla ossium

➡Knochenmark.

Medulla renalis

➡Nierenpyramide, ➡Nierenmark, ➡Medulla renis, ➡Pyramides renales.

Medulla renis

➡Nierenpyramide, ➡Nierenmark, ➡Medulla renalis, ➡Pyramides renales.

Medulla spinalis

(lat. *medulla*, Mark) ➡Rückenmark, ➡Myelon.

Megacolon congenitum

➡Morbus Hirschsprung, ➡Kongenitales Megakolon, ➡Aganglionäres Megakolon, ➡Intestinale Aganglionose.

Mehrfachresistente Keime

➡Multi Resistente Erreger, ➡MRE.

Mehrfachresistenz

➡Multiresistenz, ➡Polyresistenz.

Mehrfachzucker
➡Polysaccharid, ➡Vielfachzucker, ➡Glykan, ➡Polyose.

Meissner-Körperchen
➡Meissner-Tastkörperchen.

Meissner-Tastkörperchen
➡Meissner-Körperchen.
➡Mechanorezeptoren der ➡Haut, die leichte Druckempfindungen detektieren. Als Rezeptoren der ➡Oberflächensensibilität sind sie an der Vermittlung des ➡Tastsinns bzw. der ➡Berührungsempfindung beteiligt.

Melanin
(griech. *mélas*, schwarz) Ein ➡Pigment, das beim Menschen für die Färbung der ➡Haut, Aderhaut und ➡Haare verantwortlich ist.

Melatonin
Ein ➡Neurotransmitter, der im ➡Gehirn, produziert wird und aus ➡Serotonin synthetisiert wird. Steuert den ➡Wach-Schlaf-Rhythmus des menschlichen Körpers.

Membran
(lat. *membrana*, Grenzschicht) Eine dünne Material- bzw. Gewebsschicht, die zwei Räume voneinander abtrennt.

Membrana basalis
➡Basalmembran.

Membrana cellularis
➡Zellmembran, ➡Zytoplasmamembran, ➡Plasmamembran, ➡Plasmalemm.

Membrananfeuchter
Inhalationsgerät, bei dem der Wasserdampf durch eine ➡semipermeable ➡Membran tritt.

Membrandicke
➡Diffusionsstrecke.

Membranpotential
➡Membranpotenzial, ➡Transmembranpotenzial.
Eine elektrische Spannung, die zwischen der Außen- und Innenseite einer Zellmembran besteht.

Membranpotenzial
➡Membranpotential, ➡Transmembranpotenzial.

Membranvernebler
Ein Gerät zur ➡aktiven Atemgasklimatisierung, das sich durch eine sehr dünne, aus tausenden Mikrobohrungen bestehende Membran auszeichnet, die im kHz-Bereich schwingt. Durch diese Schwingungen fungiert jede Mikrobohrung als kleine Pumpe und produziert feinste Tröpfchen.

Membrum
➡Extremität, ➡Extremitas, ➡Gliedmaße.

Membrum inferius
➡Bein, ➡Pars libera membri inferioris, ➡Untere Extremität.

Menge
➡Frequenz, ➡Häufigkeit, ➡Anzahl.

Meninx cerebri
➡Hirnhaut, ➡Meninx encephali.

Meninx encephali
➡Hirnhaut, ➡Meninx cerebri.

Meninx fibrosa
➡Dura mater, ➡Dura, ➡Harte Hirnhaut, ➡Pachymeninx.

Meninx medullae spinalis
➡Rückenmarkshaut, ➡Meninx spinalis.

Meninx spinalis
➡Meninx medullae spinalis, ➡Rückenmarkshaut.

Mensch
➡Homo sapiens.

Ein ➡Säugetier aus der Ordnung der ➡Primaten. Er bildet Gesellschaften und ist im Gegensatz zu anderen Tierarten in der Lage, sein ➡Habitat unter Zuhilfenahme von Werkzeugen großflächig an seine biologischen und sozialen Bedürfnisse anzupassen.

Mental
(lat. *mens*, Verstand, Geist, Denkkraft) ➡Geist, ➡Verstand.
Hier: Den Verstand betreffend bzw. den Geist betreffend.

Mesencephales Syndrom
➡Mittelhirnsyndrom, ➡MHS.

Mesencephalon
➡Mittelhirn.
Ein Teil des ➡Hirnstamms der zwischen ➡Pons und ➡Diencephalon liegt. Das Mesencephalon lässt sich in drei Schichten gliedern:
a. von vorne sichtbar sind die ➡Crura cerebri;
b. es schließt sich das ➡Tegmentum an;
c. ganz dorsal befindet sich das ➡Tectum.
Das Mesencepahalon wird vom ➡Aquaeductus mesencephali durchzogen.

Mesenchym
➡Embryonales Bindegewebe.
In der ➡Embryonalzeit ausgebildetes Füll- und Stützgewebe.

Mesenterium
(lat. *mesenterium*, Gekröse) ➡Gekröse, ➡Dünndarmgekröse, ➡Meso.
Eine Verdoppelung des ➡Bauchfells, die von der hinteren ➡Bauchwand ausgeht. Im weiteren Sinn bezeichnet man mit Mesenterium alle Gekröse der im ➡Bauch gelegenen ➡Organe. Im engeren Sinn ist mit Mesenterium das Gekröse des ➡Dünndarms, genauer gesagt des ➡Ileums und des ➡Jejunums gemeint.

Meso
➡Mesenterium, ➡Gekröse, ➡Dünndarmgekröse.

Mesoderm
➡Keimblätter, ➡Entoderm, ➡Ektoderm.
Das mittlere der drei Keimblätter. Aus dem Mesoderm entstehen unter anderem die ➡Knochen, die ➡Muskeln, das ➡Herz, die ➡Gefäße, das ➡Blut, die ➡Nieren und die ➡Keimdrüsen.

Mesogastrium
Die beiden ➡Mesenterien des ➡Magens, die sich in der ➡Embryonalzeit entwickeln.

Mesopharynx
➡Mundrachen.
Der Raum zwischen ➡Nasopharynx und ➡Hypopharynx. Im Mesopharynx liegen die ➡Mandeln. Nach vorne geht er in die ➡Mundhöhle über.

Mesothel
Das aus dem ➡embryonalem Gewebe stammende ➡Plattenepithel sowie - im erweiterten Sinn - der Hirnhäute. Das Mesothel ist zusammen mit dem untergelagerten ➡Bindegewebe an der Bildung und ➡Sekretion der serösen Flüssigkeit beteiligt.

Messenger RNA
➡mRNA, ➡mRNS, ➡Boten-RNS.

Metabolisch
Im Stoffwechsel entstanden oder stoffwechselbedingt.

Metabolische Alkalose
Anstieg des ➡pH-Wert des Blutes durch eine ➡Bikarbonaterhöhung oder durch den Verlust von Wasserstoffionen über den Wert von 7,45.

Metabolische Azidose
Eine stoffwechselbedingte ➡Übersäuerung des ➡Blutes. Dabei sinkt der ➡pH-Wert des Blutes unter 7,35.

Metabolisches Syndrom

➡Syndrom X, ➡Insulinresistenzsyndrom, ➡IRS, ➡Tödliches Quartett. Gemeinsames Auftreten von ➡Übergewicht, ➡Fettstoffwechselstörungen, ➡Bluthochdruck sowie ➡Insulinresistenz.

Metabolisierung

In der Medizin der biochemische Umbzw. Abbau einer Substanz durch körpereigene Enzymsysteme.

Metabolismus

(altgriech. *metabolismós*, Stoffwechsel) ➡Stoffwechsel.
Der Transport und die chemische Umwandlung von Stoffen in einem Organismus.

Metacarpus

➡Mittelhand.

Metamizol

Ein Wirkstoff mit schmerzlindernden, fiebersenkenden und krampflösenden Eigenschaften. Es wird als Mittel der zweiten Wahl zur Behandlung starker Schmerzen und Fieber verabreicht und in der Regel bis zu viermal täglich eingenommen. Aufgrund der krampflösenden Effekte wird es häufig bei ➡Koliken verwendet. Der Wirkmechanismus ist nicht vollständig aufgeklärt. Zu den unerwünschten Wirkungen, die selten auftreten können, gehören Überempfindlichkeitsreaktionen, ein Blutdruckabfall, Hautausschläge, Störungen der Nierenfunktion, Blutbildstörungen und Reaktionen an der Injektionsstelle.

Metaphysik

(lat. *metaphysica*; griech. *metá*, danach, hinter, jenseits und *phýsis*, Natur, natürliche Beschaffenheit) Eine Grunddisziplin der Philosophie. Metaphysische Systementwürfe behandeln in ihren klassischen Formen die zentralen Probleme der theoretischen Philosophie, nämlich die Beschreibung der Fundamente, Voraussetzungen, Ursachen oder ersten Begründungen, der allgemeinsten Strukturen, Gesetzlichkeiten und Prinzipien sowie von Sinn und Zweck der gesamten Realität bzw. allen Seins.

Metastase

➡Tochtergeschwulst, ➡Tumorabsiedelung, ➡Filia.
Von einem ➡Primärtumor räumlich getrennte, gleichartige Tochtergeschwülste, die durch Verschleppung von lebensfähigen ➡Tumorzellen entstehen.

Metathalamus

(griech. *meta*, nach und *thalamos*, Schlafgemach) Ein Teil des ➡Diencephalons.

Metencephalon

➡Hinterhirn, ➡Metenzephalon.
Der vordere Teil des Rautenhirns. Aus ihm entwickeln sich die Brücke und das Kleinhirn.

Metenzephalon

➡Metencephalon, ➡Hinterhirn.

Meteorismus

(griech. *metéōros*, in der Luft schwebend) ➡Blähsucht, ➡Meteorismus intestinalis.
Eine übermäßig hohe Ansammlung von Darmgas im Darmlumen, die gelegentlich symptomatisch wird.

Meteorismus intestinalis

➡Meteorismus, ➡Blähsucht.

Methicillin-resistenter Staphylococcus aureus

➡MRSA, ➡Multiresistenter Staphylococcus aureus, ➡Oxacillin-resistenter Staphylococcus aureus, ➡ORSA, ➡Antibiotikaresistenz, ➡Methicillinsensibler Staphylococcus aureus.
Eine durch den breiten Einsatz von ➡Antibiotika zunehmend auftretende resistente ➡Staphylokokkenart. In

Kliniken und Pflegeeinrichtungen spielen MRSA als Verursacher von ➡nosokomialen Infektionen eine wichtige Rolle.

Methicillin-sensibler Staphylococcus aureus
➡Methicillin-resistenter Staphylococcus aureus, ➡MRSA, ➡Multiresistenter Staphylococcus aureus, ➡Oxacillin-resistenter Staphylococcus aureus, ➡ORSA, ➡Antibiotikaresistenz.

Methylglykozyamidin
➡Kreatinin, ➡Methylglykozyamidin, ➡Creatinin.

Methylmorphin
➡Codein.

MHS
➡Mittelhirnsyndrom, ➡Mesencephales Syndrom.

MI
➡Akuter Myokardinfarkt, ➡AMI, ➡Herzinfarkt, ➡Myokardinfarkt, ➡Herzmuskelinfarkt.

Microaspiration
➡Mikroaspiration.

Microvilli
➡Mikrovilli.

Mictio
➡Miktion, ➡Wasserlassen, ➡Harnlassen, ➡Blasenentleerung, ➡Urinieren.

Migräne
(lat. *migrare*, umherziehen oder griech. *hemikrania*, Halbschädel) ➡Hemikrania.
Eine in Episoden anfallsartig auftretende Form des chronischen Kopfschmerzes.

Mikroaspiration
➡Microaspiration.
Das Eindringen geringer Mengen von Material (Speichel, Flüssigkeit, Nahrung, etc.) in die ➡Atemwege bis unter die Glottisebene.

Mikrobe
➡Mikroorganismus.

Mikroelement
➡Spurenelement.

Mikroorganismus
(griech. *mikros*, sehr klein) ➡Mikrobe.
Die Gesamtheit aller nicht mit bloßem Auge erkennbaren Organismen.

Mikroskopische Anatomie
➡Histologie.

Mikrovilli
➡Microvilli.
Fingerförmige, meist unverzweigte Ausstülpungen der ➡Zellmembran. Sehr dicht stehende Mikrovilli bilden einen ➡Bürstensaum.

Miktion
(lat. *mingere*, Harnen) ➡Miktion, ➡Wasserlassen, ➡Harnlassen, ➡Mictio, ➡Blasenentleerung, ➡Urinieren.
Ein physiologischer Vorgang, der zur Entleerung der ➡Harnblase führt.

Miktionsbeschwerden
➡Miktionsstörung, ➡Blasenentleerungstörung.

Miktionsstörung
➡Blasenentleerungstörung, ➡Miktionsbeschwerden.
Störungen der Blasenentleerung.

Milchdrüse
➡Mamma, ➡Brustdrüse, ➡Glandula mammaria, ➡Weibliche Brust.
Die Brustdrüse des Menschen.

Milchsäure
➡Lactat.

Milchzucker
➡Laktose, ➡Saccharum lactis, ➡Lactose.

Milieu
In der Medizin: eine durch bestimmte physikalische, chemische und/oder biologische Faktoren charakterisierte Umgebung.

Milz
(lat. *lien*, altgriech. *splēn*) ➡Splen, ➡Lien.
Das größte ➡lymphatische Organ des menschlichen Körpers. Die Milz erfüllt zahlreiche Aufgaben im Rahmen der ➡Immunabwehr und der ➡Zellmauserung.

Milzarterie
➡Arteria splenica, ➡Arteria lienalis.

Mimik
➡Gesichtsausdruck.
Bewegungen des ➡Gesichts, die nicht rein funktionell bedingt sind (z.B. Kauen), sondern in erster Linie dem emotionalen Ausdruck bzw. der ➡non-verbalen Kommunikation dienen.

Minderdurchblutung
➡Ischämie, ➡Blutleere, ➡Mangeldurchblutung.

Mineral
Ein einzelnes Element oder eine einzelne chemische Verbindung, die im Allgemeinen kristallin und durch geologische Prozesse gebildet worden ist.

Mineralcorticoid
➡Mineralokortikoid, ➡Mineralocorticoid, ➡Mineralkortikoid.

Mineralkortikoid
➡Mineralokortikoid, ➡Mineralocorticoid, ➡Mineralcorticoid.

Mineralocorticoid
➡Mineralokortikoid, ➡Mineralkortikoid, ➡Mineralcorticoid.

Mineralokortikoid
(lat. *cortex*, Rinde) ➡Mineralocorticoid, ➡Mineralkortikoid, ➡Mineralcorticoid.

➡Hormone aus der Gruppe der ➡Steroidhormone. Entstehen in der ➡Nebennierenrinde und beeinflussen den ➡Elektrolythaushalt.

Mineralstoff
Lebensnotwendige, vom Körper nicht selbst herstellbare Nährstoffe, die mit der täglichen ➡Nahrung aufgenommen werden sollten. Dazu zählen: ➡Natrium, ➡Magnesium, ➡Kalium, ➡Calcium, ➡Phosphor.

Minimalinvasiv
Mit nur geringem operativen Aufwand, mit dem kleinstmöglichen Verletzungsrisiko.

Minimalinvasive Chirurgie
➡Videointrakavitäre Chirurgie, ➡Schlüssellochchirurgie.
Operative Eingriffe durch die ➡endoskopische minimal invasive Zugangsart und den Einsatz spezieller Instrumente und Techniken. Grundsätzliches Ziel der minimal invasiven Chirurgie ist die Reduktion des ➡Traumas beim Zugang und bei der ➡Operation. Im weitesten Sinne ist jedes Verfahren, welches minimale ➡Traumen und Narben setzt als minimal invasive ➡Chirurgie zu betrachten.

Minor
Kleiner.

Minus
Klein.

Minutenvolumen
➡Atemminutenvolumen, ➡AMV.

Miosis
Die temporäre Verengung der ➡Pupille. Eine physiologische Reaktion des ➡Auges auf einen starken Lichtreiz (wird ➡parasympathisch ausgelöst).

Missbildung
➡Fehlbildung, ➡Malformation.

Missbrauch
➡Abusus.

Mitochondrion
➡Mitochondrium, ➡Chondriosom.

Mitochondrium
➡Mitochondrion, ➡Chondriosom.
Spezialisierte Zellart, die den Zellen, die über einen ➡Zellkern verfügen, zur Energiegewinnung dient.

Mitralinsuffizienz
➡Mitralklappeninsuffizienz.

Mitralklappe
➡Bikuspidalklappe, ➡Valva atrioventricularis sinistra.
Zwischen dem linken Vorhof und der linken Kammer des Herzen.

Mitralklappeninsuffizienz
➡Mitralinsuffizienz.
Ein Herzklappenfehler mit einer ➡Insuffizienz der ➡Mitralklappe während der ➡Systole.

Mitralklappenstenose
➡Mitralstenose.
Ein Herzklappenfehler, bei dem die Öffnung der ➡Mitralklappe eingeengt ist. Dadurch kommt es während der ➡Diastole zu einer gestörten Füllung des linken ➡Ventrikels.

Mitralstenose
➡Mitralklappenstenose.

Mittelfellraum
➡Mediastinum, ➡Mediastinalraum, ➡Cavum mediastinale.

Mittelfinger
➡Digitus manus III, ➡Medius.

Mittelhand
➡Metacarpus.
Der Abschnitt der Hand zwischen ➡Handwurzel und ➡Fingern.

Mittelhirn
➡Mesencephalon.

Mittelhirndach
➡Tectum, ➡Tectum mesencephali, ➡Vierhügelplatte, ➡Lamina tecti, ➡Lamina quadrigemina.

Mittelhirnsyndrom
➡MHS, ➡Mesencephales Syndrom.
Der Symptomenkomplex einer akuten Schädigung des ➡Mesencephalons durch pathologische Hirndrucksteigerung

Mittellinie
➡Linea mediana.

Mittlere Hirnschlagader
➡Arteria cerebri media.

Mobilisation
In der ➡Pflege und ➡Physiotherapie: alle Maßnahmen, die der Förderung und Erhaltung der Bewegungsfähigkeit des Patienten dienen. In der Chirurgie: die Lösung einer anatomischen Struktur aus ihrer bindegewebigen Verankerung bzw. Umgebung.

Mobilität
(lat. *mobilis*, beweglich) ➡Beweglichkeit, ➡Verschieblichkeit.
Im eigentlichen Sinne die Beweglichkeit eines ➡Gelenkes. Im weiteren Sinne: jede Form der Beweglichkeit. Auch die Verschieblichkeit von Gewebeteilen bei der ➡Palpation wird mit diesem Begriff beschrieben.

Modell der fördernden Prozesspflege
➡System der fördernden Prozeßpflege, ➡Pflege nach Krohwinkel, ➡A-EDL-Strukturmodell, ➡Pflege nach A-EDLs.
Ein deutsches ➡Pflegemodell. Es basiert auf der 1993 vorgestellten und weiterentwickelten ➡Pflegetheorie nach Krohwinkel. Das im deutschsprachigen Raum verbreitete Pflegemodell wird in der professionellen Gesundheits- und Krankenpflege sowie in der Altenpflege eingesetzt. Das Mo-

dell wird zu den ➡ganzheitlichen Bedürfnismodellen mit mittlerer Reichweite gezählt und ist das bislang einzige Modell, das aus der deutschen Pflegewissenschaft heraus entstanden ist.

MODS
➡Multiorgan-Dysfunktionssyndrom, ➡Multiorganversagen, ➡Multiples Organversagen.

Molekül
(lat. *molecula*, kleine Masse) Eine aus zwei oder mehr ➡Atomen bestehende Einheit, die durch chemische Bindungkräfte zusammengehalten wird.

Moniliasis
➡Candidiasis, ➡Candidose, ➡Kandidose, ➡Candidosis, ➡Candidamycosis, ➡Candidamykose, ➡Kandidamykose, ➡Soor.

Monitor
➡Vitaldatenmonitor.
Im medizinischen Sinn: ein Gerät oder eine Gerätekombination, mit dem ➡Vitalparameter eines Lebewesens gemessen und überwacht werden. Je nach Anwendungszweck sowie gesetzlichen Forderungen sind die Geräte mit unterschiedlich vielen Messparametern ausgestattet, es gibt aber auch modular aufgebaute Geräte, die sich durch Einschieben entsprechender Parameterboxen erweitern lassen.

Monitoring
➡Überwachung.
In der Intensiv- und Notfallmedizin eine lückenlose Überwachung der Vitalfunktionen eines Patienten mit Hilfe von technischen Geräten. Im erweiterten Sinn wird Monitoring auch für andere Formen der diagnostischen Überwachung eingesetzt.

Monoaminopropandicarbonsäure
➡Glutaminsäure, ➡L-Glutaminsäure, ➡α-Aminoglutarsäure.

Monocarbonsäuren
Chemische Verbindungen, die genau eine ➡Carboxygruppe (-COOH) im ➡Molekül tragen.

Mononeuropathie
Die Schädigung eines einzelnen ➡peripheren Nerven, die zum teilweisen oder vollständigen Verlust seiner ➡motorischen, ➡sensiblen oder ➡autonomen Funktion(en) führt.

Monoplegie
➡Plegie, ➡Lähmung, ➡Paraplegie, ➡Diplegie, ➡Hemiplegie, ➡Tetraplegie.
Vollständige Lähmung einer Extremität bzw. eines Extremitätenabschnitts.

Monoploid
➡Haploid.

Monosaccharid
(Pl. Monosacchariden) ➡Einfachzucker.
Die durch ➡Hydrolyse nicht weiter auftrennbaren Grundeinheiten der ➡Kohlenhydrate.

Monosynaptischer Reflex
➡Eigenreflex, ➡Muskeldehnungsreflex, ➡Muskeleigenreflex.

Monozyt
➡Lymphozyt.
Zelluläre Bestandteile des menschlichen Bluts, die zur Zellklasse der Leukozyten gehören. Wenn sie das zirkulierende Blut verlassen, entwickeln sich aus ihnen gewebetypische ➡Makrophagen.

Monte Christo Syndrom
➡Locked-In-Syndrom, ➡Pseudokoma, ➡Ventrales Ponssyndrom, ➡Deefferenzierter Status, ➡Eingeschlossensein-Syndrom, ➡Gefangensein-Syndrom.

Moral
➡Ethos, ➡Sitte.

Die faktischen Handlungsmuster, -konventionen, -regeln oder -prinzipien bestimmter Individuen, Gruppen oder Kulturen und somit die Gesamtheit der gegenwärtig geltenden Werte, Normen und Tugenden.

Morbidität
Statistische Größe, die anzeigt, wie viele ➡Individuen einer ➡Population in einem bestimmten Zeitraum eine bestimmte ➡Erkrankung erlitten haben.

Morbus
➡Krankheit, ➡Erkrankung, ➡Nosos, ➡Pathos.

Morbus Alzheimer
➡Alzheimer-Krankheit, ➡Präsenile Demenz, ➡Demenz vom Alzheimer-Typ.

Morbus Bechterew
➡Spondylitis ankylosans, ➡Bechterew-Strümpell-Marie-Krankheit, ➡Spondylarthritis ankylopoetica, ➡Ankylosierende Spondylitis.
Eine chronisch entzündliche Systemerkrankung aus dem rheumatischen Formenkreis.

Morbus Besnier-Boeck-Schaumann
➡Sarkoidose, ➡Morbus Boeck, ➡Morbus Schaumann-Besnier.

Morbus Boeck
➡Sarkoidose, ➡Morbus Besnier-Boeck-Schaumann, ➡Morbus Schaumann-Besnier.

Morbus Caisson
➡Taucherkrankheit, ➡Dekompressionskrankheit, ➡DCS, ➡Caissonkrankheit, ➡Kastenkrankheit.

Morbus Hirschsprung
➡Kongenitales Megakolon, ➡Aganglionäres Megakolon, ➡Megacolon congenitum, ➡Intestinale Aganglionose.

Eine angeborene Veränderung der neuronalen Strukturen des Darmwandplexus, was zu einer spastischen Verengung des betroffenen Darmabschnittes und in Folge zur ➡Dilatation der Dickdarmareale führt.

Morbus Koch
➡Tuberkulose, ➡Tb, ➡Tbc, ➡Lungenschwindsucht, ➡Schwindsucht.

Morbus Parkinson
➡Parkinson-Syndrom, ➡Parkinson-Krankheit, ➡Schüttellähmung, ➡Paralysis agitans.

Morbus Pick
➡Frontotemporale Demenz, ➡Pick-Atrophie, ➡Maladie de Pic.
Eine degenerative Hirnerkrankung aus der Gruppe der neurokognitiven Störungen, die hauptsächlich das ➡Frontal- und ➡Temporalhirn betrifft. Die ➡Atrophie des Hirngewebes führt zur Frontalhirnsymptomatik und später zum demenziellen Abbau.

Morbus Schaumann-Besnier
➡Sarkoidose, ➡Morbus Besnier-Boeck-Schaumann.

Morgagni-Tasche
➡Ventriculus laryngis, ➡Morgagni-Ventrikel, ➡Ventriculus Morgagni.

Morgagni-Ventrikel
➡Ventriculus laryngis, ➡Morgagni-Tasche, ➡Ventriculus Morgagni.

Moribund
➡Präfinal.

Morphin
➡Morphium, ➡Morphine.

Morphine
(Genannt nach *Morpheus* - Gott des Schlafes in der griechischen Mythologie) ➡Morphin, ➡Morphium. Ein ➡Alkaloid, das aus ➡Opium gewonnen wird. Es wird in der Medizin als starkes Schmerzmittel eingesetzt

und ist das stärkste bekannte natürliche ➡Analgetikum.

Morphium
➡Morphine, ➡Morphin.

Morphologie
(griech. *morphe*, Gestalt, Form) Allgemein: Die Lehre von der Form, Gestalt und Struktur. In der Medizin: die Beschreibung der äußeren Gestalt lebender Organismen oder ihrer Bestandteile.

Morphologisch
Die Morphologie betreffend, auf ihr beruhend, zu ihr gehörend; die äußere Gestalt, Form, den Bau betreffend; der Form nach. Mit dem bloßen Auge sichtbare Merkmale von Organen oder Gewebe.

Mors
➡Tod, ➡Exitus.

Mors voluntaria
➡Suizid, ➡Suicidium, ➡Selbstmord, ➡Selbsttötung, ➡Freitod.

Mortalität
(lat. *mors*, Tod) ➡Sterblichkeit, ➡Todesrate, ➡Sterblichkeitsrate, ➡Sterblichkeitsmaß.
Die Anzahl der Todesfälle in einem bestimmten Zeitraum (i.d.R. 1 Jahr) bezogen auf 1.000 Individuen einer Population.

Motilität
(lat. *motus*, Bewegung) In der Medizin als Synonym für ➡Bewegungsfähigkeit oder ➡Beweglichkeit.

Motilitätsstörung
➡Dysmotilität.
Störungen des physiologischen Bewegungsmusters der ➡Verdauungsorgane.

Motivation
Die Gesamtheit aller Beweggründe, die zur Handlungsbereitschaft führen, und das auf emotionaler und neuronaler Aktivität beruhende Streben des Menschen nach Zielen oder wünschenswerten Zielobjekten.

Motokortex
➡Motorkortex, ➡Motorischer Kortex, ➡Motorischer Cortex, ➡Motorische Rinde.
Die Gehirnareale, die mit der Steuerung der Willkürmotorik befasst sind.

Motoneuron
Eine ➡Nervenzelle des ➡zentralen Nervensystems, die mit ihrem ➡Axon eine direkte oder indirekte Kontrolle über einen ➡Muskel ausübt. Motoneurone bilden die ➡efferenten Nervenbahnen. Siehe auch ➡Vorderhornzelle.

Motor Neuron Disease
➡ALS, ➡Amyotrophe Lateralsklerose, ➡Lou-Gehrig-Syndrom, ➡Charcot-Krankheit.

Motorcortex
➡Motorkortex, ➡Motorischer Kortex, ➡Motorischer Cortex, ➡Motorische Rinde.
Die Areale von ➡Isocortex, die mit der Steuerung der ➡Willkürmotorik befasst sind.

Motorik
(lat. *motus*, Bewegung) In der Medizin wird mit Motorik die körperliche Geschicklichkeit sowie allgemeine Fähigkeit zur normalen Bewegung bezeichnet.

Motorisch
Den Bewegungsablauf betreffend oder - besonders in Bezug auf ➡Nerven - Bewegungen steuernd. Im weiteren Sinne beschreibt der Begriff auch die Strukturen, die für eine Bewegung benötigt werden.

Motorische Aphasie
➡Broca-Aphasie.

Eine durch ➡Läsionen des ➡Broca-Sprachzentrums hervorgerufene Form der ➡Aphasie.

Motorische Endplatte
➡Neuromuskuläre Endplatte, ➡Myoneurale Synapse.
Eine spezialisierte chemische ➡Synapse, die für die Übertragung der Erregung von der ➡Nervenfaser auf die ➡Muskelfaser verantwortlich ist.

Motorische Hirnnervenkerne
Ursprungskerne der motorischen ➡Hirnnerven. Siehe auch ➡Kern oder ➡Kerngebiet, ➡Nucleus.

Motorische Rinde
➡Motokortex, ➡Motorkortex, ➡Motorischer Kortex, ➡Motorischer Cortex.

Motorischer Cortex
➡Motokortex, ➡Motorkortex, ➡Motorischer Kortex, ➡Motorische Rinde.

Motorischer Kortex
➡Motokortex, ➡Motorkortex, ➡Motorischer Cortex, ➡Motorische Rinde.

Motorischer Nerv
➡Efferente Nervenbahn, ➡Absteigende Nervenbahn, ➡Efferenter Nerv.

Motorisches Nervensystem
➡Somatisches Nervensystem, ➡Willkürliches Nervensystem, ➡Animalisches Nervensystem, ➡Oikotropes Nervensystem.
Der Teil des ➡Nervensystems, der die ➡Motorik der ➡Skelettmuskulatur und damit die ➡willkürlichen und reflektorischen Körperaktionen steuert. Vereinfacht gesprochen regelt es die Funktionen, die der aktiven Beziehung zur Außenwelt dienen.

Motorisches Sprachzentrum
➡Broca-Sprachzentrum, ➡Broca-Zentrum, ➡Broca-Areal.

Motorkortex
➡Motokortex, ➡Motorischer Kortex, ➡Motorischer Cortex, ➡Motorische Rinde.

MPBetreibV
➡Medizinprodukte-Betreiberverordnung, ➡Verordnung über das Errichten, Betreiben und Anwenden von Medizinprodukten.

MPG
➡Medizinproduktegesetz.

MRE
➡Multi Resistente Erreger, ➡Mehrfachresistente Keime.

MRGN
➡Multiresistente gramnegative Erreger, ➡Multiresistente gramnegative Stäbchen, ➡MR-GNE.

MR-GNE
➡Multiresistente gramnegative Erreger, ➡Multiresistente gramnegative Stäbchen, ➡MRGN.

mRNA
➡mRNS, ➡Messenger RNA, ➡Boten-RNS.
Einzelstrangmolekül, das am Aufbau der ➡Proteine beteiligt ist. mRNA befindet sich in ➡Zellkernen und im ➡Zellplasma.

mRNS
➡mRNA, ➡Messenger RNA, ➡Boten-RNS.

MRSA
➡Methicillin-resistenter Staphylococcus aureus, ➡MRSA, ➡Multiresistenter Staphylococcus aureus, ➡Oxacillin-resistenter Staphylococcus aureus, ➡ORSA, ➡Antibiotikaresistenz, ➡Methicillin-sensibler Staphylococcus aureus.

MRT
➡️Kernspintomografie, ➡️Magnetresonanztomographie, ➡️Kernspintomographie, ➡️KST, ➡️Kernspin-Resonanz-Tomographie.

MS
➡️Encephalomyelitis disseminata, ➡️Multiple Sklerose, ➡️ED, ➡️Disseminierte Enzephalomyelitis, ➡️Demyelinisierende Enzephalomyelitis, ➡️Entmarkungs-Enzephalomyelitis, ➡️Polysklerose, ➡️Sclerosis multiplex, ➡️Sclerose en plaque disseminée.

Mucoangin®
Ein ➡️Arzneimittel aus der Gruppe der ➡️Lokalanaesthetika (Halsschmerzmittel).

Mucosa associated lymphoid tissue
➡️Lymphfollikel der Schleimhäute, ➡️MALT, ➡️Schleimhaut-assoziiertes lymphatisches Gewebe.

Mucositis
➡️Schleimhautentzündung.

Mucosolvan®
Ein ➡️Medikament zur Schleim lösenden Behandlung bei akuten und chronischen Erkrankungen der ➡️Bronchien und der ➡️Lunge mit zähem Schleim.

Mucosus
➡️Mukös.

Müdigkeit
Das körperliche oder psychische Bedürfnis nach ➡️Schlaf bzw. Ruhe bezeichnet. In der Medizin ist mit dem Begriff Müdigkeit normalerweise das körperlich empfundene Bedürfnis gemeint.

Mukolyse
Medizinische Maßnahmen, die zur Verflüssigung und Lösung des Schleims dienen.

Mukolytikum
➡️Sekretolytikum, ➡️Expektorans, ➡️Schleimlöser.
➡️Arzneimittel, die der ➡️Schleimlösung in den ➡️Atemwegen dienen, indem sie den ➡️Bronchialschleim bzw. das ➡️Bronchialsekret verflüssigen.

Mukolytisch
Schleimlösend.

Mukös
(lat. *mucus*, Schleim) ➡️Mucosus.
Schleimig bzw. im Zusammenhang mit ➡️Drüsen auch schleimbildend. Mit dem Begriff werden Körperflüssigkeiten bzw. ➡️Sekrete belegt, die eine zähe, schleimige Konsistenz aufweisen.

Mukosa
(lat. *mucus*, Schleim) ➡️Tunica mucosa, ➡️Schleimhaut.
Die Auskleidung der inneren Hohlräume des Organismus durch ein in der Regel unverhorntes, ein- oder mehrschichtiges, flach- bis hochprismatisches ➡️Epithel.

Muköse Drüse
➡️Schleimdrüse.

Mukoviszidose
(lat. *mucus*, Schleim und *viscidus*, zäh, klebrig) ➡️Cystische Fibrose, ➡️Zystische Fibrose, ➡️Pankreasfibrose, ➡️Fibrosis cystica, ➡️CF.
Eine ➡️Erbkrankheit aus der Gruppe der ➡️Stoffwechselstörungen. Sie verursacht die Produktion eines zähen Sekrets durch die ➡️exokrinen Drüsen.

Mukoziliäre Clearance
(lat. *mucus*, Schleim und engl. *Clearance*, Reinigung) Die vom respiratorischen ➡️Epithel getragenen Selbstreinigungsmechanismus der ➡️Bronchien.

Multi Resistente Erreger
➡️Mehrfachresistente Keime, ➡️MRE.

Die Problemkeime und potentielle Auslöser von ➡nosokomialen Infektionen.

Multiinfarktdemenz
➡Vaskuläre Demenz.

Multimorbidität
(lat. *multus*, viel, zahlreich und *morbus*, Krankheit) ➡Polymorbidität.
Das gleichzeitige Auftreten bzw. Bestehen mehrerer ➡Krankheiten bei einem Patienten.

Multiorgan-Dysfunktionssyndrom
➡Multiorganversagen, ➡Multiples Organversagen, ➡MODS.
Das akut ebensbedrohliche Zustandsbild eines multiplen Ausfalls lebenswichtiger Organe in Folge ➡toxisch oder ➡ischämischer Parenchymschädigung.

Multiorganversagen
➡Multiorgan-Dysfunktionssyndrom, ➡Multiples Organversagen, ➡MODS.

Multiple Sklerose
➡Encephalomyelitis disseminata, ➡MS, ➡ED, ➡Disseminierte Enzephalomyelitis, ➡Demyelinisierende Enzephalomyelitis, ➡Entmarkungs-Enzephalomyelitis, ➡Polysklerose, ➡Sclerosis multiplex, ➡Sclerose en plaque disseminée.

Multiples Organversagen
➡Multiorgan-Dysfunktionssyndrom, ➡Multiorganversagen, ➡MODS.

Multiresistente gramnegative Erreger
➡Multiresistente gramnegative Stäbchen, ➡MRGN, ➡MR-GNE.
➡Gramnegative Stäbchenbakterien, bei denen eine weitgehende ➡Resistenz gegenüber verschiedenen ➡Antibiotika vorliegt. Als weitere Abstufung wurden die Bezeichnungen ➡3MRGN und ➡4MRGN gewählt.

Multiresistente gramnegative Stäbchen
➡Multiresistente gramnegative Erreger, ➡MRGN, ➡MR-GNE.

Multiresistenter Staphylococcus aureus
➡Methicillin-resistenter Staphylococcus aureus, ➡MRSA, ➡Oxacillin-resistenter Staphylococcus aureus, ➡ORSA, ➡Antibiotikaresistenz, ➡Methicillin-sensibler Staphylococcus aureus.

Multiresistenz
➡Mehrfachresistenz, ➡Polyresistenz.
Die Unempfindlichkeit von ➡Krankheitserregern gegenüber mehreren medikamentösen Wirkstoffen verschiedener Klassen.

Multisystemerkrankung
Eine Erkrankung, die mehrere Organsysteme gleichzeitig betrifft. Siehe auch ➡Systemerkrankung bzw. ➡Systemische Erkrankung.

Multizellulär
(lat. *multus*, viel und *cellula*, Kämmerchen) Aus vielen Zellen bestehend, vielzellig.

Mund
(lat. *os, oris*, Mund; griech. *stoma*, Öffnung) Die Körperöffnung, durch die ➡Nahrung aufgenommen wird.

Mund- und Rachenraum
➡Oropharynx.

Mundbodenmuskulatur
➡Suprahyale Muskulatur, ➡Obere Zungenbeinmuskulatur, ➡Suprahyoidale Muskulatur.

Mundhöhle
➡Cavum oris, ➡Cavitas oris, ➡Mundraum.
Der erste Abschnitt des menschlichen Verdauungstraktes. Sie ist Teil des ➡Mundes und beherbergt den größten Teil des ➡Kauapparats, in erster Linie

die für die Nahrungszerkleinerung relevanten Organe: ➡Zähne und ➡Zunge. Siehe auch ➡Verdauungstrakt, ➡Gastrointestinaltrakt.

Mundhöhlenschleimhaut
➡Mundschleimhaut, ➡Orale Mukosa.

Mund-Nasen-Schutz
➡Mundschutz, ➡Chirurgische Maske, ➡Medizinische Gesichtsmaske, ➡Klinikmaske, ➡OP-Gesichtsmaske, ➡Hygienemaske.
Ein Hilfsmittel in der ➡Medizin, um eine Übertragung von ➡Krankheitserregern durch Sekrettröpfchen auf andere zu reduzieren.

Mundöffnung
Durch die Öffnung der ➡Lippen und meist durch die zusätzliche Senkung des ➡Unterkiefers entstehende Öffnung zwischen Ober- und Unterlippe. Sie bildet den Zugang zur ➡Mundhöhle.

Mundpflege
In der ➡Pflege: eine Zusammenfassung der Kombinationen von Handlungen, um Entzündungen bzw. Verletzungen der Mundumgebung und der ➡Schleimhaut des ➡Mund- und ➡Rachenraums vorzubeugen oder zu behandeln.

Mundrachen
➡Mesopharynx.

Mundraum
➡Mundhöhle, ➡Cavum oris, ➡Cavitas oris.

Mundschleimhaut
➡Orale Mukosa, ➡Mundhöhlenschleimhaut.
Die ➡Schleimhaut, welche die ➡Mundhöhle auskleidet.

Mundschutz
➡Mund-Nasen-Schutz, ➡Chirurgische Maske, ➡Medizinische Gesichtsmaske, ➡Klinikmaske, ➡OP-Gesichtsmaske, ➡Hygienemaske.

Mundstück
In der Beatmungsmedizin: ein besonders gefertigtes Rohrende, die bei maschinellen ➡Beatmung oder bei ➡Therapiegeräten zum Einsatz im ➡Mund kommt.

Mundtrockenheit
➡Xerostomie.

Mundwinkel
➡Angulus oris.

Musculi colli
➡Halsmuskulatur, ➡Halsmuskeln.

Musculi intercostales
➡Autochthone Brustmuskulatur, ➡Interkostalmuskeln, ➡Zwischenrippenmuskeln, ➡Rippenmuskulatur.

Musculi intercostales externi
➡Äußere Zwischenrippenmuskeln, ➡Interkostalmuskeln.
Gehören zur ➡Atemmuskulatur und unterstützen die ➡Inspiration.

Musculi intercostales interni
➡Innere Zwischenrippenmuskeln, ➡Interkostalmuskeln.
Als Teil der ➡Atemmuskulatur helfen bei der ➡Exspiration mit.

Musculi intercostales intimi
➡Interkostalmuskeln.
Als ➡Rippensenker helfen bei der ➡Exspiration mit.

Musculi laryngis
➡Kehlkopfmuskulatur, ➡Kehlkopfmuskel, ➡Larynxmuskulatur, ➡Kehlkopfmuskulatur, ➡Phonationsmuskulatur.

Musculi scaleni
➡Inspiratorische Atemhilfsmuskulatur.

Musculi subcostales
→Interkostalmuskeln.
Als →Rippensenker helfen bei der →Exspiration mit.

Musculus
→Muskel, →Muskelgewebe.

Musculus erector spinae
Im erweiterten Sinn auch die →inspiratorische Atemhilfsmuskulatur.

Musculus glutaeus maximus
→Großer Gesäßmuskel.

Musculus glutaeus medius
Ein Teil der →Glutealmuskulatur, der fast vollständig unter dem →Musculus gluteus maximus liegt.

Musculus glutaeus minimus
→Kleiner Gesäßmuskel.

Musculus iliopsoas
→Tiefe Bauchmuskulatur.
Gehört zur inneren Hüftmuskulatur.

Musculus latissimus dorsi
→Großer Rückenmuskel, →Hustenmuskel, →Exspiratorische Atemhilfsmuskulatur.
Bei der →Exspiration, insbesondere beim →Husten, wirkt der Musculus latissimus dorsi als Hilfsmuskel. Nach langwierigem Husten ist daher ein Muskelkater des Musculus latissimus dorsi nicht selten.

Musculus levator palpebrae superioris
→Lidheber, →Oberer Augenlidheber.
Ein dünner, flacher und quergestreifter →Muskel, der zu den äußeren →Augenmuskeln gehört.

Musculus obliquus externus abdominis
→Äußerer schräger Bauchmuskel.
Ein Skelettmuskel, der zur seitlichen Bauchmuskulatur zählt. Mitwirkung bei der →Exspiration.

Musculus obliquus internus abdominis
→Innerer schräger Bauchmuskel.
Ein Skelettmuskel, der zur seitlichen Bauchmuskulatur gehört. Mitwirkung bei der →Exspiration.

Musculus pectoralis major
→Großer Brustmuskel, →Äußere Brustmuskeln.
Bei fixierten (aufgestützen) Armen (→Kutschersitz) dient er als stärkster inspiratorischer →Atemhilfsmuskel.

Musculus pectoralis minor
→Kleiner Brustmuskel, →Äußere Brustmuskeln.
Bei aufgestützten Armen unterstützt der Muskel die Atmung als →Atemhilfsmuskel.

Musculus pyramidalis
→Pyramidenmuskel.
Ein dreieckiger →Skelettmuskel, der zur →vorderen bzw. mittleren Bauchmuskulatur gehört.

Musculus quadratus lumborum
Ein →Skelettmuskel, der zur →tiefen Bauchmuskulatur gehört. Er fixiert die freien →Rippen - vor allem die 12. Rippe - bei →forcierter Exspiration.

Musculus rectus abdominis
→Gerader Bauchmuskel, →Exspiratorische Atemhilfsmuskulatur.
Ein langer, vertikal verlaufender, paariger →Skelettmuskel, der zur →vorderen bzw. mittleren Bauchmuskulatur gehört.

Musculus risorius
(lat. *ridere*, lachen) →Lachmuskel, →Lachmuskulatur.
Ein oberflächlich gelegener →Muskel im Bereich des →Mundes und der →Wange, der die Mundwinkel zur Seite zieht.

Musculus serratus anterior
➡Vorderer Sägemuskel, ➡Äußere Brustmuskeln, ➡Vorderer Sägezahnmuskel.
Bei aufgestützten Armen unterstützt der Muskel als ➡Atemhilfsmuskel die ➡Inspiration.

Musculus serratus inferior
➡Inspiratorische Atemhilfsmuskulatur.

Musculus serratus posterior
➡Inspiratorische Atemhilfsmuskulatur.

Musculus serratus superior
➡Inspiratorische Atemhilfsmuskulatur.

Musculus sternocleidomastoideus
➡Kopfnicker, ➡Kopfwender, ➡Inspiratorische Atemhilfsmuskulatur.

Musculus subclavius
➡Unterschlüsselbeinmuskel, ➡Äußere Brustmuskeln.
Bei aufgestützten Armen unterstützt der Muskel als ➡Atemhilfsmuskel die ➡Inspiration.

Musculus transversus abdominis
➡Querer Bauchmuskel.
Ein Skelettmuskel, der zur seitlichen Bauchmuskulatur gehört. Mitwirkung bei der ➡Exspiration.

Musculus transversus thoracis
➡Zwischenrippenmuskeln, ➡Exspiratorische Atemhilfsmuskulatur.
Sorgt für eine dynamische Verspannung des ➡Rippenknorpels und kann so den elastischen Widerstand des ➡Thorax erhöhen.

Musculus triceps surae
➡Wadenmuskel.

Musculus zygomaticus major
(griech. *zygon*, Joch, Gabel) ➡Großer Jochbeinmuskel, ➡Lachmuskulatur.

Ein oberflächlich gelegener Muskel im Bereich des ➡Wange, der den Mundwinkel hebt.

Musiktherapie
(altgriech. *musikē*, Musik und *therapeia*, Dienst, Pflege, Heilung)
Eine eigenständige Heilmethode. Durch gezielten Einsatz von Musik oder ihrer Elemente wird in der Musiktherapie therapeutische Wirkung erzielt. Musiktherapie dient der Wiederherstellung, Erhaltung und Förderung psychischer und körperlicher Gesundheit. Während sich die Musiktherapie im stationär klinischen Bereich etabliert hat, spielt sie in der ambulanten Versorgung bisher nur eine unbedeutende Rolle.

Muskel
(lat. *mus*, Maus) ➡Musculus, ➡Muskelgewebe.
Die ➡kontraktilen ➡Organe des menschlichen ➡Körpers, deren Aufgabe darin besteht, Teile des Körpers aktiv zu bewegen. Siehe auch ➡Atonie, ➡Schlaffheit, ➡Abspannung, ➡Erschlaffung, ➡Mangelhafte Muskulaturspannung, ➡Muskeltonus.

Muskelatrophie
➡Amyotrophie, ➡Atrophia musculorum, ➡Muskelschwund.
Verringerung der Muskelmasse.

Muskelbinde
➡Faszie, ➡Fascia, ➡Muskelhaut.

Muskeldehnungsreflex
➡Eigenreflex, ➡Monosynaptischer Reflex, ➡Muskeleigenreflex.

Muskeldystrophie
Eine Sammelbezeichnung für ➡degenerative Muskelerkrankungen, bei denen ein ➡progressiver Verlust der Muskelkraft im Vordergrund steht.

Muskeldystrophie Typ Duchenne
➡Duchenne-Krankheit, ➡Dystrophia musculorum progressiva Duchenne.

Eine X-chromosomal-rezessiv vererbte Muskelerkrankung, die sich in der frühen Kindheit manifestiert und rasch zu →Muskelschwäche, →Atrophie der Muskulatur und Rollstuhlpflicht führt.

Muskeleigenreflex
→Eigenreflex, →Monosynaptischer Reflex, →Muskeldehnungsreflex.

Muskelerschlaffend
→Muskelrelaxierend.

Muskelfaser
→Myocytus striatus, →Quergestreifte Muskelzelle, →Skelettmuskelzelle.
Eine Untereinheit des →Muskels, welche nach den →Muskelfaserbündeln folgt.

Muskelfaserbündel
Eine mit Bindegewebe umgebene Gruppe von →Muskelfasern. Mehrere Muskelfaserbündel bilden zusammen einen →Skelettmuskel.

Muskelgewebe
→Muskel, →Musculus, →Grundgewebe, →Körpergewebe.

Muskelhaut
→Faszie, →Fascia, →Muskelbinde.

Muskelkontraktion
Die aktive Verkürzung eines →Muskels.

Muskelkontraktur
Die dauerhafte Verkürzung eines →Muskels.

Muskelkrampf
→Crampus, →Krampf.

Muskelrelaxans
(Pl. Muskelrelaxantien) →Myotonolytikum.
→Medikamente zur →Entspannung der →Skelettmuskulatur. Medikamente, die den →Muskeltonus herab-

setzen. Sie werden in der →Anästhesie und in der →Intensivmedizin eingesetzt.

Muskelrelaxierend
→Muskelerschlaffend.

Muskelschmerz
→Myalgie.

Muskelschwäche
→Myasthenie.
Eine auf einzelne Muskelgruppen beschränkte oder generalisierte Schwäche der →Skelettmuskulatur, die sich unter Belastung verstärkt und zu einer abnorm raschen Muskelermüdung führt. Sie ist ein →Symptom unterschiedlicher →neuromuskulärer →Erkrankungen

Muskelschwund
→Amyotrophie, →Muskelatrophie, →Atrophia musculorum.
Die Verringerung der Muskelmasse.

Muskelspannung
→Muskelspannung, →Myotonus, →Muskeltonus, →Atonie, →Tonus.
Der Spannungszustand eines Muskels oder einer Muskelgruppe. Er wird aufgrund stimulierender oder hemmender →Reize erzeugt.

Muskelspasmus
Unwillkürlich herbeigeführte, starke, andauernde →Kontraktion einzelner →Muskeln oder Muskelgruppen.

Muskeltonus
→Muskelspannung, →Myotonus, →Muskeltonus, →Atonie, →Tonus, →Schlaffheit, →Abspannung, →Erschlaffung, →Mangelhafte Muskulaturspannung, →Muskel.
Spannungszustand eines Muskels oder einer Muskelgruppe.

Muskelzelle
→Myozyt, →Myocytus.

Die Gruppe von ➡Zellen, aus denen die ➡Muskulatur des ➡Körpers aufgebaut ist.

Muskelzittern
➡Tremor.

Muskuläre Dysbalance
(altgriech. *dys*, schlecht und franz. *balance*, Gleichgewicht) ➡Muskuläres Ungleichgewicht.
Ein pathologisch verändertes Längen-, Kraft- oder Spannungsverhältnis zwischen den muskulären ➡Agonisten und ➡Antagonisten eines ➡Gelenks. Dadurch kommt es zur vermehrten Belastung des Gelenks.

Muskuläres Ungleichgewicht
➡Muskuläre Dysbalance.

Muskulatur
(lat. *musculus*, kleine Maus) Die Gesamtheit aller ➡Muskeln eines Organismus oder einzelner Körperregionen.

Muskuloskelettales System
➡Bewegungsapparat, ➡Bewegungssystem, ➡Bewegungsorgane.

Mutation
(lat. *mutare*, ändern) Eine Veränderung des ➡Erbguts eines Organismus.

Mutatis mutandis
Mit den nötigen Abänderungen.

Mutmaßlicher Wille
Im Recht: ein hilfsweise angenommener Willen. Medizinrechtlich ist der mutmaßliche Wille entscheidend, wenn ein Patient in nicht einwilligungsfähigem Zustand einer medizinischen Behandlung bedarf, ohne sich zuvor in einwilligsfähigem Zustand schriftlich oder mündlich zur Durchführung der konkreten medizinischen Behandlung erklärt zu haben. Die Behandlung ist dann entsprechend dem mutmaßlichen Willen des Patienten durchzuführen oder zu unterlassen.

Den mutmaßlichen Willen des Patienten zu erforschen bedeutet, nach bestem Wissen und Gewissen zu beurteilen, „was der Patient für sich selbst in der Situation entscheiden würde, wenn er es könnte" (Formulierung der Bundesärztekammer, 2009).

Muttermilch
Das bei stillenden Müttern in der ➡Mamma produzierte ➡Sekret zur ➡Ernährung eines Kindes.

Myalgie
(altgriech. *mys*, Muskel und *álgos*, Schmerz) ➡Muskelschmerz.
Ein örtlich begrenzter oder diffuser ➡Schmerz, der von den ➡Muskeln ausgeht. Eng verwandt mit der Myalgie und nicht immer klar von ihr abzugrenzen sind die sogenannten ➡Gliederschmerzen.

Myasthenia gravis
➡Myasthenia gravis pseudoparalytica, ➡Erb-Goldflam-Krankheit, ➡Erb-Oppenheim-Goldflam-Syndrom.
Eine durch Autoantikörper verursachte ➡neuromuskuläre Übertragungsstörung durch Blockierung der Acetylcholinrezeptoren an der ➡motorischen Endplatte. Sie führt klinisch zu einer ➡Muskelschwäche, weshalb die Erkrankung von manchen Autoren unter „Muskelerkrankungen" abgehandelt wird.

Myasthenia gravis pseudoparalytica
➡Myasthenia gravis, ➡Erb-Goldflam-Krankheit, ➡Erb-Oppenheim-Goldflam-Syndrom.

Myasthenie
➡Muskelschwäche.

Myatrophia spinalis postmyelitica
➡Post-Polio-Syndrom, ➡Postpoliomyelitische progressive spinale Muskelatrophie.

Mycobacterium
➜Mykobakterium.
Eine Gattung von ➜aeroben ➜Bakterien. Sie sind stäbchenartig geformt, unbeweglich und säurefest. Durch die herkömmliche ➜Gramfärbung sind sie nur sehr schlecht bis gar nicht anfärbbar - ihr ➜Zellwandaufbau gleicht jedoch dem der grampositiven Bakterien.

Mycobionta
➜Pilz, ➜Fungi, ➜Chitinpilz.

Mydriasis
➜Pupillenerweiterung.
Die Weitstellung der ➜Pupille über einen Durchmesser von 5 mm hinaus.

Myelencephalon
➜Nachhirn, ➜Myelenzephalon.
Teil des ➜Rautenhirns, dessen vorderer Anteil vom ➜Metencephalon gebildet wird. Aus ihm bildet sich das verlängerte Rückenmark, die ➜Medulla oblongata.

Myelenzephalon
➜Myelencephalon, ➜Nachhirn.

Myelin
(griech. *myelon*, Mark) Eine fetthaltige Substanz, die im ➜peripheren Nervensystem von ➜Schwann-Zellen oder im ➜zentralen Nervensystem von ➜Oligodendrozyten gebildet wird. Sie bildet die biochemische Grundlage der ➜Mark- oder Myelinscheiden. Sie dient der elektrischen Isolierung der ➜Axone und ist von entscheidender Bedeutung für die Schnelligkeit und Zuverlässigkeit der ➜Signalübertragung entlang der ➜Nervenfasern.

Myelinscheide
➜Mark- und Myelinscheide.

Myelitis
➜Rückenmark(s)entzündung.
Eine ➜Entzündung des ➜Rückenmarks oder seltener des ➜Knochenmarks.

Myelodysplasie
➜Myelodysplastisches Syndrom, ➜MDS.
Ein Sammelbegriff für eine Gruppe von erworbenen Erkrankungen der ➜Stammzellen des ➜Knochenmarks.

Myelodysplastisches Syndrom
➜Myelodysplasie, ➜MDS.

Myelofibrose
➜Osteomyelofibrose, ➜Primäre Myelofibrose, ➜Myelofibrose mit myeloischer Metaplasie, ➜Chronische idiopathische Myelofibrose.

Myelofibrose mit myeloischer Metaplasie
➜Osteomyelofibrose, ➜Primäre Myelofibrose, ➜Chronische idiopathische Myelofibrose, ➜Myelofibrose.

Myelomalazie
Erweichung des ➜Rückenmarks infolge einer ➜Ischämie

Myelon
➜Rückenmark, ➜Medulla spinalis.

Myelopathie
Eine Schädigung des ➜Rückenmarks, die durch ➜Kompression, ➜Durchblutungsstörungen oder ionisierende Strahlung hervorgerufen wird.

Mykobakterium
➜Mycobacterium.

Mykose
➜Pilzinfektion, ➜Pilzerkrankung.
Eine Erkrankung, die durch eine ➜Infektion mit ➜Pilzen verursacht wird.

Mykotisch
Durch Pilze hervorgerufen oder Pilze betreffend.

Myocytus
➜Muskelzelle, ➜Myozyt.

Myocytus cardiacus
➜Herzmuskelzelle, ➜Kardiomyozyt.

Myocytus striatus
➜Muskelfaser, ➜Quergestreifte Muskelzelle, ➜Skelettmuskelzelle.

Myokard
➜Herzmuskel, ➜Herzmuskulatur, ➜Herzmuskelgewebe.

Myokardinfarkt
➜Akuter Myokardinfarkt, ➜AMI, ➜Herzinfarkt, ➜MI, ➜Herzmuskelinfarkt.

Myokarditis
➜Herzmuskelentzündung.
Eine ➜akute oder ➜chronische ➜Entzündung des ➜Herzmuskelgewebes.

Myokardruptur
➜Herzmuskelriss.

Myokardszintigrafie
Eine Untersuchung des Herzens, bei der dem Patienten eine radioaktive Substanz gespritzt wird, die sich im Herzmuskelgewebe anreichert und dort mit speziellen Geräten sichtbar gemacht wird. Das Verfahren eignet sich besonders zur ➜Diagnostik von Durchblutungsstörungen des Herzmuskels.

Myoneurale Synapse
➜Motorische Endplatte, ➜Neuromuskuläre Endplatte.

Myopathie
Alle Eigenerkrankungen der ➜Muskeln, die keine ➜neuronalen Ursachen haben. Myopathien zeichnen sich immer durch eine Schwäche des betroffenen Muskels aus.

Myosarkom
➜Maligner ➜Tumor des ➜quergestreiften oder ➜glatten Muskelgewebes. Unterschieden werden das äußerst seltene ➜Rhabdomyosarkom und das ➜Leiomyosarkom.

Myosin
(altgriech. *mus*, Maus oder *myos*, Muskel) ➜Dickes Filament, ➜A-Filament.
➜Protein in der ➜Muskulatur, die zusammen mit dem ➜Aktin, eine ➜Muskelkontraktion ermöglicht.

Myositis
Eine seltene entzündliche Erkrankung der ➜Skelettmuskulatur, die in den meisten Fällen mit anderen Erkrankungen assoziiert ist.

Myotonie
Eine vermehrte Muskelspannung, die sich nach Willkürbewegungen als verzögerte Relaxation der Muskulatur bemerkbar macht. Gleichzeitig ist Myotonie ein Sammelbegriff für verschiedene Muskelerkrankungen, die dieses Symptom zeigen.

Myotonolytikum
➜Muskelrelaxans.

Myotonus
➜Muskeltonus, ➜Muskelspannung, ➜Myotonus, ➜Atonie, ➜Tonus.

Myozyt
➜Muskelzelle, ➜Myocytus.

N

Nachahmerpräparat
➡Generikum.

Nachhirn
➡Myelencephalon, ➡Myelenzephalon.

Nächtliche Hyperhidrose
➡Nachtschweiß.

Nachtschweiß
➡Nächtliche Hyperhidrose.
Ein unphysiologisch starkes ➡Schwitzen während der Bettruhe.

Nacken
(lat. *nucha*, Nacken) ➡Regio cervicalis posterior, ➡Nucha.
Der hintere Teil des Halses.

NaCl
➡Natriumchlorid, ➡Kochsalz, ➡Halit, ➡Steinsalz, ➡Speisesalz, ➡Natrium chloratum.

NaCl-Lösung
➡Kochsalzlösung, ➡Natriumchloridlösung.

Nagel
(Pl. Nägel) ➡Unguis (lat.), ➡Onyx (griech.)
An den Endgliedern von ➡Fingern und ➡Zehen ausgebildete ➡Hautanhangsgebilde mit mechanischer Schutzfunktion.

Nährstoff
➡Nahrung, ➡Nahrungsmittel, ➡Lebensmittel, ➡Ernährung.

Nahrung
➡Nahrungsmittel, ➡Lebensmittel, ➡Ernährung, ➡Nährstoff.

Nahrungsaufnahme
Der physiologische Prozess der Aufnahme von ➡Nahrung über ➡Mund und ➡Pharynx in den ➡Gastrointestinaltrakt.

Nahrungsergänzungsmittel
➡Lebensmittel-Produkte zur ergänzenden Versorgung des menschlichen ➡Stoffwechsels mit bestimmten Nährstoffen wie ➡Vitaminen oder ➡Mineralstoffen. Sie enthalten diese in konzentrierter und dosierter Form, weshalb sie in eher lebensmitteluntypischer Form wie Tabletten, Trinkampullen oder Kapseln angeboten werden. Dennoch unterscheiden sie sich rechtlich und in ihrem Zweck deutlich von ➡Arzneimitteln.

Nahrungskarenz
(lat. *carentia*, Mangel, Verzicht) Der vollständige oder teilweise Verzicht auf ➡Nahrungsaufnahme aus therapeutischen oder diagnostischen Gründen.

Nahrungsmittel
➡Nahrung, ➡Lebensmittel, ➡Ernährung, ➡Nährstoff.
Stoffe, die eine Grundlage für ➡Stoffwechsel und damit für das Leben bilden. Sie liefern dem menschlichen Körper vor allem ➡Proteine, ➡Kohlenhydrate und ➡Lipide, womit sie für notwendige Energie sorgen.

Nahrungsmittelallergie
Eine Form der ➡Nahrungsmittelunverträglichkeit, der eine ➡Allergie gegen bestimmte ➡Lebensmittel bzw. Lebensmittelbestandteile zugrunde liegt. Dabei kommt es zu einer spezifischen ➡Immunreaktion.

Nahrungsmittelintoleranz
Unerwünschte Reaktion auf Nahrungsmittelbestandteile, häufig verursacht durch den Mangel eines ➡Enzyms, das für die Verarbeitung des betreffenden Nahrungsmittelbestandteils benötigt wird. Bei Intoleranzen kommt es zu ähnlichen Symptomen

wie bei einer Allergie, allerdings ohne die Bildung von ➡Antikörpern durch das ➡Immunsystem.

Nahrungsmittelunverträglichkeit
Alle unerwünschten und unerwarteten Reaktionen, die nach dem Konsum eines Nahrungsmittels eintreten. Somit umschließen sie als Überbegriff: ➡Nahrungsmittelallergien, ➡Nahrungsmittelintoleranzen, und ➡Nahrungsmittelvergiftungen.

Nahrungsmittelvergiftung
➡Lebensmittelvergiftung, ➡Lebensmittelintoxikation.

Naloxon
Ein ➡Wirkstoff aus der Gruppe der Opioid-Antagonisten, der als ➡Antidot zur Aufhebung der Effekte von ➡Opioiden eingesetzt wird. Naloxon hat selbst keine opioiden Eigenschaften und wird in der Regel als intravenöse Injektion verabreicht, kann aber auch subkutan oder intramuskulär appliziert werden. Die Wirkung tritt rasch ein. Zu den häufigsten möglichen unerwünschten Wirkungen gehören Schwitzen, Schwindel, leichte Benommenheit, Tremor, hoher Blutdruck, Übelkeit und Erbrechen. Bei einer Opioidabhängigkeit ist Vorsicht geboten, weil ein akutes Entzugssyndrom ausgelöst werden kann.

Naris
➡Naseneingang, ➡Nasenloch.

Narkose
(griech. *narkan*, erstarren) ➡Anästhesie, ➡Betäubung.
Ein medikamentös induzierte ➡Schlafzustand des Organismus, in dem chirurgische, diagnostische und therapeutische Eingriffe ohne Schmerzempfindung oder ➡Abwehrreaktion durchführbar sind.

Narkotisch
Betäubend bzw. eine ➡Narkose auslösend.

Nasal
(lat. *nasus*, Nase)
a) Zur Nase gehörend bzw. von der Nase herrührend. Der Begriff kann sich auf den äußeren oder inneren Bereich der Nase beziehen.
b) Anatomische Richtungsbezeichnung: in Richtung der Nase oder auf der Nase.
c) Applikationsform: Medikamente, die in bzw. an die Nase eingeführt werden.

Nasalis
Zur Nase gehörend.

Nase
(lat. *nasus*, Nase) Bestandteil des menschlichen Gesichts. Die von ihr umschlossenen Hohlräume gehören funktionell zu den oberen Atemwegen. Sie erfüllt wichtige Funktionen im Rahmen der Atmung und der Geruchswahrnehmung.

Nasenbein
➡Os nasale.
Ein kleiner, länglicher, paariger ➡Knochen, der zum ➡Gesichtsschädel gehört. Es bildet den vorderen Teil des ➡Nasendachs.

Nasenbrille
➡Prongs.

Nasendach
➡Tectum nasi.
Die obere Begrenzung der ➡Nasenhöhle.

Naseneingang
➡Nasenloch, ➡Naris.
Zwei längsovale Körperöffnungen, die in das Innere der Nase führen.

Nasenflügel
➡Ala nasi, ➡Pinna nasi.
Bewegliche Weichteillappen im Bereich des ➡Naseneingangs, die den ➡Nasenvorhof einrahmen.

Nasenflügelatmung
Heftige atmungssynchrone Bewegungen der ➡Nasenflügel als Zeichen der ➡Dyspnoe. Tritt auf bei Neugeborenen, ➡Bronchitis, ➡Pneumonie sowie in Erregung.

Nasenhaupthöhle
➡Cavum nasi proprium.
Die zur inneren Nase gehörenden Hohlräume des Gesichtsschädels, die zwischen dem ➡Nasenvorhof und den ➡Choanen liegen.

Nasenhöhle
➡Cavum nasi, ➡Cavitas nasi, ➡Cavitas nasalis.
Der Innenraum der ➡Nase, der von vorne durch die Nasenlöcher mit der Außenwelt, von hinten durch die ➡Choanen mit dem ➡Nasopharynx verbunden ist. Die Nasenhöhle gehört zu den ➡oberen Atemwegen.

Nasenlaufen
➡Rhinorrhoe, ➡Rhinorrhö.

Nasenloch
➡Naseneingang, ➡Naris.

Nasenmuschel
➡Concha nasalis.
➡Nasenschleimhaut überzogene ➡Knochenlamellen, die von der seitlichen ➡Nasenwand in die ➡Nasenhaupthöhle ragen.

Nasennebenhöhle
➡Sinus paranasales.
Die Nasennebenhöhlen sind luftgefüllte Räume, die um die Nase herum in den Gesichtsknochen liegen. Zu ihnen zählen: die ➡Kieferhöhlen, die ➡Stirnhöhle, die ➡Siebbeinhöhle und die ➡Keilbeinhöhle. Die Nasennebenhöhlen dienen dem Erwärmen und Anfeuchten der Luft und sorgen als Resonanzraum für eine verbesserte Stimm- und Sprachbildung.

Nasennebenhöhlenentzündung
➡Sinusitis, ➡Entzündung der Sinus paranasales.

Nasenrachen
➡Nasopharynx, ➡Nasenrachenraum, ➡Epipharynx, ➡Pars nasalis pharyngis, ➡Rhinopharynx.

Nasenrachenraum
➡Nasopharynx, ➡Nasenrachen, ➡Epipharynx, ➡Pars nasalis pharyngis, ➡Rhinopharynx.

Nasenscheidewand
➡Nasenseptum, ➡Nasentrennwand, ➡Septum nasi.
Eine in der Nase gelegene, durchgehende Scheidewand, welche die beiden ➡Nasenhaupthöhlen trennt.

Nasenscheidewandknorpel
➡Cartilago septi nasi, ➡Septumknorpel.

Nasenschleimhaut
Eine dünne Gewebsschicht mit kurzen ➡Flimmerhärchen, die ➡Nasenhöhlen und ➡Nasenmuscheln von Innen auskleidet. Sie dient der Reinigung, Befeuchtung und Erwärmung der Atemluft sowie der Geruchswahrnehmung.

Nasensekret
➡Nasenschleim.
Ein ➡Sekret, das in der ➡Nase gebildet wird.

Nasenseptum
➡Nasenscheidewand, ➡Nasentrennwand, ➡Septum nasi.

Nasensonden
Beschreibung für verschiedene ➡Medizinprodukte, denen gemeinsam ist, dass sie über ein Nasenloch in die ➡Nase eingeführt werden:
a) ➡Sauerstoff-Nasensonde;
b) ➡Transnasale Magensonde;
c) ➡Nasojejuneale Sonde;
d) ➡Nasoduodenale Sonde;

e) ➡HNO-Metallinstrumente zur ➡Exploration der Nasenhöhle.

Nasentrennwand
➡Nasenscheidewand, ➡Nasenseptum, ➡Septum nasi.

Nasenvorhof
➡Vestibulum nasi.
Am weitesten vorne gelegener Teil der ➡Nasenhöhle.

Nasenwand
Die seitliche und zur Mitte hin gelegenee Begrenzung der ➡Nasenhöhle.

Nasoduodenale Sonde
Wie eine ➡nasogastrale Magensonde eingelegt, Ziel ist jedoch nicht der ➡Magen, sondern ➡Zwölffingerdarm.

Nasogastrale Magensonde
➡Transnasale Magensonde.

Nasojejunale Sonde
Wie eine ➡nasogastrale Magensonde eingelegt mit der Platzierung des Sondenausgangs im ➡Leerdarm.

Nasopharyngeal
Nase und Rachen betreffend.

Nasopharynx
➡Nasenrachen, ➡Nasenrachenraum, ➡Epipharynx, ➡Pars nasalis pharyngis, ➡Rhinopharynx.
Ein Teil des ➡Rachens.

Natrium
Ein einwertiges chemisches Element, das zu den ➡Leichtmetallen gehört. Der Körper benötigt Natrium vor allem als Cotransporter beim Ionentransport durch die ➡Zellmembran sowie für den ➡Säure-Basen-Haushalt. Es wird eine tägliche Zufuhr von 1,5 g Kochsalz empfohlen. Natrium ist vor allem in Frischkäse und Kochschinken zu finden. Ein Natriummangel kann zu ➡Kopfschmerzen und ➡Erbrechen führen. Aus einer erhöhten Natriumkonzentration kann eine ➡Hypertonie resultieren.

Natrium chloratum
➡Natriumchlorid, ➡Kochsalz, ➡NaCl, ➡Halit, ➡Steinsalz, ➡Speisesalz.

Natriumchlorid
➡Kochsalz, ➡NaCl, ➡Halit, ➡Steinsalz, ➡Speisesalz, ➡Natrium chloratum.
Das Salz aus Natrium-Kationen und Chlorid-Anionen. Es ist das Natriumsalz der Salzsäure. Durch Spaltung zerfällt das Kochsalz in wässriger Lösung in Na^+und Cl^-. Siehe auch ➡Kochsalzlösung.

Natriumchloridlösung
➡Kochsalzlösung, ➡NaCl-Lösung.

Natur
I.d.R. das, was nicht vom Menschen geschaffen wurde. Man unterscheidet zwischen „belebter Natur" und „unbelebter Natur". Die Begriffe „belebt" beziehungsweise „unbelebt" sind dabei eng mit den Begriffsklärungen von „Lebewesen" und „Leben" verbunden, und in den Kontext philosophischer oder weltanschaulicher Anschauungsweise eingebunden. In der Medizin eine Bezeichnung für eine Eigenschaft der Wirklichkeit bzw. eines Wirklichkeitsbereiches und für das Wesen eines Gegenstandes.

Naturheilmittel
➡Medikamente, die einer besonderen Therapierichtung dienen. Hierzu zählen beispielsweise ➡Phytopharmaka und andere natürliche Heilmittel – beispielsweise physikalische Phänomene wie Wasser, Licht und Luft.

Natürliche Killerzelle
➡Killerzelle, ➡NK-Zelle, ➡Lymphozyten.
Greifen unspezifisch virusinfizierte Zellen und Tumorzellen an.

Nausea
➡Übelkeit.

I.d.R. auf den ➡Magen-Darm-Trakt projiziertes Gefühl der Übelkeit, das mit ➡Brechreiz verbunden sein kann.

Nebenniere
(Pl. Nebennieren) ➡Glandula suprarenalis, ➡Glandula adrenalis.
➡Endokrine Drüsen, die üblicherweise kappenartig über den beiden ➡Nieren liegen und durch eine dünne Fettschicht von diesen getrennt sind. Sie sind verantwortlich für Synthetysierung von ➡Steroidhormonen und für Freisetzung von ➡Neurohormonen ➡Noradrenalin und ➡Adrenalin.

Nebennierenmark
➡Medulla glandulae suprarenalis.
Der kleinste Teil der ➡Nebenniere, der die ➡Adrenalin und ➡Noradrenalin synthetisiert.

Nebennierenrinde
➡Cortex glandulae suprarenalis, ➡NNR.
Sie bildet den äußeren Bereich der ➡Nebenniere. In der NNR werden über 40 verschiedene ➡Steroidhormone gebildet, die sog. ➡Kortikosteroide.

Nebenschilddrüse
➡Epithelkörperchen, ➡Glandula parathyreoidea.
Vierfach angelegte ➡endokrine Organe, die eine entscheidende Rolle in der Regulation des ➡Calciumhaushaltes spielen.

Nebenschilddrüseninsuffizienz
➡Hypoparathyreoidismus.
Eine durch Unterfunktion der ➡Nebenschilddrüsen gekennzeichnete ➡Erkrankung.

Nebenwirkung
➡Unerwünschte Arzneimittelwirkung.
Weitere, i.d.R. unerwünschte Wirkung eines Medikaments bzw. einer pharmakologischen Substanz, die zusätzlich zur gewünschten Hauptwirkung auftrit.

Necrose
➡Nekrose, ➡Necrosis, ➡Gwebetod, ➡Zelltod, ➡Akzidenteller Zelltod.

Necrosis
➡Nekrose, ➡Necrose, ➡Gwebetod, ➡Zelltod, ➡Akzidenteller Zelltod.

Negativer Überdruck
➡Unterdruck.

Nekropsie
➡Autopsie, ➡Obduktion, ➡Sektion, ➡Leichenschau, ➡Nekroskopie.

Nekrose
(griech. *nekros*, Leichnam, tot) ➡Necrosis, ➡Necrose, ➡Gwebetod, ➡Zelltod, ➡Akzidenteller Zelltod.
Der Tod einer ➡Zelle durch Schädigung der Zellstruktur. Bei der Nekrose kommt es zu Membrandefekten, die dazu führen, dass der Zellinhalt unkontrolliert in die Umgebung der Zelle austritt.

Nekroskopie
➡Autopsie, ➡Obduktion, ➡Sektion, ➡Leichenschau, ➡Nekropsie.

Nekrotisch
Abgestorben oder im Stadium der Nekrose befindlich.

Neocortex
(altgriech. *néos*, frisch, neu) ➡Neokortex, ➡Isocortex.
Der stammesgeschichtlich jüngste Teil der ➡Großhirnrinde.

Neogenese
(altgriech. *neos*, jung, frisch und *genesis*, Entstehung, Geburt, Schöpfung) In der Medizin: die Neubildung von Stoffen oder Geweben.

Neokortex
➡Neocortex, ➡Isocortex.

Neoplasie
(griech. *neo*, neu, *plastein*, formen) ➡Tumor, ➡Neoplasma, ➡Neubildung, ➡Geschwulst.

Die Neubildung von Körpergeweben. Damit kann sowohl die physiologische Regeneration eines Gewebes gemeint sein, als auch die ➡autonome, ➡pathologische Gewebevermehrung eines ➡Tumors.

Neoplasma
➡Neoplasie, ➡Tumor, ➡Neubildung, ➡Geschwulst.

Nephrogen
(griech. *nephros*, Niere und *genesis*, Entstehung) Durch die Niere bedingt bzw. mit Ursprung in der Niere.

Nephrolith
➡Nierenstein, ➡Nierenkonkrement, ➡Calculus renalis.

Nephrolithiasis
➡Nierensteinleiden.
Das Auftreten von Steinen in den ➡Nieren.

Nephron
Die kleinste Funktionseinheit der ➡Niere. Es besteht aus dem ➡Nierenkörperchen und dem daran angeschlossenen ➡Tubulussystem.

Nephros
➡Niere, ➡Ren.

Nerv
(Pl. Nerven; lat. *nervus*, Sehne, Nerv) ➡Nervus.
Eine anatomische Struktur, die der ➡Erregungsleitung dient. Ein Nerv besteht aus einer Vielzahl gebündelter ➡Nervenfasern und dem sie umgebenden ➡Bindegewebe.

Nervenbahn
Eine Leitungsbahn, die aus einem Bündel ➡Nervenfasern besteht, die den gleichen Ansatzpunkt, ein ähnliches Ziel oder eine ähnliche Funktion haben. Sie leitet elektrische Signale zu ihrem Erfolgsorgan.

Nervenentzündung
➡Neuritis.

Nervenfaser
➡Axon, ➡Neurit, ➡Achsenzylinder, ➡Neuritum, ➡Neuraxon.

Nervenganglion
(griech. *gagglion*, Schwellung, Knoten) ➡Nervenknoten.
Eine Ansammlung von ➡Nervenzellen, aus der eine Verdickung des Nervenstranges resultiert. Besonders im ➡peripheren Nervensystem werden sie als ➡Ganglion bezeichnet. Im ➡zentralen Nervensystem nennt man diese Ansammlungen ➡Nucleus.

Nervengeflecht
➡Nervenplexus.
Verflechtung von ➡Nervenfasern.

Nervengewebe
➡Grundgewebe, ➡Körpergewebe.
Eines der vier Grundgewebe des menschlichen ➡Körpers. Es bildet die Grundlage des ➡Nervensystems. Seine Aufgabe ist die Signalübertragung zwischen verschiedenen Körperstrukturen. Nervengewebe besteht aus zwei Zellklassen:
a. ➡Neuronen und
b. ➡Gliazellen.
Gliazellen und Neuronen bilden im Nervensystem eine enge funktionelle Einheit.

Nervenheilkunde
➡Neurologie.

Nervenimpuls
➡Aktionspotential, ➡AP.
Eine kurz anhaltende Änderung des ➡Membranpotentials über der ➡Zellmembran. Es dient der ➡Reizweiterleitung über ➡Axone an weitere erregbare ➡Zelle.

Nervenknoten
➡Nervenganglion.

Nervenläsion
➡Nervenverletzung.

Die Verletzung von ➡Nervengewebe, im engeren Sinn die Verletzung eines peripheren Nerven.

Nervenplexus
➡Nervengeflecht.

Nervenreiz
Eine den Nerven treffende Einwirkung, auf welche das mit dem Nerven verbundene Erfolgsorgan mit einer Reaktion antwortet.

Nervensystem
➡Systema nervosum.
Teil des menschlichen Organismus, welcher der ➡Reizwahrnehmung, der ➡Reizverarbeitung und der ➡Reaktionssteuerung dient. Es bildet den Regelkreis des Verhaltens auf äußere und innere ➡Reize und besteht morphologisch aus vernetzten ➡Nervenzellen, den ➡Neuronen, sowie aus ➡Gliazellen. Es gliedert sich in folgende Teile:
a. das ➡zentrale Nervensystem, bestehend aus ➡Rückenmark und ➡Gehirn, dient der Integration und übergeordneten Steuerung der nerval geleiteten Informationen;
b. das ➡vegetative Nervensystem wird nicht willkürlich gesteuert. Es arbeitet ➡autonom, und reguliert viele Vorgänge im menschlichen Körper;
c. das ➡periphere Nervensystem dient der Weiterleitung und Übetragung von Reizen aus der Körperperipherie zu oder aus zentralen Verschaltungsstellen.

Nervenverletzung
➡Nervenläsion.

Nervenwurzel
➡Radix spinalis.
Die ➡Nervenfasern, die segmentweise in das ➡Rückenmark einstrah-

len bzw. aus ihm austreten und danach zu einem ➡Spinalnerven zusammenlaufen.

Nervenzelle
➡Neuron, ➡Neuronum.
Spezialisierte ➡Zellen, die für die Reizaufnahme sowie die Weitergabe und ➡Erregungsleitung zuständig sind. Dieses wird über lange Zellausläufer, die ➡Axone, weitergeleitet.

Nervenzellkörper
➡Perikaryon.

Nervenzellverband
Spezialisierte ➡Zellen, die für die Reizaufnahme sowie die Weitergabe und Verarbeitung von Nervenimpulsen zuständig sind.

Nervi craniales
➡Hirnnerven.

Nervi olfactorii
➡Nervus olfactorius, ➡Riechnerv, ➡I. Hirnnerv, ➡Riechfäden, ➡Nervus I.

Nervosität
➡Unruhe, ➡Aufregung.
Im Allgemeinen ein persönlicher Zustand der ➡Unruhe. Die natürliche Gelassenheit ist verringert oder ganz verloren.

Nervus
➡Nerv.

Nervus abducens
➡VI. Hirnnerv, ➡Nervus VI, ➡Augenabziehnerv.
Innerviert den ➡lateralen Augenmuskel.

Nervus accessorius
➡XI. Hirnnerv, ➡Nervus XI.
Versorgt motorisch die Schulter-, Wirbelsäule- und Halsmuskulatur. Der Nervus accessorius entspringt eigentlich aus dem ➡Rückenmark. Da er jedoch parallel zum Rückenmark in die Schädelhöhle zieht und diese dann an

der Schädelbasis wieder verlässt, wird er zu den Hirnnerven gezählt.

Nervus facialis
➡Gesichtsnerv, ➡VII. Hirnnerv, ➡Nervus intermediofacialis, ➡Nervus VII.
Steuert die Muskulatur der ➡Mimik, vermittelt auch die ➡Geschmackswahrnehmung in den vorderen zwei Dritteln der ➡Zunge, innerviert alle Kopfdrüsen außer der ➡Ohrspeicheldrüse.

Nervus glossopharyngeus
➡IX. Hirnnerv, ➡Nervus IX, ➡Zungen-Rachen-Nerv.
Leitet die Signale des hinteren ➡Zungenabschnittes zum ➡Gehirn und innerviert die Muskeln des ➡Rachens. Wichtig für den ➡Schluckakt. Innerviert auch die ➡Ohrspeicheldrüse.

Nervus hypoglossus
➡XII. Hirnnerv, Nervus XII, ➡Unterzungennerv, ➡Zungenschlundnerv.
Steuert die Zungenbewegung.

Nervus I
➡Nervus olfactorius, ➡Riechnerv, ➡I. Hirnnerv, ➡Riechfäden, ➡Nervi olfactorii.

Nervus II
➡Nervus opticus, ➡Sehnerv, ➡II. Hirnnerv.

Nervus III
➡Nervus oculomotorius, ➡III. Hirnnerv, ➡Augenbewegungsnerv.

Nervus intermediofacialis
➡Nervus facialis, ➡Gesichtsnerv, ➡VII. Hirnnerv, ➡Nervus VII.

Nervus IV
➡Nervus trochlearis, ➡IV. Hirnnerv, ➡Augenrollnerv.

Nervus IX
➡Nervus glossopharyngeus, ➡IX. Hirnnerv, ➡Zungen-Rachen-Nerv.

Nervus laryngeus recurrens
➡Nervus recurrens, ➡Recurrensnerv, ➡Rückläufiger Kehlkopfnerv, ➡Stimmnerv.
Ein paariger Ast des ➡Nervus vagus.

Nervus oculomotorius
➡III. Hirnnerv, ➡Nervus III, ➡Augenbewegungsnerv.
Steuert Augenbewegungen, den ➡Lidheber sowie die ➡Regenbogenhaut.

Nervus olfactorius
➡Riechnerv, ➡I. Hirnnerv, ➡Riechfäden, ➡Nervi olfactorii, ➡Nervus I.
Feine Nervenfasern, die der Geruchswahrnehmung dienen.

Nervus opticus
➡Sehnerv, ➡II. Hirnnerv, ➡Nervus II.
Bildet den mittleren Abschnitt der Sehbahn und ermöglicht das Sehen durch Weiterleitung der in der ➡Retina entstehenden Erregungen in das Gehirn.

Nervus phrenicus
➡Phrenikus, ➡Zwerchfellnerv.
Ein aus dem ➡Plexus cervicalis entspringender, peripherer Nerv. Der Nervus phrenicus versorgt motorisch das ➡Zwerchfell.

Nervus recurrens
➡Nervus laryngeus recurrens, ➡Recurrensnerv, ➡Rückläufiger Kehlkopfnerv, ➡Stimmnerv.

Nervus spinalis
➡Rückenmarksnerv, ➡Spinalnerv.

Nervus statoacusticus
➡Nervus vestibulocochlearis, ➡Hörnerv, ➡VIII. Hirnnerv, ➡Nervus VIII.

Nervus trigeminus
➡V. Hirnnerv, ➡Nervus V, ➡Drillingsnerv.
Innerviert die Kaumuskulatur und besteht aus drei weiteren Zweigen, die

sensible Informationen aus dem ganzen Gesichtsbereich zum Gehirn leiten.

Nervus trochlearis
➡IV. Hirnnerv, ➡Nervus IV, ➡Augenrollnerv.
Steuert den schrägen oberen Augenmuskel.

Nervus V
➡Nervus trigeminus, ➡V. Hirnnerv, ➡Drillingsnerv.

Nervus vagus
(lat. *vagari*, irren, umherstreifen) ➡X. Hirnnerv, ➡Nervus X, ➡Umherschweifender Nerv.
Hauptnerv des ➡Parasympathikus und an der Regulation der Tätigkeit vieler innerer Organe beteiligt.

Nervus vestibulocochlearis
➡Hörnerv, ➡VIII. Hirnnerv, ➡Nervus statoacusticus, ➡Nervus VIII.
Zuständig für die Weiterleitung der Informationen von der ➡Hörschnecke und dem ➡Gleichgewichtsorgan.

Nervus VI
➡Nervus abducens, ➡VI. Hirnnerv, ➡Augenabziehnerv.

Nervus VII
➡Nervus facialis, ➡Gesichtsnerv, ➡VII. Hirnnerv, ➡Nervus intermediofacialis.

Nervus VIII
➡Nervus vestibulocochlearis, ➡Hörnerv, ➡VIII. Hirnnerv, ➡Nervus statoacusticus.

Nervus X
➡Nervus vagus, ➡X. Hirnnerv, ➡Umherschweifender Nerv.

Nervus XI
➡Nervus accessorius, ➡XI. Hirnnerv.

Nervus XII
➡Nervus hypoglossus, ➡XII. Hirnnerv, ➡Unterzungennerv, ➡Zungenschlundnerv.

Netzhaut
(lat. *rete*, Netz, Garn) ➡Retina, ➡Innere Augenhaut, ➡Tunica interna bulbi.
Ca. 200 µm dicke Gewebsschicht, die das Innere des ➡Auges wie eine Tapete auskleidet. Sie ist der sensorische Bereich des Auges und dient der Wahrnehmung von ➡Lichtreizen. Sie werden aufgenommen, umgewandelt und über den ➡Sehnerv zum ➡Gehirn weiter gegeben. Für die unterschiedlichen Farben und Lichtintensitäten enthält die Netzhaut verschiedene Zellen, welche die Lichtreize in elektrochemische Reize umwandeln.

Neuartiges Coronavirus 2019
➡SARS-Coronavirus, ➡SARS-CoV, ➡SARS-assoziiertes Coronavirus, ➡SARSr-CoV, ➡SARS-CoV-1, ➡SARS-CoV-2, ➡Coronavirus, ➡2019-nCoV, ➡2019-novel Corona virus, ➡Wuhan-Coronavirus.

Neubildung
➡Neoplasie, ➡Tumor, ➡Neoplasma, ➡Geschwulst.

Neurales Segment
➡Rückenmarkssegment, ➡Spinalsegment.

Neuralgie
(griech. *neuron*, Nerv und *algos*, Schmerz) ➡Schmerzen im Versorgungsgebiet eines ➡Nerven.

Neuralgisch
Die ➡Neuralgie betreffend.

Neuraxon
➡Axon, ➡Neurit, ➡Achsenzylinder, ➡Neuritum, ➡Nervenfaser.

Neurit

➡Axon, ➡Achsenzylinder, ➡Neuritum, ➡Neuraxon, ➡Nervenfaser.

Neuritis

➡Nervenentzündung.

Die ➡Entzündung eines ➡Nerven des ➡peripheren Nervensystems.

Neuritisch

Im Zusammenhang mit einer Nervenentzündung stehend, mit den Symptomen einer Nervenentzündung.

Neuritische Plaques

➡Senile Plaques, ➡Senile Drusen, ➡Hirndrusen.

Neuritum

➡Axon, ➡Neurit, ➡Achsenzylinder, ➡Neuraxon, ➡Nervenfaser.

Neurodegeneration

Ein Oberbegriff für ➡pathologische Prozesse, die zu einem Funktionsverlust und/oder zum Untergang von ➡Nervenzellen führen.

Neurodegenerativ

Den Verfall des Nervensystems betreffend.

Neuroendokrines System

(griech. *neuron*, Nerv und *endo*, innen und *krinein*, abgeben) ➡Neuroendokrinium.

Zusammenfassung aller ➡Zellen, ➡Organe oder Organbestandteile, die an der Prozessierung und ➡Sekretion von ➡Neurohormonen beteiligt sind.

Neuroendokrinium

➡Neuroendokrines System.

Neurogen

Durch das Nervensystem oder ein Neuron bedingt oder in Zusammenhang mit Nervensystem oder -zellen.

Neurohormon

➡Neuropeptid.

In der Literatur unklare Definitionen. Üblicherweise beschreibt der Begriff

jedoch die ➡Effektormoleküle, die von Zellen der ➡neuroendokrinen Systems sezerniert werden.

Neuroleptikum

(Pl: Neuroleptika) ➡Antipsychotikum, ➡Neurophlegikum.

➡Medikament, welches die ➡Signalübertragung zwischen den ➡Nervenzellen beeinflusst und dadurch stabilisierend auf die Stimmung des Patienten wirkt. Einsatz vorwiegend bei der Behandlung von ➡Psychosen, ➡wahnhaften Zuständen und ➡Halluzinationen. Neuroleptika werden als ➡Beruhigungsmittel und ➡Ko-Analgetika eingesetzt. Siehe auch ➡Beruhigungsmittel, ➡Sedativa, ➡Tranquilizer.

Neurologie

➡Nervenheilkunde.

Die Wissenschaft, die sich mit der ➡Prophylaxe, ➡Diagnose und ➡Therapie von Erkrankungen des ➡zentralen, ➡peripheren und ➡vegetativen Nervensystems beschäftigt. Im weiteren Sinne zählen auch verschiedene ➡Erkrankungen der ➡Muskulatur zum Gebiet der Neurologie.

Neurologisch

Die Neurologie betreffend oder im erweiterten Sinne das Nervensystem betreffend.

Neuromuskulär

Die Nerven und die Muskeln betreffend.

Neuromuskuläre Endplatte

➡Motorische Endplatte, ➡Myoneurale Synapse.

Neuron

➡Nervenzelle, ➡Neuronum.

Neuronal

Zu einem Neuron gehörig oder das Nervensystem betreffend.

Neuronale Plastizität
➤Neuroplastizität.
Der Umbau ➤neuronaler Strukturen in Abhängigkeit von ihrer Verwendung. Die neuronale Plastizität kann einzelne ➤Nervenzellen oder ganze Hirnareale betreffen. Sie dient dazu, die Funktionen des ➤Nervensystems zu erhalten, anzupassen und ggf. zu erweitern.

Neuronale Verknüpfung
Hier: die Verbindung zwischen ➤Nervenzellen.
In den ➤Neurowissenschaften: eine beliebige Anzahl miteinander verbundener ➤Neuronen, die als Teil eines ➤Nervensystems einen Zusammenhang bilden, der einer bestimmten Funktion dienen soll.

Neuronum
➤Nervenzelle, ➤Neuron.

Neuropathie
Ein Oberbegriff für ➤Erkrankungen der ➤peripheren Nerven, die keine ➤traumatische Ursache haben. Eine Neuropathie kann entweder einzelne Nerven betreffen (➤Mononeuropathie) oder verteilt an mehreren ➤Nerven gleichzeitig auftreten (➤Polyneuropathie).

Neuropathisch
Die Neuropathie betreffend oder nervenleidend.

Neuropathischer Schmerz
➤Schmerzen, die durch eine ➤Läsion oder eine ➤Dysfunktion des ➤Nervensystems verursacht werden. Charakteristisch sind anfallsartige, einschießende starke Schmerzen, die häufig als brennend, stechend oder auch dumpf beschrieben werden.

Neuropeptid
➤Neurohormon.

Neurophlegikum
➤Neuroleptikum, ➤Antipsychotikum.

Neurophysiologie
Ein Teilgebiet der ➤Physiologie, das sich mit der Funktionsweise des ➤Nervensystems auseinandersetzt.

Neuroplastizität
➤Neuronale Plastizität.
Funktionelle, strukturelle, adaptive Veränderungen im Bereich des ➤zentralen Nervensystems, die aus veränderten physiologischen Anforderungen oder Schädigungen des ZNS mit Einschränkung der Funktion bestimmter Hirnareale resultieren. Neuroplastizität ermöglicht Lernvorgänge.

Neuroprotektion
Alle ➤therapeutische, in erster Linie ➤pharmakologische Ansätze zusammen, die dem Schutz von ➤Nervenzellen vor strukturellen oder funktionellen Defekten dienen.

Neuroprotektiv
Die Nervenzellen und das Nervengewebe schützend.

Neurotoxin
➤Nervengift.
Ein ➤Giftstoff, der vor allem ➤Nervenzellen schädigt bzw. ihre Funktion beeinträchtigt.

Neurotoxisch
Giftig für das ➤Nervensystem oder nervenschädigend.

Neurotransmitter
➤Botenstoff, ➤Transmitter.
Biochemische Stoffe, welche Reize von einer ➤Nervenzelle zu einer anderen Nervenzelle oder Zelle weitergeben, verstärken oder modulieren.

Neurovaskulär
Die Nerven und die Blutgefäße betreffend.

Neutralfett
➤Triglycerid, ➤Triacylglycerid, ➤Triacylglycerin, ➤Triglyzerid.

Neutralisation
Allgemein die Aufhebung unterschiedlicher Kräfte, wobei Kräfte hier nicht ausschließlich im physikalischen Sinn gesehen werden dürfen.

Neutron
(Pl. Neutronen) Ein elektrisch neutrales ➡Elementarteilchen, die zusammen mit ➡Protonen, den ➡Atomkern bilden oder als freie, instabile Teilchen die Neutronenstrahlung formen.

Neutrophile Granulozyten
➡Kleine Freßzellen, ➡Lymphozyten. Phagozytieren ➡Bakterien, ➡Viren und ➡Pilze im Blut.

Niacin
➡Nicotinsäureamid, ➡Nicotinsäure, ➡Vitamin B$_3$.
Ein wasserlösliches ➡Vitamin. Der Niacinbedarf beträgt ca. 10 - 20 mg pro Tag. Eine Niacinzufuhr in hohen Dosen (3-4 g pro Tag) ist schädlich für die Leber.

Nichtanalgetika
➡Arzneimittel, die keine Schmerzmittel im eigentlichen Sinne sind, aber unter bestimmten Umständen, eine schmerzhemmende Wirkung haben.

Nicht-blockbare Trachealkanüle
➡Ungeblockte Kanüle.

Nichtinvasiv
(lat. *invadere*, einbrechen, eindringen) ➡Nicht-invasiv, ➡Non-invasiv. Nicht eindringend. In der ➡Medizin: die diagnostischen oder therapeutischen Maßnahmen, welche die Integrität des ➡Körpers nicht verletzen.

Nicht-invasiv
➡Nichtinvasiv, ➡Non-invasiv.

Nichtinvasive Beatmung
➡Nichtinvasive Beatmung, ➡Nicht-invasive Beatmung, ➡Non-invasive Beatmung, ➡Noninvasive Beatmung, ➡Nichtinvasive Ventilation, ➡Nicht-invasive Ventilation, ➡Non-invasive Ventilation, ➡Noninvasive Ventilation, ➡NIV.
➡Atemunterstützung oder ➡Beatmung über physiologische Atemzugänge mit Hilfe einer ➡Beatmungsmaske oder eines ➡Beatmungshelms. Siehe auch ➡Beatmungszugang.

Nicht-invasive Beatmung
➡Nichtinvasive Beatmung, ➡Non-invasive Beatmung, ➡Noninvasive Beatmung, ➡Nichtinvasive Ventilation, ➡Nicht-invasive Ventilation, ➡Non-invasive Ventilation, ➡Noninvasive Ventilation, ➡NIV.

Nichtinvasive und invasive Beatmung als Therapie der chronischen respiratorischen Insuffizienz
➡S2k-Leitlinie.

Nichtinvasive Ventilation
➡Nichtinvasive Beatmung, ➡Nicht-invasive Beatmung, ➡Non-invasive Beatmung, ➡Noninvasive Beatmung, ➡Nichtinvasive Ventilation, ➡Non-invasive Ventilation, ➡Noninvasive Ventilation, ➡NIV.

Nicht-invasive Ventilation
➡Nichtinvasive Beatmung, ➡Nicht-invasive Beatmung, ➡Non-invasive Beatmung, ➡Noninvasive Beatmung, ➡Nichtinvasive Ventilation, ➡Non-invasive Ventilation, ➡Noninvasive Ventilation, ➡NIV.

Nichtinvasiver Beatmungszugang
➡Nicht-invasive Beatmungszugang, ➡Non-invasive Beatmungszugang. Beatmungszugang über ➡Mund und/oder ➡Nase. Siehe auch ➡NIV, ➡Non-invasive Ventilation, ➡Nicht-invasive Beatmung.

Nicht-invasiver Beatmungszugang
➡Nichtinvasiver Beatmungszugang, ➡Non-invasive Beatmungszugang.

Siehe auch ➡NIV, ➡Non-invasive Ventilation, ➡Nicht-invasive Beatmung.

Nichtmyelinisierte Nervenfaser
➡Marklose Nervenfaser, ➡Unmyelinisierte Nervenfaser.

Nichtopioid-Analgetikum
➡Nichtopioides Analgetikum.
Ein schmerzstillendes ➡Arzneimittel, das seine Wirkung nicht durch Bindung an ➡Opioidrezeptoren entfaltet und damit kein ➡Opioid ist. Viele nichtopioide Analgetika wirken über die Unterdrückung des ➡Enzyms ➡Cyclooxygenase.

Nichtopioides Analgetikum
➡Nichtopioid-Analgetikum.

Nichtsprachliche Kommunikation
➡Nonverbale Kommunikation, ➡Nonverbale Kommunikation, ➡Nichtsprachliche Kommunikation, ➡Nonsprachliche Kommunikation, ➡Nonsprachliche Kommunikation, ➡Nichtverbale Kommunikation, ➡Nicht-verbale Kommunikation, ➡Nonverbale Sprache, ➡Körpersprache.

Nicht-sprachliche Kommunikation
➡Nonverbale Kommunikation, ➡Nonverbale Kommunikation, ➡Nichtsprachliche Kommunikation, ➡Nonsprachliche Kommunikation, ➡Nonsprachliche Kommunikation, ➡Nichtverbale Kommunikation, ➡Nicht-verbale Kommunikation, ➡Nonverbale Sprache, ➡Körpersprache.

Nichtsteroidale anti-inflammatorische Agenzien
➡Nichtsteroidales Antirheumatikum, ➡Nichtsteroidales Antiphlogistikum, ➡NSAIA, ➡NSAR, ➡NSAP.

Nichtsteroidales Antiphlogistikum
➡Nichtsteroidales Antirheumatikum, ➡Nichtsteroidale anti-inflammatorische Agenzien, ➡NSAIA, ➡NSAR, ➡NSAP.

Nichtsteroidales Antirheumatikum
➡Nichtsteroidales Antiphlogistikum, ➡Nichtsteroidale anti-inflammatorische Agenzien, ➡NSAIA, ➡NSAR, ➡NSAP.
➡Schmerzlindernde und ➡entzündungshemmende Medikamente, die über eine Hemmung der ➡Cyclooxygenase wirken.

Nichtverbale Kommunikation
➡Nonverbale Kommunikation, ➡Nonverbale Kommunikation, ➡Nichtsprachliche Kommunikation, ➡Nichtsprachliche Kommunikation, ➡Nonsprachliche Kommunikation, ➡Nonsprachliche Kommunikation, ➡Nichtverbale Kommunikation, ➡Nonverbale Sprache, ➡Körpersprache.

Nicht-verbale Kommunikation
➡Nonverbale Kommunikation, ➡Nonverbale Kommunikation, ➡Nichtsprachliche Kommunikation, ➡Nichtsprachliche Kommunikation, ➡Nonsprachliche Kommunikation, ➡Nonsprachliche Kommunikation, ➡Nichtverbale Kommunikation, ➡Nonverbale Sprache, ➡Körpersprache.

Nicker
➡Atlas, ➡C1.
Atlas bildet gemeinsam mit dem zweiten ➡Halswirbel, dem ➡Axis, eine funktionelle Einheit und wird auch als "Nicker" bezeichnet, da durch ihn die ➡Flexion des Kopfes nach ➡anterior ermöglicht wird.

Nicotinsäure
➡Niacin, ➡Nicotinsäureamid, ➡Vitamin B_3.

Nicotinsäureamid
➡Niacin, ➡Nicotinsäure, ➡Vitamin B_3.

Niederdruckcuff
➡Niederdruckmanschette.
Heute als Standard eingesetzter, spezieller großvolumiöser und dünnwandiger ➡Cuff mit großer trachealer

Kontaktfläche und niedrigem →Cuff-
druck.

Niederdruckmanschette
→Niederdruckcuff.

Niedergeschlagenheit
→Depression.

Niederkunft
→Geburt, →Partus.

Niere
(lat. *ren*, normalerweise nur im Pl. *re-
nes*, davon abgeleitetes Adjektiv
renalis; altgriech. *nephrós*) →Ren,
→Nephros.
Eein paariges bohnenförmiges Organ,
dessen Hauptaufgabe die Bildung des
→Harns ist. Nieren sind an wichtigen
systemischen Regulationen beteiligt
wie: Regulation von →Wasser- und
Elektrolythaushalt und Regulation des
→Säure-Basen-Gleichgewichts. Als
ein →endokrines Organ, ist Niere an
der systemischen →Blutdruckregula-
tion und →Erythropoese beteiligt.

Nierenarterie
→Arteria renalis.

Nierenbecken
→Pelvis renalis, →Pyelon.
Ein von →Schleimhaut ausgekleideter
Raum, der sich trichterförmig zu den
sogenannten →Nierenkelchen erweitert. Diese umfassen die →Nierenpa-
pillen, in denen der in der →Niere produzierte →Urin ankommt. Das Nierenbecken empfängt also Urin aus den
Nierenkelchen und dient als Harnspei-
cher der →Harnwege.

Nierenfunktion
Die Gesamtheit der für den Organis-
mus relevanten →Stoffwechselvor-
gänge in der Niere. Sie umfasst die
Fähigkeit der Niere, den →Wasser-,
Elektrolyt- und →Säure-Basen-Haus-
halt zu regulieren und →harnpflichtige
Substanzen auszuscheiden. Daher ist
Nierenfunktion weitgehend synonym

zur →glomerulären Filtrationsrate
bzw. →Clearance.

Nierenfunktionsstörung
→Niereninsuffizienz, →Nierenversa-
gen.

Niereninsuffizienz
→Nierenfunktionsstörung, →Nieren-
versagen.
Die Unterfunktion einer oder beider
→Nieren.

Nierenkanälchen
→Tubulussystem, →Nierentubulus,
→Tubulus renalis, →Nierenröhrchen.

Nierenkelch
→Calix renalis.
Ein System aus Hohlräumen im Inneren der →Nieren, die den →Harn aus
den →Sammelrohren in das →Nieren-
becken weiterleiten. Sie sind der erste
Abschnitt der ableitenden →Harn-
wege.

Nierenkonkrement
→Nierenstein, →Nephrolith, →Calculus
renalis.

Nierenkörperchen
→Corpusculum renale, →Malpighi-
Körperchen.
Eine Struktureinheit der →Niere. Sie
bestehen aus einem →Glomerulus und
einer umgebenden →Bowman-Kapsel.
In den Nierenkörperchen findet die
→Ultrafiltration des Blutes zum →Pri-
märharn statt.

Nierenmark
→Nierenpyramide, →Medulla renis,
→Medulla renalis, →Pyramides rena-
les.
Der innere Anteil der →Niere.

Nierenpapille
→Papilla renalis.
Die Spitze der →Nierenpyramiden,
welche in die →Nierenkelche hineinra-
gen.

Nierenpyramide
➡Nierenmark, ➡Medulla renis, ➡Medulla renalis, ➡Pyramides renales.

Nierenröhrchen
➡Tubulussystem, ➡Nierentubulus, ➡Tubulus renalis, ➡Nierenkanälchen.

Nierenstein
(griech. *nephros*, Niere und *lithos*, Stein) ➡Nephrolith, ➡Nierenkonkrement, ➡Calculus renalis.
Konglomerate von im ➡Urin gelösten Substanzen, die im Bereich von ➡Nierenkelchen und -becken auskristallisieren und dann symptomatisch werden können. Nierensteine führen zur ➡Nephrolithiasis bzw. allgemein zur ➡Urolithiasis.

Nierensteinleiden
➡Nephrolithiasis.

Nierentubulus
➡Tubulussystem, ➡Tubulus renalis, ➡Nierenröhrchen, ➡Nierenkanälchen.
Ein röhrenförmiges Strukturelement des Nierengewebes, das einen Teil der kleinsten Funktionseinheit des ➡Nephrons, bildet.

Nierenversagen
➡Niereninsuffizienz, ➡Nierenfunktionsstörung.

NINPV
➡Unterdruckbeatmung, ➡Kürass-Ventilation, ➡Non-invasive negative pressure ventilation, ➡Thoraxschild.

Nischenzelle
➡Pneumozyt Typ II, ➡Alveolarepithelzelle Typ II.

Nitrogenium
➡Stickstoff.

NIV
➡Nichtinvasive Beatmung, ➡Nicht-invasive Beatmung, ➡Non-invasive Beatmung, ➡Noninvasive Beatmung, ➡Nichtinvasive Ventilation, ➡Nicht-invasive Ventilation, ➡Non-invasive Ventilation, ➡Noninvasive Ventilation.

NK-Zelle
➡Killerzelle, ➡Natürliche Killerzelle.

NNR
➡Nebennierenrinde, ➡Cortex glandulae suprarenalis.

Nodulus lymphaticus
➡Lymphfollikel, ➡Folliculus lymphaticus, ➡B-Zone, ➡B-Zell-Region.

Nodus lymphaticus
➡Lymphknoten, ➡Nodus lymphoideus, ➡Lymphonodus.

Nodus lymphoideus
➡Lymphknoten, ➡Nodus lymphaticus, ➡Lymphonodus.

Nodus ranvieri
➡Ranvier-Schnürring, ➡Ranvier'scher Schnürring.

Nodus sinuatrialis
➡Sinusknoten, ➡Keith-Flack-Knoten, ➡Sinuatrial-Knoten, ➡SA-Knoten.

No-Flow-Phase
➡Plateauphase, ➡Plateauzeit, ➡Inspiratorische Pause.

Nomenklatur
(lat. *nomenclatura*, Namensverzeichnis) Eine Sammlung von Benennungen und Fachausdrücken aus einem bestimmten Themen- oder Anwendungsgebiet, die für bestimmte Bereiche verbindlich ist.

Non-invasiv
➡Nichtinvasiv, ➡Nicht-invasiv.

Noninvasive Beatmung
➡Nichtinvasive Beatmung, ➡Nicht-invasive Beatmung, ➡Non-invasive Beatmung, ➡Nichtinvasive Ventilation, ➡Nicht-invasive Ventilation, ➡Non-invasive Ventilation, ➡Noninvasive Ventilation, ➡NIV.

Non-invasive Beatmung

➡Nichtinvasive Beatmung, ➡Nicht-invasive Beatmung, ➡Noninvasive Beatmung, ➡Nichtinvasive Ventilation, ➡Nicht-invasive Ventilation, ➡Non-invasive Ventilation, ➡Noninvasive Ventilation, ➡NIV.

Non-invasive Beatmungszugang

➡Nichtinvasiver Beatmungszugang, ➡Nicht-invasive Beatmungszugang. Siehe auch ➡NIV, ➡Non-invasive Ventilation, ➡Nicht-invasive Beatmung.

Non-invasive negative pressure ventilation

➡Unterdruckbeatmung, ➡Kürass-Ventilation, ➡NINPV, ➡Thoraxschild.

Noninvasive Ventilation

➡Nichtinvasive Beatmung, ➡Nicht-invasive Beatmung, ➡Non-invasive Beatmung, ➡Noninvasive Beatmung, ➡Nichtinvasive Ventilation, ➡Nicht-invasive Ventilation, ➡Non-invasive Ventilation, ➡NIV.

Non-invasive Ventilation

➡Nichtinvasive Beatmung, ➡Nicht-invasive Beatmung, ➡Non-invasive Beatmung, ➡Noninvasive Beatmung, ➡Nichtinvasive Ventilation, ➡Nicht-invasive Ventilation, ➡Noninvasive Ventilation, ➡NIV.

Non-REM-Schlaf

Die Schlafphase, in der die für den ➡REM-Schlaf charakteristischen Augenbewegungen fehlen bzw. weniger ausgeprägt sind. Traumerlebnisse in dieser Phase sind nur spärlich vorhanden. Die ➡Körpertemperatur und der ➡Blutdruck des Schlafenden sinken im Non-REM-Schlaf ab. In dieser Phase zeichnen sich folgende Schlafabschnitte: ➡Einschlafphase, Leichter Schlaf, ➡Tiefschlaf.

Nonsprachliche Kommunikation

➡Nonverbale Kommunikation, ➡Nonverbale Kommunikation, ➡Nichtsprachliche Kommunikation, ➡Nichtsprachliche Kommunikation, ➡Nonsprachliche Kommunikation, ➡Nichtverbale Kommunikation, ➡Nicht-verbale Kommunikation, ➡Nonverbale Sprache, ➡Körpersprache.

Non-sprachliche Kommunikation

➡Nonverbale Kommunikation, ➡Nonverbale Kommunikation, ➡Nichtsprachliche Kommunikation, ➡Nichtsprachliche Kommunikation, ➡Nonsprachliche Kommunikation, ➡Nichtverbale Kommunikation, ➡Nicht-verbale Kommunikation, ➡Nonverbale Sprache, ➡Körpersprache.

Nonverbale Kommunikation

➡Non-verbale Kommunikation, ➡Nichtsprachliche Kommunikation, ➡Nicht-sprachliche Kommunikation, ➡Nonsprachliche Kommunikation, ➡Non-sprachliche Kommunikation, ➡Nichtverbale Kommunikation, ➡Nicht-verbale Kommunikation, ➡Nonverbale Sprache, ➡Körpersprache.

Alle Formen der Kommunikation, die sich nicht auf eine sprachliche Informationsvermittlung stützen. Informationen können über alle Sinne kommuniziert werden z.B. durch, Musik, Bilder, Geruch, Geschmack sowie Gesten und Körperhaltung. Die nonverbale Kommunikation beinhaltet:

a) die vokale-nonverbale Kommunikation (z.B. Lautstärke, Stimmfrequenz, Sprechgeschwindigkeit und Intonation). Die vokalen Elemente beziehen sich ausschließlich auf die Stimme des Kommunikators.

b) Und die Nonvokal-nonverbale Kommunikation, die sich auf alle Sinnesmodalitäten beziehen kann, setzt sich zusammen aus:

- der körperlichen nonvo-
kalen Kommunikation,
die statischer (z.B. Kör-
perbau, Gesichtsform,
Hautfarbe) oder dynami-
scher (Mimik, Gestik,
Körperbewegung, -hal-
tung, -orientierung, -ent-
fernung, Blickkontakt)
Natur sein kann
- und der materiellen non-
vokale Kommunikation
wie z.b. Stimuli, die zur
körperlichen Erscheinung
gehören, zum persönli-
chen Gebrauch gehören
und im Interaktionspro-
zess eingesetzt werden o-
der aus der Umwelt des
Kommunikators stam-
mende Stimuli.

Non-verbale Kommunikation
→Nonverbale Kommunikation,
→Nichtsprachliche Kommunikation,
→Nicht-sprachliche Kommunikation,
→Nonsprachliche Kommunikation,
→Non-sprachliche Kommunikation,
→Nichtverbale Kommunikation,
→Nicht-verbale Kommunikation,
→Nonverbale Sprache, →Körperspra-
che.

Nonverbale Sprache
→Nonverbale Kommunikation, →Non-
verbale Kommunikation, →Nicht-
sprachliche Kommunikation, →Nicht-
sprachliche Kommunikation, →Non-
sprachliche Kommunikation, →Non-
sprachliche Kommunikation, →Nicht-
verbale Kommunikation, →Nicht-ver-
bale Kommunikation, →Körperspra-
che.

Noradrenalin
(lat. *glandula adrenalis*, Nebenniere)
→Norepinephrin, →Arterenol, →Levar-
terenol.
→Hormon und zugleich →Neurotrans-
mitter des →Sympathikus, im →Ge-

hirn und in den →Nebennieren produziert und verwandt mit dem →Adrena-
lin. Noradrenalin regt das →Herz-
Kreislauf-System an, d. h. es wirkt
durch eine Engstellung von Gefäßen
blutdrucksteigernd.

Norepinephrin
→Noradrenalin, →Arterenol, →Levar-
terenol.

Norm
(griech. *gnṓmōn*, Kenner; Maßstab;
lat. *norma*, Regel) Mehrere Bedeutungen:
a) allgemein anerkannte, als verbindlich geltende Regel für das
Zusammenleben der Menschen,
b) Vorschriften, Regel, Richtlinien
o.Ä. für die Herstellung von Produkten, die Durchführung von
Verfahren, die Anwendung von
Fachtermini o.Ä.,
c) übliche, den Erwartungen entsprechende Beschaffenheit,
Größe, Qualität o.Ä.; Durchschnitt,
d) festgesetzte, vom Arbeitneh-
mer geforderte Arbeitsleistung.

Normobare Sauerstofftherapie
→Sauerstofftherapie, →Sauerstoff-
gabe.
Sauerstoffgabe bei normalem Umge-
bungsssdruck.

Normozyt
→Erythrozyten, →Rote Blutkörperchen, →Rote Blutzelle, →Erythrocyt.

Normpackungen
Packungsgrößenkennzeichnung für
Medikamente ist eine in Deutschland
bestehende Normierung der in der
Apotheke abzugebenden Menge
(Stückzahl bei Tabletten, Kapseln,
Zäpfchen und anderen einzeldosierten
Formen, Milliliter oder Gramm bei
halbfesten und flüssigen Mitteln) ei-
nes Fertigarzneimittels im Rahmen
der vertragsärztlichen Versorgung.

Die Packungsgrößen beziehen sich auf die Therapiedauer:

a. Die Packungsgröße N1: Packungen für die Akuttherapie oder zur Therapieeinstellung für eine Behandlungsdauer von zehn Tagen bei einer Abweichung von bis zu 20 Prozent.

b. Die Packungsgröße N2: Packungen für die Dauertherapie, die einer besonderen ärztlichen Begleitung bedarf, für eine Behandlungsdauer von 30 Tagen bei einer Abweichung von bis zu zehn Prozent.

c. Die Packungsgröße N3: Packungen für die Dauertherapie für eine Behandlungsdauer von 100 Tagen bei einer Abweichung von bis zu fünf Prozent (nur nach unten).

Noscapin
Ein ➡Wirkstoff aus der Gruppe der ➡Antitussiva und ein natürlicher Bestandteil des ➡Opiums aus Schlafmohn. Es wird zur symptomatischen Behandlung eines unproduktiven ➡Reizhustens eingesetzt. Zu den möglichen Nebenwirkungen gehören Kopfschmerzen, Schwindel, Übelkeit, Haut- und Überempfindlichkeitsreaktionen.

Nosokomial
Auf das Krankenhaus bezogen bzw. im Krankenhaus erworben.

Nosokomiale Infektion
➡Nosokomialinfektion, ➡Hospitalinfektion, ➡Beatmungsassoziierte Pneumonie, ➡Krankenhausinfektion.

Nosokomialinfektion
(griech. *nosokomion*, Krankenlager) ➡Nosokomiale Infektion, ➡Hospitalinfektion, ➡Krankenhausinfektion.
Jede durch Mikroorganismen hervorgerufene ➡Infektion, die im Zusammenhang mit einem Krankenhausaufenthalt steht, unabhängig davon, ob

➡Symptome bestehen oder nicht. Siehe auch: ➡Beatmungsassoziierte Pneumonie.

Nosos
➡Krankheit, ➡Erkrankung, ➡Morbus, ➡Pathos.

Notfall
Jede Situation eines Patienten, die ohne sofortige medizinische Behandlung zu schweren (bleibenden) Schäden oder dem ➡Tod führt und oft elementare Lebensfunktionen einschränkt.

Notfallbeatmung
➡Atemspende.
Die Beatmung eines unzureichend atmenden bewusstlosen Patienten mit der ausgeatmeten Luft des Helfers und beruht auf dem Einblasen der Ausatemluft des Atemspenders direkt oder über eine ➡Beatmungsmaske in Nase und/oder Mund des Patienten (Mund-zu-Mund-Beatmung oder Mund-zu-Nase-Beatmung). Sie ist ein Bestandteil der ➡Lebensrettenden Sofortmaßnahmen. Ziel ist es, einer Person mit ➡Atemstillstand und/oder ➡Herz-Kreislaufstillstand durch die Ausatemluft des Ersthelfers ohne Verzögerung Sauerstoff zuzuführen. Diese Form der Beatmung wird in Kombination mit der ➡Herzdruckmassage im Rahmen der ➡Reanimation durchgeführt.

Notfall-Koniotomie
➡Koniotomie, ➡Cricothyreoidotomie, ➡Krikothyreotomie, ➡Notfall-Luftröhrenschnitt.

Notfall-Luftröhrenschnitt
➡Koniotomie, ➡Notfall-Koniotomie, ➡Krikothyreotomie, ➡Cricothyreoidotomie.

Notfallmedizin
➡Rettungsmedizin.

Ein Teilgebiet der Medizin, das sich mit der Behandlung von akut eingetretenen, unter Umständen lebensbedrohlichen Gesundheitsstörungen befasst.

Notfallplan
Ein Katalog von Handlungsanweisungen und Maßnahmen, die im Falle von plötzlich eintretenden ➡Notfällen oder Ereignissen, Schäden von einem Patienten abwenden oder begrenzen sollen.

Notfallspray
➡Bedarfsspray.
Schnell wirksame Sprays (➡Adrenergika, ➡Betamimetika, ➡Sympathomimetika), die bei ➡Atemnot nach Bedarf und frühzeitig eingesetzt werden.

Nothilfe
Hilfeleistung gegenüber jemandem, der sich in Not, Gefahr befindet.

Notstand
➡Rechtfertigender Notstand.
Der Zustand gegenwärtiger Gefahr für rechtlich geschützte Interessen, dessen Abwendung nur auf Kosten fremder Interessen möglich ist.

Notwehr
Im deutschen Recht: die Verteidigung, die erforderlich ist, um einen gegenwärtigen rechtswidrigen Angriff von sich oder einem anderen abzuwenden.

Noxe
(lat. *noxa*, Schaden) ➡Schadstoff.
Eine Substanz oder ein Ereignis, das einem biologischen Organismus Schäden zufügt. Im weiteren Sinn versteht man darunter auch jede Art von Krankheitsursache.

Noxisch
Schädigend, krankheitserregend.

Nozizeption
(lat. *nocere*, schaden) ➡Schmerzempfinden, ➡Schmerzrezeption, ➡Schmerzwahrnehmung.
Die ➡Wahrnehmung von ➡Schmerzen.

NSAIA
➡Nichtsteroidales Antirheumatikum, ➡Nichtsteroidales Antiphlogistikum, ➡Nichtsteroidale anti-inflammatorische Agenzien, ➡NSAR, ➡NSAP.

NSAP
➡Nichtsteroidales Antirheumatikum, ➡Nichtsteroidales Antiphlogistikum, ➡Nichtsteroidale anti-inflammatorische Agenzien, ➡NSAIA, ➡NSAR.

NSAR
➡Nichtsteroidales Antirheumatikum, ➡Nichtsteroidales Antiphlogistikum, ➡Nichtsteroidale anti-inflammatorische Agenzien, ➡NSAIA, ➡NSAP.

Nucha
➡Nacken, ➡Regio cervicalis posterior.

Nuchal
Nacken betreffend.

Nuclei basales
➡Basalganglien, ➡Stammganglien.

Nucleoplasma
➡Karyoplasma, ➡Kernplasma.

Nucleus
(Pl. Nuclei; lat. *nucleus*, Kern) ➡Zellkern, ➡Karyon, ➡Kerngebiete, ➡Hirnkern, ➡Basalkern.

Nucleus nervi cranialis
➡Hirnnervkern.

Nuklearmedizin
Ein Zweig der ➡Medizin, der sich mit der Anwendung offener ➡radioaktiver Substanzen in ➡Diagnostik und ➡Therapie beschäftigt.

Nukleotid
➡Purinbasen.
Die chemischen Grundbausteine der
➡DNA und ➡RNA.

Nukleus
➡Nucleus, ➡Zellkern, ➡Basalkern,
➡Karyon, ➡Kerngebiete, ➡Hirnkern.

Nystagmus
(altgriech. *nystagmos*, Schläfrigkeit)
Unkontrollierbare, rhythmisch verlaufende Bewegungen eines Organs, am
häufigsten die des ➡Auges.

O

O₂
➡Oxygen, ➡Sauerstoff, ➡Oxygenium, ➡Oxigen.

O₂-Maske
➡Sauerstoffmaske.

O₂-Sättigung
➡Sauerstoffsättigung, ➡sO₂.
Beschreibt der Quotient von im ➡Blut vorhandenem ➡Sauerstoff und maximaler Sauerstoffkapazität des Blutes in Prozent.

O₃
➡Ozon, ➡Trioxygen, ➡Trisauerstoff.

Obduktion
➡Autopsie,   ➡Sektion,
➡Leichenschau,   ➡Nekroskopie,
➡Nekropsie.

Oberarm
➡Brachium (lat.), ➡Stylopodium.
Der Abschnitt der oberen ➡Extremität, der mit dem ➡Unterarm über das ➡Ellenbogengelenk in Verbindung steht und die obere Extremität über das ➡Schultergelenk mit dem ➡Schultergürtel und damit mit dem ➡Rumpf verbindet.

Oberarmarterie
➡Arteria brachialis, ➡Armschlagader.

Oberarmknochen
➡Humerus, ➡Os humeri.
Der längste ➡Knochen der oberen ➡Extremität.

Obere Eingeweidearterie
➡Arteria mesenterica superior.

Obere Hohlvene
➡Vena cava superior.
Die obere der beiden Hohlvenen. Sie mündet direkt in den ➡rechten Vorhof des Herzens ein. Die Vena cava superior ist eine der größten Venen des menschlichen Körpers.

Obere Zungenbeinmuskulatur
➡Suprahyale Muskulatur, ➡Suprahyoidale Muskulatur, ➡Mundbodenmuskulatur.

Oberer Augenlidheber
➡Musculus levator palpebrae superioris, ➡Lidheber.

Oberer Verdauungstrakt
➡Verdauungstrakt, ➡Canalis alimentarius, ➡Gastrointestinaltrakt, ➡Verdauungsapparat, ➡Apparatus digestorius, ➡Systema digestivum, ➡Speisewege.

Oberflächenfaktor
➡Surfactant, ➡Surfactant Faktor, ➡Surfactant Factor, ➡Anti-Atelektase-Faktor.

Oberflächensensibilität
Die durch ➡Rezeptoren vermittelte Sensibilität der ➡Haut gegenüber äußeren Reizen. Sie umfasst: das ➡Berührungsempfinden, das ➡Temperaturempfinden und das ➡Schmerzempfinden.

Oberflächenverdunster
Inhalationsgerät, das ausschließlich Wasserdampf und keine Wassertröpfchen produziert und zum Patienten leitet. Dies hat den Vorteil, dass Wasserdampf keine Keime transportiert. Das Risiko der Keimübertragung ist also beim Oberflächenverdunster minimal.

Oberhaut
➡Epidermis.
Äußere der drei Hautschichten, bestehend aus hornbildenden Zellen.

Oberkiefer
➤Maxilla, ➤Oberkieferknochen.

Oberkieferhöhle
➤Kieferhöhle, ➤Sinus maxillaris.

Oberkieferknochen
➤Maxilla, ➤Oberkiefer.
Der größte ➤Knochen des Gesichtsschädels. Die rechte und linke Maxilla formen zusammen den Oberkiefer.

Oberlippe
➤Labium superius oris.
Die ➤Lippe, die sich oberhalb der ➤Mundöffnung befindet. Sie ist mit ➤Unterlippe im ➤Mundwinkel verbunden.

Oberschenkel
➤Femur, ➤Stylopodium.
Der ➤proximale Abschnitt der unteren Extremität, der mit dem ➤Unterschenkel über das ➤Kniegelenk in Verbindung steht und die untere ➤Extremität über das ➤Hüftgelenk mit dem ➤Becken und damit mit dem ➤Rumpf verbindet. Siehe auch ➤Oberschenkelknochen.

Oberschenkelbein
➤Oberschenkelknochen, ➤Femur.

Oberschenkelknochen
➤Femur, ➤Oberschenkelbein.
Der längste und stärkste ➤Knochen des menschlichen ➤Skeletts. Es bildet die knöcherne Grundlage des ➤Oberschenkels. Siehe auch ➤Oberschenkel.

Oberschenkelschlagader
➤Arteria femoralis, ➤Femoralarterie, ➤Leistenarterie.

Obesitas
➤Adipositas, ➤Fettleibigkeit, ➤Fettsucht, ➤BMI.

Obesitas-Hypoventilationssyndrom
➤Pickwick-Syndrom, ➤OHS, ➤Obesitas-Syndrom.

Ein durch ➤Adipositas verursachtes ➤Hypoventilationssyndrom. Ursache ist eine stark ausgeprägte ➤Fettleibigkeit. Die Vermehrung des abdominellen und thorakalen Fettgewebes verursacht einen ➤Zwerchfellhochstand und eine (äußerliche) ➤Kompression der ➤Lunge mit folgender ➤Hypoventilation.

Obesitas-Syndrom
➤Obesitas-Hypoventilationssyndrom, ➤Pickwick-Syndrom, ➤OHS.

Obligat
(lat. *obligare*, verpflichten) ➤Obligatorisch, ➤Unerlässlich.
Hier: verpflichtend bzw. unbedingt.

Obligatorisch
➤Obligat, ➤Unerlässlich.

Obstipation
➤Verstopfung.
Eine akute oder chronische ➤Stuhlverstopfung des ➤Darms.

Obstructio
➤Obstruktion, ➤Verengung, ➤Atemwegsobstruktion.

Obstruktion
(lat. *obstruere*, verschließen) ➤Obstructio, ➤Verengung, ➤Atemwegsobstruktion.
Der teilweise oder komplette Verschluss des Lumens eines Hohlorgans.

Obstruktiv
Mit einer Obstruktion einhergehend bzw. verengt oder verschließend.

Obstruktive Lungenerkrankungen
➤Ventilationsstörung, ➤Obstruktive Ventilationsstörungen.
Erkrankungen und Zustände mit obstruktiver Ventilationsstörung sind unter anderem: ➤Asthma bronchiale und ➤Bronchospasmus, ➤Chronische Bronchitis, ➤COPD, ➤Zystische Fibrose, ➤Lungenemphysem etc.

Obstruktive Ventilationsstörungen
→Ventilationsstörung.
Erkrankungen und Zustände, für die eine Erhöhung des Strömungswiderstands bzw. der →Resistance charakteristisch ist. Sie sind mit Hilfe des →Tiffeneau-Tests diagnostizierbar. Hierbei ist →FEV$_1$ erniedrigt. Der →Atemwegswiderstand, die →Residualkapazität und das →Residualvolumen sind erhöht. Die →Atemwege neigen besonders bei geringem →Lungenvolumen zum →Kollaps, weswegen den betroffenen Patienten vor allem das →Ausatmen Mühe bereitet. Die →Alveolen werden nicht gleichmäßig gut belüftet, was zu →Gasaustauschstörungen führt. Zudem wird das gesamte Bronchial- und Lungensystem mechanisch geschädigt, wodurch sich die →Vitalkapazität verringert.

Obstruktives Schlafapnoesyndrom
→OSAS, →Schlaf-Apnoe-Syndrom.

Obstruktives Schlafapnoe-Syndrom
→OSAS, →Schlaf-Apnoe-Syndrom.
Eine durch partielle Verlegung der oberen →Atemwege entstehende Einschränkung der →Atmung.

Obturator
(lat. *obturatorius*, verstopfend, hindurchtretend, dem Verstopfen dienend) →Mandrin, →Führungsstab, Führungsdraht.

Occipitalis
→Okzipital.
Zum Hinterhaupt gehörig.

Occipitallappen
(lat. *occiput*, Hinterkopf, Hinterhaupt) →Okzipitallappen, →Lobus occipitalis, →Hinterhauptslappen.

Oculus
(lat. *oculus*, Auge; griech. *ophtalmos*) →Auge, →Ophtalmos, →Sehorgan.

Ödem
→Flüssigkeitsansammlung.
Der Austritt von Flüssigkeit aus dem Gefäßsystem und deren Ansammlung im →interstitiellen Raum. Im klinischen Alltag bezeichnet man mit dem Begriff vor allem die Schwellung eines Gewebes mit wahrnehmbaren Flüssigkeitsansammlungen in der →Subkutis oder Flüssigkeitsansammlungen in bestimmten Organen (z.B. →Lungenödem, →Hirnödem). Vom Ödem abgegrenzt wird der →Erguss.

Ödemtös
Ödemartig bzw. Ödeme aufweisend, eine ungewöhnliche Flüssigkeitsansammlung.

Odynophagie
Eine →Schluckstörung, die von →Schmerzen begleitet wird, z.B. bei →Ösophagitis.

Oesophageal
→Ösophageal.
Den Ösophagus betreffend oder durch den Ösophagus bedingt.

Oesophagitis
→Ösophagitis.

Oesophagoenterostomie
→Ösophagoenterostomie.
Künstlich geschaffene Verbindung zwischen →Speiseröhre und →Dünndarm.

Oesophagographie
→Ösophagographie.

Oesophagus
→Ösophagus, →Speiseröhre.

Oesophagusstenose
→Ösophagusstenose, →Speiseröhrenenge.

Öffentlicher Distanzbereich

Die Entfernung, die für allgemeine ➡Beobachtung anderer Menschen geeignet ist, ohne wirklich mit ihnen zu ➡interagieren. Sie ist i.d.R. größer als 3,6 Meter. Diese Zone ist für öffentliche Reden oder generell für Gespräche mit einer großen Gruppe reserviert. Siehe auch ➡Proxemik.

Ohnmacht

➡Bewusstlosigkeit, ➡Bewusstseinsverlust.

Ohr

(Pl. Ohren) ➡Auris.
Ein ➡Sinnesorgan, das der ➡Wahrnehmung ➡akustischer ➡Reize dient und das ➡Gleichgewichtsorgan enthält.

Ohrenentzündung

➡Otitis.

Ohrenklingeln

➡Tinnitus, ➡Tinnitus aurium, ➡Enechema, ➡Susurrus aurium, ➡Ohrensausen, ➡Ohrgeräusch.

Ohrensausen

➡Tinnitus, ➡Tinnitus aurium, ➡Enechema, ➡Susurrus aurium, ➡Ohrgeräusch, ➡Ohrenklingeln.

Ohrgeräusch

➡Tinnitus, ➡Tinnitus aurium, ➡Enechema, ➡Susurrus aurium, ➡Ohrensausen, ➡Ohrenklingeln.

Ohrknorpel

➡Cartilago auriculae, ➡Cartilago auricularis.

Ohrmuschel

➡Auricula auris, ➡Pinna.
Der aus ➡Knorpelgewebe geformte und mit ➡Haut überdeckte äußere Teil des ➡Ohres, der als Schalltrichter fungiert.

Ohrschnecke

➡Cochlea, ➡Schnecke, ➡Hörschnecke.

Ohrspeicheldrüse

➡Glandula parotidea, ➡Glandula parotis, ➡Parotis.
Die größten paarigen ➡Speicheldrüsen des menschlichen Körpers.

OHS

➡Obesitas-Hypoventilationssyndrom, ➡Pickwick-Syndrom, ➡Obesitas-Syndrom.

Oikotropes Nervensystem

➡Motorisches Nervensystem, ➡Somatisches Nervensystem, ➡Willkürliches Nervensystem, ➡Animalisches Nervensystem.

Okkludierung

➡Okklusion.

Okklusion

(lat. *occludere*, verschließen) ➡Okkludierung.
In der Medizin folgende Bedeutungen:
a) Verschluss eines Hohlorgans,
b) In Schlussbissstellung die Lage der Zahnreihen des Ober- und Unterkiefers.

Okulär

Das Auge betreffend.

Okzipital

➡Occipitalis.
Eine anatomische Richtungsbezeichnung und bedeutet: in Richtung Hinterhaupt bzw. am Hinterhaupt gelegen.

Okzipitallappen

(lat *occipitium*, Hinterkopf) ➡Lobus occipitalis, ➡Occipitallappen, ➡Hinterhauptslappen.
Der am weitesten rückseitig gelegene Teil des ➡Großhirns.

Öl

➡Oleum.
Eine sehr große Gruppe von Flüssigkeiten, die in ➡Wasser vollständig unlösbar sind.

Oleum
➡Öl.

Olfaktorisch
➡Olofaktorisch.
Den Geruchssinn betreffend.

Olfaktorische Wahrnehmung
➡Geruchssinn, ➡Riechsinn, ➡Riechen, ➡Geruchssystem, ➡Geruchswahrnehmung, ➡Duftwahrnehmung, ➡Riechwahrnehmung.

Oligodendrogliazelle
➡Oligodendrozyt.

Oligodendrozyt
(griech. *oligo*, wenig und *dendron*, Baum) ➡Oligodendrogliazelle.
➡Gliazellen, die in der ➡grauen und ➡weißen Substanz des ➡Zentralnervensystems als „Satellitenzellen" die ➡Myelinscheiden der ➡Axone bilden

Oligosialie
➡Hyposalivation, ➡Hyposialie.

Oligurie
(altgriech. *oligos*, wenig) Eine Unterschreitung der altersüblichen physiologischen Urinmenge auf weniger als 200 ml pro m² Körperoberfläche täglich.

Olofaktorisch
➡Olfaktorisch.

Omega-3-Fettsäure
Mehrfach ungesättigte Fettsäuren, die alle eine Doppelbindung zwischen dem 3. und 4. Kohlenstoffatom besitzen. Der Körper kann sie nicht selbst herstellen, sie müssen über die ➡Lebensmittel (vor allem Algen, Pflanzen und Seefische) aufgenommen werden. Die Omega-3-Fettsäure senkt den ➡Blutdruck und die Blutfettwerte, hemmt die ➡Blutgerinnselbildung und stabilisiert den ➡Herzrhythmus.

Omentum gastrocolicum
➡Omentum majus, ➡Großes Netz, ➡Bauchnetz, ➡Darmnetz.

Omentum majus
(lat. *omentum*, Netz) ➡Großes Netz, ➡Bauchnetz, ➡Darmnetz, ➡Omentum gastrocolicum.
Eine fettgewebsreiche Duplikatur des ➡Bauchfells, die im Laufe der ➡Embryonalentwicklung durch die Verschmelzung der zwei Blätter des ➡dorsalen ➡Mesogastriums entsteht.

Onkologie
Die Wissenschaft von der Entstehung, Entwicklung und Behandlung von Tumorerkrankungen.

Ontogenese
➡Ontogenie.
Die Geschichte des strukturellen Wandels eines ➡Organismus ohne Verlust seiner Organisation.

Ontogenie
➡Ontogenese.

Onyx
➡Nagel, ➡Unguis.

Oozyte
➡Eizelle, ➡Ovocytus, ➡Ovozyt.

Operation
(lat. *operare*, verrichten, arbeiten) ➡Operativer Eingriff, ➡OP.
Ein mit Hilfe von medizinischen Instrumenten durchgeführter, chirurgischer Eingriff in den Organismus unter Verletzung der körperlichen Integrität zu Zwecken der Heilung oder Forschung.

Operativ
Mit einer Operation oder durch eine Operation.

OP-Gesichtsmaske
➡Mund-Nasen-Schutz, ➡Mundschutz, ➡Chirurgische Maske, ➡Medizinische Gesichtsmaske, ➡Klinikmaske, ➡Hygienemaske.

Ophtalmos
➡Auge, ➡Oculus.

Ophthalmika
➡Arteria ophthalmica, ➡Augenschlag-ader.

Ophthalmoplegia
➡Ophthalmoplegie, ➡Augenmus-kellähmung.

Ophthalmoplegie
➡Augenmuskellähmung, ➡Ophthal-moplegia.
Eine Lähmung der ➡Augenmuskula-tur.

Opiat
(Pl. Opiata) ➡Opioid.
Der Begriff wird in der medizinischen Literatur nicht einheitlich verwendet.
a) Im engeren Sinn umfasst er die natürlichen ➡Alkaloide des ➡Opiums, wie u.a. ➡Morphin, ➡Codein, ➡Noscapin, ➡Papave-rin, ➡Thebain.
b) In der ➡Pharmakologie wird der Begriff meist für Opiumalkalo-ide und die von ihnen abgeleite-ten halbsynthetischen und nichtpeptidischen ➡Arzneistoffe verwendet.

Opiatrezeptor
➡Opioidrezeptor.

Opioid
(altgriech. *opion*, Opium) Ein Sam-melbegriff für eine Gruppe natürli-cher, halbsynthetischer und syntheti-scher Arzneistoffe, die an ➡Opioidre-zeptoren wirksam sind und ➡mor-phinartige Eigenschaften aufweisen.

Opioidanalgetikum
➡Opioid-Analgetikum.
Stark wirksame ➡Analgetika, die ihre Wirkung an ➡Opiatrezeptoren des ➡Zentralen Nervensystems entfalten und hemmen dort die Entstehung und Weiterleitung von ➡Schmerzen.

Opioid-Analgetikum
➡Opioidanalgetikum.

Opioidrezeptor
➡Opiatrezeptor.
Transmembranrezeptoren, die der Fa-milie der ➡Endorphin-Rezeptoren zu-zurechnen sind. Sie befinden sich im ➡Zentralen Nervensystem, aber auch in vielen anderen Geweben.

Opium
Der getrocknete Milchsaft des Schlaf-mohns.

Opticus
(griech. *optikos*, das Sehen betref-fend) ➡Optisch.
Das Sehen betreffend.

Optik
(griech. *optike*, Lehre vom Sichtba-ren) Ein Teilbereich der ➡Physik, der sich mit der Lehre vom Licht (mit den Eigenschaften des Lichts und seiner Wechselwirkung mit der Materie) be-schäftigt.

Optisch
(griech. *opsis*, Sicht) ➡Opticus.
Das Sehen beziehungsweise das Licht betreffend oder zur Optik gehörig.

Optische Linse
➡Linse.
In der Optik ein transparentes Bauele-ment mit insgesamt zwei lichtbre-chenden Flächen.

Oral
(lat. *os*, Mund) Am Mund, im Mund, mundwärts; Den Mund betreffend, durch den Mund.

Orale Mukosa
➡Mundschleimhaut, ➡Mundhöhlen-schleimhaut.

Orale Transportphase
➡Schluckakt.
Formung des zerkleinerten Speise-breis zum Bolus. Die Zunge befördert diesen Bolus mithilfe von Aufwärts- und Rückwärtsbewegungen in Rich-tung des ➡Harten Gaumens und

schiebt ihn über die ➡Rachenenge in den ➡Rachen. Dadurch wird der eigentliche ➡Schluckreflex auslöst.

Orale Vorbereitungsphase
➡Schluckakt.
Umfasst die Vorgänge, die dem eigentlichen Schluckvorgang vorangehen und diesen erst ermöglichen, vor allem die Zerkleinerung der Speisen und die Durchmischung mit ➡Speichel.

Orales Absaugen
➡Absaugtechnik.
Das Entfernen von von Körperflüssigkeiten aus dem ➡Mund.

Orbita
(lat. *orbis*, Kreis) ➡Augenhöhle.
Im Frontalbereich des ➡Schädels gelegene Höhlung, in der sich das ➡Auge mit seinen Anhangsgebilden und den zu- und abführenden ➡Blutgefäßen und ➡Nerven befindet.

Orchis
➡Hoden, ➡Testis, ➡Testikel.

Organ
(Pl. Organe; lat. *organum*, Organ) In der Biologie ein aus verschiedenen ➡Geweben zusammengesetzter Teil des ➡Körpers, der eine abgegrenzte Funktionseinheit darstellt. Ein Organ kann sowohl als Körperelement vorliegen, als auch in Form eines über den Körper verteilten Zellsystems (z.B. ➡Blut).

Organapparat
➡Organsystem.

Organcompliance
➡Compliance.
Dehnbarkeit eines Gewebes oder Organs, z.B. ➡Lungencompliance.

Organell
➡Organelle, ➡Zellorganell.
Ein von ➡Doppelmembran umhülltes ➡Zellkern, das den überwiegenden

Teil der Erbinformation der ➡eukaryotischer ➡Zelle enthält.

Organelle
➡Organell, ➡Zellorganell.

Organisch
Auf ein Organ bezogen oder auch auf Körper bezogen.

Organismus
Die Gesamtheit aller funktionell miteinander verbunden ➡Organe bzw. ➡Organsysteme, sowie im weiteren Sinne das gesamte ➡Lebewesen.

Organon vestibulare
➡Vestibularorgan, ➡Gleichgewichtsorgan, ➡Vestibularapparat.

Organsystem
➡Organapparat.
Eine funktionell zusammengehörende Gruppe von ➡Organen.

Organum genitalium
➡Geschlechtsorgan, ➡Genital, ➡Genitale, ➡Fortpflanzungsorgan, ➡Reproduktionsorgan, ➡Sexualorgan.

Organum olfactus
➡Geruchsorgan, ➡Riechorgan.

Orientierung
Die Fähigkeit zur zeitlichen, räumlichen oder mentalen Ausrichtung eines Subjekts oder Objekts, im übertragenen Sinn auch die Ausrichtung selbst.

Orientierungswinkel
➡Nonverbale Kommunikation.
Winkel, in dem ein Mensch einer anderen Person gegenübersteht; bezieht sich auf die Orientierung des Körpers, nicht des Kopfes oder der Augen.

Oropharyngeal
Mund und Rachen betreffend.

Oropharynx
Strukturen von ➡Mund- und Rachenraum.

ORSA
➡Methicillin-resistenter Staphylococcus aureus, ➡MRSA, ➡Multiresistenter Staphylococcus aureus, ➡Oxacillin-resistenter Staphylococcus aureus, ➡Antibiotikaresistenz, ➡Methicillin-sensibler Staphylococcus aureus.

Orthese
(griech. *orthós*, aufrecht, gerade) Ein medizinisches ➡Hilfsmittel, das als äußerer Kraftträger zur Stützung, Entlastung, Ruhigstellung, Fixierung oder Stellungskorrektur eines Körperabschnittes dient.

Orthopädie
(griech. *orthos*, richtig und *paideia*, Erziehung) Eine medizinische Teildisziplin der ➡Chirurgie, die sich mit den Erkrankungen des ➡Bewegungsapparats beschäftigt.

Orthophosphorsäure
➡Phosphorsäure, ➡Acidum phosphoricum.

Orthopnoe
Eine schwere, im Liegen auftretende ➡Dyspnoe, die eine aufrechte Haltung und häufig einen Einsatz der ➡Atemhilfsmuskulatur nötig macht.

Os coccygeum
➡Steißbein, ➡Os coccygis.

Os coccygis
➡Steißbein, ➡Os coccygeum.

Os coxae
➡Hüftbein, ➡Hüftknochen.

Os ethmoidale
➡Siebbein.

Os humeri
➡Humerus, ➡Oberarmknochen.

Os hyoideum
➡Zungenbein, ➡Hyoid.

Os longum
➡Röhrenknochen.

Os mandibulare
➡Unterkiefer, ➡Mandibula, ➡Mandibel, ➡Unterkieferknochen.

Os membranaceum lamellosum
➡Lamellenknochen.

Os nasale
➡Nasenbein.

Os palatinum
➡Gaumenbein.

Os parietale
➡Scheitelbein.

Os pubis
➡Schambein.

Os sacrum
(lat. *sacer*, heilig) ➡Kreuzbein.

Os sphenoidale
➡Keilbein.

OSAS
➡Obstruktives Schlafapnoe-Syndrom, ➡Obstruktives Schlafapnoessyndrom, ➡Schlaf-Apnoe-Syndrom.

Osmolarität
➡Osmotische Konzentration.
Eine Angabe der ➡osmotisch aktiven Bestandteile pro Volumeneinheit in einer Lösung. Sie wird in osmol/l angegeben.

Osmose
(griech. *ōsmós*, Eindringen, Schub, Antrieb) ➡Behinderte Diffusion.
Die ➡Diffusion einer Flüssigkeit durch eine selektiv-➡permeable ➡Membran entlang eines Konzentrationsgefälles der Lösungsmittel im Bezug auf die gelösten Teilchen. Die Diffusion erfolgt in Richtung der höheren Konzentration.

Osmotische Konzentration
➡Osmolarität.

Ösophageal
➡Oesophageal.

Ösophageale Transportphase
➡Schluckakt.
Der Bolus wird durch ➡peristaltische Bewegungen der Ösophagusmuskulatur und die Schwerkraft weiter in Richtung des ➡Magens befördert. Mit der Passage des unteren ➡Ösophagussphinkters tritt der ➡Bolus in den Magen ein, was den Schluckakt beendet.

Ösophagitis
➡Oesophagitis.
Eine akut oder chronisch verlaufende ➡Entzündung der ➡Speiseröhre.

Ösophagodynie
➡Dysphagie, ➡Schluckstörung, ➡Dyskatabrosis, ➡Dyskataporie.

Ösophagoenterostomie
➡Oesophagoenterostomie.

Ösophagographie
➡Oesophagographie.
Röntgendarstellung der ➡Speiseröhre nach Schlucken von ➡Kontrastmittel.

Ösophagus
➡Speiseröhre, ➡Oesophagus.
Das zwischen ➡Pharynx und ➡Magen eingeschaltete muskuläre Hohlorgan, das dem Transport der durch ➡Kauen zerkleinerten Nahrung dient. Siehe auch ➡Verdauungstrakt, ➡Gastrointestinaltrakt.

Ösophagussphinkter
Der Schließmuskel, der das ➡Lumen der ➡Speiseröhre verschließt.

Ösophagusstenose
➡Oesophagusstenose, ➡Speiseröhrenenge.
Einengung des Ösophaguslumens. Die ➡Stenose kann angeboren oder erworben sein.

Ossa carpalia
➡Handwurzelknochen, ➡Ossa carpi.

Ossa carpi
➡Handwurzelknochen, ➡Ossa carpalia.

Ossal
Knöchern, den Knochen betreffend.

Ossifikation
(lat. *os*, Knochen) ➡Osteogenese, ➡Knochenneubildung, ➡Knochenbildung, ➡Verknöcherung.
Die Bildung von ➡Knochengewebe. Ein physiologischer Prozess, der vom ➡Organismus zum ➡Wachstum oder zur ➡Regeneration eingesetzt wird.

Osteitis
➡Ostitis, ➡Knochenentzündung.

Osteoblast
(griech. *osteon*, Knochen) ➡Osteoplast.
Spezialisierte Knochenzellen, die ➡Knochenmatrix produzieren.

Osteogenese
➡Ossifikation, ➡Knochenneubildung, ➡Knochenbildung, ➡Verknöcherung.

Osteoid
➡Knochengrundsubstanz, ➡Knochenmatrix.

Osteomalazie
➡Knochenerweichung.
Eine Störung des Knochenstoffwechsels, die zu einer ➡Demineralisation und damit Erweichung der Knochen führt.

Osteomyelitis
(altgriech. *ostéon*, Knochen und *myelós*, Mark) ➡Knochenmarkentzündung.
Eine ➡akute oder ➡chronische ➡Entzündung des ➡Knochens und ➡Knochenmarks, die meist durch eine ➡bakterielle ➡Infektion verursacht wird.

Osteomyelofibrose

➡Primäre Myelofibrose, ➡Osteomyelosklerose, ➡Myelofibrose mit myeloischer Metaplasie, ➡Chronische idiopathische Myelofibrose, ➡Myelofibrose.

Eine seltene ➡Erkrankung der ➡hämatopoetischen ➡Stammzelle, die im Verlauf zur ➡progredienten ➡Fibrose des ➡Knochenmarks führt.

Osteon

➡Havers-System.

In der ➡Histologie die funktionelle Einheit aus einem zentralen Knochenkanal und konzentrisch darum angeordneten ➡Knochenlamellen.

Osteopathie

In der ➡Medizin mit mehreren Bedeutungen verwendet:

a) Als Oberbegriff für krankhafte Knochenerkrankungen.

b) In der ➡Komplementärmedizin als Bezeichnung für ein Behandlungsverfahren.

Osteopenie

Eine gegenüber dem alterspezifischen Normwert herabgesetzte ➡Knochendichte. Die Osteopenie ist eine Vorstufe der ➡Osteoporose.

Osteoplast

➡Osteoblast.

Osteoporose

➡Osteoporosis, ➡Knochenschwund.

Eine das ➡Skelettsystem betreffende ➡Erkrankung, die durch eine gestörte Remodellierung der ➡Knochensubstanz und eine dadurch bedingte ➡pathologische Mikroarchitektur der ➡Knochen gekennzeichnet ist. Die verminderte ➡Knochendichte bei Osteoporose führt schließlich zu einem erhöhten Risiko von Knochenbrüchen.

Osteoporosis

➡Osteoporose, ➡Knochenschwund.

Osteosarkom

Ein bösartiger Knochentumor, der aus ➡Zellen entsteht, die die ➡Knochenmatrix produzieren.

Ostitis

➡Knochenentzündung, ➡Osteitis.

Eine ➡Entzündung des ➡Knochengewebes.

Otitis

(altgriech. *ous*, Ohr) ➡Ohrenentzündung.

Eine ➡Entzündung der Ohren.

Otogen

Durch das Ohr bedingt bzw. vom Ohr ausgehend.

Otorhinolaryngologie

➡Hals-Nasen-Ohren-Heilkunde, ➡HNO-Heilkunde, ➡HNO.

Ovar

(Pl. Ovarien; lat. *ovum*, Ei) ➡Eierstock, ➡Ovarium.

Weibliches paariges ➡Geschlechtsorgan, in dem ➡Eizellen ausgebildet werden. Eine weitere wichtige Aufgabe des Ovars ist die Produktion und ➡Sekretion von weiblichen ➡Geschlechtshormonen.

Ovarium

➡Ovar, ➡Eierstock.

Ovocytus

➡Eizelle, ➡Oozyte, ➡Ovozyt.

Ovoflavin

➡Riboflavin, ➡Vitamin B$_2$, ➡Lactoflavin, ➡Uroflavin.

Ovoid

➡Eiförmig.

Ovozyt

➡Eizelle, ➡Ovocytus, ➡Oozyte.

Oxacillin-resistenter Staphylococcus aureus
➨Methicillin-resistenter Staphylococcus aureus, ➨MRSA, ➨Multiresistenter Staphylococcus aureus, ➨ORSA, ➨Antibiotikaresistenz, ➨Methicillinsensibler Staphylococcus aureus.

Oxidation
➨Oxygenierung.
Eine Elektronenübergangsreaktion, bei der eine Substanz ein oder mehrere Elektronen an eine andere Substanz abgibt und damit „oxidiert" wird. Chemische Reaktion von Elementen oder Verbindungen mit ➨Sauerstoff. Siehe auch ➨Oxydation.

Oxigen
➨Oxygen, ➨Sauerstoff, ➨Oxygenium, ➨O_2.

Oxigenation
➨Oxygenierung, ➨Oxigenierung, ➨Oxygenation.

Oxigenationsstörung
➨Oxygenationsstörung, ➨Oxigenationsversagen, ➨Oxigenationsversagen, ➨Oxygenierungsstörung, ➨Oxigenierungsstörung, ➨Oxygenierungsversagen, ➨Oxigenierungsversagen. Siehe auch ➨Ateminsuffizienz, ➨Pulmonale Gasaustauschstörung.

Oxigenationsversagen
➨Oxygenationsstörung, ➨Oxigenationsstörung, ➨Oxygenationsversagen, ➨Oxygenierungsstörung, ➨Oxigenierungsstörung, ➨Oxygenierungsversagen, ➨Oxigenierungsversagen. Siehe auch ➨Ateminsuffizienz, ➨Pulmonale Gasaustauschstörung.

Oxigeniert
➨Oxygeniert, ➨Sauerstoffreich.

Oxigenierung
➨Oxygenierung, ➨Oxigenation, ➨Oxygenation.

Oxigenierungsstörung
➨Oxygenationsstörung, ➨Oxigenationsstörung, ➨Oxygenationsversagen, ➨Oxygenationsversagen, ➨Oxygenierungsstörung, ➨Oxygenierungsversagen, ➨Oxigenierungsversagen, ➨Oxygenierungsversagen. Siehe auch ➨Ateminsuffizienz, ➨Pulmonale Gasaustauschstörung.

Oxigenierungsversagen
➨Oxygenationsstörung, ➨Oxigenationsstörung, ➨Oxygenationsversagen, ➨Oxigenationsversagen, ➨Oxygenierungsstörung, ➨Oxygenierungsversagen, ➨Oxigenierungsversagen, ➨Oxygenierungsstörung. Siehe auch ➨Ateminsuffizienz, ➨Pulmonale Gasaustauschstörung.

Oxihämoglobin
➨Oxyhämoglobin.

Oximeter
➨Pulsoxymeter, ➨Pulsoximeter.

Oxycodon
Ein analgetischer und psychotroper ➨Wirkstoff aus der Gruppe der ➨Opioide, der zur Behandlung von mittelstarken bis starken ➨Schmerzen eingesetzt wird. Es stehen retardierte und nicht-retardierte Arzneiformen zur Verfügung. Zu den häufigsten möglichen unerwünschten Wirkungen gehören zentrale Störungen, Blutdruckveränderungen, Atemstörungen, Verdauungsbeschwerden, Hautausschlag, Juckreiz und Schwitzen. Oxycodon kann abhängig machen und wird oft als Rauschmittel missbraucht. Beim Absetzen können Entzugssymptome auftreten. Eine Überdosis ist lebensgefährlich.

Oxydation
➨Oxidation.
Eine chemische Reaktion, bei der ein ➨Atom, Ion oder Molekül Elektronen abgibt. Hier: die Stoffreaktion von O_2 -H_2O am Eisen des ➨Hämoglobins.

Das ist eigentlich „Rosten". Dabei entstehen ➡Kohlendioxid, ➡Wasser und ➡Energie.

Oxygen
➡Sauerstoff, ➡Oxygenium, ➡Oxigen, ➡O_2.

Oxygenation
➡Oxygenierung, ➡Oxigenierung, ➡Oxigenation.

Oxygenationsstörung
➡Oxigenationsstörung, ➡Oxygenationsversagen, ➡Oxigenationsversagen, ➡Oxygenierungsstörung, ➡Oxigenierungsstörung, ➡Oxygenierungsversagen, ➡Oxigenierungsversagen. Herabgesetzte Fähigkeit der ➡Lunge, das durch sie fließende ➡Blut mit ➡Sauerstoff aufzusättigen. Siehe auch ➡Ateminsuffizienz, ➡Pulmonale Gasaustauschstörung.

Oxygenationsversagen
➡Oxygenationsstörung, ➡Oxigenationsstörung, ➡Oxigenationsversagen, ➡Oxygenierungsstörung, ➡Oxigenierungsstörung, ➡Oxygenierungsversagen, ➡Oxigenierungsversagen. Siehe auch ➡Ateminsuffizienz, ➡Pulmonale Gasaustauschstörung.

Oxygeniert
(griech. *oxýs*, scharf, sauer und *gennaein*, erzeugen, hervorbringen) ➡Oxigeniert, ➡Sauerstoffreich. Mit Sauerstoff versorgt bzw. mit Sauerstoff gesättigt.

Oxygenierung
➡Oxigenierung, ➡Oxigenation, ➡Oxygenation, ➡Oxidation. Im medizinischen Sprachgebrauch: der Prozess der ➡Sauerstoffbindung an das zweiwertige ➡Eisen des ➡Hämoglobins.

Oxygenierungsstörung
➡Oxygenationsstörung, ➡Oxigenationsstörung, ➡Oxygenationsversagen, ➡Oxigenationsversagen, ➡Oxigenierungsstörung, ➡Oxygenierungsversagen, ➡Oxigenierungsversagen. Siehe auch ➡Ateminsuffizienz, ➡Pulmonale Gasaustauschstörung.

Oxygenierungsversagen
➡Oxygenationsstörung, ➡Oxigenationsstörung, ➡Oxygenationsversagen, ➡Oxigenationsversagen, ➡Oxygenierungsstörung, ➡Oxigenierungsversagen, ➡Oxigenierungsversagen. Siehe auch ➡Ateminsuffizienz, ➡Pulmonale Gasaustauschstörung.

Oxygenium
➡Oxygen, ➡Sauerstoff, ➡Oxigen, ➡O_2.

Oxyhämoglobin
➡Oxihämoglobin.
Die ➡oxygenierte, d.h. sauerstoffreiche Form des ➡Hämoglobins.

Ozon
(altgriech. *ozein*, riechen) ➡Trioxygen, ➡Trisauerstoff, ➡O_3.
Ein aus drei Sauerstoffatomen aufgebautes ➡Molekül und das daraus bestehende farblose bis bläuliche, in hoher Konzentration tiefblaue Gas von charakteristischem Geruch. Ozon ist ein starkes ➡Oxidationsmittel, das bei Menschen und Tieren zu Reizungen der Atemwege und der Augen führen kann. Ozonmoleküle in der Luft zerfallen unter Normalbedingungen innerhalb einiger Tage zu ➡Sauerstoff.

P

Pachymeninx
➡Dura mater, ➡Dura, ➡Harte Hirnhaut, ➡Meninx fibrosa.

Palatinal
Zum Gaumen hinweisend bzw. den Gaumen betreffend.

Palatum
➡Gaumen.

Palatum durum
➡Harter Gaumen.

Palatum molle
➡Gaumensegel, ➡Weicher Gaumen, ➡Velum palatinum.

Pallästhesie
➡Vibrationsempfindung, ➡Tastsinn, ➡Vibrationssinn.

Palliation
(lat. *pallium*, Deckmantel) ➡Palliativ, ➡Palliative Therapie, ➡Palliativtherapie, ➡Palliative Care, ➡Palliativcare.
Eine Form der medizinischen Behandlung, die nicht auf die ➡Heilung einer ➡Erkrankung, sondern auf die Linderung der von ihr verursachten Beschwerden gerichtet ist.

Palliativ
➡Palliation, ➡Palliative Therapie, ➡Palliativtherapie, ➡Palliative Care, ➡Palliativcare.

Palliativcare
➡Palliation, ➡Palliativ, ➡Palliativtherapie, ➡Palliative Therapie, ➡Palliative Care.

Palliative Care
➡Palliation, ➡Palliativ, ➡Palliative Therapie, ➡Palliativtherapie, ➡Palliativcare.

Palliative Therapie
➡Palliation, ➡Palliativ, ➡Palliativtherapie, ➡Palliative Care, ➡Palliativcare.

Palliativmedizin
„...Die aktive, ganzheitliche Behandlung von Patienten mit einer progredienten (voranschreitenden), weit fortgeschrittenen Erkrankung und einer begrenzten Lebenserwartung zu der Zeit, in der die Erkrankung nicht mehr auf eine kurative Behandlung anspricht und die Beherrschung von Schmerzen, anderen Krankheitsbeschwerden, psychologischen, sozialen und spirituellen Problemen höchste Priorität besitzt" (Nach: ➡WHO / ➡Deutsche Gesellschaft für Palliativmedizin). Nicht die Verlängerung der Überlebenszeit um jeden Preis, sondern die Lebensqualität, also die Wünsche, Ziele und das Befinden des Patienten stehen im Vordergrund der Behandlung.

Palliativpflege
Ein zur ➡Palliation gehörendes Gebiet der sterbebegleitenden Pflege, die auch ➡Hospizpflege genannt wird. Der Begriff „End-of-Life-Care" (Pflege am Ende des Lebens) hat sich in der ➡Pflegewissenschaft etabliert. Der international verwendete Begriff „Palliative Care" lässt sich aufgrund der Mehrschichtigkeit des englischen Ausdrucks *care*, der im Deutschen sowohl Fürsorge, Pflege wie auch Behandlung bedeutet, kaum adäquat übertragen.

Palliativstation
Eine Versorgungseinheit in einem Krankenhaus oder in einer stationären Pflegeeinrichtung, auf der Patienten ➡palliativ behandelt und gepflegt werden, deren Lebenszeit auf wenige Monate oder Wochen begrenzt ist.

Palliativtherapie
➡Palliation, ➡Palliativ, ➡Palliative Therapie, ➡Palliative Care, ➡Palliativcare.

Palmar
(lat. *palma manus*, Handfläche) Zur Handfläche gehörig oder auf der Hohlhandseite befindlich.

Palor mortis
➡Totenblässe, ➡Leichenblässe. In der ➡Pathologie die Blässe einer ➡Leiche.

Palpation
(lat. *palpare*, tasten, fühlen) Die manuelle Untersuchung eines Patienten durch Ertasten von Körperstrukturen mit einem oder mehreren Fingern bzw. Händen. Die Basistechnik der klinischen Untersuchung.

Palpebra
➡Augenlid, ➡Blepharon.

Palpieren
➡Abtasten.

Panalgesie
Empfindung und Ausbreitung von ➡chronischen ➡Schmerzen über den gesamten ➡Körper.

Pancreas
➡Pankreas, ➡Bauchspeicheldrüse.

Pandemie
(griech. *pan*, all, ganz und *demos*, Gemeinde, Volk) Die länderübergreifende, globale Verbreitung einer ➡Infektionskrankheit.

Panik
Ein Zustand einer starken ➡Stressreaktion / ➡Angst vor einer tatsächlichen und/oder angenommenen Bedrohung mit starken vegetativen Symptomen.

Panikattacke
Eine plötzlich und zeitlich begrenzt auftretende Alarmreaktion des Körpers mit ➡Angst und vegetativer Symptomatik, die jedoch ohne objektiv fassbaren Anlass auftritt.

Pankreas
(griech. *pánkreas* vom *pán*, alles und *kréas*, Fleisch) ➡Bauchspeicheldrüse, ➡Pancreas.
Ein quer im Oberbauch liegendes Drüsenorgan des Menschen, das ➡Verdauungsenzyme und ➡Hormone produziert. Siehe auch ➡Gastrointestinaltrakt, ➡Verdauungstrakt.

Pankreasfibrose
➡Mukoviszidose, ➡Cystische Fibrose, ➡Zystische Fibrose, ➡Fibrosis cystica, ➡CF.

Pankreasinsel
➡Langerhans-Inseln, ➡Endokrines Pankreas, ➡Langerhans'sche Inseln, ➡Insulae pancreaticae.

Pankreassaft
➡Pankreassekret.

Pankreassekret
➡Pankreassaft.
Eine zahlreiche ➡Enzyme enthaltene Körperflüssigkeit, die vom ➡exokrinen Teil der ➡Bauchspeicheldrüse abgegeben wird.

Pankreatitis
➡Bauchspeicheldrüsenentzündung. Eine ➡akute oder ➡chronische ➡Entzündung der ➡Bauchspeicheldrüse.

Pantothensäure
➡Vitamin B$_5$.
Ein hitzelabiles, wasserlösliches ➡Vitamin. Die biologischen Wirkungen von Pantothensäure sind universell. Der tägliche Bedarf an Pantothensäure liegt bei einem durschnittlichen Erwachsenen bei rund 5-6 mg.

paO₂
➡Sauerstoffpartialdruck.

Papaver somniferum
➡Schlafmohn.

Papaverin
Ein ➡Wirkstoff aus der Gruppe der ➡Spasmolytika mit spasmolytischen Eigenschaften auf die glatte Muskulatur. Es ist zum Beispiel an den Gefässen, den Bronchien, im Verdauungs- und Harntrakt wirksam.

Papilla renalis
➡Nierenpapille.

Paracetamol
Ein ➡Wirkstoff aus der Gruppe der ➡Analgetika mit fiebersenkenden und schmerzlindernden Eigenschaften. Es wird für die symptomatische Behandlung von ➡Fieber und bei leichten bis mittelstarken ➡Schmerzen verabreicht. Die übliche Dosis bei Erwachsenen beträgt drei- bis viermal täglich 500 bis 1000 mg (maximal 4000 mg pro 24 Stunden). Bei Kindern erfolgt die Dosierung nach dem Körpergewicht. Unerwünschte Wirkungen sind in der Regel selten. Dazu gehören ein Anstieg der Leberenzyme, Blutbildveränderungen, Überempfindlichkeitsreaktionen, Hautreaktionen und gastrointestinale Störungen.

Paradoxe Atmung
➡Inverses Atmungsmuster, ➡Czerny-Atmung, ➡Schaukelatmung.
Eine ➡pathologische Form der ➡Atmung, bei der sich die beteiligten Strukturen aufgrund ➡intrathorakaler Druckverhältnisse entgegen ihrer ➡physiologischen Richtung beim ➡Atmen bewegen, d.h. die ➡Inspiration geht mit einer Einziehung des ➡Thorax und die ➡Exspiration mit einer Auswärtsbewegung des Thorax einher.

Paraganglion caroticum
➡Glomus caroticum, ➡Karotisdrüse.

Paralyse
(griech. *paralysis*, Lähmung, Schwächung) ➡Lähmung.
Eine vollständige Lähmung eines Körperteils.

Paralysis agitans
➡Parkinson-Syndrom, ➡Schüttellähmung, ➡Morbus Parkinson, ➡Parkinson-Krankheit.

Paramedian
Neben der ➡Medianebene.

Paramorphin
➡Thebain.

Paraparese
Die beidseitige inkomplette ➡Parese der unteren ➡Extremität.

Paraphrasieren
(griech. *para*, bei, neben und *phrásis*, Redeweise, Ausdruck; Hier: Umschreiben). Etwas in eigenen Worten wiedergeben bzw. erklären. Dabei kann etwas mit anderen Wörtern oder Ausdrücken umschrieben, frei in eine andere Sprache übertragen oder sinngemäß wiederholt werden.

Paraplegie
➡Plegie, ➡Lähmung, ➡Monoplegie, ➡Diplegie, ➡Hemiplegie, ➡Tetraplegie.
Vollständige Lähmung beider ➡Beine.

Parasit
(griech. *parasitos*, Schmarotzer) ➡Schmarotzer.
Ein ➡Organismus, der sich von anderen Lebewesen ernährt oder diese zu Fortpflanzungszwecken befällt. Er kann den Wirt schädigen, indem er seine Organfunktionen beeinträchtigt, Zellen zerstört und ihm wichtige Nährstoffe entzieht. Ist ein Parasit an einen Wirt angepasst, ist der Befall für den Wirt zumeist nicht tödlich.

Parasternal
Neben dem ➡Brustbein.

Parästhesie
(griech. *par*, neben, daran vorbei und *aisthesis*, Wahrnehmung) Eine unangenehme, aber primär nicht schmerzhafte Körperempfindung, die nicht durch adäquate ➡Reize ausgelöst wird.

Parasympathikomimetikum
➡Parasympathomimetikum, ➡Cholinergikum.

Parasympathikus
(griech. *para*, gegen und *sympathikos*, mitleidend) ➡Pars parasympathica, ➡Pars parasympathetica.
Teil des ➡vegetativen Nervensystems. Durch ihn werden vorwiegend Körperfunktionen innerviert, die der Regeneration des Organismus und dem Aufbau von Energiereserven dienen.

Parasympathisch
Das parasympathische Nervensystem betreffend bzw. den Parasympathikus betreffend.

Parasympatholytikum
➡Anticholinergikum

Parasympathomimetikum
➡Parasympathikomimetikum, ➡Cholinergikum.
Substanzen, welche die Wirkung des ➡Parasympathikus verstärken.

Parathormon
➡Pth, ➡Parathyrin.
Ein ➡Hormon, das von den Hauptzellen der ➡Nebenschilddrüsen gebildet wird.

Parathyrin
➡Parathormon, ➡Pth.

Paratracheale Fehllage
Eine extrem seltene Einführung der ➡Trachealkanüle neben der ➡Luftröhre.

Parenchym
(altgriech. *para*, neben und *enchein*, hineingießen) ➡Grundgewebe, ➡Parenchyma.
Das organspezifische Gewebe. Die Funktion eines Organs wird maßgeblich durch das Parenchym wahrgenommen.

Parenchyma
➡Parenchym, ➡Grundgewebe.

Parenteral
(griech. *para*, neben und *enteron*, Darm; Wörtlich: „am Darm vorbei")
Die Gabe von ➡Nährstoffen oder Substanzen durch direkte ➡Infusion von niedermolekularen Lösungen in den ➡Blutkreislauf unter Umgehung der enteralen Resorption. Diese direkte Nährstoffzufuhr ist die Grundlage der ➡parenteralen Ernährung.

Parenterale Ernährung
Die direkte ➡Infusion von kleinmolekularen Nährstofflösungen in den ➡Blutkreislauf.

Parese
(altgriech. *paresis*, Erschlaffung) ➡Lähmung.
Ein mehr oder weniger ausgeprägter Teilausfall der motorischen Funktion eines Muskels, einer Muskelgruppe oder einer Extremität.

Paretisch
Die Lähmung betreffend bzw. gelähmt.

Parietal
(lat. *paries*, Wand) Zur Wand eines Organes, zur Leibeswand, oder zum ➡Scheitelbein gehörig.

Parietalhirn
➡Parietallappen, ➡Lobus parietalis, ➡Scheitellappen, ➡Parietalrinde.

Parietallappen
➡Lobus parietalis, ➡Scheitellappen, ➡Parietalrinde, ➡Parietalhirn.

Ein anatomischer Teil des →Großhirns, der hinter dem →Frontallappen liegt.

Parietalrinde
→Parietallappen, →Lobus parietalis, →Scheitellappen, →Parietalhirn.

Parietalzelle
(lat. *paries*, Wand) →Belegzelle, →Exocrinocytus parietalis.
Grosse, mit →Eosin stark anfärbbare →Drüsenzellen in der →Magenmukosa von →Fundus und →Corpus ventriculi.

Parkinson-Krankheit
→Parkinson-Syndrom, →Morbus Parkinson, →Schüttellähmung, →Paralysis agitans.

Parkinson-Syndrom
→Morbus Parkinson, →Parkinson-Krankheit, →Schüttellähmung, →Paralysis agitans.
Ein Symptomenkomplex, der durch einen →Dopaminmangel verursacht wird. Es zeichnet sich durch →Akinese, →Rigor, →Ruhetremor und →Posturale Instabilität aus.

Parodont
→Zahnhalteapparat, →Parodontium, →Parodont.

Parodontium
→Zahnhalteapparat, →Parodontium, →Parodont.

Parotis
→Ohrspeicheldrüse, →Glandula parotidea, →Glandula parotis.

Pars
(lat. *pars*, Teil) Teil, Abschnitt, Anteil.

Pars abdominalis aortae
→Aorta abdominalis, →Bauchaorta.

Pars ampullaris recti
→Ampulla recti, →Rektumampulle, →Mastdarmampulle.

Pars cardiaca ventriculi
→Kardia, →Mageneingang, →Cardia, →Unterer Ösophagussphinkter.

Pars libera membri inferioris
→Bein, →Membrum inferius, →Untere Extremität.

Pars libera membri superioris
→Arm, →Brachium.

Pars nasalis pharyngis
→Nasopharynx, →Nasenrachen, →Nasenrachenraum, →Epipharynx, →Rhinopharynx.

Pars olfactoria tunicae mucosae nasi
→Regio olfactoria, →Riechfeld, →Riechzone.

Pars parasympathetica
→Pars parasympathica, →Parasympathikus.

Pars parasympathica
→Parasympathikus, →Pars parasympathetica.

Pars pylorica ventriculi
→Magenausgang, →Distaler Magen.
Endabschnitt des Magens.

Pars sympathetica
→Sympathikus, →Sympathisches Nervensystem, →Pars sympathica.

Pars sympathica
→Sympathikus, →Sympathisches Nervensystem, →Pars sympathetica.

Pars thoracicae aortae
→Aorta thoracica, →Brustaorta.

Partialdruck
Der Druck in einem Gasgemisch, welcher einem bestimmten Gas zugeordnet werden kann. Er entspricht dem Druck, den die einzelne Gaskomponente bei alleinigem Vorhandensein im betreffenden Volumen ausüben würde. In der Medizin sind vor allem die Partialdrücke von →Sauerstoff und

➡Kohlenstoffdioxid in der ➡Atemluft von Bedeutung. Desweiteren wird der Begriff des Partialdruckes auch für die ➡Konzentration dieser und anderer Gase im ➡Blut verwendet.

Partus
➡Geburt, ➡Niederkunft.

Parvus
(lat. *parvus*, Klein) Klein.

Passager
(franz. *passager*, vorbeigehen)
➡Transient, ➡Transitorisch.
Nur vorübergehend auftretend. Der Begriff wird in der ➡Medizin häufig in Zusammenhang mit dem Auftreten von ➡Symptomen verwendet.

Passive Atemgasbefeuchter
➡Passives Befeuchtungssystem, ➡Heat and Moisture Exchanger.

Passive Atemgasklimatisierung
Anfeuchtung, Filtrierung und Erwärmung der Atemluft durch HME-Filter. Diese Filter nehmen die Wärme und Feuchtigkeit der Ausatemluft auf und geben sie wieder an die Einatemluft ab. Siehe auch ➡Atemgaskonditionierung, ➡HME-Filter, ➡Atemgasklimatisierung.

Passive Sterbehilfe
➡Sterbenlassen.
Das Zulassen eines begonnenen Sterbeprozesses durch Verzicht, Abbrechen oder Reduzieren lebensverlängernder Behandlungsmaßnahmen.

Passives Befeuchtungssystem
➡Passive Atemgasbefeuchter, ➡Heat and Moisture Exchanger.
➡Medizinprodukte, die unabhängig von externen Energiequellen oder einer externen Wasserversorgung agieren. Sie arbeiten als Wärme- und Feuchtigkeitsaustauscher und werden bei Beatmung (Trachealkanülen) eingesetzt. Dort entziehen sie der ausgeatmeten Luft sowohl Wärme als auch

Feuchtigkeit und führen beides bei der Einatmung wieder zu.

Patella
➡Kniescheibe.

Pathogen
(griech. *pathos*, Leiden und *genesis*, Entstehung) Eine Krankheit verursachend. Im weiteren Sinne alle alle Einflüsse, die eine Erkrankung ursächlich bedingen können.

Pathogenese
➡Leidenentstehung.
Die Entstehung einer physischen oder psychischen ➡Erkrankung oder den Verlauf eines krankhaften Prozesses bis zu einer Erkrankung.

Pathogenität
In der ➡Medizin die Fähigkeit eines auf den ➡Körper einwirkenden Einflussfaktors, eine ➡Krankheit auszulösen.

Pathologie
(griech. *pathos*, Leiden, Missgeschick) Ein Teilgebiet der Medizin. Die Lehre von den abnormen und krankhaften Vorgängen und Zuständen von Lebewesen und deren Ursachen.

Pathologisch
Krankhaft oder die Pathologie betreffend.

Pathophysiologie
Die Lehre von den krankhaft veränderten Körperfunktionen, sowie ihrer Entstehung und Entwicklung.

Pathophysiologisch
Die Funktionsstörungen des menschlichen Organismus betreffend.

Pathos
➡Krankheit, ➡Erkrankung, ➡Morbus, ➡Nosos.

Patientencompliance
➡Compliance.

Mitarbeit bzw. Therapietreue eines Patienten.

Patienteninformation
➡Gebrauchsinformation, ➡Beipackzettel, ➡Waschzettel.

Patientenlagerung
➡Lagerung, ➡Positionsunterstützung, ➡Positionierung.

Patientenstatus
➡Performance Status, ➡PS.

Patiententrigger
➡Patiententriggerung.
Die Atembemühungen des Patienten während der maschinellen ➡Beatmung.

Patiententriggerung
➡Patiententrigger.

Patientenverfügung
Schriftliche Festlegung eines einwilligungsfähigen Volljährigen für den Fall seiner Einwilligungsunfähigkeit, ob er in bestimmte, zum Zeitpunkt der Festlegung noch nicht unmittelbar bevorstehende Untersuchungen seines Gesundheitszustandes, Heilbehandlungen oder ärztliche Eingriffe einwilligt oder sie untersagt. Damit regelt die Person den Umfang der Behandlung, als Richtschnur für den Betreuer und Arzt.

pAVK
➡Periphere arterielle Verschlusskrankheit.

PCD
➡Primäre Ziliendyskinesie, ➡Primäre ciliare Dyskinesie, ➡Kartagener-Syndrom.

pCO2
➡Kohlendioxidpartialdruck.

PDA
➡Periduralanästhesie, ➡EDA, ➡Periduralanalgesie, ➡Epiduralanästhesie.

PDT
➡Perkutane Dilatationstracheotomie, ➡Dilatationstracheotomie.

Peak expiratory flow
➡Peak-Flow, ➡Spitzenfluss, ➡PEF, ➡Ausatmungsspitzenfluss, ➡Exspiratorischer Spitzenfluss.

Peak-Flow
➡Spitzenfluss, ➡Peak expiratory flow, ➡PEF, ➡Exspiratorischer Spitzenfluss, ➡Ausatmungsspitzenfluss.
Ein Messwert in der Medizin, der die maximale Ausatmungsgeschwindigkeit einer Person erfasst.

Peak-Flow-Messung
Messung des ➡Spitzenflusses, das heißt der maximalen Strömungsgeschwindigkeit der Atemluft während des Ausatmens. Der Peak-Flow-Wert kann schon früh auf eine ➡COPD hindeuten.

Peak-Flow-Meter
Ein ➡Medizinprodukt, das zur Bestimmung der maximalen Strömungsgeschwindigkeit während der ➡forcierten ➡Ausatmung eingesetzt wird. Es dient der orientierenden Überprüfung der Lungenfunktion - in der Regel durch den Patienten selbst.

Pectoralis
Zur Brust gehörig.

Pectus
(lat. *pectus*, Brustkorb) ➡Brust.

Pectus excavatum
➡Trichterbrust, ➡Sternokostale Dysplasie.

PEEP
➡Positive Endexpiratory Pressure, ➡Positiver endexspiratorischer Druck, ➡EPAP, ➡Beatmungsparameter.
Der Druck, der am Ende der ➡Exspiration in der ➡Lunge besteht. Im ➡Atemzyklus markiert er den geringsten Druckwert. Der PEEP kann

➡intrinsisch oder ➡extrinsisch entstehen bzw. aufrechterhalten werden. Dieses Druckniveau sichert die Stabilität der Alveolen und hält sie offen.

PEF
➡Peak-Flow, ➡Spitzenfluss, ➡Peak expiratory flow, ➡Exspiratorischer Spitzenfluss, ➡Ausatmungsspitzenfluss.

PEG
➡Perkutane   endoskopische Gastrostomie.

PEJ
➡Perkutane   endoskopische Jejunostomie.

Pelvis
➡Becken.

Pelvis renalis
➡Nierenbecken, ➡Pyelon.

Penetration
(lat. *penetrare*, eindringen, durchdringen) Das Eindringen einer Struktur, eines Gegenstandes oder einer Entzündung in ein ➡Gewebe oder ➡Organ bzw. in eine ➡Zelle.

Penetrieren
Eindringen oder durchstoßen.

Penicillin
➡Penizillin.
Die aus Pilzen der Gattung ➡Penicillium gewonnenen ersten ➡Antibiotika. Penicilline greifen im Bereich der ➡Zellteilung in den ➡Stoffwechsel der ➡Bakterien ein und blockieren die ➡Synthese der bakteriellen ➡Zellwand.

Penicillium
Schimmelpilze, die in verschiedenen Arten auftreten und das ➡Antibiotikum ➡Penicillin produzieren.

Penizillin
➡Penicillin.

Peptid
Ein ➡Molekül, das aus ➡Aminosäuren aufgebaut ist, die miteinander verknüpft sind. Man unterscheidet entsprechend der Anzahl der Aminosäuren: Dipeptide (2), Tripeptide (3), Oligopeptide (2 bis 9), Polypeptide (10 bis 99) und Makropeptide (ab 100 = ➡Proteine).

Peptidase
➡Proteinase, ➡Protease, ➡Proteolytisches Enzym.

Peptidhormon
Ein ➡Botenstoff, der chemisch gesehen ein ➡Peptid ist, welches aus mehreren (3-191) ➡Aminosäuren aufgebaut ist und ➡hydrophile Eigenschaften besitzt.

Per definitionem
Aufgrund der Definition (des Begriffs), des Begriffsinhalts; erklärtermaßen.

Per vias naturales
Auf natürlichem Wege.

Percutan
➡Perkutan.

Perforation
(lat. *perforare*, durchbohren) Die Durchstoßung oder Durchbohrung des ➡Gewebes, das eine ➡Körperhöhle ummantelt.

Performance Status
➡Patientenstatus, ➡PS.
Beschreibt den physischen Zustand von Krebspatienten und dient der Quantifizierung des allgemeinen Wohlbefindens und der Einschränkungen bei Aktivitäten des alltäglichen Lebens. Die zwei meistgenutzten Systeme zur Klassifizierung sind der ➡Karnofsky-Index und der ➡Performance-Status der Eastern Cooperative Oncology Group.

Performance-Status der Eastern Cooperative Oncology Group
➡ECOG-Status, ➡ECOG/WHO Score.
Eine Vereinfachung des ➡Karnofsky-Index.

Perfusion
In der Medizin: der Durchfluss von Flüssigkeiten durch ➡Organe, ➡Gewebe bzw. ➡Blutgefäße. Meistens wird der Begriff als Synonym für die Durchblutung von Organen verwendet. Neben der physiologischen Perfusion von ➡Blut kann auch die Einbringung von Flüssigkeit in den ➡Kreislauf (z.b. per ➡Injektion) als Perfusion bezeichnet werden.

Perfusionsdruck
Der Druck, mit dem ein ➡Gewebe durchblutet wird. Durchblutung der ➡Schleimhaut ist bei 25-30 mbar gewährleistet.

Perfusor
Eine geschützte Produktmarke von Spritzenpumpen für die Infusionstherapie.

Periartikulär
Um ein Gelenk herum gelegen.

Pericardium
➡Perikard, ➡Herzbeutel.

Peridural
➡Epidural.

Periduralanalgesie
➡Periduralanästhesie, ➡PDA, ➡Epiduralanästhesie, ➡EDA.

Periduralanästhesie
➡PDA, ➡Periduralanalgesie, ➡Epiduralanästhesie, ➡EDA.
Eine Form der ➡Anästhesie des ➡Zentralen Vervensystems, bei der mittels einer ➡Kanüle oder eines ➡Katheters ein Lokalanästhetikum und/oder ein Opioidanalgetikum in den ➡Periduralraum der ➡Wirbelsäule eingebracht wird.

Periduralraum
➡Epiduralraum, ➡Spatium peridurale, ➡Spatium epidurale, ➡Cavum peridurale, ➡Cavum epidurale.

Perihepatisch
Um die Leber herum.

Perikard
(griech. *peri*, herum) ➡Pericardium, ➡Herzbeutel.
Eine bindegewebige Hülle, die das Herz umschließt. Zum einen dient er dem Schutz des Herzens vor äußeren Einflüßen, verhindert andererseits aber auch eine übermäßige Ausdehnung des Herzens.

Perikaryon
(griech. *peri*, herum und *karyon*, Kern) ➡Nervenzellkörper.
Der ➡Zellkörper (➡Soma) eines ➡Neurons.

Perinatal
(griech. *peri*, um, herum und lat. *nasci*, entstehen, geboren werden) ➡Peripartal.
Um die Geburt herum oder im Rahmen einer Geburt.

Perinatalperiode
➡Perinatalzeit.

Perinatalzeit
➡Perinatalperiode.
Der Zeitraum zwischen der 28. Schwangerschaftswoche und dem 7. Tag nach der Geburt. Nach anderen Definitionen beginnt die Perinatalperiode bereits mit dem Ende der 22. oder 24. Schwangerschaftswoche.

Perineural
Um das Neuron (eine Nervenfaser) herum. Applikationsform: in das Bindegewebe der Nerven.

Periode
Hier: Zeitraum

Periodisch
In gleichen Abständen bzw. in gleichmäßigen Intervallen oder regelmäßig wiederkehrend.

Perioral
Um den Mund herum oder in der Nähe der Mundöffnung.

Periost
➡Knochenhaut.

Peripartal
➡Perinatal.

Peripher
In der Peripherie liegend oder abseits des Zentrums, bzw. auf die Körper- / Organoberfläche zu, außen.

Periphere arterielle Verschlusskrankheit
➡pAVK.
Ein Krankheitsbild, das durch eine fortschreitende Einengung bzw. den Verschluss der arteriellen Beingefäße, seltener der Armgefäße entsteht.

Periphere Chemorezeptoren
Es sind ➡Glomuszellen, die als Gefäßknäuel über Seitenäste von benachbarten großen Arterien versorgt werden. Sie gehören im Verhältnis zu ihrer Masse zu den am besten durchbluteten Organen. Sie befinden sich an der Teilungstelle der ➡Arteria carotis communis im ➡Glomus caroticum und von dort ziehen sie bis in die ➡Arteria subclavia dexter. Sie registrieren den arteriellen Sauerstoffpartialdruck und können so eine ➡Hypoxie erfassen. Die Informationen werden als Impulse über den ➡Nervus vagus und den ➡Nervus glossopharyngeus an das ➡Atemzentrum weitergegeben.

Peripherer Widerstand
➡Totaler peripherer Widerstand, ➡TPR, ➡TPW.

Peripheres Nervensystem
➡PNS, ➡Systema nervosum periphericum.
Der Teil des ➡Nervensystems, der nicht zum ➡Gehirn und zum ➡Rückenmark, dem ➡zentralen Nervensystem gehört. Das PNS liegt außerhalb des ➡Schädels und des ➡Wirbelkanals. Es wird zum größten Teil durch die ➡Hirnnerven und die ➡Spinalnerven gebildet und verbindet das ZNS mit den ➡Effektororganen.

Peripherie
(griech. *peri*, herum und *pherein*, tragen) In der Medizin die vom Körperstamm weg orientierten oder entfernten Strukturen.

Peristaltik
➡Darmpassage.
Ein Bewegungsmuster von Hohlorganen (hier Darm), das durch eine lokal synchronisierte Aktivität der glatten Muskelzellen entsteht. Charakteristisch für die Peristaltik sind wellenförmig verlaufende Kontraktions- und Entspannungsphasen der Längs- und Ringmuskulatur, die an die Bewegung von Regenwürmern erinnern.

Peritoneal
Auf das Peritoneum bezogen, das Bauchfell betreffend.

Peritonealerguss
➡Aszites, ➡Hydraskos, ➡Bauchwassersucht, ➡Wasserbauch.

Peritonealhöhle
➡Cavitas peritonealis, ➡Peritonealraum, ➡Intraperitonealraum, ➡Cavum peritonei, ➡Bauchfellhöhle.
Der zwischen dem Peritoneum parietale und Peritoneum viscerale befindlicher, mit seröser Flüssigkeit gefüllter Spaltraum.

Peritonealraum
➡Peritonealhöhle, ➡Cavitas peritonealis, ➡Peritonealhöhle, ➡Intraperitonealraum, ➡Cavum peritonei, ➡Bauchfellhöhle.

Peritoneum
➡Bauchfell.

Peritonitis
➡Bauchfellentzündung.
Eine Entzündung des Bauchfells.

Perkussion
(lat. *percussio*, Erschütterung) ➡Klopfen, ➡Abklopfen.
Medizinische Basistechnik. Sie versetzt durch das Beklopfen der Körperoberfläche das darunter liegende ➡Gewebe in Schwingungen und löst dabei verschiedene Schallqualitäten aus. Dieser Klopfschall liefert Informationen über die Ausdehnung und die Eigenschaften der im Untersuchungsareal befindlichen ➡Organe oder Gewebe.

Perkutan
(lat. *per*, durch, hindurch und *cutis*, Haut) ➡Percutan.
Durch die Haut. Am häufigsten wird der Begriff im Zusammenhang mit ➡minimalinvasiven Verfahren verwendet. Applikationsform: über die Haut.

Perkutane Dilatationstracheotomie
➡Dilatationstracheotomie, ➡PDT.
Eine Form der ➡Tracheotomie, die vor allem im Bereich der ➡Intensivmedizin eingesetzt wird.

Perkutane endoskopische Gastrostomie
➡PEG.
Ein ➡endoskopisches Verfahren zur ➡perkutanen Anlage einer ➡Ernährungssonde in den ➡Magen nach vorheriger ➡Gastrostomie.

Perkutane endoskopische Jejunostomie
➡PEJ.
Ein Verfahren zur Einbringung einer ➡Ernährungssonde in das ➡Jejunum nach ➡Jejunostomie.

Permeabel
(lat. *permeare*, durchlassen) ➡Durchlässig.
In der ➡Medizin: Bezug vor allem auf biologische ➡Membranen.

Permeable Membran
Biologische Membran, die für bestimmte Stoffe durchlässig ist.

Peroral
➡Oral.
Im Kontext der Medizin oder Pharmakologie: Eine Verabreichungsform von Pharmaka bzw. Therapeutika, bei der das zu verabreichende Mittel über den Mund aufgenommen wird.

Peroxidase
➡Katalase.

Perpendicularis
Senkrecht.

Persistenz
(lat. *persistere*, andauern, fortbestehen) In der Medizin das Fortbestehen eines Symptoms oder einer Erkrankung.

Persistierend
Fortbestehend bzw. andauernd, anhaltend.

Persönlicher Distanzbereich
➡Nonverbale Kommunikation.
Der Bereich, in dem persönliche Gespräche stattfinden, ohne dass wir uns aufgrund der geringen Distanz bedrängt oder gar bedroht fühlen. Diese bewegt sich im Bereich bis ca. 1 m.

Persönlicher Raum
➡Intime Distanzzone, ➡Nonverbale Kommunikation.

Die Zone, die ein Mensch um sich herum beansprucht und in die kein anderer eindringen darf, ohne Unbehagen zu erzeugen. Diese Zone bewegt sich in einer Distanz von ca. 50 cm um uns. Der persönliche Raum ist annähernd kreisförmig, umschließt aber vor dem Körper etwas mehr Raum als dahinter.

Persönliches Territorium
➡Nonverbale Kommunikation.
Größere Zone, die jeder Mensch besitzt, exklusiv nutzen kann oder beherrscht. Häufig ermöglicht ihm dieser Raum Privatsphäre oder soziale Intimität (Haus, Garten, Auto, Büro etc.)

Pertussis
➡Keuchhusten, ➡Stickhusten, ➡Tussis convulsiva.
Eine hoch ansteckende ➡Infektionskrankheit, die durch das ➡Bakterium ➡Bordetella pertussis ausgelöst wird.

Perzeption
Die sinnliche ➡Wahrnehmung eines Gegenstands ohne bewusstes Erfassen und Identifizieren.

Pes
(lat. *pes*, Fuß) ➡Fuß.
Die am ➡distalen Ende der unteren ➡Extremität befindliche, aus ➡Knochen und ➡Muskulatur bestehende bewegliche Einheit der ➡Primaten, die zum Laufen und gegebenenfalls zum Tasten und Greifen befähigt.

Pes equinus
➡Spitzfuß.

Pethidin
Ein schmerzlindernder ➡Wirkstoff aus der Gruppe der ➡Opioide zur Behandlung mittelstarker bis starker ➡Schmerzen. Da Pethidin überdosiert ➡toxisch ist, ist die Beachtung der Vorsichtsmassnahmen wichtig. Zu den möglichen unerwünschten Wirkungen gehören zentrale Störungen, Dämpfung, Krämpfe, Atemdepression, Übelkeit, tiefer Blutdruck und Verstopfung. In Kombination mit MAO-Hemmern kann ein lebensgefährliches Serotoninsyndrom ausgelöst werden. Die Anwendung ist u.a. aufgrund der kurzen Wirkdauer umstritten.

Petrosus
Felsig, steinig.

Peyer-Drüse
➡Peyer-Plaque, ➡Peyer'sche Plaque, ➡Peyer-Platte, ➡Folliculi lymphatici aggregati.

Peyer-Plaque
➡Peyer'sche Plaque, ➡Peyer-Platte, ➡Peyer-Drüse, ➡Folliculi lymphatici aggregati.
Ansammlungen von ➡Lymphfollikeln in der ➡Dünndarmschleimhaut.

Peyer-Platte
➡Peyer-Plaque, ➡Peyer'sche Plaque, ➡Peyer-Drüse, ➡Folliculi lymphatici aggregati.

Peyer'sche Plaque
➡Peyer-Plaque, ➡Folliculi lymphatici aggregati, ➡Peyer-Platte, ➡Peyer-Drüse.

Pfeifen
Bei der ➡Auskultation der Lunge hörbares ➡Atemnebengeräusch, das vor allem bei ➡Asthma bronchiale hörbar ist.

Pfeifender Rhonchus
➡Giemen.

Pflanze
➡Lebewesen, die sich nicht fortbewegen können und ➡Photosynthese betreiben.

Pflanzenheilkunde
➡Phytotherapie.

Pflasterepithel
➡Plattenepithel, ➡Epithelium planocellulare.

Pflege
Alle unterstützenden Maßnahmen, die der Erhaltung, Wiederherstellung oder Anpassung von physischen, psychischen und sozialen Funktionen und Aktivitäten des Lebens dienen.

Pflege nach AEDLs
➡Modell der fördernden Prozesspflege, ➡System der fördernden Prozeßpflege, ➡Pflege nach Krohwinkel, ➡AEDL-Strukturmodell.

Pflege nach Krohwinkel
➡Modell der fördernden Prozesspflege, ➡System der fördernden Prozeßpflege, ➡AEDL-Strukturmodell, ➡Pflege nach AEDLs.

Pflegeanamnese
I.d.R. eine ausführliche, strukturierte Datenerhebung, welche im Rahmen der ➡Alten- oder ➡Krankenpflege erhoben wird.

Pflegeassessment
Die Anwendung allgemeiner ➡Assessment-Strategien in der Pflege. Dabei geht es um das „Messen", „Einschätzen" und „Bewerten" von pflegebezogenen oder pflegerelevanten Zuständen.

Pflegebedarf
Die konkret oder potenziell notwendige Menge an pflegerischer Unterstützung. Sie ergibt sich aus dem Abgleich von Beeinträchtigungen, ➡Ressourcen, ➡Pflegebedürftigkeit, ausgedrückt in einer ➡Pflegediagnose, ➡Pflegezielen und Umweltfaktoren.

Pflegebedürftigkeit
Ein Zustand bezeichnet, der einer Person das Ausführen der sonst üblichen täglichen Verrichtungen nicht ermöglicht. Im § 14 ➡SGB X wird der Begriff

der Pflegebedürftigkeit genauer definiert:

- Pflegebedürftig sind Personen, die gesundheitlich bedingt in ihrer Selbstständigkeit oder Fähigkeiten beeinträchtigt sind
- oder Personen, die gesundheitlich bedingte Belastungen oder Anforderungen nicht selbstständig kompensieren bzw. bewältigen können
- für eine voraussichtliche Dauer von mindestens sechs Monaten.

Maßgeblich sind hierbei sechs Bereiche:

- Mobilität,
- kognitive und kommunikative Fähigkeiten,
- Verhaltensweisen und psychische Problemlagen,
- Selbstversorgung,
- Bewältigung von und selbstständiger Umgang mit krankheits- oder therapiebedingten Anforderungen und Belastungen,
- Gestaltung des Alltagslebens und sozialer Kontakte.

Pflegediagnose
Eine Befundkonstellation, die überwiegend durch pflegerische Intervention gelöst oder vermieden werden kann. Pflegediagnosen können in die ➡Pflegeplanung und somit in den ➡Pflegeprozess einbezogen werden und so die Ergebnisse treffsicherer machen. Sie sind Teil eines ➡Pflegeassessments.

Pflegedokumentation
Arbeitsmittel der professionellen Pflege in dem die im ➡Pflegeprozess geplanten und durchgeführten Maßnahmen, weitere Beobachtungen, Besonderheiten und Veränderungen systematisch, umfassend und lückenlos schriftlich festgehalten werden.

Pflegeforschung

Ein Teilgebiet der ➡Pflegewissenschaft und dient der Wissenserweiterung innerhalb der professionellen Gesundheits- und Kranken-, Alten- und der Heilerziehungspflege. Sie untersucht bisher bestehende ➡Pflegesysteme, -modelle und -theorien, sowie pflegerische Regulationsprozesse. Dabei widerlegt oder bestätigt die Pflegeforschung die Effizienz, Anwendbarkeit und ➡Pflegequalität des untersuchten Gegenstandes.

Pflegeleistung

Die aus dem ➡Pflegebedarf sich ergebe Leistungen, die notwendig sind, um aus professioneller Sicht eine qualitativ hochwertige gesundheitliche Versorgung zu gewährleisten.

Pflegemaßnahme

Alle pflegerische Handlungen und Verhaltensweisen des ➡Pflegepersonals, mit denen ein ➡Pflegeziel erreicht werden soll.

Pflegemodell

Vereinfachte, schematische und theoretische Darstellungen der professionellen ➡Pflege.

Pflegepersonal

Oberbegriff für weibliche und männliche Beschäftigte in der Gesundheits- und Krankenpflege, Fachkrankenpflege und Pflegeassistenz im Krankenhaus, Pflegeheim und auch in der Ambulanten Pflege. Innerhalb dieses Begriffes erfolgt keine Unterscheidung nach Qualifikation. Definition des Statistischen Bundesamtes: „Zum Pflegepersonal gehören alle, die in einer Pflegeeinrichtung beschäftigt sind, die also in einem Arbeitsverhältnis zum Pflegedienst stehen und teilweise oder ausschließlich Leistungen nach ➡SGB XI erbringen."

Pflegeplanung

Die strukturierte und zielgerichtete Vorgehensweise von professionellen Pflegekräften bei der Versorgung eines pflegebedürftigen Patienten. Bei der Pflegeplanung werden ➡Pflegediagnosen, ➡Pflegeprobleme, ➡Ressourcen und ➡Pflegemaßnahmen festgelegt und evaluiert.

Pflegepraxis

Das zentrale Element der ➡Pflegewissenschaft. In der ➡Praxis wird der Gegenstand der ➡Pflege erkennbar und kontinuierlich neues Pflegewissen entwickelt.

Pflegeproblem

Eine Einschränkung in einer oder mehreren ➡Aktivitäten und existentiellen Erfahrungen des Lebens, die der ➡Pflegebedürftige nicht eigenständig, jedoch durch pflegerisches Handeln kompensieren kann.

Pflegeprozess

Die strukturierte und zielgerichtete Vorgehensweise von professionellen Pflegekräften bei der Versorgung eines pflegebedürftigen Patienten.

Pflegequalität

Vereinbarkeit der Ausführung einer Pflegedienstleistung mit einem objektiven und einem subjektiven Maßstab. In der Pflege wird die besondere Qualität einer Dienstleistung in erster Linie vom Patienten oder Heimbewohner wahrgenommen und bewertet. Aber auch die Angehörigen, die Fachkräfte, das Management oder der Träger einer Einrichtung, und nicht zuletzt die Kranken- und Pflegekassen, setzen bestimmte Erwartungen in die Qualität der erbrachten Dienstleistungen. Die Qualität der Pflege wird auch beeinflusst von Fragen des Zugangs zur Pflege, der zeitlichen Verfügbarkeit, der wirtschaftlichen Angemessenheit, der sozialen Vernetzung und vor allem der Wirksamkeit der Pflege.

Pflegesystem
Planmäßig, systematisch und methodisch gestaltete Arbeitsabläufe in der ➡Pflege.

Pflegetheorie
Nach wissenschaftlichen Regeln dargestellte Überlegung bzw. Forschungsergebnis im Pflegebereich.

Pflegeüberleitung
➡Entlassungsmanagement, ➡Überleitungsmanagement, ➡Entlassplan.

Pflegeversicherung
Eine ➡Sozialversicherung, die Fälle der ➡Pflegebedürftigkeit als Maßnahme der Pflegevorsorge abdeckt.

Pflegewissenschaft
Das methodische Sammeln, Beschreiben und Ordnen von Erkenntnissen über die ➡Pflege. Die Erkenntnisse stammen dabei aus verschiedenen Wissensbereichen: ➡Ethik, persönlichem Wissen, empirischem Wissen (der wissenschaftlich abgesicherte Bereich der Pflege) und Intuition (die „Kunst" des Pflegens). Diese vier Bereiche stehen untereinander in Beziehung. Durch das Zusammenspiel entsteht das Wissen, das die Grundlage des pflegerischen Handelns bildet. Die Pflegewissenschaft ist den Sozialwissenschaften zugeordnet und umfasst die Bereiche der ➡Pflegepraxis, ➡Pflegetheorie und ➡Pflegeforschung.

Pflegeziel
Die konkreten Absichten, die im Rahmen einer ➡Pflege definiert und verfolgt werden. Sie orientieren sich an den in der ➡Pflegeanamnese ermittelten ➡Pflegeproblemen.

Pfortader
➡Vena portae, ➡Portalvene.
Das ➡Portalgefäß, das sauerstoffarmes, nährstoffreiches ➡Blut in die ➡Leber transportiert.

Phagophobie
➡Schluckangst.
Krankhafte ➡Angst sich beim ➡Essen zu verschlucken und dann daran ersticken könnten. Somit wird jegliche Nahrungsaufnahme zu einem Problem und es reicht so weit, dass selbst das ➡Schlucken des eigenen Speichels in Furcht und Schrecken versetzen kann.

Phagozyt
(altgriech. *phagein*, essen) ➡Freßzelle.
Zur ➡Phagozytose befähigte ➡Zellen. Sie haben die Fähigkeit, Partikel, ➡Mikroorganismen und Flüssigkeiten aufzunehmen und im Zellinnern zu verdauen. Phagozyten spielen eine wichtige Rolle im Rahmen der ➡Immunantwort.

Phagozytose
➡Fremdkörperaufnahme.
Die Aufnahme ➡extrazellulärer Partikel, ➡Mikroorganismen oder Flüssigkeiten durch ➡Phagozyten.

Phänomen
(altgriech. *phainómenon*, ein sich Zeigendes, ein Erscheinendes) ➡Erscheinung.
Eine mit den ➡Sinnen wahrnehmbare, abgrenzbare Einheit des Erlebens, beispielsweise ein Ereignis, ein Gegenstand oder eine Naturerscheinung. Davon abweichend wird mitunter nicht das Wahrgenommene, sondern eine ➡Wahrnehmung selbst als Phänomen bezeichnet.

Phänomenologie
(altgriech. *phainómenon*, Sichtbares, Erscheinung und *lógos*, Rede, Lehre) Eine philosophische Strömung, deren Vertreter den Ursprung der Erkenntnisgewinnung in unmittelbar gegebenen Erscheinungen, den ➡Phänomenen, sehen.

Phänotyp
(altgriech. *phaíno*, erscheinen und *týpos*, Gestalt) ➡Phänotypus.
Das Erscheinungsbild eines Organismus, d.h. seine tatsächlichen morphologischen und physiologischen Eigenschaften - unabhängig davon, ob sie vererbt oder erworben wurden.

Phänotypus
➡Phänotyp.

Pharmakodynamik
Ein Teilgebiet der ➡Pharmakologie. Sie beschreibt die Art der Arzneimittelwirkung im ➡Körper, also die biochemischen und physiologischen Effekte des ➡Pharmakons auf den ➡Organismus.

Pharmakokinetik
Ein Teilbereich der ➡Pharmakologie und behandelt die Effekte, denen ein ➡Arzneimittel im ➡Organismus unterliegt.

Pharmakologie
(griech. *pharmakon*, Heilmittel, Gift und *logos*, Wort) Die Lehre von den Wechselwirkungen zwischen ➡Wirkstoffen und ➡Lebewesen.

Pharmakologisch
Die Wirkung von Medikamenten betreffend oder zur Pharmakologie gehörig.

Pharmakologische Therapie
➡Pharmakotherapie, ➡Arzneimitteltherapie, ➡Arzneitherapie.

Pharmakon
(Pl. Pharmaka) ➡Arzneimittel, ➡Medikament, ➡Wirkstoff, ➡Arzneistoff, ➡Pharmazeutikum, ➡Präparat, ➡Heilmittel.

Pharmakotherapie
(griech. *pharmakon*, Arznei und *therapeia*, dienen) ➡Arzneimitteltherapie, ➡Arzneitherapie, ➡Pharmakologische Therapie.

Die Behandlung von ➡Erkrankungen mit Hilfe von ➡Arzneimitteln. Sie ist ein Teil der so genannten ➡konservativen Therapie.

Pharmazeutikum
➡Arzneimittel, ➡Medikament, ➡Wirkstoff, ➡Arzneistoff, ➡Pharmakon, ➡Präparat, ➡Heilmittel.

Pharmazie
Eine Wissenschaft, die sich mit der Beschaffenheit, Wirkung, Prüfung, Herstellung und Abgabe von ➡Arzneimitteln befasst. Die Pharmazie vereint dabei Aspekte aus anderen Naturwissenschaften, vor allem aus der ➡Chemie, ➡Medizin und ➡Biologie.

Pharyngeal
Den Rachen betreffend.

Pharyngeale Transportphase
➡Schluckakt.
Das Gaumensegel wird angespannt und angehoben. Dadurch wird der Übertritt des Nahrungsbreis in die oberen ➡Luftwege verhindert. Die ➡Trachea wird durch die ➡Epiglottis verschlossen, der obere ➡Ösophagussphinkter öffnet sich. Der ➡Bolus wird durch das Zusammenspiel von Pharynx- und Zungenmuskulatur sowie die Schwerkrafteinwirkung in die ➡Speiseröhre befördert.

Pharyngealtubus
Ein ➡Tubus, der durch den ➡Mund bzw. durch die ➡Nase bis in den ➡Rachen eingeführt wird. Seine Öffnung kommt im ➡Hypopharynx vor dem Eingang des ➡Kehlkopfs (Larynx) zum Liegen.

Pharyngitis
➡Rachenentzündung, ➡Seitenstrangangina, ➡Laryngopharyngitis.
Eine schmerzhafte ➡Entzündung der Rachenschleimhaut.

Pharynx
(griech. *pharynx*, Schlund) ➜Schlund,
➜Rachen, ➜Rachenraum.
Der ➜dorsal von ➜Mund- und ➜Na-
senhöhle gelegenen gemeinsamen
Atem- und Speiseweg, der sich von
der Schädelbasis bis zu ➜Ösophagus
und ➜Trachea erstreckt.

Phase
In der Medizin:
a)   ein ➜Aggregatzustand,
b)   ein Zeitabschnitt,
c)   ein räumlicher Bereich mit
     gleichartigen physikalischen
     und chemischen Eigenschaften,
d)   die aktuelle Position im Ablauf
     einer Schwingung bzw. den Ab-
     schnitt innerhalb einer physika-
     lischen Welle,
e)   eine Stufe im Rahmen der Arz-
     neimittelzulassung.

Phentanyl
➜Fentanyl.

Pheromon
(altgriech. *phérein*, überbringen, mel-
den und *hormān*, antreiben, erregen)
➜Ecto-Hormon.
Ein unspezifischer Sammelbegriff für
Duftstoffe, die von einem ➜Lebewe-
sen abgegeben und bei einem anderen Lebewesen derselben Art eine
spezifische Wirkung erzielen.

Philosophie
(altgriech. *philosophía*; lat. *philoso-
phia*, wörtlich „Liebe zur Weisheit")
Die Wissenschaft, die versucht, die
Welt und die menschliche Existenz zu
ergründen, zu deuten und zu verstehen. Kerngebiete der Philosophie sind
die ➜Logik, die ➜Ethik und die ➜Me-
taphysik.

Phlebitis
➜Venenentzündung.

pH-Metrie
➜Langzeit-pH-Metrie.

Eine Funktionsuntersuchung in der
➜Gastroenterologie. Sie wird vor allem zur ➜Diagnostik der ➜Re-
fluxkrankheit eingesetzt.

pH-neutral
Eine Lösung, die chemisch weder als
➜Säure noch als ➜Base reagiert.

Phobie
(griech. *phobos* bzw. *phobia*, Angst,
Furcht) Der Begriff hat mehreren Bedeutungen:
a)   In der ➜Psychologie eine patho-
     logische ➜Angst.
b)   In der ➜Chemie die Eigenschaft
     eines Stoffes, sich nicht mit
     Wasser (➜Hydrophobie) bzw.
     Fetten und ➜Ölen (➜Lipopho-
     bie) zu vermischen.
c)   In der Sozialwissenschaft eine
     ➜Abneigung.

Phonation
(griech. *phone*, Stimme) ➜Stimmbil-
dung, ➜Fonation.
Die Vorgänge, die zu einer kontrollierten Erzeugung von ➜Tönen, im engeren Sinn Sprachtönen, durch die im
➜Kehlkopf befindlichen ➜Stimmlippen
führen.

Phonationsmuskulatur
➜Kehlkopfmuskel, ➜Musculi laryngis,
➜Larynxmuskulatur, ➜Kehlkopfmus-
kulatur.
Der Teil der ➜Skelettmuskulatur, der
zwischen den verschiedenen ➜Knor-
pelelementen des ➜Kehlkopfs verläuft. Die Bewegungen der Kehlkopfmuskulatur beeinflussen die ➜Stimm-
bänder bzw. die ➜Stimmritze, was die
➜Phonation ermöglicht.

Phonationsventil
➜Sprechventil.
➜Medizinprodukt, das dem Betroffe-
nen die Stimmbildung ermöglicht.

Phonetik

Eine Naturwissenschaft, die sich mit der materiellen Seite des ➡Sprechens beschäftigt.

Phospholipid

Komplexe ➡Lipide, welche eine Bindung mit ➡Phosphorsäure aufweisen. Sie sind Hauptbestandteil aller ➡Zellmembranen.

Phosphor

(griech. *phosphoros*, lichtbringend, lichttragend) Ein chemisches Element. Der Körper benötigt Phosphor vor allem für den Knochenaufbau und als Energiespeicher. Die empfohlene Zufuhr ist altersabhängig und liegt bei etwa 200 mg in den ersten Lebensmonaten und sollte ab dem 20. Lebensjahr etwa 700 mg betragen. Phosphor findet man vor allem in Härtkäse und Linsen.

Phosphorsäure

➡Acidum phosphoricum, ➡Orthophosphorsäure.
Eine anorganische und dreiprotonige Säure, die in allen ➡Lebewesen eine zentrale Rolle spielt und zum Beispiel in der ➡DNA, in der ➡RNA und im Energieträger ➡ATP verestert vorkommt.

Photorezeptor

➡Fotorezeptor.
Ein Rezeptor, der Lichtreize. d.h. elektromagnetische Wellen, in bioelektrische Erregungen umwandelt.

Photosensibilität

➡Lichtempfindlichkeit, ➡Photosensitivität.

Photosynthese

➡Fotosynthese.
Ein Stoffwechselweg der grünen ➡Pflanzen, bei dem mithilfe von ➡Lichtenergie aus ➡Wasser und ➡Kohlenstoffdioxid die ➡Glucose und ➡Sauerstoff gebildet werden. Lichtenergie wird dabei in chemische Energie umgewandelt. Die Glucose wird von den meisten Pflanzen gleich in wasserunlösliche ➡Stärke umgewandelt.

pH-Regulation

➡Säure-Basen-Haushalt, ➡Säure-Basen-Gleichgewicht.

Phrenicus Nerven-Stimulation

➡Phrenicusstimulator, ➡PNS, ➡Atemschrittmacher, ➡Zwerchfellschrittmacher.

Phrenicusstimulator

➡Phrenicus Nerven-Stimulation, ➡Zwerchfellschrittmacher, ➡PNS, ➡Atemschrittmacher.
Ein ➡Implantat mit elektrischer ➡Stimulation des ➡Zwerchfells über den ➡Nervus phrenicus als Atemhilfe für Patienten mit zentraler ➡Ateminsuffizienz.

Phrenikus

➡Nervus phrenicus, ➡Zwerchfellnerv.

pH-Wert

(lat. *potentia hydrogenii*) Ein Maß für den Säuregehalt einer Lösung und erlaubt die Unterscheidung zwischen ➡Säuren und ➡Basen. Wasserstoffionenkonzentration, Säuregrad

Phyllochinon

➡Vitamin K.
Ein fettlösliches ➡Vitamin, das u.a. für die ➡Gerinnung zuständig ist. Der Bedarf liegt bei etwa 65 µg für Frauen und 80 µg für Männer pro Tag.

Phylogenese

(altgriech. *phýlon*, Stamm und *génesis*, Ursprung) ➡Phylogenie.
Die stammesgeschichtlich ablaufender, historischer, irreversibler Wandlungsprozeß, bei dem es aufgrund evolutionärer Prozesse zu Artaufspaltung und Neubildung von Arten kommt.

Phylogenetik
→Abstammungslehre.
Eine Fachrichtung der →Genetik und →Bioinformatik, die sich mit der Erforschung von →Abstammungen beschäftigt.

Phylogenetisch
Die Stammesentwicklung der Lebewesen, die biologische Entwicklung der Menschheit betreffend.

Phylogenie
→Phylogenese.

Physik
Eine Naturwissenschaft, die grundlegende →Phänomene der →Natur untersucht. Um deren Eigenschaften und Verhalten anhand von quantitativen Modellen und Gesetzmäßigkeiten zu erklären, befasst sie sich insbesondere mit Materie und Energie und deren Wechselwirkungen in Raum und Zeit.

Physikalische Therapie
Therapieverfahren, die auf physikalischen Methoden beruhen. Physikalische Therapie wird als Behandlungsverfahren neben den chirurgischen, medikamentösen, psychotherapeutischen Heilmethoden angewendet. Die Begriffe „physikalische Therapie" und „Physiotherapie" werden teilweise synonym verwendet, wobei die physikalische Therapie als Teilbereich der →Physiotherapie angesehen wird.

Physiologie
(griech. *physis*, Natur) Die Lehre, die sich mit den natürlichen Lebensvorgängen und den normalen biochemischen, vor allem aber biophysikalischen Funktionsweisen des Organismus beschäftigt.

Physiologisch
Die Physiologie betreffend bzw. im übertragenen Sinn: natürlich, gesund oder den normalen Lebensvorgängen entsprechend.

Physiotherapie
→Krankengymnastik.
Eine →konservative Form der äußerlichen Anwendung von →Heilmitteln und beinhaltet die ganzheitliche Therapie des →Körpers, orientiert an den →anatomischen und →physiologischen Gegebenheiten. Als Heilmittel kommen dabei gezielte Reize und beispielsweise Anwendungen von Wärme, Druck oder Kälte vor.

Physisch
(griech. physis, Ursprung, Welt, Geschöpf) Die Physis betreffend oder zum Körper gehörig bzw. körperlich.

Phytopharmaka
Generell: →Arzneimittel pflanzlichen Ursprungs. Viele von ihnen haben eine beruhigende Wirkung, siehe auch →Beruhigungsmittel, →Sedativa, →Tranquilizer.

Phytotherapie
→Pflanzenheilkunde.
Die Anwendung von →Pflanzen, Pflanzenteilen oder deren →Extrakte als →Arzneimittel.

Pia mater
(griech. *pia*, weich) →Weiche Hirnhaut.
Eine direkt dem →Gehirn (→Pia mater encephali) und →Rückenmark (→Pia mater spinalis) aufliegende zarte, weiche Bindegewebsschicht in der viele Blutgefäße verlaufen.

Pia mater encephali
→Weiche Hirnhaut, die das →Gehirn umgibt.

Pia mater spinalis
→Weiche Hirnhaut, die das →Rückenmark umgibt. Sie umhüllt auch →Spinalnervenwurzeln, →Spinalganglien und Teile der →Spinalnerven.

Pick-Atrophie
→Morbus Pick, →Frontotemporale Demenz, →Maladie de Pic.

Pickwick-Syndrom
➡Obesitas-Hypoventilationssyndrom, ➡OHS, ➡Obesitas-Syndrom. Ein durch ➡Adipositas bedingtes ➡Hypoventilationssyndrom.

Pigment
In der Medizin unlösliche organische Farbstoffe, die einem ➡Gewebe seine charakteristische Farbe verleihen.

Pilus
➡Haar, ➡Haarwurzel, ➡Haarorgan, ➡Capillus, ➡Crinis.

Pilz
➡Fungi, ➡Mycobionta, ➡Chitinpilz. ➡Heterotrophe ➡Organismen mit ➡eukaryotischen ➡Zellen und ➡chitinhaltiger ➡Zellwand.

Pilzerkrankung
➡Mykose, ➡Pilzinfektion.

Pilzinfektion
➡Mykose, ➡Pilzerkrankung.

Pilzmittel
➡Fungistatikum, ➡Fungizide, ➡Fungistatika, ➡Antipilzmittel, ➡Antimycotica, ➡Antimykotika.

PIN
➡Inspirationsdruck, ➡Pressure of inspiration, ➡P_{ins}, ➡Inspiratorischer Druck, ➡Einatemdruck, ➡PS, ➡Pressure support. Siehe auch ➡P_{max}.

Pink Puffer
➡Emphysemtyp. Ein bestimmter PatientTyp mit schwerer ➡COPD, bei dem das ➡Lungenemphysem im Vordergrund steht. Pink Puffer sind typischerweise schlank bis ➡kachektisch und weisen folgende Symptome auf: trockener bzw. wenig produktiver ➡Reizhusten, deutliche ➡Dyspnoe und ➡Tachypnoe, ➡Presslippenatmung, ➡Fassthorax.

Pinna
➡Ohrmuschel, ➡Auricula auris.

Pinna nasi
➡Nasenflügel, ➡Ala nasi.

P_{ins}
➡Inspirationsdruck, ➡PIN, ➡Pressure of inspiration, ➡Inspiratorischer Druck, ➡Einatemdruck, ➡PS, ➡Pressure support. Siehe auch ➡P_{max}.

Piritramid
Ein analgetischer ➡Wirkstoff aus der Gruppe der ➡Opioide, der zur Behandlung starker Schmerzen eingesetzt wird. Der Wirkstoff wird ➡parenteral verabreicht und hat einen schnellen Wirkungseintritt. Zu den häufigsten möglichen unerwünschten Wirkungen gehören eine erhöhte Herzfrequenz, ein erniedrigter Blutdruck, Stupor, Schwindel, Schläfrigkeit, Übelkeit, Erbrechen und Blässe. Piritramid kann eine Atemdepression verursachen.

Placebo
(lat. *placere*, gefallen) ➡Plazebo, ➡Scheinmedikament, ➡Scheinpräparat. Eine Arzneimittel-Darreichungsform, die keine ➡pharmakologisch wirksamen Substanzen enthält. Placebos dienen beispielsweise im Rahmen von Arzneimittelstudien als Leerprobe. Ein aktives Placebo ahmt die Nebenwirkungen des untersuchten Wirkstoffes nach, ohne seine angenommen spezifische therapeutische Wirkung zu haben.

Placebo-Effekt
➡Plazeboeffekt. Ein Phänomen, bei dem therapeutische Wirkungen nach Scheinbehandlungen, insbesondere nach der Gabe von ➡Placebos auftreten. Die beobachteten Wirkungen können dabei qualitativ denen eines „echten" Medikaments bzw. einer „echten" Therapie entsprechen. Die Mechanismen des Placebo-Effekts sind bislang nicht geklärt.

Planta pedis
➡Fußsohle, ➡Fußfläche, ➡Regio plantaris pedis.

Plantar
(lat. *planta*, Sohle) Die Sohlenfläche des Fußes betreffend oder im Bereich der ➡Fußsohle gelegen.

Plantarflexion
(lat. *flectere*, biegen, beugen) Die Beugung des ➡Fußes oder der ➡Zehen in Richtung der ➡Fußsohle.

Plaque
(franz. *plaque*, Platte, Fleck) In der Medizin eine fleckförmige Struktur bzw. Veränderung. Der Begriff wird im Wesentlichen in folgenden Zusammenhängen benutzt:
a. ➡Atherosklerotische Plaque,
b. ➡Zahnplaque,
c. ➡Senile Plaques.

Plasma
In der Medizin wird das Plasma mit dem ➡Blutplasma gleichgesetzt. In der Biologie wird unter dem Plasma das ➡Protoplasma verstanden, die Zellflüssigkeit mit ihren Bestandteilen. Das Protoplasma wird in ➡Zytoplasma und ➡Karyoplasma unterteilt.

Plasma sanguinis
➡Blutplasma, ➡Plasma.

Plasmaeiweiß
➡Plasmaprotein, ➡Bluteiweiß.

Plasma-Fibrinogen
➡Fibrinogen, ➡Faktor I, ➡Gerinnungsfaktor I.

Plasmakonzentration
➡Plasmaspiegel.

Plasmalemm
➡Zellmembran, ➡Zytoplasmamembran, ➡Plasmamembran, ➡Membrana cellularis.

Plasmamembran
➡Zellmembran, ➡Zytoplasmamembran, ➡Membrana cellularis, ➡Plasmalemm.

Plasmaprotein
➡Bluteiweiß, ➡Plasmaeiweiß. Im ➡Blutplasma enthaltene ➡Proteine.

Plasmaspiegel
➡Plasmakonzentration. Die Konzentration eines körpereigenen oder körperfremden Stoffes im ➡Blutplasma.

Plasmavolumen
Die Gesamtmenge des ➡Blutplasmas im Körper.

Plasmazelle
➡Lymphozyten. Auf Antikörperproduktion spezialisierte Zellen.

Plateauphase
➡Plateauzeit, ➡No-Flow-Phase. In der Beatmungsmedizin die Zeit, in der keine Luft in die Lunge gepumpt wird. In der Plateauphase, die noch zur ➡Inspiration gehört, entsteht eine ➡inspiratorische Pause, in der es zum Druckausgleich zwischen ➡Beatmungsgerät und den ➡Atemwegen sowie zur Umverteilung des ➡Atemhubvolumens in der ➡Lunge kommt. Dabei bildet sich ein ➡inspiratorischer Plateaudruck aus. Der Einsteller für die Länge einer Plateauphase findet sich ausschliesslich bei volumengesteuerten Beatmungsgeräten.

Plateauzeit
➡Plateauphase, ➡No-Flow-Phase, ➡Inspiratorische Pause.

Plättchenaggregationshemmer
➡Thrombozytenaggregations-Hemmer, ➡TAH, ➡Thrombozytenfunktionshemmer, ➡Aggregations-Hemmer.

Plattenepithel
➡Pflasterepithel, ➡Epithelium pla-nocellulare.
Das an vielen äußeren und inneren Oberflächen vorkommende ➡Epithel, dessen oberste Zellschicht aus fla-chen, miteinander verbundenen und damit besonders stabil bedeckenden ➡Zellen besteht.

Plazebo
➡Placebo, ➡Scheinmedikament, ➡Scheinpräparat.

Plazeboeffekt
➡Placebo-Effekt.

Plegie
(altgriech. *plēgé*, Schlag, Lähmung) ➡Lähmung.
Eine komplette bzw. vollständige Läh-mung eines Skelettmuskels oder einer Gruppe von Skelettmuskeln. Formen: ➡Monoplegie, ➡Paraplegie, ➡Diple-gie, ➡Hemiplegie, ➡Tetraplegie.

Plethysmograf
Ein Instrument zur Messung von Vo-lumenänderungen innerhalb eines ➡Organs oder eines ganzen ➡Kör-pers.

Plethysmografie
➡Ganzkörperplethysmographie, ➡Bo-dyplethysmographie.

Pleura
(griech. *pleura*, Seite, Flanke, Rippe) ➡Brustfell, ➡Lungenfell, ➡Rippenfell.
Die zweiblättrige Schicht des ➡Tho-rax, die aus zwei Blättern und einem dazwischen liegenden Spalt besteht: Lungenfell, Rippenfell und ➡Pleuraspalt.

Pleura costalis
➡Rippenfell.
Der Teil der ➡Pleura parietalis, wel-cher die ➡Rippen bedeckt.

Pleura parietalis
➡Rippenfell, ➡Pleura.

Pleura pulmonalis
➡Lungenfell, ➡Pleura visceralis.

Pleura visceralis
➡Lungenfell, ➡Pleura pulmonalis.

Pleuradrainage
Das Einführen eines Drainage-schlauchs in den ➡Pleuraspalt, um dort Luft oder Flüssigkeiten (z.B. ei-nen Erguss oder Blut) abzusaugen. Die Pleuradrainage ist eine Form der ➡Thoraxdrainage. Die Begriffe wer-den oft synonym verwendet.

Pleuraerguss
Eine pathologische Zunahme der Flüs-sigkeit zwischen den Blättern der ➡Pleura.

Pleuraflüssigkeit
Eine Körperflüssigkeit, die in geringer Menge den Pleuraspalt zwischen der viszeralen und parietalen Pleura aus-füllt.

Pleurahöhle
➡Cavitas pleuralis, ➡Cavum pleurae, ➡Pleuraspalt, ➡Donders-Raum, ➡Pleuraspaltraum.
Eine spaltförmige Körperhöhle, die zwischen den beiden Blättern des ➡Brustfells liegt.

Pleurale Fibrose
➡Pleuraschwiele, ➡Pleuraschwarte, ➡Fibrothorax.

Pleurapunktion
Die ➡Punktion des ➡Pleuraspaltraums zwischen ➡Rippen und ➡Lunge bei Vorliegen eines ➡Pleuraergusses.

Pleurareiben
➡Atemnebengeräusch.
Bei der ➡Auskultation als Reibege-räusch hörbar, wenn die beiden ➡Pleurablätter nicht störungsfrei an-einander vorbei gleiten.

Pleuraschwarte
➡Pleuraschwiele, ➡Pleurale Fibrose, ➡Fibrothorax.

Pleuraschwiele
➡Pleuraschwarte, ➡Pleurale Fibrose, ➡Fibrothorax.
Eine narbenartige Veränderung der ➡Pleura, die auf ➡entzündliche, ➡traumatische, ➡vaskuläre oder ➡degenerative Ursachen zurückgehen und zu einer Einschränkung der Lungenkapazität führen kann.

Pleuraspalt
➡Pleurahöhle, ➡Cavitas pleuralis, ➡Cavum pleurae, ➡Pleuraspaltraum, ➡Donders-Raum.
Sie liegt zwischen den beiden Pleurablättern. Dieser Spalt wird von einigen Millilitern seröser ➡Pleuraflüssigkeit, ausgefüllt.

Pleuraspaltraum
➡Pleurahöhle, ➡Cavitas pleuralis, ➡Donders-Raum, ➡Cavum pleurae, ➡Pleuraspalt.

Pleurektomie
Die partielle oder vollständige operative Entfernung des ➡Brustfells.

Pleuritis
➡Rippenfellentzündung, ➡Brustfellentzündung.
Eine ➡Entzündung der Pleura.

Pleurodese
Die Verödung des ➡Pleuraspaltes bei nachlaufenden Ergüssen.

Plexus
(lat. *plexus*, Geflecht) Ein Netzwerk oder eine Verflechtung von Leitungsbahnen des Organismus, also von ➡Venen, ➡Arterien, ➡Lymphgefäßen oder ➡Nervenbahnen.

Plexus cervicalis
➡Halsnervengeflecht, ➡Zervikalplexus.
Ein ➡Nervengeflecht, das aus den Ästen der ➡Spinalnerven der ➡zervikalen Abschnitte des ➡Rückenmarks gebildet wird.

Plexus coeliacus
Ein vegetatives Nervengeflecht, das im Oberbauch rund um den ➡Truncus coeliacus lokalisiert ist. Zusammen mit dem ➡Plexus mesentericus superior bildet es das ➡Plexus solaris.

Plexus mesentericus superior
Ein vegetatives Nervengeflecht, das im Oberbauch rund um die ➡Arteria mesenterica superior lokalisiert ist.

Plexus myentericus
➡Plexus myentericus, ➡Plexus nervorum myentericus Auerbachi, ➡Auerbach-Plexus, ➡Auerbach'scher Plexus.

Plexus nervorum myentericus Auerbachi
➡Plexus myentericus, ➡Plexus nervorum myentericus Auerbachi, ➡Auerbach-Plexus, ➡Auerbach'scher Plexus.

Plexus solaris
➡Solarplexus, ➡Sonnengeflecht.
Ein vegetatives Nervengeflecht des Bauchraums.

Plica
(lat. *plica*, Falte, Wulst) In der ➡Anatomie eine ➡Gewebefalte.

Plica vocalis
➡Stimmlippe, ➡Stimmfalte, ➡Labia vocalia.

P$_{max}$
➡Maximaler Inspirationsdruck, ➡Spitzendruck.
Der am Repirator eingestellte maximale ➡Inspirationsdruck, der sich aus ➡P$_{ins}$ und ➡PEEP zusammensetzt.

P$_{MEAN}$
➡Beatmungsmitteldruck.

PMR
➡Progressive Muskelentspannung, ➡Progressive Muskelrelaxation, ➡Progressive Relaxation, ➡Tiefenmuskelentspannung.

Pneu
➡Pneumothorax, ➡PTX.

Pneumatisationsräume
In der Medizin: luftgefüllte Hohlräume im ➡Knochen. Sie kommen in menschlichen ➡Schädelknochen vor und haben Anschluss an die ➡Nasenhöhle oder das ➡Mittelohr.

Pneumektomie
➡Pneumonektomie, ➡Lungenresektion.
Der medizinische Fachausdruck für die operative Entfernung eines ➡Lungenflügels.

Pneumohämatothorax
➡Hämatopneumothorax.
Eine Kombination aus einem ➡Hämatothorax und einem ➡Pneumothorax. Tritt auf bei Thoraxtraumen oder ➡iatrogenen Lungenverletzungen.

Pneumokokken
➡Streptococcus pneumoniae.
Ein ➡Bakterium, das als klassischer ➡Erreger von ➡Pneumonien gilt. Die Bakterien breiten sich entlang der ➡Kohn-Poren aus, deshalb begrenzt sich die ➡Entzündung auf einen ➡Lungenlappen.

Pneumologie
(altgriech. *pneumon*, Lunge und *logos*, Lehre) ➡Pneumonologie, ➡Pulmologie, ➡Pulmonologie, ➡Lungenheilkunde.
Ein Teilgebiet der ➡Inneren Medizin, das sich mit den ➡Erkrankungen der ➡Lunge und der ➡Atmungsorgane befasst. Sie umfasst die ➡Prophylaxe, Erkennung und nicht-operative Behandlung von Krankheiten der Lunge, der ➡Bronchien und der ➡Pleura.

Pneumologisch
Die Lungenheilkunde (Pneumologie) betreffend.

Pneumomediastinum
➡Mediastinalemphysem.

Eine Luftansammlung im ➡Mediastinum. Tritt am häufigsten im Rahmen einer maschinellen Beatmung auf.

Pneumonektomie
➡Pneumektomie, ➡Lungenresektion.

Pneumonie
➡Lungenentzündung.
Eine ➡akut oder ➡chronisch verlaufende ➡Entzündung des ➡Lungengewebes.

Pneumonieprophylaxe
Alle Maßnahmen und Techniken, die dem Vorbeugen einer Lungeninfektion dienen. Ziel ist es, die Steigerung der Lungenvitalität bei länger immobilisierten oder anderweitig Pneumoniegefährdeten Patienten.

Pneumonitis
In der ➡Pathologie eine Entzündung des ➡Lungengewebes, die nicht durch Mikroorganismen ausgelöst wird. Mögliche Ursachen sind z.B. physikalische oder chemische ➡Noxen.

Pneumonologie
➡Pneumologie, ➡Lungenheilkunde, ➡Pulmologie, ➡Pulmonologie.

Pneumothorax
➡Pneu, ➡PTX.
Den Eintritt von ➡Luft in den ➡Pleuraspalt. Durch den Eintritt von Luft zwischen die beiden Blätter der ➡Pleura kommt es zur Aufhebung der Kapillarkräfte im Pleuraspalt. Die Folge ist ein teilweiser oder vollständiger ➡Kollaps des betroffenen ➡Lungenflügels.

Pneumozyt
➡Alveolarepithelzelle, ➡Alveolarzelle.
Spezialisierte Zellen des Lungengewebes, welche die ➡Alveolen auskleiden. Sie bilden das ➡Alveolarepithel. Man unterscheidet zwei Zellarten:
a. ➡Pneumozyt Typ-I und
b. ➡Pneumozyt Typ-II.

Pneumozyt Typ I
➡Alveolarepithelzelle Typ I, ➡Deckzelle.
Große und flache ➡Zellen, die nicht mehr teilungsfähig sind. Sie dienen der Auskleidung der ➡Alveolen zum Alveolarlumen hin und bilden etwa 95% der Alveolaroberfläche. Typ-I-Pneumozyten sind für den ➡Gasaustausch verantwortlich. Sie sind mit den ➡Pneumozyten Typ-II verbunden. Zwischen ihnen und den angrenzenden Blutkapillaren befindet sich die ➡Basalmembran. Die ➡Blut-Luft-Schranke besteht aus Pneumozyten vom Typ I, der darunter liegenden Basalmembran und dem Kapillarendothel.

Pneumozyt Typ II
➡Alveolarepithelzelle Typ II, ➡Nischenzelle.
Kleine kubische ➡Zellen, die nur 7% der Alveolaroberfläche bedecken und das ➡Surfactant bilden. Eine weitere wichtige Funktion besitzen die Typ-II-Epithelzellen als Stammzellen der teilungsunfähigen Pneumozyten vom Typ I, deren ständige Erneuerung sie durchführen.

PNS
a) ➡Phrenicusstimulator,
➡Zwerchfellschrittmacher,
➡Phrenicus Nerven-Stimulation, ➡Atemschrittmacher.
b) ➡Peripheres Nervensystem,
➡Systema nervosum periphericum.

Polio
➡Poliomyelitis, ➡Poliomyelitis epidemica anterior acuta, ➡Kinderlähmung, ➡Heine-Medin-Krankheit.

Poliomyelitis
(griech. *polios*, grau und *myelos*, Mark) ➡Poliomyelitis epidemica anterior acuta, ➡Kinderlähmung, ➡Polio, ➡Heine-Medin-Krankheit.

Eine durch ➡Infektion mit dem ➡Poliovirus ausgelöste, meldepflichtige Infektionskrankheit mit vornehmlichem Befall des ➡zentralen Nervensystems. Der Befall der ➡Atemmuskulatur ist tödlich, dies führte zu den ersten maschinellen Beatmungsverfahren. Auch Jahre nach einer Infektion kann die Krankheit wieder auftreten.

Poliomyelitis epidemica anterior acuta
➡Poliomyelitis, ➡Kinderlähmung, ➡Polio, ➡Heine-Medin-Krankheit.

Poliovirus
➡Polyomyelitis-Virus, ➡Polio-Virus.
RNA-Viren, welche die Krankheit ➡Poliomyelitis auslösen.

Polio-Virus
➡Poliovirus, ➡Polyomyelitis-Virus.

Pollakisurie
➡Pollakiurie.
Eine ➡Miktionsstörung. Sie zeichnet sich durch eine deutlich gesteigerte ➡Frequenz von ➡Blasenentleerungen bei meist kleinen ➡Harnmengen aus.

Pollakiurie
➡Pollakisurie.

Pollex
➡Digitus manus I, ➡Daumen.

Polycyclisch
➡Polyzyklisch.

Polydipsie
➡Trinkzwang.
Ein ➡pathologisch gesteigertes Durstgefühl, das mit übermäßiger Flüssigkeitsaufnahme durch Trinken einhergeht.

Polyglobulie
(griech. *poly*, viel und lat. *globulus*, Kügelchen) ➡Polyzythämie, ➡Erythrozytose.

Eine Erhöhung der Zahl der ➡Erythrozyten über den physiologischen Normwert.

Polygrafie
➡Polygraphie.

Polygraphie
(griech. *polygraphía*, Vielschreiben) ➡Polygrafie.
In der medizinischen ➡Diagnostik: die gleichzeitige Erfassung und Darstellung mehrerer biologischer Parameter durch ➡Polysomnographie oder ➡Kardiorespiratorische Polygraphie.

Polymer
(griech. *poly*, viele und *meros*, Teil) Ein Stoff, der aus ➡Makromolekülen besteht, die sich aus mehreren gleichartigen molekularen Bausteinen zusammensetzen.

Polymorbidität
➡Multimorbidität.

Polymorph
➡Vielgestaltig.

Polymorphismus
(griech. *poly*, viel und *morphe*, Gestalt) In der ➡Genetik: Verschiedene Ausprägungen eines Merkmals. Auftreten verschiedener Genvarianten (➡Genetischer Fingerabdruck) innerhalb einer ➡Population.

Polymyositis
Eine seltene chronisch-entzündliche Erkrankung der ➡Skelettmuskulatur unbekannter Ursache.

Polyneuritis
Der Überbegriff für eine entzündliche Erkrankung des ➡Nervensystems, die mehrere ➡Nerven betrifft und bei der es zu ➡pathohistologisch nachweisbaren Veränderungen des ➡Nervengewebes kommt.

Polyneuropathie
Eine systemisch bedingte Schädigung von ➡peripheren Nerven (➡sensibel oder ➡motorisch).

Polyneuroradikulitis
➡Polyradikulitis.

Polyomyelitis-Virus
➡Poliovirus, ➡Polio-Virus.

Polyose
➡Polysaccharid,   ➡Mehrfachzucker, ➡Vielfachzucker, ➡Glykan.

Polyp
(griech. *polypous*, Vielfüßler) ➡Geschwulst.
Makroskopisch sichtbare Aufwerfungen der ➡Mukosa, die sich gestielt oder breitbasig in das ➡Lumen eines Hohlorgans vorwölben.

Polyradikulitis
➡Polyneuroradikulitis.
Eine entzündliche ➡Erkrankung des ➡Nervensystems, die mehrere ➡Nervenwurzeln betrifft und bei der es zu ➡pathohistologisch nachweisbaren Veränderungen des ➡Nervengewebes kommt.

Polyresistenz
➡Multiresistenz, ➡Mehrfachresistenz.

Polysaccharid
➡Mehrfachzucker, ➡Vielfachzucker, ➡Glykan, ➡Polyose.
Ein ➡Polymer aus mehr als zehn ➡Monosacchariden, die miteinander verknüpft sind. Polysaccharide sind nicht wasserlöslich.

Polysklerose
➡Encephalomyelitis disseminata, ➡Multiple Sklerose, ➡MS, ➡ED, ➡Disseminierte Enzephalomyelitis, ➡Demyelinisierende Enzephalomyelitis, ➡Entmarkungs-Enzephalomyelitis, ➡Sclerosis multiplex, ➡Sclerose en plaque disseminée.

Polysomnographie
Eine Untersuchung und Messung bestimmter biologischer Parameter im ➡Schlaf. Sie eignet sich zur ➡Differentialdiagnose von ➡Schlafstörungen und ➡Schlafapnoe-Syndromen.

Polysynaptischer Reflex
➡Fremdreflex.

Polyurie
Eine Überschreitung der altersüblichen ➡physiologischen ➡Urinmenge auf mehr als 1500 ml/m^2 Körperoberfläche täglich.

Polyzyklisch
(griech. *polýs*, mehrfach, mehrmals und *kyklikós*, kreisförmig, ringförmig) ➡Polycyclisch.
In ➡Chemie: ein ➡Molekül, das aus mehreren Atomringen besteht. In der ➡Radiologie: mehrbogig bzw. mehrfach begrenzt.

Polyzythämie
➡Polyglobulie, ➡Erythrozytose.

Pons
(lat. *pons*, Brücke) ➡Brücke.
Ein Abschnitt des ➡Hirnstamms, der zum ➡zentralen Nervensystem gehört.

Population
(lat. *populus*, Volk) In der ➡Statistik eine willkürlich definierbare Gruppe von Individuen, die der statistischen Erhebung von Daten dient. In der ➡Biologie: die Gesamtheit aller ➡Organismen einer Art in einem definierten Gebiet oder ➡Lebensraum, die sich miteinander fortpflanzen oder zumindest miteinander fortpflanzen könnten.

Port
➡Zentraler Venenkatheter, ➡Zentralvenöser Zugang, ➡Zentralvenöser Katheter, ➡Zentralvenenkatheter, ➡ZVK, ➡Portkatheter, ➡Portsystem.

Ein ➡subkutan implantiertes ➡Kathetersystem, das von außen (durch die Haut) punktiert werden kann und einen dauerhaften Zugang zum ➡arteriellen oder ➡venösen Gefäßsystem oder zu bestimmten Körperhöhlen bietet.

Portale Hypertonie
➡Hypertonie, ➡Portale Hypertension, ➡Pfortaderhochdruck.
Erhöhung des Druckes in der ➡Pfortader auf über 12 mmHg (normal 3-6 mmHg).

Portalgefäß
➡Portalgefäßsystem, ➡Portalsystem, ➡Portalkreislauf.
➡Verbindungsvenen, die einen zusätzlichen Gefäßbaum zwischen ➡arteriellem und ➡venösem Stromgebiet bilden. Die ➡Venen zwischen den beiden so verbundenen Kapillarbetten nennt man ➡Portalvenen.

Portalgefäßsystem
➡Portalgefäß, ➡Portalsystem, ➡Portalkreislauf.

Portalkreislauf
➡Portalgefäß, ➡Portalgefäßsystem, ➡Portalsystem.

Portalsystem
➡Portalgefäß, ➡Portalgefäßsystem, ➡Portalkreislauf.

Portalvene
➡Pfortader, ➡Vena portae.

Portkatheter
➡Zentraler Venenkatheter, ➡Zentralvenöser Zugang, ➡Zentralvenöser Katheter, ➡Zentralvenenkatheter, ➡ZVK, ➡Port, ➡Portsystem.

Portsystem
➡Zentraler Venenkatheter, ➡Zentralvenöser Zugang, ➡Zentralvenöser Katheter, ➡Zentralvenenkatheter, ➡ZVK, ➡Port, ➡Portkatheter.

Positionierung
➡Lagerung, ➡Patientenlagerung, ➡Positionsunterstützung.

Positionsunterstützung
➡Lagerung, ➡Patientenlagerung, Positionierung.

Positive Endexpiratory Pressure
➡PEEP, ➡Positiver endexspiratorischer Druck, ➡EPAP, ➡Beatmungsparameter.

Positiver endexspiratorischer Druck
➡PEEP, ➡Positive Endexpiratory Pressure, ➡EPAP, ➡Beatmungsparameter.

Positiver exspiratorischer Atemwegsdruck
➡EPAP, ➡Expiratory Positive Airway Pressure.

Positiver inspiratorischer Atemwegsdruck
➡IPAP absolut, ➡Inspiratory Positive Airway Pressure, ➡IPAP.

Positiver inspiratorischer Beatmungsdruck über dem PEEP-Niveau
➡IPAP relativ, ➡Inspiratory Pressure Above PEEP.

Post mortem
➡Postmortal.

Postcranial
➡Postkranial.

Posterior
Weiter hinten gelegen bzw. hinterer und bezieht sich auf die Lage von anatomischen Strukturen, häufig handelt es sich um Gefäße.

Postkranial
➡Postcranial.
Unterhalb des Schädels, Rumpf und Gliedmaßen betreffend.

Postmortal
(lat. *post*, nach und *mors*, Tod) ➡Post mortem.
Alle Ereignisse, Veränderungen oder Prozesse, die zeitlich nach dem ➡Tod eines ➡Organismus stattfinden.

Postnatal
(lat. *post*, nach und *nasci*, entstehen, geboren werden) Nach der ➡Geburt.

Postoperativ
Nach einem chirurgischen Eingriff bzw. nach einer Operation.

Postpoliomyelitische progressive spinale Muskelatrophie
➡Post-Polio-Syndrom, ➡Myatrophia spinalis postmyelitica.

Post-Polio-Syndrom
➡Postpoliomyelitische progressive spinale Muskelatrophie, ➡Myatrophia spinalis postmyelitica.
Eine insbesondere durch ➡Myalgie, ➡Muskelschwäche und chronische ➡Müdigkeit gekennzeichnete Erkrankung. Sie tritt als Spätfolge einer ➡Poliomyelitis-Infektion auf (auch viele Jahrzehnte später).

Postprandial
(lat. *prandium*, Mahlzeit) Nach dem Essen bzw. nach einer Mahlzeit; Nach der Nahrungsaufnahme auftretend.

Postprimärtuberkulose
➡Post-Tuberkulose-Syndrom.

Poststationär
Nach dem stationären Aufenthalt.

Posttraumatisch
Nach einer Verletzung bzw. auf ein ➡Trauma folgend, wobei die Verletzung sowohl psychischer als auch physischer Natur sein kann.

Post-Tuberkulose-Syndrom
➡Postprimärtuberkulose.
Reaktivierte ➡Tuberkulose, zeitliche ➡Latenz kann mehrere Jahrzehnte betragen.

Posturale Instabilität
➡Haltungsinstabilität.
Eine Störung der aufrechten Körperhaltung, die durch mangelhafte Halte- und Stellreflexe ausgelöst wird.

Präadipositas
➡Übergewicht.

Praenatal
➡Pränatal, ➡Präpartal, ➡Praepartal, ➡Antenatal, ➡Antepartal.

Praepartal
➡Pränatal, ➡Praenatal, ➡Präpartal, ➡Antenatal, ➡Antepartal.

Praeter naturam
Künstlich (an der Natur vorbei).

Präfinal
(lat. *prae*, vor und *finis*, Ende) ➡Moribund.
Kurz vor dem Tod bzw. sterbend.

Präklinisch
Der Behandlungszeitraum eines Patienten, der außerhalb einer medizinischen Einrichtung. Vorklinisch, vor Einlieferung ins Krankenhaus.

Präkoma
➡Sopor.

Prämedikation
Die medikamentöse Vorbereitung einer ➡Narkose.

Pränatal
➡Praenatal, ➡Präpartal, ➡Praepartal, ➡Antenatal, ➡Antepartal.
Vor der Geburt.

Präoperativ
Vor einem chirurgischen Eingriff bzw. vor einer Operation.

Präoxygenierung
Die Präoxygenierung ist der erste Schritt bei Einleitung einer ➡Narkose, nachdem ein peripher-venöser Zugang gelegt und alle ➡Vitalparameter beobachtet werden. Dem Patienten wird reiner ➡Sauerstoff zum ➡Atmen verabreicht. Der Sinn der Präoxygenierung besteht darin, die Sauerstoffkonzentration in allen O_2-speichernden Kompartimenten zu maximieren und den in den ➡Lungen enthaltenen ➡Stickstoff durch ➡Expiration zu eliminieren. In außerklinischem Bereich kann man durch eine richtig durchgeführte Präoxygenierung die Apnoezeit bis auf 10 Minuten verlängern Ist der Patient präoxygenisiert, hat man Zeit (z.B. bei Trachealkanülenwechsel) die notwendigen Maßnahmen in Ruhe vorzunehmen, ohne dass der Patient ➡hypoxisch wird. Darüber hinaus kann diese Zeit sehr wertvoll sein, wenn Atem- oder Beatmungsprobleme auftreten.

Präparat
➡Arzneimittel, ➡Medikament, ➡Wirkstoff, ➡Arzneistoff, ➡Pharmakon, ➡Pharmazeutikum, ➡Heilmittel.

Präpartal
➡Pränatal, ➡Praenatal, ➡Praepartal, ➡Antenatal, ➡Antepartal.

Präprandial
(lat. *prandium*, Mahlzeit) Vor dem Essen bzw. vor einer Mahlzeit.

Präsenile Demenz
➡Alzheimer-Krankheit, ➡Morbus Alzheimer, ➡Demenz vom Alzheimer-Typ.

Prävalenz
Die Häufigkeit einer ➡Krankheit oder eines ➡Symptoms in einer Bevölkerung zu einem bestimmten Zeitpunkt.

Prävention
(lat. *praevenire*, zuvorkommen) Jede Maßnahme, die eine Beeinträchtigung der ➡Gesundheit verhindern oder verzögern kann bzw. weniger wahrscheinlich werden lässt.

Präventiv
Vorbeugend oder die Prävention betreffend.

Prävertebral
Vor den Wirbeln (der Wirbelsäule) gelegen.

Praxis
(altgriech. *praksis*, lat. *praxis*, Tat, Handlung, Verrichtung) Der Begriff kann mehrere Bedeutungen haben: Allgemein: das auf das Handeln oder die konkrete Wirklichkeit bezogene Gegenstück der allgemeinen Theorie;
a. die tatsächliche Ausübung einer Handlung;
b. Berufliche Tätigkeit;
c. praktischer Teil einer Berufsausbildung;
d. die Arbeitsräume eines niedergelassenen Arztes, Zahnarztes, Tierarztes oder Psychotherapeuten.

Praxisbegleitung
Die kontinuierliche Unterstützung bei der Verarbeitung von Erfahrungen und Situationen in der praktischen Arbeit.

Presbyphagie
➡Altersschluckstörung.
Eine durch degenerative oder involutive Veränderungen im ➡Alter ausgelöste ➡Schluckstörung.

Presslippenatmung
➡Lippenbremse.

Pressorezeptor
➡Mechanorezeptor,   ➡Barorezeptor,
➡Pressosensor.

Pressosensor
➡Mechanorezeptor,   ➡Barorezeptor,
➡Pressorezeptor.

Pressure of inspiration
➡Inspirationsdruck, ➡PIN, ➡P$_{ins}$, ➡Inspiratorischer Druck, ➡Einatemdruck,

➡PS, ➡Pressure support. Siehe auch ➡P$_{max}$.

Pressure support
➡Inspirationsdruck, ➡PIN, ➡Pressure of inspiration, ➡P$_{ins}$, ➡Inspiratorischer Druck, ➡Einatemdruck, ➡PS. Siehe auch ➡P$_{max}$.

Primär
➡Idiopathisch, ➡Essentiell, ➡Genuin, ➡Protopathisch.

Primäre Ciliare Dyskinesie
➡Primäre Ziliendyskinesie, ➡PCD, ➡Kartagener-Syndrom.

Primäre Demenz
Demenz als eigenständige Erkrankung, z.B. ➡Alzheimer-Krankheit. Am zweithäufigsten entsteht die primäre Demenz durch ➡zerebrovaskuläre Veränderungen.

Primäre lymphatische Organe
➡Lymphatische Organe, ➡Lymphatische Gewebe.
Die primären lymphatischen Organe bestehen aus spezialisiertem ➡Gewebe, in dem die Bildung und Reifung der ➡B- und ➡T-Lymphozyten verläuft. Zu ihnen zählen: ➡Thymus und ➡Knochenmark.

Primäre Myelofibrose
➡Osteomyelofibrose, ➡Myelofibrose mit myeloischer Metaplasie, ➡Chronische idiopathische Myelofibrose, ➡Myelofibrose.

Primäre Ziliendyskinesie
➡PCD, ➡Primäre ciliare Dyskinesie, ➡Kartagener-Syndrom.
Eine ➡genetisch bedingte Funktionsstörung der ➡zilientragenden ➡Zellen (v.a. ➡respiratorisches Flimmerepithel). Die ➡Mukoziliäre Clearance ist hierdurch erheblich eingeschränkt. Die ➡Flimmerhärchen der zilientragenden Zellen schlagen nicht koordiniert sondern durcheinander.

Primäres Gedächtnis
➡Kurzzeitgedächtnis.

Primärharn
➡Ultrafiltrat, ➡Glomerulusfiltrat.
Die in den ➡Nierenkörperchen abfiltrierte nicht-zellulärer Anteil des Blutes.

Primärpflege
➡Bezugspflege, ➡Primary Nursing.

Primärtumor
Bei einer ➡malignen ➡Neoplasie der Ort, in dem die Neoplasie zuerst aufgetreten ist, bevor sie ihre ➡Metastasen ausgesendet hat.

Primary Nursing
➡Bezugspflege, ➡Primärpflege.

Primat
(Pl. Primaten; lat. *primus*, der Erste)
➡Herrentier.
Eine Ordnung innerhalb der Säugetiere und umfassen alle Halbaffen und Affen sowie den Menschen; etwa 200 Arten gehören zu den Primaten.

Probenmatrix
➡Matrix.

Processus
(lat. *processus*, Fortsatz) ➡Fortsatz.
In der ➡Anatomie eine aus dem Hauptkörper vorspringende Struktur.

Produktives Abhusten
Bewusst herbeigeführtes ➡Husten, bei dem ➡Schleim ausgeworfen wird.

Produktqualität
Der Qualitätsgrad eines Produktes.

Profund
(lat. *profundus,* tief, in der Tiefe gelegen) ➡Profundus.
Eine Lageangabe, die aussagt, dass eine Struktur in der Tiefe des ➡Körpers gelegen ist.

Profundus
➡Profund.

Prognose
(griech. *prógnosis*, Vorwissen) ➡Prognosis.
In der Medizin die Vorhersage des wahrscheinlichen Krankheitsverlaufs.

Prognosis
➡Prognose.

Prognosis quoad sanationem
Die Prognose zum Heilungserfolg.

Prognosis quoad vitam
Die Prognose zur Lebenserwartung.

Progredient
(lat. *progredi*, vorrücken, voranschreiten) ➡Fortschreitend, ➡Progressiv, ➡Progressivus.
Eine progrediente Erkrankung zeigt einen zunehmend schweren Verlauf.

Progressiv
(lat. *progredi*, voranschreiten) ➡Progressivus, ➡Progredient.
Voranschreitend oder zunehmend.

Progressive Muskelentspannung
➡Progressive Muskelrelaxation, ➡Progressive Relaxation, ➡PMR, ➡Tiefenmuskelentspannung.
Ein spezielles ➡Entspannungsverfahren, dessen Ziel eine Beruhigung von Körper und Geist, sowie eine verbesserte Selbstwahrnehmung ist. Das Prinzip der Entspannung beruht bei der progressiven Muskelentspannung auf der nacheinander erfolgenden Anspannung einzelner, definierter Muskelpartien. Die Reihenfolge ist dabei festgelegt. Die Anspannung der entsprechenden Muskeln soll dabei kurz erfolgen. Im Anschluss an die Kontraktion erfolgt eine bewusste Entspannung. Die durchführende Person soll dabei ihre Konzentration bewusst auf die zwei unterschiedlichen Zustände zwischen Spannung und Entspannung richten und sich dem Unterschied genau bewusst werden.

Progressive Muskelrelaxation
➡Progressive Muskelentspannung, ➡Tiefenmuskelentspannung, ➡PMR, ➡Progressive Relaxation.

Progressive Relaxation
➡Progressive Muskelentspannung, ➡Progressive Muskelrelaxation, ➡Tiefenmuskelentspannung, ➡PMR.

Progressivus
➡Progressiv, ➡Progredient.

Prohormon
Die Vorstufe eines ➡Hormons, die selbst keine oder nur geringe hormonelle Wirkungen hat.

Prolactin-Inhibiting-Hormon
➡Dopamin, ➡Hydroxytyramin.

Prolaps
(lat. *pro*, vor und *lapsus*, gleiten, fallen, straucheln) ➡Prolapsus.
Vorfall. Die Verlagerung eines Organs aus seiner physiologischen Lage.

Prolapsus
➡Prolaps.

Proliferation
Das schnelle Wachstum bzw. die Vermehrung oder Wucherung von ➡Zellen oder ➡Mikroorganismen.

Proliferationszonen
In der ➡Histologie Gewebebereiche mit erhöhter Proliferation von Zellen.

Prolongiert
➡Verlängert.

Prolongiertes Weaning
➡Weaning, ➡Entwöhnung, ➡Respiratorentwöhnung.
Keine erfolgreiche Entwöhnung nach mehr als drei Spontanatemversuchen oder bei einer Entwöhnungsdauer von mehr als sieben Tagen nach dem ersten Spontanatemversuch.

Prongs
➡Nasenbrille.

Prophylaxe
➡Vorbeugung.
Die Gesamtheit aller Maßnahmen, die dazu dienen, eine Beeinträchtigung der Gesundheit durch Risikofaktoren, Krankheiten oder Unfälle zu verhindern. Auch die Vermeidung von Sekundärerkrankungen durch rechtzeitige Behandlung einer primären Erkrankung ist eine Form der Prophylaxe.

Propriozeption
➡Tiefensensibilität.
Eine komplexe Sinneswahrnehmung, mit welcher der ➡Körper das ➡Gehirn über die Position bzw. den Aktivitätszustand der ➡Gelenke, ➡Muskeln und ➡Sehnen informiert. Sie ermöglicht folgende Funktionen: ➡Stellungssinn, ➡Bewegungssinn und ➡Kraft- und Widerstandssinn.

Prosencephalon
➡Vorderhirn.
Der am weitesten, zur Vorderfront des Kopfes hin orientierte Teil des Gehirns, der aus dem ➡Endhirn und dem ➡Zwischenhirn besteht.

Prostaglandine
➡Lokalhormone, die eine Rolle bei der lokalen Schmerzvermittlung spielen und als Mediatoren für die Wirkung von ➡Hormonen, sowie bei integrativen Funktionen wie der Entstehung von ➡Fieber bei ➡Entzündungsprozessen.

Prostaglandin-G/H-Synthase
➡Cyclooxygenase, ➡COX.

Prostata
(altgriech. *prostátēs*, Vorsteher, Vordermann) ➡Vorsteherdrüse.
Eine ➡exokrine Drüse unterhalb der ➡Harnblase, welche die männliche ➡Harnröhre umschließt.

Protease
➡Proteinase, ➡Peptidase, ➡Proteolytisches Enzym.

Proteaseinhibitormangel
➡Alpha-1-Antitrypsin-Mangel, ➡Laurell-Eriksson-Syndrom, ➡AAT-Defizit.

Protein
(griech. *proteion*, an erster Stelle) ➡Eiweiß.
Makromoleküle, die aus ➡Kohlenstoff, ➡Wasserstoff, ➡Sauerstoff, ➡Stickstoff und ➡Schwefel bestehen. Proteine sind die wichtigsten biochemischen Funktionsträger.

Proteinase
➡Protease, ➡Peptidase, ➡Proteolytisches Enzym.
Enzyme, die Proteine spalten.

Proteolytische
Den Abbau von ➡Eiweiß betreffend.

Proteolytisches Enzym
➡Proteinase, ➡Protease, ➡Peptidase.

Prothetik
Entwicklung und Herstellung von Prothesen, von künstlichem Ersatz für verlorene Organe oder Körperteile.

Proton
(altgriech. *protos*, der Erste) Gehören zur Gruppe der ➡Elementarteilchen mit einer positiven Elementarladung, die entweder mit ➡Neutronen zusammen im ➡Atomkern vorkommen oder freie Bestandteile der Protonenstrahlung sind.

Protopathisch
➡Idiopathisch, ➡Essentiell, ➡Genuin, ➡Primär.

Protoplasma
➡Zytoplasma und ➡Karyoplasma.
Heute wenig gebräuchliche und uneinheitlich verwendete Bezeichnung für die innere sol- oder gelartige flüssige Masse aller lebenden ➡Zellen inklusive ➡Zellkern.

Protozoa
➡Protozoen, ➡Urtierchen.

Protozoen
(Sg. Protozoon) ➡Protozoa, ➡Urtierchen.
Eine Gruppe sehr verschiedener ➡einzelliger, ➡eukaryonter Organismen.

Provider
(lat. *providere*, voraussehen, versorgen) In der Pflege umgangssprachlich: Ein ➡Zwischenhändler, ➡Anbieter, ➡Dienstleister, ➡Diensteanbieter, ➡Lieferant, ➡Versorger von ➡medizinischen Produkten, ➡Zuböher und ➡Ersatzteilen.

Proxemik
(lat. *proximare*, sich nähern) Ein Begriff für die Forschungsrichtung, in der die Ausnutzung des Raums durch die einzelnen Interaktionspartner untersucht wird. Das Verhalten im Raum wird hierbei als ein eigenes Kommunikationssystem der ➡nonverbalen Kommunikation des Menschen angesehen. Für die verschiedenen zwischenmenschlichen Interaktionen scheint es bevorzugte Distanzzonen oder -räume zu geben, die abhängig vom Bekanntheitsgrad der Personen sind und deren Über- oder Unterschreiten als unangenehm empfunden wird.

Proximal
(lat. *proximus*, der nächste) Näher zur Körpermitte hin oder näher gelegen.

Proximale spinale Muskelatrophie
➡Spinale Muskelatrophie, ➡SMA.

Prozessqualität
Die Qualität der Herstellungsprozesse für ein Produkt, also den Prozess an und für sich; das „Wie" eines Prozesses.

Pruritus
(lat. *prurire*, jucken) ➡Juckreiz, ➡Hautjucken, ➡Jucken.
Eine Missempfindung im Bereich der ➡Haut oder ➡Schleimhaut.

PS
a) ➡Inspirationsdruck, ➡PIN, ➡Pressure of inspiration, ➡P_{ins}, ➡Inspiratorischer Druck, ➡Einatemdruck, ➡Pressure support, ➡Druckunterstützung, ➡Druckunterstützungsbeatmung. Siehe auch ➡P_{max}.
b) ➡Performance Status, ➡Patientenstatus.

Pseudokoma
➡Locked-In-Syndrom, ➡Ventrales Ponssyndrom, ➡Deefferenzierter Status, ➡Monte Christo Syndrom, ➡Eingeschlossensein-Syndrom, ➡Gefangensein-Syndrom.

Psyche
In der ➡Psychologie die höheren Funktionen des ➡Gehirns. Diese umfassen die ➡Kognition und die ➡Emotionen, sowie deren Wechselwirkungen und die hierdurch beeinflussten Handlungsweisen des Individuums.

Psychisch
➡Psychogen.
Die Psyche betreffend bzw. durch Psyche bedingt.

Psychische Erkrankung
➡Psychische Störung, ➡Psychische Krankheit, ➡Störung.

Psychische Krankheit
➡Psychische Störung, ➡Psychische Erkrankung, ➡Störung.

Psychische Störung
(altgriech. *psyche*, die Seele, das Leben) ➡Psychische Krankheit, ➡Psychische Erkrankung, ➡Störung.
Eine psychische Störung ist eine erhebliche Abweichung im Erleben oder Verhalten, die die Bereiche des Denkens, Fühlens und Handelns betrifft. Als weiteres Kriterium für eine Diagnose einer psychischen Störung wird neben der Abweichung von der Norm auch psychisches Leiden auf Seiten der Betroffenen vorausgesetzt. Sowohl die betroffene Person selbst, als auch die Umwelt können unter der Symptomatik leiden.

Psychisches Gleichgewicht
Ein mentaler Zustand, der durch emotionale Ausgeglichenheit charakterisiert ist.

Psychoaktiv
➡Psychotrop.

Psychoanalyse
Psychodynamisches Therapieverfahren nach Sigmund Freud, in dessen Zentrum die Arbeit am unbewussten Konflikt steht, den ein Psychoanalytiker durch Interpretation zur Lösung bringen soll.

Psychogen
➡Psychisch.
Psychisch bedingt bzw. von der Psyche ausgehend.

Psychologie
Eine empirische Wissenschaft, die sich mit den mentalen Prozessen des Menschen und dem daraus resultierenden ➡Verhalten auseinandersetzt. Sie ist eine bereichsübergreifende Wissenschaft, die unter anderem naturwissenschaftliche, geisteswissenschaftliche und sozialwissenschaftliche Aspekte einbezieht. Ihr Ziel ist es, menschliches Erleben und Verhalten, deren Entwicklung im Laufe des Lebens sowie alle dafür maßgeblichen inneren und äußeren Ursachen und Bedingungen zu beschreiben und zu erklären.

Psychologisches Compliance
Bereitschaft des Patienten zur Zusammenarbeit und Eigenverantwortung im Rahmen einer Therapie.

Psychopharmaka
➡Antidepressivum.
➡Medikamente zur Therapie ➡psychischer Störungen.

Psychose
➡Psychosyndrome.
Eine ➡psychische Störung, die durch einen tiefgreifenden strukturellen Wandel im Erleben des eigenen Ichs und der Umwelt gekennzeichnet ist.

Psychosomatik
➡Psychosomatische Medizin.
Lehre über die Zusammenhänge zwischen körperlichen Störungen, Symptomen oder Krankheitsbildern und der ➡Psyche.

Psychosomatisch
Wechselwirkung zwischen körperlichen Funktionen und seelischer Verfassung. Es wird angenommen, dass die Psyche starken Einfluss auf den Verlauf von verschiedenen Krankheitsbildern hat, manche sogar erst hervorrufen kann.

Psychosomatische Medizin
➡Psychosomatik.

Psychosyndrome
➡Psychose.

Psychotherapie
Therapiemethode und Behandlung geistig-seelisch bedingter, dysfunktionaler Zustände und/oder Strukturen eines Patienten bzw. Klienten durch Verfahren, welche ihre Wurzeln im Wesentlichen in der Entwicklung der Psychologie als Wissenschaft im Laufe des vergangenen Jahrhunderts haben.

Psychotisch
Die Psychose betreffend bzw. unter dem klinischen Bild einer Psychose.

Psychotrauma
➡Trauma, ➡Verletzung, ➡Wunde.

Psychotrop
(griech. *psyche*, Seele und *trop*, wirken, wirksam) ➡Psychoaktiv.
Einflussnehmend auf die Psyche.

Pteroylglutaminsäure
➡Folsäure, ➡Vitamin B$_9$.

Pth
➡Parathormon, ➡Parathyrin.

PTX
➡Pneumothorax, ➡Pneu.

Ptyalismus
➡Hypersalivation, ➡Hypersialie.

Pubertät
(lat. *pubertas*, Mannbarkeit, erster Bartwuchs) Der zu sexueller und körperlicher Reife führende Teil der kindlichen Entwicklung.

Puffersystem
Ein Stoffgemisch, welches auf die Zugabe einer Säure oder Base mit einer sehr viel geringeren Veränderung des pH-Wertes reagiert, als ein ungepuffertes Gemisch.

Pulmo
(lat. *pulmo*, Lunge) ➡Lunge.

Pulmo dexter
➡Rechter Lungenflügel.

Pulmo sinister
➡Linker Lungenfügel.

Pulmologie
➡Pneumologie, ➡Pneumonologie, ➡Pulmonologie, ➡Lungenheilkunde.

Pulmonal
a) Die Lunge betreffend.
b) Der Aufnahmeweg von Medikamenten, aber auch Schadstoffen und Chemikalien, über die Lunge.

Pulmonalarterie
➡Lungenarterie, ➡Arteria pulmonalis, ➡Lungenschlagader.
Die rechte und linke Arteria pulmonalis sind die beiden Gefäßäste des ➡Truncus pulmonalis, welche sauerstoffarmes ➡Blut in die rechte und linke ➡Lunge transportieren.

Pulmonal-arterielle Hypertension

➡Pulmonale Hypertonie, ➡Pulmonalarterielle Hypertonie, ➡Lungenhochdruck, ➡Hypertonie.

Pulmonal-arterielle Hypertonie

➡Pulmonale Hypertonie, ➡Pulmonalarterielle Hypertension, ➡Lungenhochdruck, ➡Hypertonie.

Pulmonalarterienthrombembolie

➡Lungenembolie, ➡Lungenthrombembolie, ➡Lungenarterienembolie.

Pulmonale Gasaustauschstörung

➡Ateminsuffizienz, ➡Oxygenierungsstörung.

Pulmonale Hypertonie

➡Pulmonal-arterielle Hypertonie, ➡Pulmonal-arterielle Hypertension, ➡Lungenhochdruck, ➡Hypertonie.
Eine Sammelbezeichung für ➡Erkrankungen, die durch eine Erhöhung des Gefäßwiderstandes und damit des ➡Blutdruckes im ➡Lungenkreislauf gekennzeichnet sind.

Pulmonaler Kreislauf

➡Lungenkreislauf, ➡Pulmonalkreislauf, ➡Kleiner Kreislauf.

Pulmonaler Rechts-Links Shunt

➡Funktioneller Shunt, ➡Intrapulmonaler Shunt.
Eine Form des ➡Rechts-Links-Shunts entsteht durch unzureichende ➡Ventilation einzelner Lungenabschnitte oder behinderten ➡Gasaustausch in den ➡Alveolen. Durch die ➡Vasokonstriktion in der ➡Lunge wird das Ausmaß des Shunts für gewöhnlich klein gehalten, da durch diesen Reflex minderbelüftete Bereiche weniger mit ➡Blut versorgt werden. Nach ➡Euler-Liljestrand-Mechanismus findet eine Umverteilung des Blutes auf besser belüftete Bereiche statt.

Pulmonales Nebengeräusch

➡Rasselgeräusch, ➡Atemnebengeräusch.

Die Geräusche, welche die normalen oder pathologischen ➡Atemgeräusche überlagern. Vereinfacht: Geräusche in der Lunge, die nicht durch die Luft und ihre Strömungsgeräusche, sondern durch irgendetwas anderes entstehen. Atemnebengeräusche können in der ➡Lunge selbst oder an der ➡Pleura entstehen. Daher unterscheidet man bei den pulmonalen Nebengeräuschen die feuchte Geräusche (➡Rasselgeräusche im engeren Sinn), die trockene Geräusche (➡Stridor, ➡Giemen, ➡Pfeifen, ➡Brummen) sowie die pleurale Nebengeräusche (➡Pleurareiben). Die trockenen pulmonalen Nebengeräusche werden von älteren Einteilungen häufig auch unter die Rasselgeräusche eingeordnet.

Pulmonalinsuffizienz

➡Pulmonalklappeninsuffizienz.
Ein Herzklappenfehler. Dabei besteht eine Undichtigkeit der ➡Pulmonalklappe, die durch einen Rückfluss von ➡Blut aus den ➡Lungenarterien in den rechten ➡Ventrikel durch unzureichenden Klappenschluss gekennzeichnet ist.

Pulmonalisklappe

➡Valva pulmonalis, ➡Pulmonalklappe, ➡Valva trunci pulmonalis.

Pulmonalisstenose

➡Pulmonalstenose, ➡Pulmonalklappenstenose.

Pulmonalklappe

➡Valva trunci pulmonalis, ➡Valva pulmonalis, ➡Pulmonalisklappe.
Sie befindet sich am Eingang in den ➡Truncus pulmonalis und verhindert einen ➡diastolischen Rückfluss von Blut aus dem ➡Lungenschlagader in den rechten ➡Ventrikel.

Pulmonalklappeninsuffizienz

➡Pulmonalinsuffizienz.

Pulmonalklappenstenose
➡Pulmonalstenose, ➡Pulmonalisstenose.

Pulmonalkreislauf
➡Lungenkreislauf, ➡Pulmonaler Kreislauf, ➡Kleiner Kreislauf.

Pulmonalstenose
➡Pulmonalklappenstenose, ➡Pulmonalisstenose.
Eine Einengung in der Ausflussbahn vom rechten ➡Herzventrikel zur ➡Arteria pulmonalis.

Pulmonalvene
➡Lungenvene, ➡Vena pulmonalis.

Pulmonologie
➡Pneumologie, ➡Pneumonologie, ➡Pulmologie, ➡Lungenheilkunde.

Puls
(lat. *pulsus*, Schlag) ➡Pulsus.
Die mechanische, rhythmische Ausdehnung und ➡Kontraktion der ➡Gefäßwände, die durch die ➡Herzaktion und die von ihr ausgelöste Druckwelle bedingt ist. Im engeren Sinn versteht man unter Puls die durch Tasten oder elektronische Messung an bestimmten Körperregionen erfassbare Gefäßausdehnung der ➡Arterien.

Pulsader
➡Arteria, ➡Schlagader.

Pulslosigkeit
➡Pulsverlust.
Das Fehlen eines klinisch feststellbaren ➡Pulses an einer oder mehreren großen Körperarterien. Siehe auch ➡Asphyxie, ➡Asphyxia.

Pulsoximeter
➡Pulsoxymeter, ➡Oximeter.

Pulsoximetrie
➡Pulsoxymetrie.

Pulsoxymeter
➡Pulsoximeter, ➡Oximeter.

Ein medizinisches Gerät, das zur Messung des ➡Pulses und der ➡Sauerstoffsättigung im kapillären ➡Blut dient.

Pulsoxymetrie
➡Pulsoximetrie.
Ein nicht-invasives Verfahren, mit dem die ➡Sauerstoffsättigung des ➡arteriellen ➡Blutes und die ➡Herzfrequenz ermittelt werden.

Pulsus
➡Puls.

Pulsverlust
➡Pulslosigkeit.

Pulverinhalator
Medizinisches Dosiergerät zur Inhalation von ➡Medikamenten, die in Pulverform vorliegen.

Punktion
(lat. *punctio*, Stich) Das Einstechen in einen Hohlraum des ➡Körpers. Sie ermöglicht die Gewinnung diagnostischen Materials, die ➡Injektion von diagnostisch oder therapeutisch relevanten Substanzen, sowie die Entfernung pathologischer Flüssigkeitsansammlungen. Im weiteren Sinn ist jedes Einstechen in ein Körpergewebe eine Punktion.

Pupilla
➡Pupille, ➡Sehloch.

Pupille
(lat. *pupilla*, Waisenmädchen) ➡Pupilla, ➡Sehloch.
Das von der ➡Iris eingefasste Sehloch, durch das ➡Licht das Augeninnere und damit die ➡Retina erreichen kann.

Pupillenerweiterung
➡Mydriasis.

Purin
Eine aromatische Verbindung, die unter anderem, zur Nukleotidbiosynthese verwendet wird. Ein gestörter

Stoffwechsel der Purine oder die Überbelastung des Organismus mit dem Stoffwechselendprodukt ➡Harnsäure ist Ausgangspunkt für die Entstehung von einigen Krankheiten.

Purinbasen
➡Nukleotid.
Alle Purine, die als normale Bausteine in ➡DNA und ➡RNA vorkommen

Pus
➡Eiter.

Pyelon
➡Nierenbecken, ➡Pelvis renalis.

Pylorus
(griech. *pyloros*, Pförtner, Wächter)
➡Magenausgang, ➡Sphincter pylori, ➡Magenpförtner.
Schließmuskel, der das saure Magenmilieu gegen den ➡Zwölffingerdarm abgrenzt und die Passage des Nahrungsbreis vom ➡Magen in den ➡Darm regelt.

Pyramidenbahn
➡Fibrae corticospinales, ➡Tractus corticospinalis, ➡Tractus pyramidalis. Die Efferenz des ➡Motokortex. Sie ist die größte absteigende Bahn und innerviert die ➡Alpha-Motoneurone. Die Pyramidenbahn dient als pyramidalmotorisches System der willkürlichen Motorik und wird der ➡Feinmotorik zugeordnet

Pyramidenbahnkreuzung
(lat. *decussatio*, Kreuzung) ➡Pyramidenkreuzung, ➡Decussatio motoria, ➡Decussatio pyramidum.
An der Vorderseite der ➡Medulla oblongata in der Medianebene gelegene Kreuzung, in der Fasern von großen Teilen (80 -90% der Nervenfasern)

der ➡Pyramidenbahn auf die kontralaterale Seite wechseln. Im ➡Großhirn wird dadurch die rechte Körperseite auf die linke Hemisphäre projiziert und umgekehrt.

Pyramidenkreuzung
➡Pyramidenbahnkreuzung, ➡Decussatio motoria, ➡Decussatio pyramidum.

Pyramidenmuskel
➡Musculus pyramidalis.

Pyramides renales
➡Nierenpyramide, ➡Nierenmark, ➡Medulla renis, ➡Medulla renalis.

Pyrexie
➡Fieber.

Pyridoxin
➡Vitamin B$_6$.
Wasserlösliches ➡Vitamin, das eine wichtige Rolle für den ➡Aminosäurestoffwechsel spielt. Der Bedarf für Pyridoxin ist an die Menge des Proteinumsatzes gekoppelt. Männer benötigen in der Regel 1,5 mg Pyridoxin/Tag, während Frauen 1,2 mg/Tag mit der Nahrung zu sich nehmen sollten. Einen erhöhten Bedarf haben Raucher, Alkoholiker, Schwangere, Stillende und oral verhütende Frauen.

Pyrimidin
Eine zyklische, organische, aromatische und gut wasserlösliche Verbindung, die auch Bestandteil von verschiedenen ➡Diuretika und ➡Antibiotika ist.

Pyrogen
➡Fieber erzeugend.

Q

Quaddel
➡Urtica, ➡Urtika.
Eine weiße bis rötliche, ödematöse Verdickung der ➡Haut, die mit ➡Juckreiz verbunden sein kann.

Quadratus
➡Viereckig.

Qualität
(lat. *qualitas*, Beschaffenheit, Merkmal, Eigenschaft, Zustand) Hat drei Bedeutungen:
a. die Summe aller Eigenschaften eines Objektes, Systems oder Prozesses;
b. die Güte aller Eigenschaften eines Objektes, Systems oder Prozesses;
c. die der Handlung und deren Ergebnissen vorgelagerten individuellen Werthaltungen.

Qualitätskontrolle
➡Qualitätssicherung.
Ein Sammelbegriff für unterschiedliche Ansätze und Maßnahmen zur Sicherstellung festgelegter Qualitätsanforderungen.

Qualitätsmanagement
Alle organisatorischen Maßnahmen, die der Verbesserung der ➡Prozessqualität, der ➡Arbeitsqualität und damit der Produkt- und ➡Dienstleistungsqualität dienen.

Qualitätssicherung
➡Qualitätskontrolle.

Qualitätssicherung in der Medizin
Qualität im deutschen ➡Gesundheitswesen bedeutet eine ausreichende und zweckmäßige, d. h. patienten- und bedarfsgerechte, an der Lebensqualität orientierte, fachlich qualifizierte, aber auch wirtschaftliche medizinische Versorgung mit dem Ziel, die Wahrscheinlichkeit erwünschter Behandlungsergebnisse bei Individuen und in der Gesamtbevölkerung zu erhöhen. Ein wesentlicher Unterschied zum Qualitätsmanagement in anderen Branchen ist der Umstand, dass die Leistungsempfänger (Patienten) und die Zahler des Leistungsentgelts (Kostenträger) nicht identisch sind. In der Regel beteiligen sich vor allem die Kostenträger am ➡Qualitätsmanagement bzw. an der ➡Qualitätskontrolle.

Quarantäne
(franz. *quarantaine de jours*, vierzig Tage) Eine zeitliche Absonderung von Personen mit bestimmten Infektionskrankheiten oder krankheitsverdächtigen Personen von der übrigen Bevölkerung als Schutzmaßnahme gegen Einschleppung und Verbreitung der betreffenden ➡Infektion.

Quarks
Gehören zur Gruppe der ➡Elementarteilchen.

Quarz
Ein ➡Mineral und ein Staub aus Siliciumdioxidkristallen. Diese können bei der ➡Inspiration bis in die ➡Alveolen gelangen und dort eine ➡Silikose induzieren.

Quarzstaublungenerkrankung
➡Silikose, ➡Staublungenkrankheit.

Querer Bauchmuskel
➡Musculus transversus abdominis, ➡Exspiratorische Atemhilfsmuskulatur.

Quergestreifte Muskelzelle
➡Muskelfaser, ➡Myocytus striatus, ➡Skelettmuskelzelle.

Querkolon
➡Colon transversum, ➡Querverlaufendes Kolon.

Querschittlähmung
Eine komplette oder inkomplette Unterbrechung der Nervenleitung im ➡Rückenmark. Je nach Lokalisation der Unterbrechung können unterhalb der Schädigung die Funktionen (motorisch, sensibel, vegetativ) teilweise oder vollständig ausfallen. Die Folgeerscheinungen einer Querschnittlähmung hängen davon ab, in welcher Höhe und in welchem Ausmaß das Rückenmark geschädigt ist. Je nach der Schwere unterscheidet man ➡Plegie von ➡Parese. Nach der Betroffenheit unterscheidet man zwischen ➡Paraplegie und ➡Tetraplegie. Abhängig von der ➡Läsionshöhe kann so auch die Atmung des Querschnittpatienten als eine lebenswichtige Funktion des Körpers beeinträchtigt sein. Auf der Läsionshöhe C3 bis C5 ist ➡Zwerchfell betroffen. Auf der Läsionshöhe C1/C3

ist auch neben Diaphragma auch ➡Zwischenrippenmuskulatur und ➡Halsmuskulatur betroffen. Die Störung der Atemfunktion betrifft entweder das ➡Lungengewebe und damit den ➡Gasaustausch des Patienten oder die ➡Atempumpe fällt teilweise oder komplett aus und muss künstlich ersetzt werden.

Querverlaufendes Kolon
➡Colon transversum, ➡Querkolon.

Quincke-Ödem
➡Angioneurotisches Ödem, ➡Angioödem, ➡Urticaria profunda.

Quotient
Das Ergebnis der Divison von zwei Zahlen.

R

RAAS
➡Renin-Angiotensin-System, ➡RAS, ➡Renin-Angiotensin-Aldosteron-System.

Rachen
➡Pharyx, ➡Schlund, ➡Rachenraum.

Rachenenge
➡Isthmus faucium, ➡Schlundenge.

Rachenentzündung
➡Pharyngitis, ➡Seitenstrangangina, ➡Laryngopharyngitis.

Rachenmandel
➡Tonsilla pharyngea, ➡Tonsilla pharyngealis, ➡Luschka-Mandel.
Ein unpaares ➡lymphatisches Organ, das im ➡Epipharynx lokalisiert ist.

Rachenraum
➡Pharyx, ➡Schlund, ➡Rachen.

Radial
(lat. *radius*, Strahl) Zum ➡Radius gehörig oder auf der dem Radius zugewandten Seite des ➡Unterarmes gelegen.

Radialisarterie
➡Arteria radialis, ➡Speichenschlagader, ➡Speichenarterie.

Radiär
Strahlenförmig bzw. ausstrahlend.

Radiatio
➡Bestrahlung, ➡Radiation.

Radiation
➡Bestrahlung, ➡Radiatio.

Radioaktiv
Die Radioaktivität betreffend.

Radioaktivität
(lat. *radius*, Strahl) Die Eigenschaft verschiedener Elemente, durch Zerfall und Umwandlung in andere Elemente oder ➡Isotope radioaktive ➡Strahlung abzugeben.

Radiologie
(lat. *radiare*, strahlen und altgriech. *logos*, Lehre) ➡Röntgenologie, ➡Strahlenmedizin, ➡Strahlenheilkunde.
Ein medizinisches Fachgebiet, das alle Bereiche der ➡Bildgebung zu ➡diagnostischen und ➡therapeutischen Zwecken umfasst.

Radiologisch
Die Röntgenstrahlung betreffend beziehungsweise die Radiologie betreffend.

Radius
(lat. *radius*, Strahl, Speiche) ➡Speiche.
Ein Röhrenknochen des ➡Unterarms.

Radix linguae
➡Zungengrund, ➡Zungenwurzel.

Radix pulmonis
➡Lungenwurzel, ➡Lungenstiel.

Radix spinalis
➡Nervenwurzel.

Ramipril
Ein ➡Arzneistoff aus der Gruppe der ➡ACE-Hemmer, das als ➡Antihypertensivum eingesetzt wird.

Rampe
➡Druckanstieggeschwindigkeit, ➡Anstieg, ➡Beatmungsparameter.
Sie gibt an, wie schnell das Frischgas für die Inspiration zur Verfügung gestellt werden soll.

Randomisiert
Nach dem Zufallsprinzip zugeordnet bzw. zufällig.

Ranvier'scher Schnürring
→Ranvier-Schnürring, →Nodus ranvieri.

Ranvier-Schnürring
→Nodus ranvieri, →Ranvier'scher Schnürring.
Der freiliegende Abschnitt eines →Axons, an dem zwei →Schwann-Zellen zusammentreffen. An dieser Stelle ist die Kontinuität der das Axon einhüllenden →Markscheide unterbrochen. Das →Aktionspotential läuft nicht kontinuierlich entlang der Nervenfaser, sondern „springt" von Schnürring zu Schnürring. Ranvier-Schnürringe sind wichtig für die schnelle →saltatorische Erregungsleitung.

RAS
→Renin-Angiotensin-Aldosteron-System, →Renin-Angiotensin-System, →RAAS.

Rasselgeräusch
→Pulmonales Nebengeräusch.
Bei der →Auskultation der Lungen wahrnehmbare Geräuschphänomene, die durch Bewegung von Flüssigkeiten bzw. →Sekreten in den →Atemwegen während der In- und Exspiration entstehen. Sie zählen zu den →Atemnebengeräuschen, welche die normalen Atemgeräusche überlagern, und weisen in der Regel auf →pathologische Veränderung der Lunge hin.

Rasterung
→Screening, →Auslese, →Testen.

Rauminhalt
→Volumen, →V.

Raumluft
→Innenraumluft.
Die Luft in Räumen von Gebäuden.

Raumlufttemperatur
→Raumtemperatur.

Raumtemperatur
→Raumlufttemperatur.

Die Raumtemperatur ist wissenschaftlich nicht exakt definiert, sondern bezeichnet eine Temperatur, wie sie üblicherweise in bewohnten Innenräumen vorherrscht. Sie hängt von der Wärmeabgabe der Person ab.

Rauschgift
→Droge, →Rauschmittel.

Rauschmittel
→Droge, →Rauschgift.

Rautengrube
→Fossa rhomboidea.
Ein Teil des →Hirnstamms.

Rautenhirn
→Rhombencephalon.

Reactio
→Reaktionssteuerung, →Gegenwirkung, →Rückwirkung.

Reactio
→Reflexantwort, →Reaktion, →Gegenwirkung, →Rückwirkung.

Reaktion
→Reflexantwort, →Reactio, →Gegenwirkung, →Rückwirkung.

Reaktionssteuerung
(lat. *re*, zurück und *agere*, wirken) →Gegenwirkung, →Reactio, →Rückwirkung,.
In der Medizin ein physischer oder psychischer Vorgang, der die Antwort auf einen endogenen oder exogenen Reiz darstellt. Reaktionen können sich in Form einer biochemischen Signalverarbeitung abspielen, einzelne Gewebe betreffen oder als komplexe, neuronale Prozesse den gesamten Körper und die Psyche einbeziehen. In der Chemie: ein chemischer Prozess, bei dem aus mindestens zwei Substanzen, ein oder mehrere neue Substanzen bzw. Produkte entstehen.

Reanimation
➡Kardiopulmonale Reanimation, ➡CPR, ➡Cardiopulmonale Reanimation, ➡Wiederbelebung, ➡Herz-Lungen-Wiederbelebung, ➡HLW.
Die Wiederbelebung eines Patienten nach dem Auftreten eines ➡Kreislaufstillstands bzw. ➡Atemstillstands.

Rechte Atrioventrikularklappe
➡Trikuspidalklappe, ➡Valva atrioventricularis dextra, ➡Valva tricuspidalis, ➡Valva atrioventricularis dextra.

Rechte Herzkammer
➡Rechter Herzventrikel, ➡Ventriculus cordis dexter, ➡RV.

Rechter Hauptbronchus
➡Bronchus principalis dexter.

Rechter Herzventrikel
➡Rechte Herzkammer, ➡Ventriculus cordis dexter, ➡RV.
Hier die rechte Kammer des menschlichen Herzens.

Rechter Herzvorhof
➡Atrium cordis dextrum, ➡Rechter Vorhof des Herzens, ➡Atrium sinistrum.
Nimmt das sauerstoffarme Blut aus der ➡Vena cava superior und ➡Vena cava inferior auf und mündet über die ➡Trikuspidalklappe in den rechten ➡Ventrikel.

Rechter Lungenflügel
➡Pulmo dexter.

Rechter Lungenmittellappen
➡Lobus medius pulmonis dextri.

Rechter Lungenoberlappen
➡Lobus superior pulmonis dextri.

Rechter Lungenunterlappen
➡Lobus inferior pulmonis dextri.

Rechter Vorhof des Herzens
➡Atrium cordis dextrum, ➡Rechter Herzvorhof, ➡Atrium sinistrum, ➡Rechter Herzvorhof.

Rechtfertigender Notstand
➡Notstand.
„Wer in einer gegenwärtigen, nicht anders abwendbaren Gefahr für Leben, Leib, Freiheit, Ehre, Eigentum oder ein anderes Rechtsgut eine Tat begeht, um die Gefahr von sich oder einem anderen abzuwenden, handelt nicht rechtswidrig, wenn bei Abwägung der widerstreitenden Interessen, namentlich der betroffenen Rechtsgüter und des Grades der ihnen drohenden Gefahren, das geschützte Interesse das beeinträchtigte wesentlich überwiegt. Dies gilt jedoch nur, soweit die Tat ein angemessenes Mittel ist, die Gefahr abzuwenden" (➡StGB §34).

Rechts
➡Dexter.

Rechtsherzinsuffizienz
Eine Unterform bzw. ein Teilaspekt der ➡Herzinsuffizienz, bei der eine nicht ausreichende Pumpleistung des rechten ➡Ventrikels vorliegt.

Rechts-Links-Shunt
Eine Störung des ➡Blutkreislaufs, bei der sauerstoffarmes ➡Blut aus dem venösen Schenkel in den arteriellen Schenkel des Blutkreislaufs gelangt, ohne ➡oxygeniert zu werden. Es besteht eine Kurzschlussverbindung zwischen dem pulmonalarteriellen und dem pulmonalvenösen Abschnitt des ➡Kreislaufsystems. Man unterscheidet zwei Formen des Rechts-Links-Shunts: ➡anatomischer Shunt und ➡funktioneller Shunt. Die Nomenklatur des Rechts-Links-Shunt in der Literatur ist uneinheitlich. Von manchen Autoren wird der funktionelle Shunt als physiologischer Shunt bezeichnet. Für andere setzt sich der

physiologische Shunt aus dem anatomischen und dem funktionellen Shunt zusammen.

Rechtsmedizin
➡Gerichtsmedizin, ➡Forensische Medizin.
Ein Fachgebiet der ➡Medizin, welches sich mit juristischen Aspekten der Medizin befasst. Hierzu gehören unter anderem die Anwendung medizinischer Kenntnisse zur Beurteilung von Rechtsfragen, die Anwendung medizinischer Kenntnisse zur Klärung von Rechtsfragen und die Vermittlung rechtlicher Kenntnisse an die Ärzteschaft.

Rectum
➡Rektum, ➡Intestinum rectum, ➡Mastdarm.

Recurrensnerv
➡Nervus laryngeus recurrens, ➡Nervus recurrens, ➡Rückläufiger Kehlkopfnerv, ➡Stimmnerv.

Recurrensparese
➡Rekurrensparese, ➡Stimmbandlähmung, ➡Stimmbandparese.

Reduzierventil
➡Druckminderer, ➡Druckminderungsventil.

Referenzbereich
Der Toleranzbereich zwischen vorgegebenen Soll- und Grenzwerten.

Reflex
Eine unwillkürliche, stereotype Reaktion des ➡Nervensystems auf einen ➡Reiz.

Reflexantwort
(lat. *re*, zurück und *agere*, wirken) ➡Reaktion, ➡Gegenwirkung, ➡Rückwirkung, ➡Reactio.
Ein physischer oder psychischer Vorgang, der die Antwort auf einen ➡endogenen oder ➡exogenen ➡Reiz darstellt. Reaktionen können sich in Form

einer biochemischen Signalverarbeitung auf zellulärer Ebene abspielen, einzelne Gewebe betreffen oder als komplexe, neuronale Prozesse den gesamten ➡Körper und die ➡Psyche einbeziehen.

Reflexbogen
(lat. *re*, zurück und *flexus*, gebogen) Abfolge von neuronalen Prozessen, die zur Auslösung oder Entstehung eines ➡Reflexes führen.

Reflexzentrum
Strukturen des ➡Zentralnervensystems bzw. des ➡vegetativen Systems, die für die Verschaltung der ➡afferenten und ➡efferenten Neuronen verantwortlichen sind (z.B. das Defäkations- und Blasenzentrum, das Atemzentrum und Zentren für Niesen, Husten, Stimmbildung, Saugen, Kauen, Schlucken, Erbrechen, Darmsekretion, etc.).

Refluat
(lat. *refluere*, zurückfließen) Der Mageninhalt, der (auch unbemerkt) aspiriert werden kann.

Reflux
(lat. *refluere*, zurückfließen) In der Medizin eine pathologische, gegen die physiologische Strömungsrichtung gerichtete Bewegung von Körperflüssigkeiten.

Refluxkrankheit
(lat. *reflux*, Rückfluss) ➡Gastroösphageale Refluxkrankheit, ➡GERD.
Eine durch ➡pathologischen ➡Reflux von Mageninhalt ausgelöste entzündliche Erkrankung der ➡Speiseröhre.

Refluxoesophagitis
Eine Speiseröhrenentzündung, die durch den Rückfluss von ➡Magensäure in die ➡Speiseröhre entsteht.

Refraktär
(lat. *refrangere*, abbrechen, aufhören) Unempfindlich bzw. nicht beeinflussbar.

Regenbogenhaut
➡Iris.

Regeneratio
➡Regeneration.

Regeneration
(lat. *re*, zurück und *generare*, zeugen, erzeugen, Wiedererzeugung) ➡Regeneratio.
In der Medizin bezeichnet man mit diesem Begriff die funktionelle und ➡morphologische Wiederherstellung eines geschädigten ➡Gewebes oder eines ➡Organs durch Neubildung von Zellen.

Regio buccalis
➡Bucca, ➡Wange, ➡Backe, ➡Malar, ➡Wangenregion, ➡Buccal, ➡Bukkal.

Regio cervicalis posterior
➡Nacken, ➡Nucha.

Regio frontalis
➡Stirn.

Regio hypogastrica
➡Hypogastrium, ➡Unterbauch.

Regio olfactoria
➡Riechfeld, ➡Riechzone, ➡Pars olfactoria tunicae mucosae nasi.
Die anatomische Bezeichnung für den Bereich der ➡Nasenschleimhaut, der der ➡Geruchswahrnehmung dient.

Regio plantaris pedis
➡Fußsohle, ➡Planta pedis, ➡Fußfläche.

Regionalanästhesie
➡Anästhesie, ➡Lokalanastesie.

Regulatorische T-Zelle
➡Regulatorzelle, ➡T-Suppressorzelle, ➡TReg, ➡CD8-Lymphozyt.

Regulatorzelle
➡Regulatorische T-Zelle, ➡Regulatorzelle, ➡T-Suppressorzelle, ➡CD8-Lymphozyt, ➡TReg.
Eine spezialisierte Untergruppe der ➡T-Lymphozyten. Regulieren die Selbsttoleranz des ➡Immunsystems.

Reha
➡Rehabilitation.

Rehabilitation
(lat. *re*, zurück und *habile*, geschickt) ➡Reha.
In der Medizin die Wiederherstellung der physischen und/oder psychischen Fähigkeiten eines Patienten im Anschluss an eine ➡Erkrankung, ein ➡Trauma oder eine Operation.

Reinigung
Aufrechterhalten und Wiederherstellen von Reinheit.

Reinigungsphase
➡Wundheilungsphasen.
Die exsudative Phase setzt in dem Moment der Verletzung ein und dauert unter physiologischen Bedingungen ca. 3 Tage. Erste Gefäß- und Zellreaktionen sind Blutstillung und Blutgerinnung, welche nach ca. 10 Min. abgeschlossen sind. Es kommt zur verstärkten ➡Exsudation von ➡Blutplasma in das Interstitium. Damit wird die Einwanderung der ➡Leukozyten, vor allem ➡Granulozyten und ➡Makrophagen in das Wundgebiet gefördert, die in der anschließenden resorptiven Phase ➡nekrotisches Gewebe abbauen und ein antibakteriell wirksames ➡Milieu schaffen.

Reiz
➡Stimulus.
Ein zielgerichtetes oder nicht-zielgerichtetes Ereignis, das zur ➡Erregung einer Wahrnehmungsstruktur (➡Rezeptor) führt.

Reizbildungssystem des Herzens
➡Erregungsleitungssystem, ➡Reizleitungssystem, ➡Erregungsbildungssystem, ➡Systema conducens cordis, ➡Erregungsüberleitung, ➡Complexus stimulans cordis.

Reizfortleitung
➡Erregungsleitung, ➡Reizweiterleitung, ➡Signalübertragung, ➡Erregungsausbreitung, ➡Reizleitung, ➡Impulsweiterleitung.

Reizhusten
Ein unproduktiver ➡Husten (Husten ohne Schleimbildung), der durch eine ➡Reizung der unteren ➡Atemwege hervorgerufen wird.

Reizleitung
➡Erregungsleitung, ➡Reizweiterleitung, ➡Signalübertragung, ➡Reizfortleitung, ➡Erregungsausbreitung, ➡Impulsweiterleitung.

Reizleitungsstörung
➡Erregungsleitungsstörung, ➡RLS, ➡Überleitungsstörung.
Eine Fehlfunktion des ➡Erregungsleitungssystems des ➡Herzens, die zu einer verzögerten oder unterbrochenen Übertragung der elektrischen Signale im Herzen führt.

Reizleitungssystem (des Herzens)
➡Erregungsleitungssystem, ➡Reizbildungssystem, ➡Erregungsbildungssystem, ➡Erregungsüberleitung, ➡Systema conducens cordis, ➡Complexus stimulans cordis.

Reiz-Reaktions-Modell
(engl. *stimulus*, Reiz und *response*, Reaktion) ➡Stimulus-Response-Modell, ➡S-R-Modell, ➡Reiz-Reaktions-Muster.
Ein psychologisches Modell, das davon ausgeht, dass ein spezifischer Reiz, der auf einen Organismus einwirkt, zu einer definierten Reizantwort führt.

Reiz-Reaktions-Muster
➡Reiz-Reaktions-Modell, ➡Stimulus-Response-Modell, ➡Reiz-Reaktions-Muster, ➡S-R-Modell.

Reizverarbeitung
Die Integration und Koordination der aus der ➡Peripherie einlaufenden Reize.

Reizwahrnehmung
Im engeren biologischen Sinn: der Prozess der Aufnahme und Verarbeitung von sensorischen Informationen bzw. Reizen durch die Sinnesorgane. Siehe auch ➡Wahrnehmung.

Reizweiterleitung
➡Erregungsleitung, ➡Signalübertragung, ➡Impulsweiterleitung, ➡Erregungsausbreitung, ➡Reizfortleitung, ➡Reizleitung.

Rekonstruktion
➡Wiederherstellung.
In der ➡Medizin geht es dabei vor allem um die Wiederherstellung eines durch ➡Traumen oder ➡Erkrankungen zerstörten ➡somatischen Ursprungszustands durch ➡therapeutische, in der Regel ➡chirurgische Methoden.

Rekonvaleszenz
In der Medizin die schrittweise Wiederherstellung der ➡Gesundheit nach einer ➡Erkrankung. Genesung.

Rektal
(lat. *rectus*, gerade, aufrecht) ➡Rectalis.
Das Rektum betreffend. Applikationsform: über den Mastdarm.

Rektalis
➡Rektal.

Rektifikation
Ein thermisches Trennverfahren.

Rektum
(lat. *rectus*, gerade) ➡Intestinum rectum, ➡Rectum, ➡Mastdarm.

Der Abschnitt des →Dickdarms, der das →Colon sigmoideum mit dem →After verbindet. Siehe auch →Gastrointestinaltrakt, →Verdauungstrakt.

Rektumampulle
→Ampulla recti, →Pars ampullaris recti, →Mastdarmampulle.

Rekurrensparese
→Recurrensparese, →Rekurrensparese, →Stimmbandparese, →Stimmbandlähmung.
Eine durch den Ausfall des →Nervus laryngeus recurrens bedingte →Lähmung der inneren →Kehlkopfmuskulatur.

Relative Feuchtigkeit
Maximal mögliche Masse an Wasserdampf in der Luft bei einer bestimmten Temperatur (gemessen in %).

Relative Sekundenkapazität
→Sekundenkapazität, →Forciertes exspiratorisches Volumen, →Tiffeneau-Index, →Tiffeneau-Test, →Einsekundenkapazität, →Relatives forciertes expiratorisches Volumen, →rFEV$_1$, →FEV$_1$.

Relatives forciertes expiratorisches Volumen
→Sekundenkapazität, →Forciertes exspiratorisches Volumen, →Tiffeneau-Index, →Tiffeneau-Test, →Einsekundenkapazität, →Relative Sekundenkapazität, →rFEV$_1$, →FEV$_1$.

Relaxation
(lat. *relaxare*, entspannen) →Entspannung, →Relaxierung.
Die Entspannung bzw. Erschlaffung einer kontraktilen Struktur, beispielsweise einer →Muskelzelle, eines Muskelgewebes oder eines muskulären →Organs. Im engeren Sinne versteht man unter Relaxation vor allem die →Muskelrelaxation.

Relaxierung
→Relaxation, →Entspannung.

Religion
Ein Sammelbegriff für eine Vielzahl unterschiedlicher →Weltanschauungen, deren Grundlage der jeweilige →Glaube an bestimmte →transzendente Kräfte ist, sowie häufig auch an heilige Objekte.

Remodelling der Atemwege
→Airway remodelling.
Bei einer chronischen Entzündung der Bronchien kommt es zu strukturellen Veränderungen durch eine vermehrte Einlagerung von →Kollagen. Dies beinhaltet eine Verdickung der Bronchialwände durch verstärktes Wachstum von Muskelzellen, →Bindegewebe und →Blutgefäßen sowie eine Zunahme der schleimbildenden →Drüsenzellen mit verstärkter Schleimproduktion.

REM-Schlaf
(engl. *rapid eye movement*, paradoxer oder desynchronisierter Schlaf) →Traumschlaf, →Schlafphasen.
Eine durch intensive Augenbewegungen charakterisierte Phase des →Schlafes. Die Muskelaktivität ist stark vermindert. Allerdings können einige →Muskeln unwillkürlich zucken. Die →Atemfrequenz und Tiefe der Atemzüge sind erhöht. In dieser Phase treten die intensivsten →Träume auf, an deren Inhalt man sich beim Aufwachen auch am häufigsten erinnern kann.

Ren
→Niere, →Nephros.

Renal
Die Niere betreffend oder zur Niere gehörig.

Renin
Ein in das Plasma →sezerniertes hormonähnliches →Enzym, dessen Aufgabe im →Stoffwechsel die Erzeugung von →Angiotensin I aus →Angiotensinogen ist.

Renin-Angiotensin-Aldosteron-System
➡Renin-Angiotensin-System, ➡RAS, ➡RAAS.
Ein System, das den Flüssigkeits- und ➡Elektrolythaushalt des ➡Körpers reguliert und wirkt somit in entscheidender Weise auf den ➡Blutdruck ein.

Renin-Angiotensin-System
➡Renin-Angiotensin-Aldosteron-System, ➡RAS, ➡RAAS.

Reparationsheilung
(lat. *reparatio*, Ersatz) ➡Heilung.
Die Abheilung einer Erkrankung, indem der Gewebeschaden durch Narben- oder Granulationsgewebe ersetzt wird, also unter Zurückbleiben von Schäden.

Reponibel
In die ursprüngliche Lage bzw Position zurückbringbar.

Reproduktion
➡Fortpflanzung.

Reproduktionsorgan
➡Geschlechtsorgan, ➡Organum genitalium, ➡Genital, ➡Genitale, ➡Fortpflanzungsorgan, ➡Sexualorgan.

Resectio
➡Resektion.

Resektion
(lat. *resecare*, abschneiden) ➡Resectio.
Die teilweise Entfernung eines ➡Organs oder Gewebeabschnitts durch eine ➡Operation.

Reservoirbutel
➡Sauerstoffreservoir.

Residualvolumen
➡RV.
Ein Fachbegriff aus der ➡Physiologie bzw. der ➡Lungenfunktionsdiagnostik. Darunter versteht man das Gasvolumen, welches nach maximaler

➡Exspiration noch in der ➡Lunge verbleibt und aus physikalischen Gründen nicht ausgeatmet werden kann (ca. 1,5-2,0 l).

Resilienz
(lat. *resiliere*, abprallen) ➡Widerstandsfähigkeit, ➡Widerstandskraft.
Die ressourcenabhängige und individuell unterschiedliche Fähigkeit, krisenhafte Lebensumstände ohne gesundheitliche Einbußen physischer oder psychischer Art zu bewältigen.

Resistance
➡Strömungswiderstand, ➡Widerstand, ➡Atembewegungswiderstand, ➡Atemwegswiderstand, ➡Atemwiderstand.
Der Strömungswiderstand in den Atemwegen bei der ➡Atmung, der besonders bei der ➡Exspiration wirksam wird.

Resistent
Widerstandsfähig.

Resistenz
(lat. *resistere*, innehalten, sich widersetzen) Die Widerstandsfähigkeit eines Organismus gegenüber negativen äußeren Einflüssen.

Resorption
(lat. *resorbere*, herunterschlucken) ➡Absorption.
Ein Prozess, bei dem körpereigene oder -fremde Stoffe durch biologische Systeme, d.h. Zellen, Gewebe oder Organe, aufgenommen werden.

Respiration
➡Atmung, ➡Atmen, ➡Atemtätigkeit.

Respirationstrakt
➡Respiratorisches System, ➡Atemwege, ➡Atemtrakt, ➡Luftwege, ➡Atmungsapparat, ➡Apparatus respiratorius.

Respirator
➡Beatmungsgerät.

Respiratorentwöhnung
➡Weaning, ➡Entwöhnung.

Respiratorisch
Die Atmung betreffend.

Respiratorische Alkalose
Ein Prozess, bei dem der ➡pH-Wert des ➡Blutes über 7,45 steigt, weil infolge einer ➡Hyperventilation zu viel ➡CO_2 von der ➡Lunge abgegeben wird. Dadurch verringert sich der ➡Kohlendioxidpartialdruck des Blutes.

Respiratorische Azidose
Ein Prozess, bei dem der ➡pH-Wert des ➡Blutes unter 7,36 sinkt, weil saure Stoffe wie ➡CO_2 nur unzureichend aus dem ➡Organismus entfernt werden. Infolgedessen steigt der arterielle ➡pCO_2 auf über 45 mmHg.

Respiratorische Bronchiole
➡Bronchioli alveolares, ➡Bronchioli respiratorii.
Feine Äste der ➡Endbronchiolen und ein Teil der unteren Atemwege. Sie gehören bereits zum gasaustauschenden Abschnitt der Atemwege.

Respiratorische Globalinsuffizienz
Eine Form der ➡respiratorischen Insuffizienz, bei der sowohl eine ausgeprägte ➡Hypoxie als auch eine ➡Hyperkapnie vorliegt.

Respiratorische Insuffizienz
Eine Störung des pulmonalen ➡Gasaustausches mit ➡pathologisch veränderten Blutgaswerten.

Respiratorisches Epithel
➡Respiratorisches Flimmerepithel.

Respiratorisches Flimmerepithel
➡Respiratorisches Epithel.
Eine Schicht aus spezialisierten ➡Epithelzellen, welche den größten Teil der ➡Atemwege auskleidet. Es

zeichnet sich durch ➡Flimmerhärchen (➡Kinozilien) aus.

Respiratorisches System
➡Atemwege, ➡Atemtrakt, ➡Luftwege, ➡Atmungsapparat, ➡Apparatus respiratorius, ➡Respirationstrakt.
Das gesamte System der für die Atmung zuständigen Organe bezeichnet. Dabei werden die luftleitenden Organe oder Atemwege von den dem Gasaustausch dienenden Lungen unterschieden. Zum Atmungsapparat gehören: ➡Nase, ➡Rachen, ➡Kehlkopf, ➡Luftröhre, ➡linker und rechter Luftröhrenhauptast oder Stammbronchus (Bronchus principalis), ➡Bronchien (mit durch Knorpel stabilisierten Wänden), ➡Bronchiolen (knorpelfrei), ➡Alveolargänge und ➡Alveolen

Respiratorisches Versagen
➡Akute respiratorische Insuffizienz, ➡Atemversagen.

Ressource
In der Medizin Hilfsmittel, Finanzmittel, Personal oder Fähigkeiten, die einem Heilberufler oder einem Patienten zur Verfügung stehen und deren er sich bedienen kann.

Restitutio ad integrum
(lat. *restitutio*, Wiederherstellung und *integer*, unberührt) ➡Heilung.
Die Abheilung einer Erkrankung ohne bleibende Schäden. Dabei wird der Funktionszustand des ➡Gewebes, der vor der ➡Erkrankung bestand, vollständig wiederhergestellt. Vollständige Genesung. Wiederherstellung des Gesundheitszustandes.

Restless-Legs-Syndrom
➡RLS, ➡Wittmaack-Ekbom-Syndrom.
Eine Störung des ➡extrapyramidalmotorischen Systems. Es äußert sich bei betroffenen Patienten durch unwillkürliches Zucken, Missempfindungen und Schmerzen in den Beinen - in

seltenen Fällen auch in Armen und Händen.

Restriktion

(lat. *restringere*, zurückbinden, fesseln) In der Medizin:

a) die Bewegungseinschränkung eines ➡Organs, inbesondere die Einschränkung der Lungenbeweglichkeit;

b) die Unterbindung eines konkreten ➡Verhaltens (z.B. das Verbot der Aufnahme bestimmter Nahrungs- oder Genussmittel).

Restriktiv

Einschränkend bzw. beschränkt.

Restriktive Lungenerkrankung

➡Ventilationsstörung, ➡Restriktive Ventilationsstörungen.

Erkrankungen und Zustände mit restriktiver Ventialtionsstörung sind u.a.: Thoraxdeformation (z.B. ➡Rippenserienfraktur, ➡Skoliosen), ➡Pneumonie, ➡Pleuraschwarte, ➡Lungenödem etc.

Restriktive Ventilationsstörungen

➡Ventilationsstörung.

Lungenerkrankungen, bei denen die Entfaltung der ➡Lunge behindert ist. Bei diesen Erkrankungen ist die ➡Compliance der Lunge und/oder des ➡Thorax vermindert.

Retard

Eine spezielle Arzneiform, in der nach Einnahme der Wirkstoff langsam dosierend freigesetzt wird. Somit wird eine gleichmäßige Versorgung mit der therapeutisch wirksamen Substanz über einen bestimmten Zeitraum gewährleistet. Die Bezeichnung Retard bezieht sich allerdings vornehmlich auf ➡oral zu verabreichende ➡Medikamente.

Rete capillare

➡Kapillarnetz.

Retentio

➡Retention.

Retention

(lat. *retenere*, zurückhalten) ➡Retentio.

In der Medizin: das Zurückhalten bzw. ein Verhalt von Körperflüssigkeiten, Substanzen, Geweben oder Organen.

Retina

➡Netzhaut, ➡Netzhaut, ➡Innere Augenhaut, ➡Tunica interna bulbi.

Retinaculum

(lat. *retinaculum*, Halter) In der Anatomie ein Halteband für ➡Organe oder Gewebeschichten.

Retinol

➡Vitamin A, ➡Axerophtol.

Ein fettlösliches ➡Vitamin. Ein wichtiger Bestandteil der Sehfarbstoffe und essentiell für den Sehvorgang. Retinol schützt und erhält das ➡Epithelgewebe und wird zur Herstellung von ➡Glykoproteinen in Epithelzellen benötigt. Wichtig für die Ausbildung der Geschlechtsreife und bei der Wirkung von ➡Schilddrüsenhormonen und dem ➡Vitamin D als Cofaktor. Der Bedarf an Retinol beträgt 2 mg/Tag.

Retinopathie

(lat. *rete*, Netz und griech. *pathos*, Leiden) Ein Sammelbegriff für verschiedene Netzhauterkrankungen.

Retrobulbär

(lat. *retro*, hinter und *bulbus*, Zwiebel, Knolle) ➡Retroorbital.

Applikationsform: hinter den ➡Augapfel.

Retrograd

Rückläufig, zeitlich oder örtlich zurückgesetzt oder in entgegengesetzter Richtung.

Retrosternal
(lat. *retro*, dahinter und *sternum*, Brustbein) Hinter dem Brustbein lokalisiert. Typischerweise dient die Bezeichnung der Lokalisation von ➡Schmerzen.

Retroversio
➡Retroversion.

Retroversion
(lat. *retro*, zurück und *vertere*, wenden, drehen) ➡Retroversio.
Beschreibt bestimmte Bewegungsabläufe der Extremitäten:
a. das Anheben des Arms nach hinten,
b. das Anheben des Beins nach hinten.

Retroviridae
➡Retrovirus.

Retrovirus
(Pl. Retroviren) ➡Retroviridae.
Viren, welche die Fähigkeit zum Einbau ihres Genoms in das ➡Genom der Wirtszelle besitzen.

Rettungskette
Die idealisierte Abfolge bei der Behandlung von Patienten mit lebensbedrohlichen Störungen im Rahmen der ➡Ersten Hilfe.

Rettungsmedizin
➡Notfallmedizin.

Reversibel
(lat. *revertere*, umkehren) ➡Umkehrbar.
In der Medizin bezeichnet man mit dem Begriff solche Schäden oder Beeinträchtigungen, die ohne bleibende Zeichen abheilen.

Reversibilität
Umkehrbarkeit.

Rezeptor
(lat. *recipere*, aufnehmen, empfangen) ➡Sensor.

Ein für bestimmte ➡Reize empfindliches ➡Zielmolekül einer ➡Zelle und im weiteren Sinne eine auf spezifische Einflüsse reagierende „Signaleinrichtung" innerhalb eines ➡Organs oder Organsystems. Siehe auch ➡Rezeptorzelle.

Rezeptorzelle
➡Sinneszelle.
Hochspezialisierte Zellen, die in der Lage sind, ➡Reize in elektrische ➡Erregungen umzuwandeln und damit eine Weiterleitung zu ermöglichen.

Rezessiv
In der ➡Genetik: zurücktretend oder auch nicht in Erscheinung tretend. Die Eigenschaft eines Gens, in der Ausprägung gegenüber dem anderen ➡Gen zurückzutreten.

Rezidiv
(lat. *recidivus*, rückfällig, wieder erbaut) ➡Relaps, ➡Rückfall.
Das Wiederauftreten einer physischen oder psychischen ➡Erkrankung nach ihrer zeitweiligen Abheilung.

Rezidivierend
Wiederkehrend, wiederholt auftretend.

Reziprok
Wechselseitig oder gegenseitig.

rFEV₁
➡Sekundenkapazität, ➡Forciertes exspiratorisches Volumen, ➡Tiffeneau-Index, ➡Tiffeneau-Test, ➡Einsekundenkapazität, ➡Relatives forciertes expiratorisches Volumen, ➡Relative Sekundenkapazität, ➡FEV₁.

Rhabdomyosarkom
➡Rhabdosarkom.
Eine ➡maligne ➡Neoplasie der ➡quergestreiften ➡Skelettmuskulatur.

Rhabdosarkom
➡Rhabdomyosarkom.

Rhinitis

Eine ➡Entzündung der ➡Nasenschleimhaut.

Rhinogen

Von der Nase ausgehend bzw. im weiteren Sinn durch die Nase bedingt.

Rhinopharyngitis

Eine Kombination aus einer ➡Rhinitis und einer ➡Pharyngitis.

Rhinopharynx

➡Nasopharynx, ➡Nasenrachen, ➡Nasenrachenraum, ➡Epipharynx, ➡Pars nasalis pharyngis.

Rhinorrhö

➡Rhinorrhoe, ➡Nasenlaufen.

Rhinorrhoe

➡Rhinorrhö, ➡Nasenlaufen.
Die starke Absonderung von dünnflüssigem bis schleimigem ➡Nasensekret.

Rhinosinusitis

Gleichzeitige Entzündung der ➡Nasenschleimhaut und eine Entzündung der Schleimhaut der ➡Nasennebenhöhlen.

Rhombencephalon

➡Rautenhirn.
Mit dem Begriff fasst man das ➡Nachhirn (➡Medulla oblongata) und das ➡Hinterhirn zusammen. Es wird durchsetzt von der ➡Rautengrube, die über den ➡Aquaeductus mesencephali mit dem inneren ➡Liquorraum verbunden ist und auch Anschluss zum äußeren Liquorraum hat.

Rhomboideus

Rautenförmig.

Rhonchus

➡Atemnebengeräusch, der meist auf eine ➡Obstruktion der ➡Atemwege mit begleitender Schleimverlegung zurückzuführen sind.

Rhythmus

Ereigniswiederholungen in regelmäßigen Zeitintervallen.

Riboflavin

➡Vitamin B_2, ➡Lactoflavin, ➡Ovoflavin, ➡Uroflavin.
Wasserlösliches ➡Vitamin, das u.a. in entscheidender Weise am ➡Stoffwechsel von ➡Kohlenhydraten, ➡Fetten und ➡Proteinen beteiligt ist. Der Riboflavinbedarf von Erwachsenen beträgt 1,4 mg pro Tag für Männer, 1,2 mg pro Tag für Frauen. Der Bedarf steigt mit der Energieaufnahme.

Ribonucleic acid

➡Ribonukleinsäure, ➡RNS, ➡RNA.

Ribonukleinsäure

➡RNS, ➡Ribonucleic acid, ➡RNA.
Eine organische ➡Säure, die man in Form einsträngiger, fadenförmiger ➡Makromoleküle im ➡Zellkern und im ➡Zytoplasma von ➡Zellen findet. Ribonukleinsäure liefert die Bauanleitung für ➡Proteine.

Riechen

➡Geruchssinn, ➡Geruchswahrnehmung, ➡Geruchssystem, ➡Duftwahrnehmung, ➡Riechwahrnehmung, ➡Riechsinn, ➡Olfaktorische Wahrnehmung.

Riechfäden

➡Nervus olfactorius, ➡Riechnerv, ➡I. Hirnnerv, ➡Nervi olfactorii, ➡Nervus I.

Riechfeld

➡Regio olfactoria, ➡Riechzone, ➡Pars olfactoria tunicae mucosae nasi.

Riechnerv

➡Nervus olfactorius, ➡I. Hirnnerv, ➡Riechfäden, ➡Nervi olfactorii, ➡Nervus I.

Riechorgan

➡Geruchsorgan, ➡Organum olfactus.

Riechsinn
➔Geruchssinn, ➔Geruchswahrnehmung, ➔Geruchssystem, ➔Duftwahrnehmung, ➔Olfaktorische Wahrnehmung, ➔Riechwahrnehmung, ➔Riechen.

Riechverlust
➔Anosmie, ➔Geruchsverlust.

Riechwahrnehmung
➔Geruchssinn, ➔Geruchswahrnehmung, ➔Geruchssystem, ➔Duftwahrnehmung, ➔Riechsinn, ➔Riechen, ➔Olfaktorische Wahrnehmung.

Riechzone
➔Regio olfactoria, ➔Riechfeld, ➔Pars olfactoria tunicae mucosae nasi.

Rigor
(lat. *rigor*, Starre) In der ➔Neurologie: eine gesteigerte Grundspannung der ➔Skelettmuskulatur, die sich bei der passiven ➔Bewegung einer ➔Extremität als konstanter ➔Widerstand bemerkbar macht.

Rigor mortis
➔Totenstarre, ➔Leichenstarre.

Rima glottidis
(lat. *rima*, Ritze, Spalte und altgriech. *glottis*, Mundstück einer Röhre) ➔Stimmritze.
Der spaltförmige Raum zwischen den ➔Stimmlippen. In der ➔Phonetik wird die Stimmritze als Glottis bezeichnet.

Rinde
➔Cortex, ➔Kortex.

Ringfinger
➔Digitus manus IV, ➔Annularius.

Ringknorpel
➔Cartilago cricoidea.

Rippe
(Pl. Rippen; lat. *costa*, Rippe) ➔Costa. Rippen sind paarige, gebogene, stabförmige Knochen, die aus der Brustwirbelsäule entspringen. Sie bilden zusammen mit der ➔Brustwirbelsäule und dem ➔Sternum den knöchernen ➔Brustkorb. Der Mensch besitzt 12 Rippenpaare, die Organe des ➔Brustkorbs schützen und ein Bestandteil des ➔Atemapparates sind.

Rippenatmung
➔Thorakale Atmung, ➔Costale Atmung.
Die Atmungsart, bei der die ➔Kontraktion der äußeren ➔Zwischenrippenmuskeln überwiegt.

Rippenbruch
➔Rippenfraktur.
Ein Bruch der knöchernen ➔Rippen.

Rippenfell
➔Pleura parietalis, ➔Pleura, ➔Brustfell, ➔Lungenfell, ➔Pleura costalis.
Das äußere Blatt der ➔Pleura, welches die Thoraxwand sowie die ➔kraniale Seite des ➔Zwerchfells von innen auskleidet.

Rippenfellentzündung
➔Pleuritis, ➔Brustfellentzündung.

Rippenfraktur
➔Rippenbruch.

Rippenknorpel
➔Cartilago costalis.

Rippenmuskulatur
➔Interkostalmuskulatur, ➔Autochthone Brustmuskulatur, ➔Interkostalmuskeln, ➔Musculi intercostales, ➔Zwischenrippenmuskeln ➔Rippenmuskulatur

Rippensenker
➔Musculi intercostales intimi.

Rippenserienfraktur
Bin Bruch mehrerer (min. drei) knöchernen ➔Rippen.

Risikofaktor
Das Vorliegen spezieller körperlicher, psychischer oder umweltassoziierter Gegebenheiten, die das Risiko für das

Auftreten von bestimmten Krankheiten erhöhen.

RLS
a) ➡Reizleitungsstörung, ➡Erregungsleitungsstörung, ➡Überleitungsstörung.
b) ➡Restless-Legs-Syndrom, ➡Wittmaack-Ekbom-Syndrom.

RNA
➡Ribonukleinsäure, ➡RNS, ➡Ribonucleic acid.

RNS
➡Ribonukleinsäure, ➡Ribonucleic acid, ➡RNA.

Röhrenknochen
➡Os longum.
Knochen, welche eine einheitliche Markhöhle haben und dem Namen entsprechend eine längliche Form zeigen.

Rohrzucker
➡Saccharose, ➡Saccharum album, ➡Rübenzucker, ➡Sucrose, ➡Haushaltszucker.

Rollstuhl
➡Krankenfahrstuhl.
Ein ➡Hilfsmittel für Menschen mit einem temporär oder dauerhaft eingeschränkten Gehvermögen oder einer ➡Standunsicherheit. Es unterstützt den Patienten bei seiner ➡Mobilität.

Röntgen
➡Röntgendiagnostik, ➡Röntgenuntersuchung.

Röntgendiagnostik
➡Röntgenuntersuchung, ➡Röntgen.
Eine Sammelbezeichnung für ➡bildgebende Verfahren, die mit Hilfe von Röntgenstrahlen eine Darstellung von ➡pathologischen Veränderungen im Inneren des menschlichen ➡Körpers erzeugen.

Röntgenkontrastmittel
➡Kontrastmittel.

Röntgenologie
➡Strahlenheilkunde, ➡Strahlenmedizin, ➡Radiologie.

Röntgenuntersuchung
➡Röntgendiagnostik, ➡Röntgen.

Rostral
(lat. *Rostrum*, Schnabel, Schiffsschnabel) ➡Rostralis.
Zum Mund bzw. zur Nase hin gelegen bzw. zur Vorderfront des Kopfes hin orientiert.

Rostralis
➡Rostral.

Rotation
In der Anatomie die Drehbewegung einer ➡Extremität oder eines Extremitätenabschnitts um ihre bzw. seine Längsachse.

Rote Blutkörperchen
➡Erythrozyten, ➡Rote Blutzelle, ➡Erythrocyt, ➡Normozyt.

Rote Blutzelle
➡Erythrozyten, ➡Rote Blutkörperchen, ➡Erythrocyt, ➡Normozyt.

Rote Reihe
➡Erythropoese, ➡Erythrozytopoese, ➡Erythropoiese, ➡Erythrozytogenese, ➡Erythrogenese, ➡Erythroneozytose.

Rötung
➡Rubor.

RR
Abkürzung für ➡Blutdruck. Nach dem Erfinder der apparativen Blutdruckmessung Scipione Riva-Rocci.

Rübenzucker
➡Saccharose, ➡Saccharum album, ➡Rohrzucker, ➡Sucrose, ➡Haushaltszucker.

Rubor
(lat. *rubor*, Röte, Rötung). ➡Rötung, ➡Entzündungszeichen.

Eine durch vermehrte ➡️Durchblutung entstehende Rötung eines ➡️Gewebes.

Rücken
(lat. *dorsum*, Rücken) ➡️Dorsum. Die hintere Fläche des Oberkörpers, welche hauptsächlich durch die ➡️Wirbelsäule, die ➡️Rippen und die ➡️Rückenmuskulatur gebildet wird.

Rückenmark
➡️Medulla spinalis, ➡️Myelon. Ein Teil des ➡️zentralen Nervensystems, das innerhalb der ➡️Wirbelsäule im ➡️Spinalkanal verläuft.

Rückenmark(s)entzündung
➡️Myelitis.

Rückenmarksegment
➡️Spinalsegment, ➡️Neurales Segment.
31 Abschnitte, in die das Rückenmark der Länge nach gegliedert wird. Aus jedem Rückenmarksegment treten bestimmte motorische und sensorische ➡️Spinalnerven ein bzw. aus.

Rückenmarkshaut
➡️Meninx medullae spinalis, ➡️Meninx spinalis.
Strukturierte ➡️Bindegewebsschichten, die das gesamte Rückenmark umschließen und sich nach oben hin als ➡️Hirnhäute fortsetzen.

Rückenmarkskanal
➡️Spinalkanal, ➡️Wirbelkanal, ➡️Canalis vertebralis.

Rückenmarksnerv
➡️Spinalnerv, ➡️Nervus spinalis.
Die Nerven, die paarig aus dem ➡️Rückenmark entspringen. Sie sind Teil des ➡️peripheren Nervensystems.

Rückenmarkstimulation
➡️Spinal Cord Stimulation, ➡️Epidurale Rückenmarksstimulation, ➡️SCS.
Ein ➡️neurologisches Therapieverfahren zur Behandlung ➡️chronischer ➡️Schmerzen.

Rückenmarkswurzeln
➡️Spinalnervenwurzel, ➡️Wurzeln der Spinalnerven.

Rückenmuskeln
➡️Rückenmuskulatur.

Rückenmuskulatur
➡️Rückenmuskeln.
Die im Bereich des ➡️Rückens befindliche ➡️Skelettmuskulatur.

Rückgrat
➡️Wirbelsäule, ➡️Columna vertebralis.

Rückläufiger Kehlkopfnerv
➡️Nervus laryngeus recurrens, ➡️Nervus recurrens, ➡️Recurrensnerv, ➡️Stimmnerv.

Rückwirkung
➡️Reflexantwort, ➡️Reaktion, ➡️Gegenwirkung, ➡️Reaktionssteuerung, ➡️Reactio.

Rudimentär
Verkümmert oder unvollständig bzw. in Ansätzen entwickelt.

Ruheatmung
➡️Atmungstyp.
Aufeinander folgende regelmäßige ➡️Atemzüge mit etwa gleich bleibender Tiefe.

Ruhelosigkeit
➡️Unruhe.
Ein ➡️Symptom, das bei einer Reihe körperlicher und psychischer ➡️Erkrankungen sowie als ➡️Nebenwirkung von ➡️Medikamenten auftritt und durch eine gesteigerte, aber nicht zielgerichtete physische und/oder psychische Aktivität gekennzeichnet ist. Siehe auch ➡️Nervosität.

Ruhetremor
Eine Zitterbewegung, die in körperlicher Ruhe auftritt und bei gezielten Bewegungen oft geringer wird.

Ruheumsatz

Der Energieverbrauch eines Menschen im Sitzen, im nüchternen Zustand, leicht bekleidet, bei einer Umgebungstemperatur von 20 Grad.

Rumpf

➡Truncus, ➡Torso, ➡Körperstamm. In der Anatomie der massive, zentrale Abschnitt des menschlichen ➡Körpers ohne ➡Kopf, ➡Hals und ➡Extremitäten. Die Terminologie ist nicht immer einheitlich.

Ruptur

(lat. *rumpere*, reißen) In der Medizin der Riss einer Gewebsstruktur.

RV

a. ➡Rechter Herzventrikel, ➡Ventriculus cordis dexter, ➡Rechte Herzkammer.

b. ➡Residualvolumen.

S

S2k-Leitlinie
➡Nichtinvasive und invasive Beatmung als Therapie der chronischen respiratorischen Insuffizienz (Revision 2017).
Medizinische, konsensbasierte Leitlinien, die durch die Deutsche Gesellschaft für Pneumologie und Beatmungsmedizin e. V. systematisch entwickelt, periodisch überarbeitet und herausgegeben werden.

SAB
➡Subarachnoidalblutung.

Saccharide
➡Kohlenhydrate, ➡Zucker, ➡Kohlehydrate.

Saccharose
(griech. *sakcharon*, Zucker) ➡Saccharum album, ➡Rohrzucker, ➡Rübenzucker, ➡Sucrose, ➡Haushaltszucker.
Ein ➡Disaccharid, aufgebaut aus einem ➡Molekül ➡Glucose und einem Molekül ➡Fructose.

Saccharum album
➡Saccharose, ➡Rohrzucker, ➡Rübenzucker, ➡Sucrose, ➡Haushaltszucker.

Saccharum amylaceum
➡Glukose, ➡Glucose, ➡Saccharum uvarum, ➡Traubenzucker, ➡Stärkezucker, ➡Dextrose, ➡Glykose.

Saccharum lactis
➡Laktose, ➡Milchzucker, ➡Lactose.

Saccharum uvarum
➡Glukose, ➡Glucose, ➡Traubenzucker, ➡Stärkezucker, ➡Dextrose, ➡Glykose, ➡Saccharum amylaceum.

Sacculus alveolaris
(lat. *sacculus*, Säckchen) ➡Alveolarsack, ➡Alveolarsäckchen, ➡Saccus alveolaris.

Eine Gruppe von ➡Alveolen, die sich am Ende eines ➡Ductus alveolaris befinden. Sie sind Teil des ➡Lungenazinus.

Saccus
(lat. *saccus*, Sack) ➡Sack.
Blind endender Teil eines Hohlorgans.

Saccus alveolaris
➡Sacculus alveolaris, ➡Alveolarsack, ➡Alveolarsäckchen.

Sack
➡Saccus.

Sagittal
(lat. *sagitta*, Pfeil) ➡Sagittalis.
Pfeilwärts oder von vorne nach hinten.

Sagittalebene
Jede gedachte Ebene, die den Körper von vorne nach hinten durchschneidet. Von vorne betrachtet erscheint die Sagittalebene daher als Linie.

Sagittalis
➡Sagittal.

SA-Knoten
➡Sinusknoten, ➡Nodus sinuatrialis, ➡Keith-Flack-Knoten, ➡Sinuatrial-Knoten.

Sakral
(lat. *os sacrum*, Kreuzbein) Auf das Kreuzbein bezogen bzw. zum Kreuzbein gehörig.

Sakraler Reflexbogen
Abfolge von neuronalen Prozessen auf Höhe des Kreuzbeins, die zur Auslösung oder Entstehung eines Reflexes führen.

Sakralwirbel
➡Kreuzbeinwirbel, ➡Vertebrae sacrales.

Salbe
Halbfeste Arzneiformen zur ➡kutanen Anwendung, in denen ein ➡Medikament gelöst, suspendiert oder emulgiert ist.

Salicylsäure
➡Acidum salicylicum, ➡Spirsäure.
Eine niedermolekulare organische Verbindung, die farb- und geruchlose, säuerlich schmeckende Kristalle bildet. Salicylsäure wirkt bei innerer Anwendung ➡analgetisch, ➡antiphlogistisch und ➡antipyretisch. Aufgrund der schlechten Magenverträglichkeit ist die Substanz jedoch von der ➡Acetylsalicylsäure verdrängt worden. Bei der äußerlichen ➡Therapie kommt er auch oft in ➡Salben zur Anwendung.

Saliva
(lat. *saliva*, Speichel) ➡Speichel.

Saltatorische Erregungsweiterleitung
(lat. *saltare*, springen, tanzen) Ein Ausdruck der ➡Neurophysiologie, der die sprunghafte Erregungsweiterleitung in myelinisierten Nerven beschreibt, im Gegensatz zur ➡kontinuierlichen Reizweiterleitung in unmyelinisierten Nerven.

Salutogenese
(lat. *salus*, Wohlbefinden und griech. *genesis*, Entstehung) Einerseits eine Fragestellung und Sichtweise für die Medizin und andererseits ein Rahmenkonzept, das sich auf Faktoren und dynamische Wechselwirkungen bezieht, die zur Entstehung und Erhaltung von Gesundheit führen. Nach dem Salutogenese-Modell ist Gesundheit nicht als Zustand, sondern als Prozess zu verstehen. Risiko- und Schutzfaktoren stehen hierbei in einem Wechselwirkungsprozess.

Salz
Die chemische Verbindung eines ➡Kations mit einem ➡Anion unter Ausbildung eines Kristallgitters. Umgangsprachlich: ➡Kochsalz.

Samenflüssigkeit
➡Sperma, ➡Ejakulat.

Sammelrohr
➡Tubulus renalis colligens.
Feine tubuläre Gewebestruktur der ➡Niere, die für den Abfluss des ➡Harns aus den ➡Nephronen verantwortlich sind.

Sanatio
➡Heilung, ➡Curatio.

Sanguinös
(lat. *sanguis*, Blut) Blutig bzw. mit Blut durchsetzt. Der Begriff wird in der Medizin verwendet, um Körperflüssigkeiten mit Blutbeimengungen zu klassifizieren.

Sanguis
➡Blut.

SAPPV
➡Spezialisierte ambulante pädiatrische Palliativversorgung.
In Deutschland eine Leistung der gesetzlichen ➡Krankenversicherung für schwerstkranke und sterbende krankenversicherte Kinder und Jugendliche.

SAPV
➡Spezialisierte Ambulante Palliative Versorgung.
In Deutschland eine Leistung der gesetzlichen Krankenversicherung für schwerstkranke und sterbende erwachsene Krankenversicherte. Für Kinder und Jugendliche. Siehe auch siehe ➡SAPPV.

Sarkoidose
➡Morbus Boeck, ➡Morbus Besnier-Boeck-Schaumann, ➡Morbus Schaumann-Besnier.

Eine ➡Entzündung mit Bildung von ➡Granulomen. Sie kann prinzipiell jedes ➡Organ befallen, fällt klinisch jedoch am ehesten durch den Befall der ➡Lungen auf.

Sarkom

(altgriech. *sarx*, Fleisch) Eine ➡maligne ➡Neoplasie, die aus ➡Zellen der ➡mesenchymalen Stützgewebe entsteht.

SARS

➡Schweres akutes Atemwegssyndrom, ➡Schweres akutes respiratorisches Syndrom.

Eine durch das ➡SARS-Coronavirus hervorgerufene Infektionskrankheit, die das klinische Bild einer atypischen ➡Pneumonie vorweist. Die Übertragung von Mensch zu Mensch erfolgt überwiegend über das Einatmen infektiöser Tröpfchen bei Kontakt mit erkrankten Personen. Auch eine indirekte Übertragung über kontaminierte Oberflächen und Materialien ist möglich. Siehe auch ➡Covid-19.

SARS-assoziiertes Coronavirus

➡SARS-Coronavirus, ➡SARS-CoV, ➡SARSr-CoV, ➡SARS-CoV-1, ➡SARS-CoV-2, ➡Coronavirus, ➡2019-nCoV, ➡2019-novel Corona virus, ➡Neuartiges Coronavirus 2019, ➡Wuhan-Coronavirus.

SARS-Coronavirus

a) Bekannt seit November 2002 als ➡SARS-CoV, ➡SARS-assoziiertes Coronavirus, ➡SARSr-CoV, ➡SARS-CoV-1. Gehört der Virusfamilie ➡Coronaviridae und ist der Verursacher des ➡schweren akuten Atemwegssyndroms.

b) Bekannt seit Dezember 2019 als ein neu identifiziertes Virus der Virusfamilie Coronaviridae: ➡SARS-CoV-2, ➡Coronavirus, vormals auch ➡2019-nCoV, ➡2019-novel Corona virus,

➡Neuartiges Coronavirus 2019 sowie ➡Wuhan-Coronavirus. Dieses Virus verursacht die ➡COVID-19, neue Atemwegserkrankung. Dieses Virus wird in der Regel durch Tröpfchenübertragung übertragen. Unter bestimmten Umständen ist aber auch eine Übertragung über Aerosole ist nicht auszuschliessen ebenso, wie eine Übertragung durch Schmierinfektion.

SARS-CoV

➡SARS-Coronavirus, ➡SARS-assoziiertes Coronavirus, ➡SARSr-CoV, ➡SARS-CoV-1, ➡SARS-CoV-2, ➡Coronavirus, ➡2019-nCoV, ➡2019-novel Corona virus, ➡Neuartiges Coronavirus 2019, ➡Wuhan-Coronavirus.

SARS-CoV-1

➡SARS-Coronavirus, ➡SARS-CoV, ➡SARS-assoziiertes Coronavirus, ➡SARSr-CoV, ➡SARS-CoV-2, ➡Coronavirus, ➡2019-nCoV, ➡2019-novel Corona virus, ➡Neuartiges Coronavirus 2019, ➡Wuhan-Coronavirus.

SARS-CoV-2

➡SARS-Coronavirus, ➡SARS-CoV, ➡SARS-assoziiertes Coronavirus, ➡SARSr-CoV, ➡SARS-CoV-1, ➡Coronavirus, ➡2019-nCoV, ➡2019-novel Corona virus, ➡Neuartiges Coronavirus 2019, ➡Wuhan-Coronavirus.

SARSr-CoV

➡SARS-Coronavirus, ➡SARS-CoV, ➡SARS-assoziiertes Coronavirus, ➡SARS-CoV-1, ➡SARS-CoV-2, ➡Coronavirus, ➡2019-nCoV, ➡2019-novel Corona virus, ➡Neuartiges Coronavirus 2019, ➡Wuhan-Coronavirus.

Sartane
➡Angiotensin-II-Antagonist, ➡AT1-Rezeptorblocker.

SAS
➡Schlaf-Apnoe-Syndrom, ➡Schlafapnoesyndrom, ➡Schlafapnoe-Syndrom, ➡Schlafapnoe.

Sativex®
Ein ➡Cannabis-Mundspray, der einen Extrakt aus Cannabispflanze enthält. Er hat antispastische und psychotrope Eigenschaften und ist als Mittel der zweiten Wahl zur Symptomverbesserung bei Patienten mit mittelschwerer bis schwerer ➡Spastik aufgrund einer ➡multiplen Sklerose zugelassen. Der Spray wird während den Mahlzeiten auf die Mundschleimhaut verabreicht und die Wirkstoffe gelangen rasch über die Schleimhaut in den Blutkreislauf. Zu den häufigsten möglichen unerwünschten Wirkungen gehören Müdigkeit und Schwindel.

Satthals
➡Struma, ➡Kropf, ➡Schilddrüsenvergrößerung, ➡Schilddrüsenhyperplasie.

Sättigung
Der Begriff hat in der Medizin mehrere Bedeutungen:
a) In der Physiologie: fehlendes Bedürfnis zur Nahrungsaufnahme.
b) In der Biochemie: Zustand der maximalen Umsatzgeschwindigkeit eines Enzyms bei sehr hoher Substratkonzentrationen.
c) Zustand einer Lösung, in der die höchstmögliche Stoffmenge gelöst ist.

Sättigungskurve
➡Sauerstoffbindungskurve.

Sauer
➡Acidus, ➡Azid.
Eine Geschmackswahrnehmung.

Sauerstoff
(altgriech. *oxys*, scharf, spitz, sauer und *gennao*, erzeugen, gebären, zusammen „Säure-Erzeuger") ➡O_2, ➡Oxygen, ➡Oxygenium, ➡Oxigen.
Ein chemisches Element, das unter Normalbedingungen als farb- und geruchloses Gas in zweiatomarer Form vorliegt und in der ➡Luft zu 20,942% enthalten ist.

Sauerstoffarm
(griech.*oxis*, scharf, sauer und *gennaein*, erzeugen, hervorbringen) ➡Desoxygeniert.
Mangelhaft mit Sauerstoff versorgt bzw. nicht mit Sauerstoff gesättigt.

Sauerstoffbindungskurve
➡Sättigungskurve.
Die grafische Darstellung der Beziehung zwischen dem ➡Sauerstoffpartialdruck und der arteriellen ➡Sauerstoffsättigung des Hämoglobins.

Sauerstoffflasche
Eine mit medizinischem ➡Sauerstoff befüllte Gasflasche.

Sauerstoffgabe
➡Hyperbare Oxygenierung, ➡Hyperbare Oxygenation, ➡Sauerstofftherapie, ➡Sauerstoff-Langzeittherapie, ➡Sauerstofflangzeittherapie.

Sauerstoffgehalt des Blutes
➡cO_2, ➡Sauerstoffkonzentration.
Das Gasvolumen ➡Sauerstoff, das in einer bestimmten Menge ➡Blut enthalten ist. Er wird normalererweise in der Einheit ml/dl angegeben. Man unterscheidet den ➡arteriellen (C_aO_2) und den ➡venösen Sauerstoffgehalt (C_vO_2). Siehe auch ➡Beatmungsparameter.

Sauerstofflangzeittherapie
➡Sauerstoff-Langzeittherapie, ➡Sauerstofftherapie, ➡Sauerstoffgabe.

Sauerstoff-Langzeittherapie
➡Sauerstofflangzeittherapie, ➡Sauerstofftherapie, ➡Sauerstoffgabe.
Ein Behandlungsverfahren, in dessen Rahmen dem Patienten über einen längeren Zeitraum hinweg ➡Sauerstoff hinzugeführt wird.

Sauerstoffmangel
➡Hypoxie.

Sauerstoffmaske
➡O_2-Maske.
Eine Vorrichtung, die das ➡Gesicht bzw. ➡Nase und ➡Mund bedeckt, um das ➡Einatmen von reinem ➡Sauerstoff oder eines Atemgasgemisches unter erschwerten Bedingungen zu ermöglichen.

Sauerstoff-Mehrschritt-Therapie
➡Sauerstofftherapie, ➡Sauerstoffgabe.
Ein Behandlungsverfahren aus dem Bereich der Alternativmedizin.

Sauerstoff-Nasensonde
➡Medizinprodukt für die Sauerstoffgabe über die ➡Nase.

Sauerstoffpartialdruck
➡paO_2.
Der Anteil des ➡Sauerstoffs am Gesamtdruck innerhalb eines Gasgemisches. Normalwert für arteriellen paO_2 83-108 mmHg.

Sauerstoffreich
➡Oxygeniert, ➡Oxigeniert.

Sauerstoffreservoir
➡Reservoirbeutel.
Ein medizinisches Produkt für ➡Beatmungsbeutel dient zur Aufnahme von Sauerstoff, um den Patienten mit erhöhter Sauerstoffkonzentration zu beatmen oder ihm ➡Sauerstoff zuzuführen. Das Reservoir ist für Säuglinge/Kinder (600 ml) bzw. Erwachsene (2.500 ml) geeignet.

Sauerstoffsättigung
➡O_2-Sättigung, ➡sO_2.
Der Quotient von im Blut vorhandenem Sauerstoff und maximaler Sauerstoffkapazität des Blutes in Prozent.

Sauerstofftherapie
➡Sauerstoffgabe.
Die therapeutische Gabe von ➡Sauerstoff mit dem Ziel, eine bessere ➡Oxygenierung des Gewebes zu erreichen. Formen der Sauerstofftherapie:
a. ➡Normobare Sauerstofftherapie,
b. ➡Hyperbare Oxygenierung,
c. ➡Sauerstoff-Langzeittherapie,
d. ➡High-Flow-Sauerstofftherapie,
e. ➡Sauerstoff-Mehrschritt-Therapie.

Sauerstofftoxikose
➡Sauerstoffvergiftung, ➡Sauerstofftoxizität.
Die schädigende Wirkung hoher ➡Sauerstoffkonzentration in der ➡Atemluft auf den ➡Körper.

Sauerstofftoxizität
➡Sauerstofftoxikose, ➡Sauerstoffvergiftung.

Sauerstofftransport
In der Medizin der physiologische Vorgang, der den ➡Sauerstoff aus den ➡Lungenalveolen in die ➡Körperzellen leitet.

Sauerstoffvergiftung
➡Sauerstofftoxikose, ➡Sauerstofftoxizität.

Säugetier
➡Mammalia.
Eine Klasse der ➡Wirbeltiere. Ihre kennzeichnenden Merkmale sind das Säugen des Nachwuchses mit Milch und die Körperbedeckung mit Haaren.

Säure
➡Acidum.

Substanzen, die in wässriger Lösung eine ➡pH-Wert < 7 verursachen. Sie reagieren üblicherweise in einer sogenannten ➡Säure-Base-Reaktion und können durch die dabei anwesende ➡Base neutralisiert werden.

Säure-Basen-Gleichgewicht
➡Säure-Basen-Haushalt, ➡pH-Regulation.

Säure-Basen-Haushalt
➡pH-Regulation, ➡Säure-Basen-Gleichgewicht.
Ein ➡physiologischer Regelkreis, der den ➡pH-Wert des Blutes in einem relativ konstanten Bereich hält. Der ➡Referenzbereich des pH-Wertes liegt beim Menschen zwischen 7,35 und 7,45.

Säure-Base-Reaktion
Eine chemische Reaktion, bei der ➡Protonen (H+) zwischen ➡Molekülen übertragen werden.

Säuremantel
➡Säureschutzmantel, ➡Hautschutzmantel.

Säureschutzmantel
➡Hautschutzmantel, ➡Säuremantel.
Ein durch die ➡Schweiß- und Talgdrüsen gebildeter Schutzmantel auf der ➡Haut, der einen ➡pH-Wert von etwa 4,5 besitzt und sie vor dem ➡Austrocknen sowie vor ➡Noxen und ➡Mikroorganismen schützt.

Scapula
➡Schulterblatt.

Schädel
(lat. *cranium*, Schädel) ➡Cranium.
Ein Abschnitt des menschlichen ➡Skeletts. Besteht aus 22 platten oder unregelmäßig geformten Einzelknochen, die miteinander verbunden sind und fast alle unbeweglich.

Schädeldach
➡Schädelkalotte, ➡Calva, ➡Calvaria.

Das knöcherne Dach des ➡Schädels, das aus durch ➡Suturen verbundenen, platten ➡Knochen aufgebaut ist.

Schädel-Hirn-Trauma
➡Schädel-Hirn-Verletzung, ➡SHT.
Verletzungen des Schädels mit Beteiligung des Gehirns.

Schädel-Hirn-Verletzung
➡Schädel-Hirn-Trauma, ➡SHT.

Schädelhöhle
➡Cavum cranii.
Der von den Schädelknochen gebildete Hohlraum, der das ➡Gehirn beherbergt. Das Volumen der menschlichen Schädelhöhle beträgt zwischen 1.300 und 1.700 ml.

Schädelkalotte
➡Schädeldach, ➡Calva, ➡Calvaria.

Schädelnaht
➡Sutur, ➡Knochennaht, ➡Sutura.

Schädeltier
➡Wirbeltier, ➡Vertebrata, ➡Craniota, ➡Craniata.

Schadenersatz
Der Ausgleich oder die Wiedergutmachung eines Schadens, der einer Person entstanden ist.

Schadstoff
➡Noxe.

Schall
Mechanische Schwingungen in einem elastischen Medium.

Schallwahrnehmung
➡Hörsinn, ➡Gehör, ➡Auditus, ➡Gehörsinn, ➡Auditive Wahrnehmung, ➡Akustische Wahrnehmung, ➡Hören.

Schambein
➡Os pubis.
Ein ➡Knochen, der mit anderen das ➡Hüftbein bildet.

Schaukelatmung
➡Paradoxe Atmung, ➡Inverses Atmungsmuster, ➡Czerny-Atmung.

Scheinmedikament
➡Placebo, ➡Plazebo, ➡Scheinpräparat.

Scheinpräparat
➡Placebo, ➡Plazebo, ➡Scheinmedikament.

Scheintod
➡Vita minima, ➡Vita reducta.
Pathologische Situation des Organismus, bei der alle Lebensvorgänge soweit reduziert sind, dass sie nur noch durch spezielle Untersuchungsmethoden eindeutig erfaßbar werden können. In diesem Zustand können alle unsicheren Todeszeichen vorliegen. Gleichzeitig fehlen aber sichere Todeszeichen wie ➡Leichenstarre oder ➡Todesflecken. Ein Scheintod kann durch Überdosierung von Schlafmitteln, ➡Kohlenmonoxidvergiftung, starke ➡Unterkühlung, Blitzschlag oder durch einen Starkstromunfall eintreten.

Scheitelbein
➡Os parietale.
Ein Schädelknochen, der zum Hirnschädel gehört. Er bildet das ➡Schädeldach und den größten Teil der Seitenwand des ➡Schädels.

Scheitellappen
➡Parietallappen, ➡Lobus parietalis, ➡Parietalrinde, ➡Parietalhirn.

Scherkraft
➡Scherung.
In der Medizin: Verschiebung der Gewebeflächen in Relation zueinander. Die oberste Hautschicht verschiebt sich, die unteren Hautschichten verschieben sich nicht. Das führt in der Folge zu einer Störung der Blutzirkulation und zu Verletzungen, die nicht sofort sichtbar sind. Neben anderen Faktoren wie etwa Druckkräften

führt Scherung zur Entstehung eines ➡Dekubitus.

Scherung
➡Scherkraft.

Schichtaufnahme
➡Tomogramm, ➡Schnittbild.

Schienbein
➡Tibia, ➡Schienbeinknochen.
Nach dem ➡Femur der zweitlängste ➡Knochen des menschlichen ➡Skeletts.

Schienbeinknochen
➡Schienbein, ➡Tibia.

Schilddrüse
➡Thyroidea, ➡Glandula thyreoidea, ➡Glandula thyroidea.
Die größte reine Hormondrüse des menschlichen Körpers. Sie hat eine fundamentale Bedeutung für Entwicklung und ➡Stoffwechsel, indem sie mehrere Schilddrüsenhormone, u. a. ➡Trijodthyronin, ➡Thyroxin und ➡Calcitonin produziert.

Schilddrüsenentzündung
➡Thyreoiditis.

Schilddrüsenhormon
➡Botenstoffe, die von der ➡Schilddrüse gebildet und ausgeschüttet werden oder durch Modifikation der primären Schilddrüsenhormone in anderen Körperzellen entstehen.

Schilddrüsenhyperplasie
➡Struma, ➡Kropf, ➡Schilddrüsenvergrößerung, ➡Satthals.

Schilddrüsenunterfunktion
➡Hypothyreose, ➡Schilddrüsenunterfunktion, ➡Hypothyreodismus.

Schilddrüsenvergrößerung
➡Struma, ➡Schilddrüsenhyperplasie, ➡Kropf, ➡Satthals.

Schildknorpel
➡Cartilago thyroidea, ➡Thyroid.

Schlaf
➡Schlafzustand.
Ein immer schnell ➡reversibler Zustand verminderten ➡Bewusstseins.
Ein Zustand der äußeren Ruhe bei Menschen.

Schlafanbahnend
➡Hypnotisch.

Schlafapnoe
➡Schlaf-Apnoe-Syndrom, ➡Schlafapnoesyndrom, ➡SAS, ➡Schlafapnoe-Syndrom.

Schlafapnoesyndrom
➡Schlaf-Apnoe-Syndrom, ➡Schlafapnoe, ➡SAS, ➡Schlafapnoe-Syndrom.

Schlafapnoe-Syndrom
➡Schlaf-Apnoe-Syndrom, ➡Schlafapnoesyndrom, ➡Schlafapnoe, ➡SAS.

Schlaf-Apnoe-Syndrom
➡Schlafapnoesyndrom, ➡Schlafapnoe, ➡SAS, ➡Schlafapnoe-Syndrom, ➡OSAS.
Während des Schlafes kommt zu einer ➡Obstruktion des oberen ➡Pharynx. Durch den Abfall der ➡Sauerstoffsättigung kommt es zu einer Aufwachreaktion. So kommt es zu einer Störung des Schlafablaufes. Der ➡Schlaf ist weniger erholsam. Das Leitsymptom ist die ausgeprägte Tagesmüdigkeit. Siehe auch ➡Obstruktives Schlafapnoe-Syndrom, ➡Zentrales Schlafapnoe-Syndrom.

Schläfenlappen
➡Temporallappen, ➡Lobus temporalis, ➡Temporalhirn.

Schlaffheit
➡Atonie, ➡Abspannung, ➡Erschlaffung, ➡Mangelhafte Muskulaturspannung, ➡Muskel, ➡Muskeltonus.

Schlaffördernd
➡Hypnotisch.

Schlaflabor
Eine klinische Fachabteilung oder selbstständige Einrichtung zur ➡Diagnostik von Schlafstörungen.

Schlaflosigkeit
➡Insomnie.
Der medizinische Fachausdruck für Schlaflosigkeit bzw. ➡Schlafstörungen.

Schlafmittel
➡Hypnotika.

Schlafmohn
➡Papaver somniferum.
Eine Gift- und Arzneipflanze aus der Familie der Mohngewächse.

Schlafphasen
Der menschliche Schlaf verläuft in mehreren Zyklen. Jeder Schlafzyklus wiederum besteht aus einer Abfolge verschiedener Schlafphasen. Während dieser Phasen zeigt das ➡Gehirn jeweils charakteristische elektrische Aktivitäten, die in Form von Gehirnwellen mithilfe der sogenannten ➡Elektroenzephalografie gemessen werden können. Ein Schlafzyklus besteht aus folgenden Phasen:
a.   ➡Non-REM-Schlaf und
b.   ➡REM-Schlaf.
Hinzu kommt, dass man während des Schlafs in der Regel zwischenzeitlich auch mehrmals kurz aufwacht.

Schlafrhythmus
➡Schlaf-Wach-Rhythmus, ➡Zirkadiane Schlafrhythmik.

Schlafstörung
➡Schlaflosigkeit, ➡Insomnie.
➡Subjektiv empfundene oder ➡objektiv beobachtete Abweichung vom normalen ➡Schlaf. Siehe auch ➡Dyssomnie.

Schlaf-Wach-Rhythmus
➡Schlafrhythmus, ➡Zirkadiane Schlafrhythmik.

Der ➡zirkadiane Wechsel der Schlaf- und Wachphasen sowie deren Zusammenhang.

Schlafzustand
➡Schlaf.

Schlagader
➡Arteria, ➡Pulsader.

Schlagaderverengung
➡Arterienstenose.

Schlaganfall
➡Hirninfarkt, ➡Ischämischer Schlaganfall, ➡Zerebrale Ischämie, ➡Ischämischer Insult.
Die plötzliche Durchblutungsstörung eines ➡Organs, im engeren Sinne die des ➡Gehirns. Die Durchblutungsstörung im Gehirn führt zu einem regionalen Mangel an ➡Sauerstoff und ➡Glukose und damit zu einem Absterben von Gehirngewebe.

Schlagfrequenz
➡Herzfrequenz.

Schlagvolumen
➡Herzschlagvolumen.
Das ➡Blutvolumen, das während einer ➡Systole aus der linken ➡Herzkammer ausgeworfen wird.

Schleifendiuretikum
➡Diuretikum, ➡Harntreibendes Mittel.
Hoch wirksame harntreibende ➡Medikamente.

Schleim
➡Mukus, ➡Mucus.
Ein ➡visköses, organisches ➡Sekret der ➡Schleimdrüsen, das als feiner Film die ➡Schleimhäute überzieht.

Schleimdrüse
➡Muköse Drüse.
Ein Sammelbegriff für Drüsen, die ein muköses Sekret produzieren.

Schleimhaut
➡Mukosa, ➡Tunica mucosa.

Die Auskleidung der inneren Hohlräume des ➡Organismus durch ein in der Regel unverhorntes, ein- oder mehrschichtiges ➡Epithel.

Schleimhaut-assoziiertes lymphatisches Gewebe
➡Lymphfollikel der Schleimhäute, ➡MALT, ➡Mucosa associated lymphoid tissue.

Schleimhautentzündung
➡Mucositis.
Eine Entzündung der Schleimhäute, die im Mund-Rachenraum, im Magen-Darm-Bereich und in den Harnwegen vorkommen kann. Sie wird durch ➡Infekte hervorgerufen oder tritt als ➡Nebenwirkung einer Krebsbehandlung auf.

Schleimlöser
➡Mukolytikum, ➡Expektorans, ➡Sekretolytikum.

Schließmuskel
➡Sphinkter.

Schluckakt
➡Schluckvorgang, ➡Schlucken.
Ein durch ➡Muskeln kontrollierter Körpervorgang, der dazu dient, Speisebrei von der ➡Mundhöhle zum ➡Magen zu befördern. Den Schluckakt kann man in vier Phasen gliedern:
a. ➡Orale Vorbereitungsphase,
b. ➡Orale Transportphase,
c. ➡Pharyngeale Transportphase,
d. ➡Ösophageale Transportphase.

Schluckangst
➡Phagophobie.

Schlucken
➡Schluckakt, ➡Schluckvorgang.

Schluckreflex
Ein ➡Fremdreflex des menschlichen ➡Körpers, welcher die aspirationsfreie Flüssigkeits- und Nahrungsaufnahme ermöglicht. Der initiierte Vorgang wird als ➡Schluckakt bezeichnet.

Schluckstörung
➡Dysphagie, ➡Dyskatabrosis, ➡Dyskataporie, ➡Ösophagodynie.

Schluckvorgang
➡Schluckakt, ➡Schlucken.

Schlund
➡Pharyx, ➡Rachen, ➡Rachenraum.

Schlundenge
➡Isthmus faucium, ➡Rachenenge.

Schlüsselbein
(lat. *clavis*, Schlüssel) ➡Clavicula, ➡Klavikel, ➡Klavikula.
Ein ca. 12-15 cm langer, S-förmig gebogener ➡Knochen. Es gehört zum ➡Schultergürtel und verbindet das ➡Brustbein mit dem ➡Schulterblatt.

Schlüsselbeinschlagader
➡Arteria subclavia, ➡Unterschlüsselbeinarterie.

Schlüssellochchirurgie
➡Minimalinvasive Chirurgie, ➡Videointrakavitäre Chirurgie.

Schmarotzer
➡Parasit.

Schmerz
➡Dolor, ➡Algesie.
Schmerz ist ein unangenehmes Sinnes- oder Gefühlserlebnis, das mit tatsächlicher oder potenzieller Gewebeschädigung einhergeht oder von betroffenen Personen so beschrieben wird, als wäre eine solche Gewebeschädigung die Ursache.

Schmerzausschaltung
➡Analgesie, ➡Schmerzlosigkeit

Schmerzempfinden
➡Nozizeption, ➡Schmerzrezeption, ➡Schmerzwahrnehmung, ➡Tastsinn.

Schmerzensgeld
Ein rechlicher Anspruch auf ➡Schadensersatz als Ausgleich für immaterielle Schäden. Nach deutschem Recht zusätzlich mit einer Sühnefunktion.

Schmerzgedächtnis
Die ➡biochemischen, ➡funktionellen und ➡morphologischen Veränderungen im ➡zentralen Nervensystem, die durch wiederholte Schmerzerfahrungen entstehen.

Schmerzkrankheit
➡Schmerzsyndrom, ➡Chronischer Schmerz, ➡Algesie.

Schmerzlosigkeit
➡Analgesie, ➡Schmerzausschaltung.

Schmerzmittel
➡Analgetikum.

Schmerzreiz
Ein ➡mechanischer, ➡chemischer bzw. ➡thermischer ➡Reiz, welcher ➡Schmerzen auslöst.

Schmerzrezeption
➡Nozizeption, ➡Schmerzempfinden, ➡Schmerzwahrnehmung.

Schmerz-Skala
➡Visuelle Analogskala, ➡VAS, ➡VAS-Skala.

Schmerzsyndrom
➡Schmerzkrankheit, ➡Chronischer Schmerz.
Eine chronische Schmerzwahrnehmung, bei welcher der Schmerz seine Leit- und Warnfunktion verloren hat und einen eigenständigen Krankheitswert erlangt. Das Symptom Schmerz wird dabei als eigenständiges Krankheitsbild, unabhängig von dessen Ursachen beschrieben.

Schmerztherapie
Alle Behandlungsmaßnahmen, die auf die Beseitigung ➡akuter oder ➡chronischer ➡Schmerzen gerichtet sind.

Schmerzwahrnehmung
→Nozizeption, →Schmerzempfinden, →Schmerzrezeption.

Schnappatmung
→Agonale Atmung.
Eine →präfinale →Atemstörung, die in Folge mangelnden zentralen →Atemantriebes auftritt. Sie ist durch lange →Atempausen und kurze „schnappende" →Atemzüge gekennzeichnet.

Schnecke
→Ohrschnecke, →Hörschnecke, →Cochlea.

Schnellatmung
→Tachypnoe.

Schnittbild
→Tomogramm, →Schichtaufnahme.

Schock
→Kreislaufschock.
Ein klinisches →Syndrom, das durch eine generelle →Hypoxie charakterisiert ist. Es besteht ein Missverhältnis zwischen Sauerstoffangebot und Sauerstoffbedarf.

Schocklunge
→Acute Respiratory Distress Syndrome.

Schonatmung
Eine oberflächliche →Atmung mit geringen →Atemexkursionen.

Schulter
Die kuppelförmig aufgeworfene Körperregion, die als Teil der oberen →Extremität die Schnittstelle zwischen →Arm und →Rumpf bildet. Sie enthält das →Schultergelenk und den knöchernen →Schultergürtel.

Schulterblatt
→Scapula.
Ein überwiegend platter, dreieckiger Knochen, der vor allem als Muskelursprung dient und eine gelenkige Verbindung mit →Oberarmknochen und →Schlüsselbein eingeht. Der hintere

Teil des knöchernen →Schultergürtels.

Schultergelenk
→Glenohumeralgelenk, →Articulatio humeri, →Articulatio humeroscapularis, →Articulatio glenohumeralis.
Verbindet den Kopf des →Oberarmknochens mit der Gelenkfläche des →Schulterblatts. Das Schultergelenk ist das beweglichste →Kugelgelenk des Körpers.

Schultergürtel
→Cingulum membri superioris, →Cingulum membri thoracici.
In der Anatomie die →Knochen, welche die →Arme mit dem →Rumpf verbinden.

Schüttelfrost
Ein →Kältegefühl, das mit Muskelzittern am gesamten →Körper einhergeht und bei →fiebrigen →Erkrankungen auftritt.

Schüttellähmung
→Parkinson-Syndrom, →Morbus Parkinson, →Parkinson-Krankheit, →Paralysis agitans.

Schutzimpfung
→Impfung, →Vakzination.

Schutzreflex
→Abwehrreflex, → Abwehrreaktion.
Autonome Reflexreaktionen des menschlichen Körpers, welche diesen vor diversen Ereignissen schützen sollen.

Schwäche
Ein Zustand herabgesetzter Leistungsfähigkeit eines biologischen Systems. Es bestehen starke inhaltliche Überschneidungen mit dem Begriff →Insuffizienz.

Schwammknochen
→Substantia spongiosa, →Spongiosa, →Bälkchenknochen, →Trabekelsystem.

Schwangerschaft
➡Gravidität, ➡Gestatio.
Der Zeitraum, in dem eine befruchtete ➡Eizelle im ➡Körper einer ➡Frau zu einem ➡Kind heranreift.

Schwann-Zelle
➡Gliocytus periphericus.
Bilden im ➡peripheren Nervensystem die ➡Myelinscheiden der markhaltigen Nervenfasern und hüllen mit ihrem ➡Zytoplasma die marklosen ➡Nervenfasern ein.

Schwarze Substanz
➡Substantia nigra, ➡Soemmering-Ganglion.

Schwefel
➡Sulfur.
Ein chemisches Element, das als nichtmetallischer Feststoff in bestimmten ➡Aminosäuren vorkommt. Dient der Energiegewinnung.

Schwefelsaures Calcium
➡Calciumsulfat, ➡Calcii sulfas anhydricus, ➡Calcium sulfuricum, ➡Calcium sulfate, ➡Gips.

Schweiß
➡Sudor.
Das ➡hypotone und ➡saure ➡Sekret der ➡Schweißdrüsen in bestimmten Arealen der ➡Haut.

Schweißbildung
➡Schwitzen.

Schweißdrüse
➡Glandula sudoriferae merocrinae.
➡Hautanhangsgebilde, deren Hauptaufgabe ist die ➡Sekretion von ➡Schweiß zur unterstützenden ➡Wärmeregulation des Organismus.

Schwellung
➡Tumor, ➡Entzündungszeichen.

Schweres akutes Atemwegssyndrom
➡SARS, ➡Schweres akutes respiratorisches Syndrom.

Schweres akutes respiratorisches Syndrom
➡SARS, ➡Schweres akutes Atemwegssyndrom.

Schwieriges Weaning
➡Weaning, ➡Entwöhnung, ➡Respiratorentwöhnung.
Erfolgreiche Entwöhnung nach höchstens drei Spontanatemversuchen.

Schwindel
➡Vertigo.
In der Medizin eine Störung des ➡Gleichgewichtssinns. Schwindel ist ein ➡Symptom, keine ➡Diagnose.

Schwindsucht
➡Tuberkulose, ➡Tb, ➡Tbc, ➡Morbus Koch, ➡Lungenschwindsucht.

Schwitzen
a) ➡Hidrose. Vorgang der sichtbaren ➡Schweißbildung.
b) ➡Erkrankung der Haut infolge krankhafter Schweißabsonderung (➡Hyperhidrose, ➡Anhidrose, ➡Hypohidrose).

Sclerose en plaque disseminée
➡Encephalomyelitis disseminata, ➡Multiple Sklerose, ➡MS, ➡ED, ➡Demyelinisierende Enzephalomyelitis, ➡Disseminierte Enzephalomyelitis, ➡Entmarkungs-Enzephalomyelitis, ➡Polysklerose, ➡Sclerosis multiplex.

Sclerosis
➡Sklerose.

Sclerosis multiplex
➡Encephalomyelitis disseminata, ➡Multiple Sklerose, ➡MS, ➡ED, ➡Demyelinisierende Enzephalomyelitis, ➡Disseminierte Enzephalomyelitis, ➡Entmarkungs-Enzephalomyelitis, ➡Polysklerose, ➡Sclerose en plaque disseminée.

Scoliosis
➡Skoliose.

Screening
➡Rasterung, ➡Auslese, ➡Testen.
In der Medizin zwei Bedeutungen:
a) Die Vorsorgeuntersuchung nach Gesichtspunkten der ➡Epidemiologie.
b) Viele Aspekte umfassende Untersuchung, die an einem einzigen Menschen stattfindet. Bestehen beispielsweise unspezifische Symptome, werden mehrere Organsysteme untersucht, um ➡Krankheiten diagnostizieren oder ausschließen zu können.

SCS
➡Rückenmarkstimulation, ➡Spinal Cord Stimulation, ➡Epidurale Rückenmarksstimulation.

SDK
➡Suprapubischer Blasenkatheter, ➡Suprapubischer Dauerkatheter, ➡SPDK, ➡Suprapubischer Fistelkatheter, ➡SFK, ➡SPFK, ➡Suprapubischer Katheter, ➡Bauchdeckenkatheter.

Sebum
➡Talg, ➡Hautfett.

Second Messenger
(engl. *second*, zweiter und *messenger*, Botenstoff) ➡Moleküle, die nach Bindung von ➡Signalmolekülen auf membranständigen oder zytosolischen ➡Rezeptoren gebildet werden und das beabsichtigte Signal innerhalb der ➡Zelle weiterleiten.

Secretio
➡Sekretion, ➡Sezernieren.

Sedativum
(Pl. Sedativa) ➡Beruhigungsmittel, ➡Tranquilizer.
Ein ➡Arzneimittel, das eine allgemein beruhigende bzw. aktivitätsdämpfende Wirkung hat.

Sedieren
➡Beruhigen.
Im engeren Sinne wird darunter eine medikamentöse Therapie mit ➡Sedativa verstanden, die ➡antriebshemmend, ➡anxiolytisch und ➡schlaffördernd wirkt.

Sedierend
➡Antriebshemmend.

Sedierung
(lat. *sedare*, besänftigen, sinken lassen, beruhigen) Die Behandlung eines Patienten mit einem ➡Sedativum, also einem Wirkstoff, der beruhigend wirkt.

Seele
In der Medizin der immaterielle Teil eines ➡Lebewesens, also die Gesamtheit seiner auf elektrophysiologischen Prozessen beruhenden psychischen und emotionalen Vorgänge.

Seelenblindheit
➡Visuelle Agnosie.

Segelklappe
➡Atrioventrikularklappe, ➡Valva atrioventricularis.
Die Klappen des ➡Herzens, die zwischen den ➡Herzvorhöfen und den ➡Herzkammern liegen. Es gibt zwei Segelklappen: die ➡Mitralklappe, die aus zwei Segeln besteht und die ➡Trikuspidalklappe, die aus drei Segeln besteht.

Segmenta bronchopulmonalia
➡Lungensegmente, ➡Segmentum bronchopulmonale, ➡Segmente.

Segmentarterie
➡Arteria segmentalis.

Segmentbronchus
➡Bronchus segmentalis.
Die Verzweigungen des ➡Bronchialbaums, welche jeweils eines der 19 ➡Lungensegmente versorgen. Das 7.

Segment der linken ➡Lunge ist meist nicht vorhanden.

Segmente
➡Lungensegmente, ➡Segmentum bronchopulmonale, ➡Segmenta bronchopulmonalia.

Segmentum bronchopulmonale
➡Lungensegmente, ➡Segmenta bronchopulmonalia, ➡Segmente.

Sehen
➡Visuelle Wahrnehmung.
Prozess der Aufnahme von elektromagnetischen Wellen im Wellenlängenbereich des sichtbaren Lichtes durch das ➡Auge und die Weiterverarbeitung der von der ➡Netzhaut ausgelösten ➡Nervenimpulse im ➡Gehirn zu Bildern.

Sehhügel
➡Thalamus, ➡Thalamus opticus, ➡Thalamus dorsalis.

Sehloch
➡Pupille, ➡Pupilla.

Sehne
➡Tendo.
Bindegewebige Faserzüge, die ➡Muskeln mit ➡Knochen oder als Zwischensehne zwei Bäuche eines Muskels miteinander verbinden.

Sehnerv
➡Nervus opticus, ➡II. Hirnnerv, ➡Nervus II.

Sehorgan
➡Auge, ➡Oculus, ➡Ophtalmos.

Sehrinde
➡Visueller Cortex, ➡Visueller Kortex.

Sehstörung
Jede unspezifische pathologische Veränderung der ➡visuellen Wahrnehmung, unabhängig von der ➡Ursache.

Sehzentrum
Die ➡Gehirnareale bezeichnet, die für die Verarbeitung visueller ➡Reize aus dem ➡Sehorgan verantwortlich sind.

Seinsentitäten
Ein Begriff aus der ➡Philosophie, ➡Semantik und ➡Informatik, der das Wesen bzw. die Identität eines konkreten oder abstrakten Gegenstand des Seins beschreibt. Entitäten sind eindeutig identifizierbar und damit einzigartig.

Seitenlage
➡Seitenlagerung, ➡Stabile Seitenlage, ➡SSL.

Seitenlagerung
➡Seitenlage, ➡Stabile Seitenlage.
Eine ➡Positionierung, bei welcher der Patient auf der linken oder rechten Seite seines Körpers liegt. Bei der Seitenlage kann der Körper in unterschiedlichem Ausmaß um die Longitudinalachse geschwenkt sein. Man unterscheidet z.B.: 30°-Seitenlage, 90°-Seitenlage.

Seitenstrangangina
➡Pharyngitis, ➡Rachenentzündung, ➡Laryngopharyngitis.

Seitliche Bauchmuskeln
Dazu zählen: ➡Musculus obliquus externus abdominis, ➡Musculus obliquus internus abdominis und ➡Musculus transversus abdominis.

Sekret
(lat. *secernere*, Absondern) ➡Absonderung.
Alle Substanzen, die der Organismus an innere oder äußere Oberflächen beziehungsweise in die Körperflüssigkeiten abgibt.

Sekretelimination
➡Sekretexpektoration, ➡Tussive Clearance, ➡Abhusten, ➡Husten.

Sekretexpektoration
➡Husten, ➡Tussive Clearance, ➡Sekretelimination.
Alle Hilfestellungen, die dem ➡Abhusten der gelösten ➡Sekrete dienen.

Sekretion
(lat. *secernere*, absondern) ➡Secretio, ➡Sezernieren.
In der Physiologie die Abgabe von wichtigen Körpersubstanzen, zum Beispiel ➡Hormonen oder ➡Verdauungsenzymen, durch spezialisierte ➡Zellen.

Sekretmanagement
Alle Maßnahmen, die die Belüftungssituation der ➡Atemwege erhalten oder verbessern. Überbegriff für die Lösung und Entfernung von ➡Sekreten bei beatmungspflichtigen Patienten. Sekretmanagement beinhaltet die ➡Sekretolyse, ➡Sekretexpektoration und ➡Sekretmobilisation.

Sekretmobilisation
Methoden, die die körpereigenen Absonderungen an den Schleimhäuten in Bewegung bringen, um deren Ausscheidung zu fördern.

Sekretolösung
➡Sekretolyse.

Sekretolyse
➡Sekretlösung.
Die, meist medikamentöse, Lösung von zähflüssigem ➡Sekret in den ➡Bronchien.

Sekretolytikum
➡Mukolytikum, ➡Schleimlöser, ➡Expektorans.

Sekretverlegung
Belüftungsdefizit der Lunge oder von Teilabschnitten der ➡Lunge. Es kann sich um eine fehlende oder um eine unvollständige Belüftung handeln. Siehe auch ➡Atemwegsverlegung, ➡Atelektase.

Sektion
➡Autopsie, ➡Obduktion, ➡Leichenschau, ➡Nekroskopie, ➡Nekropsie.

Sekundäre Demenz
Demenz infolge einer anderen (neurologischen) Erkrankung, z.B. ➡Morbus Pick, ➡Morbus Parkinson, u.a.).

Sekundäre Hypertonie
Bluthochdruckform, die Folge einer anderen ➡Erkrankung ist, etwa einer Nierenerkrankung oder einer Hormonstörung.

Sekundäre lymphatische Organe
➡Lymphatische Organe, ➡Lymphatische Gewebe.
In den sekundären lymphatischen Organen finden der Antigenkontakt und die Vermehrung der ➡Lymphozyten statt. Hierbei entstehen ➡Effektor- und ➡Regulatorzellen. Diese Differenzierung findet in den ➡Proliferationszonen der sekundären lymphatischen Organe statt. Zu ihnen zählen: ➡Lymphfollikel der Schleimhäute (MALT), ➡Peyer'sche Plaques, ➡Appendix vermiformis, ➡Tonsillen, ➡Lymphknoten, ➡Milz.

Sekundäres Gedächtnis
➡Arbeitsgedächtnis.

Sekundärharn
➡Endharn.
Das nach Nierenpassage in die ➡Harnblase abgegebene hochkonzentrierte Ultrafiltrat des ➡Plasmas, das etwa ein Volumen von 1,5 l pro Tag ausmacht. Er wird als ➡Urin ausgeschieden.

Sekundenkapazität
➡Forciertes exspiratorisches Volumen, ➡Tiffeneau-Index, ➡Tiffeneau-Test, ➡Einsekundenkapazität, ➡Relatives forciertes exspiratorisches Volumen, ➡Relative Sekundenkapazität, ➡$rFEV_1$, ➡FEV_1.
In der ➡Lungenfunktionsprüfung das exspiratorische Gasvolumen (in Liter),

das nach maximaler ➨Einatmung durch forcierte ➨Exspiration in einer definierten Zeit (in Sekunden) maximal ausgeatmet werden kann. I.d.R zur Bestimmung von FEV₁-Wert.

Selbstberührung
➨Autotaktiler Kontakt.
Körperbetonte Bewegungen. Sie sind vor allem mit Feindseligkeit und Misstrauen assoziiert.

Selbstinfektion
➨Autoinfektion.

Selbstmord
➨Suizid, ➨Suicidium, ➨Selbsttötung, ➨Mors voluntaria, ➨Freitod.

Selbstständig
➨Autonom, ➨Unabhängig.

Selbsttötung
➨Suizid, ➨Suicidium, ➨Selbstmord, ➨Mors voluntaria, ➨Freitod.

Selbsttriggerung
➨Trigger.
Bei zu empfindlicher Triggereinstellung auf dem Respirator, interpretiert er geringe Schwankungen im System fälschlich als Inspirationsbemühung des Patienten und löst kein Inspirationshub aus.

Selektion
(lat. *selectio*, Auslese) ➨Auslese, ➨Trennung, ➨Sortierung.
In der ➨Biologie wird der Begriff oft im Zusammenhang mit dem Vorgang der ➨Evolution und der Veränderung von ➨Arten verwendet.

Selektive Koronarangiografie
➨Koronarangiografie, ➨Koronarangiographie, ➨Konventionelle Koronarangiografie.

Semantik
(altgriech. *sēmaínein*, bezeichnen, ein Zeichen geben) ➨Bedeutungslehre.
Die Theorie oder Wissenschaft von der Bedeutung der Zeichen.

Semipermeabel
(griech. *semi*, halb und lat. *permeare*, durchlassen) ➨Halbdurchlässig.
Der Begriff bezieht sich in ➨Medizintechnik und ➨Biologie vor allem auf ➨Membranen.

Semipermeable Membran
➨Halbdurchlässige Membran.
Jedes membran-ähnliche Trennsystem, das ohne Nutzung spezifischer Transportsysteme nur für bestimmte Substanzen oder Medien durchdringbar ist.

Senile Drusen
➨Senile Plaques, ➨Hirndrusen, ➨Neuritische Plaques.

Senile Plaques
➨Senile Drusen, ➨Hirndrusen, ➨Neuritische Plaques.
Mikroskopisch sichtbare Ablagerungen, die sich im ➨Extrazellulärraum der grauen Hirnsubstanz anreichern und sich v.a. im Rahmen des ➨Morbus Alzheimer zahlreich nachweisen lassen. Um die Plaque-Herde befinden sich für gewöhnlich degenerierte neurologische Strukturen wie ➨Synapsen, ➨Neurone, o.Ä.

Sensibel
(lat. *sensibilis*, mit den Sinnen verbunden, empfindsam) Empfindungsfähig, die Sensibilität betreffend bzw. auf den empfindenden Teil des Nervensystems bezogen.

Sensibilisierung
a) In der ➨Immunologie der Vorgang der ➨Immunisierung eines ➨Organismus durch ein spezielles ➨Antigen. Dieses Antigen ruft in Folge dieser Sensibilisierung eine akute ➨Immunantwort hervor.
b) In der Psychologie (➨Sensitivierung) eine immer stärker werdende Reaktion auf einen bestimmten ➨Reiz.

Sensibilität
➡Empfindlichkeit, ➡Fühlen.
In der Medizin die Fähigkeit von ➡Lebewesen zur ➡Wahrnehmung qualitativ unterschiedlicher Empfindungen, die man in ihrer Gesamtheit als ➡Fühlen bezeichnet. Im weiteren Sinn wird Sensibilität auch als Bezeichnung für die generelle Empfindlichkeit der physischen oder psychischen Systeme eines ➡Organismus verwendet.

Sensitivierung
➡Sensibilisierung (in der Psychologie).

Sensitivität
In einem diagnostischen Testverfahren eine Angabe, bei welchem Prozentsatz erkrankter Patienten die jeweilige ➡Krankheit durch die Anwendung des Tests tatsächlich erkannt wird.

Sensor
➡Rezeptor.

Sensorik
In der ➡Medizin die Fähigkeit zur ➡Wahrnehmung von Umgebungsreizen und Körperzuständen. Sie dient der Erfassung und Kontrolle von physikalischen, chemischen oder biologischen Faktoren, die auf den ➡Organismus einwirken.

Sensorisch
(lat. *sensus*, Gefühl, Sinn) Die ➡Wahrnehmung von ➡Reizen der ➡Sinnesorgane.

Sensorische Aphasie
➡Wernicke-Aphasie.
Eine primär auf fehlendem Sprachverständnis beruhende Form der ➡Aphasie (das Gesprochene ist nicht verständlich).

Sensorische Nervenbahn
➡Aufsteigende Nervenbahn, ➡Afferente Nervenbahn, ➡Afferente Nervenfaser, ➡Sensorischer Nerv, ➡Afferente Faser.

Sensorischer Nerv
➡Aufsteigende Nervenbahn, ➡Afferente Nervenbahn, ➡Afferente Nervenfaser, ➡Sensorische Nervenbahn, ➡Afferente Faser.

Sensu stricto
Im engeren (eigentlichen) Sinn.

Sepsis
(griech. *sepse*, Fäulnis) ➡Blutvergiftung.
Ein lebensbedrohliches Multiorganversagen, dem eine fehlgesteuerte systemische ➡Immunreaktion zugrunde liegt, die durch eine ➡Infektion mit ➡Krankheitserregern ausgelöst wird.

Septisch
Durch Krankheitserreger verunreinigt, keimbehaftet bzw. mit einer Sepsis verlaufend.

Septum
(lat. *septum*, Trennwand) ➡Trennwand.
Eine Trenn- oder Scheidewand, die zwei Gewebepartien voneinander abgrenzt oder eine Körperhöhle in zwei Räume unterteilt. Im engeren Sinne bezeichnet man mit Septum vor allem das ➡Nasen- oder das ➡Herzseptum.

Septum interventriculare cordis
➡Herzseptum, ➡Kammerseptum.
Kammerscheidewand des Herzens.

Septum lucidum
➡Septum pellucidum.

Septum nasi
➡Nasenscheidewand, ➡Nasenseptum, ➡Nasentrennwand.
Die Wand, die beiden Nasenhöhlen voneinander trennt.

Septum pellucidum
➡Septum lucidum.
Ein Membrangewebe, das als Scheidewand zwischen den Vorderhörnern der rechten und linken Gehirnhälfte verläuft.

Septumknorpel
➡Cartilago septi nasi, ➡Nasenscheidewandknorpel.

Serienfraktur
➡Fraktur mehrerer ➡Knochen (min. drei) einer funktionellen Einheit.

Seromucosus
➡Seromukös.

Seromukös
(lat. *serum*, Molke und *mucus*, Schleim) ➡Seromucosus.
Der Begriff wird in der Medizin vor allem zur Charakterisierung von gemischten ➡Drüsen verwendet, um auszudrücken, dass sie bzw. ihre ➡Sekrete ➡seröse und ➡muköse Anteile besitzen.

Serös
(lat. *serum*, Molke) ➡Serosus.
a) Abgeleitet vom Begriff Serum bezeichnet das Adjektiv Körperflüssigkeiten, die als Ultrafiltrat die gleiche, relativ wässrige Konsistenz wie das Blutserum aufweisen.
b) Abgeleitet vom Begriff Serosa bezeichnet das Adjektiv dünne, glatte Epithelauskleidungen.

Serosus
➡Serös.

Serothorax
Eiweiß- und fibrinreicher ➡Pleuraerguss.

Serotonin
➡5-Hydroxytryptamin, ➡5-HAT, ➡Enteramin.
Ein ➡Neurotransmitter im ➡peripheren und ➡zentralen Nervensystem.

Serotonin beeinflusst die Wahrnehmung von ➡Schmerzen, die Regulation des Kreislaufs, das ➡Sättigungsgefühl und den ➡Wach-Schlaf-Rhythmus des ➡Körpers.

Serum
Die ➡kolloidale, wässrige Komponente von Körperflüssigkeiten.

Serumalbumin
Ein Laborwert der klinischen ➡Chemie, der die Konzentration des ➡Plasmaproteins ➡Albumin im ➡Blutserum angibt.

Serumkreatinin
➡Kreatinin im Serum. Ein Laborparameter, der zur groben Abschätzung der ➡Nierenfunktion bestimmt wird.

Seufzer
➡Seufzeratmung, ➡Seufzerbeatmung.

Seufzeratmung
➡Seufzer, ➡Seufzerbeatmung.
Eine vor allem seelisch bedingte ➡Dyspnoe. Sie macht sich durch (evtl. anfallsweise) auftretendes tiefes Atemholen bemerkbar. Dabei verspürt der Patient das Gefühl, zwangsweise tief durchatmen zu müssen.

Seufzerbeatmung
➡Seufzeratmung, ➡Seufzer.
Mit der Seufzerfunktion bei der maschinellen Beatmung werden intermittierend Atemzüge mit erhöhtem PEEP, Druck oder Volumen realisiert, die die sonst wenig beanspruchten Lungenbezirke belüften sollen.

Sexualhormon
➡Geschlechtshormon.

Sexualorgan
➡Geschlechtsorgan, ➡Organum genitalium, ➡Genital, ➡Genitale, ➡Fortpflanzungsorgan, ➡Reproduktionsorgan.

Sexualverhalten
Beim Menschen wie auch bei anderen ➡Primaten, ist die Sexualität im Gegensatz zu vielen anderen Tieren kein reines Instinktverhalten, sondern unterliegt bewussten Entscheidungsprozessen und ist in die jeweiligen sozialen Organisationsformen eingebettet.

Sezernieren
(lat. *secernere*, absondern) ➡Sekretion, ➡Secretio.
In der Physiologie die Abgabe von wichtigen Körpersubstanzen, zum Beispiel ➡Hormonen oder ➡Verdauungsenzymen, durch spezialisierte ➡Zellen.

SFK
➡Suprapubischer Blasenkatheter, ➡Suprapubischer Dauerkatheter, ➡SDK, ➡SPDK, ➡Suprapubischer Fistelkatheter, ➡SPFK, ➡Suprapubischer Katheter, ➡Bauchdeckenkatheter.

SGB
➡Sozialgesetzbuch.

SGB V
➡Sozialgesetzbuch Fünftes Buch - Gesetzliche Krankenversicherung.

SHT
➡Schädel-Hirn-Trauma, ➡Schädel-Hirn-Verletzung.

Shunt
Eine natürlich vorkommende oder künstlich angelegte Verbindung zwischen zwei normalerweise getrennten Hohlorganen bzw. Körperhöhlen. Der Shunt ermöglicht den Übertritt von Körperflüssigkeiten zwischen den an ihm beteiligten Teilen.

Sichere Todeszeichen
➡Todeszeichen.
Zu den sicheren Todeszeichen zählen: ➡Totenfleck, ➡Totenstarre, ➡Leichenfäulnis bzw. ➡Verwesung oder mit dem Leben nicht vereinbare Verletzungen. Zur sicheren Feststellung

des Todes eines Menschen muss mindestens eines von drei sicheren Todeszeichen vorliegen! Ausnahmen von dieser Regel bilden lediglich ein eindeutig im EEG festgestellter Hirntod, nicht überlebbare Verletzungen (z.B. Enthirnung) oder mindestens 30minütige, suffizient durchgeführte, aber erfolglose Reanimationsversuche.

Sicherheitsfrequenz
➡Backup-Frequenz, ➡Hintergrund-Frequenz.

Sicherheitsplanverordnung
➡Medizinprodukte-Sicherheitsplanverordnung.

Sichtdiagnostik
➡Inspektion.

Siderophilin
➡Transferrin.

Siebbein
➡Os ethmoidale.
Ein kleiner, leichter, von außen nicht sichtbarer Schädelknochen.

Siebbeinhöhle
➡Siebbeinzellen, ➡Cellulae ethmoidales, ➡Sinus ethmoidalis, ➡Ethmoidalzellen, ➡Labyrinthus ethmoidalis. ➡Pneumatisationsräume des ➡Siebbeins.

Siebbeinzellen
➡Siebbeinhöhle, ➡Cellulae ethmoidales, ➡Sinus ethmoidalis, ➡Ethmoidalzellen, ➡Labyrinthus ethmoidalis.

Siebung
➡Gefensterte Trachealkanüle, ➡Fensterung, ➡Stimmbildung.
Eine oder mehrere Öffnungen in der Krümmung der Trachealkanüle. Siehe auch ➡Phonation.

Sigmoid
➡Colon sigmoideum, ➡Kolon sigmoideum.

Der im ➧Becken gelegene Teil des ➧Colons.

Signalmolekül
Eine chemische Verbindung, die in einem biochemischen System Information von einem Ort zu einem anderen Ort überträgt.

Signalübertragung
➧Erregungsleitung, ➧Reizweiterleitung, ➧Erregungsausbreitung, ➧Reizleitung, ➧Reizfortleitung, ➧Impulsweiterleitung.

Signifikant
(lat. *signum*, Zeichen) Bedeutend oder wesentlich. Im engeren Sinne wird es in der medizinischen Statistik für Merkmale verwendet, die bestimmte Kriterien erfüllen.

Silikonbeutel
➧Testlunge.

Silikose
➧Staublungenkrankheit, ➧Quarzstaublungenerkrankung.
➧Pathologische Veränderungen der ➧Lunge, die durch eine langandauernde Einatmung von ➧Quarzstaub-Partikeln entstehen. Die Silikose ist eine entschädigungspflichtige ➧Berufskrankheit.

Similia similibus curentur
Ähnliches mit Ähnlichem behandeln.

Simultan
➧Gleichzeitig.

Simvastatin
Ein lipidsenkender ➧Wirkstoff aus der Gruppe der ➧Statine, der zur Behandlung von Störungen des ➧Fettstoffwechsels und zur Vorbeugung kardiovaskulärer Komplikationen eingesetzt wird. Die Effekte beruhen auf der Hemmung der ➧Cholesterinsynthese. Die Tabletten werden üblicherweise einmal täglich abends einge-

nommen. Zu den häufigsten möglichen unerwünschten Wirkungen gehören Atemwegsinfektionen, Kopfschmerzen, Bauchschmerzen, Verstopfung und Übelkeit.

Sinister
(lat. *sinister*, links) ➧Links.

Sinnbild
➧Symbol.

Sinne
➧Sinnesorgan, ➧Wahrnehmung.
Alle über die Sinnesorgane des Menschen wahrgenommenen Reize. Dazu zählen: ➧Gesichtssinn, ➧Gleichgewichtssinn, ➧Hörsinn, ➧Geruchssinn, ➧Geschmackssinn, ➧Mechanorezeption, ➧Vibrationsempfinden, ➧Nozizeption, ➧Temperaturwahrnehmung.

Sinnesepithel
Spezialisierten ➧Sinneszellen, die die Fähigkeit besitzen, bestimmte Reize aufzunehmen. Durch den Reiz werden die Sinneszellen erregt. Diese Erregung wird über Nerven ins zentrale Nervensystem weitergeleitet und dort verarbeitet.

Sinnesorgan
➧Organum sensorium, ➧Sinne, ➧Sinneswahrnehmung.
Körperstrukturen, die über spezielle ➧Rezeptoren ➧Reize aus der Umwelt oder aus dem ➧Körper aufnehmen können und sie in elektrische Impulse umwandeln. Zu den fünf klassischen Sinnesorganen des ➧Menschen gehören: ➧Auge, ➧Ohr, ➧Nase, ➧Zunge und ➧Haut.

Sinneswahrnehmung
➧Sinnesorgan, ➧Organum sensorium, ➧Sinne.

Sinneszelle
➧Rezeptorzelle.

Sinuatrial-Knoten
➡Sinusknoten, ➡Nodus sinuatrialis, ➡Keith-Flack-Knoten, ➡SA-Knoten.

Sinus ethmoidalis
➡Siebbeinhöhle, ➡Siebbeinzellen, ➡Cellulae ethmoidales, ➡Ethmoidalzellen, ➡Labyrinthus ethmoidalis.

Sinus frontalis
➡Stirnhöhle.

Sinus maxillaris
➡Kieferhöhle, ➡Oberkieferhöhle.

Sinus paranasales
➡Nasennebenhöhlen.

Sinus sphenoidales
➡Keilbeinhöhle.

Sinusitis
➡Nasennebenhöhlenentzündung.
Eine akute oder chronische Entzündung der ➡Nasennebenhöhlen.

Sinusknoten
➡Nodus sinuatrialis, ➡Keith-Flack-Knoten, ➡Sinuatrial-Knoten, ➡SA-Knoten.
Das primäre Schrittmacherzentrum des ➡Herzens, an der komplexen Regulation der ➡Herzfrequenz beteiligt. Er spielt eine zentrale Rolle bei der ➡Erregungsbildung.

Sinusrhythmus
Eine im ➡Sinusknoten durch Depolarisation der ➡Zellen entstehende Folge von Erregungen, die bei regulärer Reizfortleitung die Herzfrequenz bestimmt (Schrittmacherfunktion des Sinusknotens).

SIS
➡Strukturierte Informationssammlung.

Sistieren
(lat. *sistere*, zum Stehen bringen, anhalten) Stillstehen, zum Stillstand kommen.

Sitte
➡Moral, ➡Ethos.
Eine durch moralische Werte, Regeln oder soziale Normen bedingte, in einer bestimmten Gruppe oder Gemeinschaft entstandene und für den Einzelnen verbindlich geltende Verhaltensnorm.

Situs inversus
➡Invertierte Lage.
Besonderheit der Anatomie, bei der sich die einzelnen ➡Organe spiegelverkehrt jeweils auf der anderen Seite des Körpers befinden.

Skelett
Die Gesamtheit der ➡Knochen eines ➡Organismus und damit das zum Aufbau des ➡Körpers benötigte Stützgerüst. Das menschliche Skelett besteht aus 206 Knochen (Anzahl kann individuell variieren).

Skelettmuskel
➡Skelettmuskulatur.

Skelettmuskelzelle
➡Muskelfaser, ➡Myocytus striatus, ➡Quergestreifte Muskelzelle.

Skelettmuskulatur
➡Skelettmuskel.
Die Muskeln, die am ➡Skelett fixiert sind oder - im weiteren Sinn - für die Bewegung des Körpers sorgen. Sie gehören wie der ➡Herzmuskel zur quergestreiften Muskulatur. Dieser Begriff ist insofern etwas irreführend, als das er auch Muskeln umfasst, die nicht direkt am Skelett befestigt sind, wie z.B. die ➡Zungenmuskulatur oder die ➡Kehlkopfmuskeln.

Sklerose
(griech. *skleros*, hart) ➡Sclerosis.
Verhärtung von ➡Organen oder ➡Geweben.

Sklerosierung
In der Medizin zwei Bedeutungen:
a. ➡Sklerose,

b. ➡Sklerotherapie.

Sklerosierungtherapie
➡Sklerotherapie.

Sklerotherapie
➡Sklerosierung, ➡Sklerosierungthe-
rapie.
Die Erzeugung einer in der Behandlung gewollten ➡Sklerose durch eine
künstlich regulierte Sklerus- bzw.
Thrombusbildung mit nachfolgendem
bindegewebigem Umbau.

Skoliose
➡Scoliosis.
Eine Seitabweichung der ➡Wirbel-
säule von der Längsachse mit Rotation der ➡Wirbelkörper um die Längsachse und ➡Torsion der Wirbelkörper,
begleitet von strukturellen Verfor-
mungen der Wirbelkörper. Diese Abweichung kann nicht durch Einsatz der
Muskulatur aufgerichtet werden.

SMA
➡Spinale Muskelatrophie, ➡Proximale
spinale Muskelatrophie.

SMI-Atemtrainer
(*sustained maximal inspiration*, an-
haltende maximale Inspiration).
➡Atemtrainer.
Gerät zum Atemtraining nach dem
Prinzip der anhaltenden maximalen
Inspiration. Unterschieden werden
floworientierte und volumenorien-
tierte Geräte. Bei Ersteren muss die
Luft beim Einatmen eine bestimmte
Strömungsgeschwindigkeit erreichen,
bei der zweiten Form ein bestimmtes
Volumen. Während des Trainings wird
eine Nasenklemme getragen.

sO$_2$
➡O$_2$-Sättigung, ➡Sauerstoffsätti-
gung.

SOAS-R
➡Staff Observation Aggression Scale
– Revised.

Soemmering-Ganglion
➡Substantia nigra, ➡Schwarze Substanz.

Sog
Bezeichnung für eine Saugwirkung,
die Gegenstände in der Umgebung
bewegter Gase und Flüssigkeiten erfahren. Die Sogwirkung wird in der
Medizin bei Beatmung und Absaugen
eingesetzt.

Solarplexus
➡Plexus solaris, ➡Sonnengeflecht.

Solutio
➡Lösung.

Solvens
➡Lösungsmittel.

Soma
➡Zellkörper, ➡Zellleib, ➡Zytosoma.

Somatisch
(griech. *soma*, Körper) Den Körper
betreffend oder zum Körper gehörig.
Im Zusammenhang mit dem ➡Ner-
vensystem bezeichnet somatisch das
➡willkürliche Nervensystem.

Somatisches Nervensystem
➡Willkürliches Nervensystem, ➡Mo-
torisches Nervensystem, ➡Animali-
sches Nervensystem, ➡Oikotropes
Nervensystem.
Der Teil des ➡Nervensystems, der die
➡Motorik der Skelettmuskulatur und
damit die willkürlichen und reflektorischen Körperaktionen steuert. Vereinfacht gesprochen regelt es die Funktionen, die der aktiven Beziehung zur
Außenwelt dienen. Funktionale Abgrenzung zum ➡autono-
men/vegetativen Nervensystem.

Somatogen
Körperlich bedingt bzw. vom Körper
ausgehend.

Somatosensibler Cortex
➡Somatosensorische Areale, ➡Soma-
tosensorischer Cortex.

Somatosensorische Areale
(altgriech. *soma*, Körper und lat. *sensus*, Empfindung) ➡Somatosensorischer Cortex, ➡Somatosensibler Cortex.
Die Anteile der ➡Großhirnrinde, die der Wahrnehmung und Verarbeitung von äußeren Reizen dienen.

Somatosensorischer Cortex
➡Somatosensorische Areale, ➡Somatosensibler Cortex.

Somatotrop
(altgriech. *tropé*, Wendung, Drehung) Das Körperwachstum fördernd.

Somnolenz
Eine quantitative ➡Bewusstseinsstörung mit eingeschränkter ➡Vigilanz. Sie folgt der Schwere nach auf die ➡Benommenheit.

Sonde
In der Medizin je nach Fachgebiet verschiedene Bedeutungen. In den klinischen Fächern bezeichnet der Begriff die Instrumente, welche für die Untersuchung schwer zugänglicher Körperstellen benutzt werden.

Sondenernährung
Eine Form der künstlichen Ernährung über eine ➡Magensonde, die ➡transnasal, ➡transoral oder über einen ➡PEG in den ➡Magen oder ➡Dünndarm geführt wird.

Sondenkost
➡Sondennahrung, ➡Astronautenkost.

Sondennahrung
➡Sondenkost, ➡Astronautenkost.
Eine Nahrung für die künstliche Ernährung bzw. ➡Sondenernährung, die flüssig oder breiig und so gering ➡viskös ist, dass sie über den Schlauch einer ➡Ernährungssonde verabreicht werden kann.

Sonnengeflecht
➡Plexus solaris, ➡Solarplexus.

Sonografie
➡Ultraschall, ➡Sonographie, ➡Ultraschalluntersuchung.
In der ➡Medizin die Anwendung von Ultraschall zur Untersuchung von organischem ➡Gewebe.

Sonogramm
Eine grafische Darstellung von Schallwellen. In der Medizin werden Sonogramme im Rahmen der ➡bildgebenden Diagnostik, vor allem der ➡Sonografie, zur Beurteilung von Körperstrukturen eingesetzt.

Sonographie
➡Ultraschall, ➡Sonografie, ➡Ultraschalluntersuchung.

Soor
➡Candidiasis, ➡Candidose, ➡Kandidose, ➡Candidosis, ➡Candidamycosis, ➡Candidamykose, ➡Kandidamykose, ➡Moniliasis.

Sopor
(lat. *sopor*, tiefer Schlaf) ➡Präkoma.
Eine quantitative ➡Bewusstseinsstörung, bei der ein schlafender Patient durch äußere ➡Reize nicht mehr voll erweckbar ist.

Sortierung
➡Selektion, ➡Auslese, ➡Trennung.

Soziale Interaktion
Das wechselseitig aufeinander bezogene Handeln (oder Beeinflussen) von Akteuren (oder Gruppen), also das Geschehen zwischen Personen, die aufeinander reagieren, miteinander umgehen, einander beeinflussen und steuern.

Sozialer Distanzbereich
➡Nonverbale Kommunikation.
Der Abstand (1,50 - 4 m), den man mit Fremden hält, mit welchen man eine eher unpersönliche Kommunikation führt. Sie schließt aus, dass man sich berührt. Interakteure setzen mehr Blickkontakt ein und müssen

lauter sprechen; ihre Körperbewegungen sind sichtbar.

Sozialgesetzbuch
➡SGB.
Ein am 11. Dezember 1975 in Kraft getretenes Gesetzeswerk, das die Beziehungen zwischen Arzt, Patient und Kranken-, Renten- sowie Sozialversicherung regelt.

Sozialgesetzbuch Fünftes Buch - Gesetzliche Krankenversicherung
➡SGB V.
Es ist Teil des ➡Sozialgesetzbuchs. Hier: Alle rechtlichen Bestimmungen zur ➡Gesetzlichen Krankenversicherung in Deutschland.

Sozialversicherung
Ein System von gesetzlich determinierten Pflichtversicherungen, das die Versicherungsnehmer gegenüber bestimmten Risiken (Krankheit, Unfall, Altersarmut) absichern soll.

Spacer
➡Inhalationshilfe, die man bei der ➡Inhalation zwischen ➡Mund und ➡Dosieraerosol anbringen kann. So kann die Koordination zwischen Sprühstoß und Einatmung vereinfacht werden.

Spannungspneumothorax
➡Ventilpneumothorax.
Eine akut lebensbedrohende ➡Notfallsituation, die im Rahmen eines ➡Pneumothorax auftreten kann. Beim Spannungspneumothorax erhöht eine ventilartige Wirkung der Thoraxverletzung oder eine ➡Überdruckbeatmung den Druck im ➡Pleuraspalt so stark, dass eine Kompression der Thoraxorgane erfolgt. Das ➡Herz wird zur Gegenseite verdrängt, die obere und untere ➡Hohlvene werden abgedrückt.

Spasmogen
Krampferzeugend.

Spasmolytikum
➡Antispasmodikum.

Spasmolytisch
➡Krampflösend.

Spasmophil
Zu Krämpfen neigend.

Spasmus
➡Verkrampfung, ➡Krampf.
Eine nicht willkürlich herbeigeführte, starke, andauernde ➡Kontraktion einzelner ➡Muskeln oder Muskelgruppen, die mit ➡Schmerzen verbunden sein kann.

Spastik
(griech. *spasmos*, Krampf) ➡Spastizität.
Eine ➡Tonuserhöhung der ➡Muskulatur, die die ➡Extremitäten in typische, nicht funktionelle Haltungsmuster zwingt.

Spastisch
Krampfartig, mit einer vermehrten Muskelspannung einhergehend.

Spastizität
➡Spastik.

Späte Leichenerscheinungen
➡Kadaveröse Phase, ➡Fäulnis, ➡Verwesung, ➡Autolyse.
Die biologischen Vorgänge, die nach dem Tod bei Leichen überlappend und abhängig von Temperatur, Witterung, Bekleidung und Lagebedingungen auftreten.

Spatium epidurale
(lat. *spatium*, Spalt, schmaler Raum) ➡Epiduralraum, ➡Periduralraum, ➡Spatium peridurale, ➡Cavum peridurale, ➡Cavum epidurale.

Spatium intercellulare
➡Interstitieller Raum, ➡Interzellularraum, ➡IR, ➡Zwischenzellraum.

Spatium intercostale
➡Interkostalraum, ➡Zwischenrippen-raum, ➡ICR, ➡Zwischenrippenbe-reich, ➡Interkostalbereich.

Spatium peridurale
➡Epiduralraum, ➡Periduralraum, ➡Spatium epidurale, ➡Cavum peri-durale, ➡Cavum epidurale.

Spatium subarachnoidale
➡Subarachnoidalraum, ➡Cavum sub-arachnoidale.

SPDK
➡Suprapubischer Blasenkatheter, ➡Suprapubischer Dauerkatheter, ➡SDK, ➡Suprapubischer Fistelkathe-ter, ➡SFK, ➡SPFK, ➡Suprapubischer Katheter, ➡Bauchdeckenkatheter.

Species
➡Art, ➡Spezies.

Speiche
➡Radius.

Speichel
➡Saliva.
Ein ➡exokrines Sekret, das von den ➡Speicheldrüsen gebildet wird.

Speicheldrüse
➡Glandula salivatoria, ➡Glandulae salivariae.
Exokrine Drüse des Körpers, die ➡Speichel produzieren und in die ➡Mundhöhle ➡sezernieren. Siehe auch ➡Verdauungstrakt, ➡Gastroin-testinaltrakt.

Speichenarterie
➡Arteria radialis, ➡Speichenschlag-ader, ➡Radialisarterie.

Speichenschlagader
➡Arteria radialis, ➡Speichenarterie, ➡Radialisarterie.

Speisebrei
➡Chymus.

Speiseröhre
➡Ösophagus, ➡Oesophagus.
Ein Muskelschlauch (25-30 cm) der die Mundhöhle und den Magen verbin-det und hauptsächlich für den Nah-rungstransport nach der Nahrungs-aufnahme verantwortlich ist.

Speiseröhrenenge
➡Oesophagusstenose, ➡Ösophaguss-tenose.

Speisesalz
➡Natriumchlorid, ➡Kochsalz, ➡NaCl, ➡Halit, ➡Steinsalz, ➡Natrium chlora-tum.

Speisewege
➡Verdauungstrakt, ➡Gastrointesti-naltrakt, ➡Verdauungsapparat, ➡Canalis alimentarius, ➡Apparatus digestorius, ➡Systema digestivum, ➡Oberer Verdauungstrakt.

Sperma
(griech. *spérma*, Samen) ➡Samen-flüssigkeit, ➡Ejakulat.
Eine Körperflüssigkeit des Mannes, welche die ➡Keimzellen enthält.

Spezialisierte ambulante pädiatri-sche Palliativversorgung
➡SAPPV.

Spezialisierte Ambulante Pallia-tive Versorgung
➡SAPV.

Spezies
➡Art, ➡Species.

Spezifische Immuntherapie
➡Hyposensibilisierung.

Spezifisches Gewicht des Urins
➡Spezifisches Uringewicht, ➡Urin-dichte.

Spezifisches Uringewicht
➡Spezifisches Gewicht des Urins, ➡Urindichte.
Ein Maß für die Masse des Urins je Vo-lumeneinheit.

SPFK

➡Suprapubischer Blasenkatheter, ➡Suprapubischer Dauerkatheter, ➡SDK, ➡SPDK, ➡Suprapubischer Fistelkatheter, ➡SFK, ➡Suprapubischer Katheter, ➡Bauchdeckenkatheter.

Sphäre

(Pl. Sphären; griech. *sphaira*, Kugel, Ball) Allgemein die Bezeichnung für kugelige Formen und Strukturen,in der ➡Biologie etwa für Zellformen.

Sphinkter

➡Schließmuskel.

In der ➡Anatomie der Oberbegriff für alle Muskeln, die einen Verschluss - meist eines Hohlorgans - bewirken.

Spinal

(lat. *spina*, Dorn) Wirbelsäule betreffend, auf das Rückenmark bezogen.

Spinal Cord Stimulation

➡Rückenmarkstimulation, ➡Epidurale Rückenmarksstimulation, ➡SCS.

Spinale Muskelatrophie

➡Proximale spinale Muskelatrophie, ➡SMA.

Eine ➡autosomal-rezessiv vererbbare neurodegenerative Erkrankung der motorischen ➡Vorderhornzellen und motorischen ➡Hirnnervenkerne sowie ihrer peripheren ➡Axone.

Spinalganglion

(Pl. Spinalganglien) ➡Ganglion spinale, ➡Dorsalganglion, ➡Ganglion sensorium nervi spinalis.

Eine Ansammlung von ➡Nervenzellkörpern, die man rückseitig bei ➡Rückenmarkswurzeln antrifft.

Spinalkanal

➡Rückenmarkskanal, ➡Wirbelkanal, ➡Canalis vertebralis.

Der durch die ➡Wirbelbögen und die ➡Wirbelkörper gebildete Kanal innerhalb der ➡Wirbelsäule. In ihm verläuft das ➡Rückenmark und die ➡Cauda equina.

Spinalnerv

➡Nervus spinalis, ➡Rückenmarksnerv.

Die Nerven, die paarig aus dem ➡Rückenmark entspringen. Die 31 paarigen Spinalnerven sind jeweils einem bestimmten Rückenmarkssegment zugeordnet. Sie treten zwischen zwei ➡Wirbeln aus dem ➡Spinalkanal und bilden einen Teil des ➡peripheren Nervensystems. Jeder ➡Nerv besteht aus einer vorderen und einer hinteren ➡Nervenwurzel mit ➡efferenten und ➡afferenten Nervenbahnen

Spinalnervenwurzel

➡Wurzeln der Spinalnerven, ➡Rückenmarkswurzeln.

Paarige Nervenwurzeln, durch welche ➡Nervenfasern in das ➡Rückenmark eintreten bzw. aus dem Rückenmark austreten. Die motorischen Fasern vereinen sich mit mit den eintretenden sensiblen Fasern außerhalb des Rückenmarks zum ➡Spinalnerven.

Spinalsegment

➡Rückenmarkssegment, ➡Neurales Segment.

Spindelaräometer

➡Urometer, ➡Aräometer.

Spindelzelle

➡Fibrozyt, ➡Bindegewebszelle.

Spinngewebshaut

➡Arachnoidea, ➡Arachnoidea mater.

Spinobulbär

Das Rückenmark und die Medulla oblongata betreffend.

Spiroergometrie

➡Ergospirometrie, ➡Spiroergometrie, ➡Ergospirographie.

Eine Kombination aus ➡Spirometrie und ➡Ergometrie. In der ➡Kardiologie und ➡Pneumologie eine Untersuchung zur Leistungsdiagnostik.

Spirographie
➡Spirometrie.

Spirometer
Ein medizinisches Gerät zur Messung des ein- bzw. ausgeatmeten Luftvolumens sowie des Luftvolumenstroms und dessen zeitlicher Änderung.

Spirometrie
➡Spirographie.
Eine Basisuntersuchung im Rahmen der ➡Lungenfunktionsdiagnostik.

Spirsäure
➡Salicylsäure, ➡Acidum salicylicum.

Spitze
➡Apex, ➡Apicalis, ➡Apikal.

Spitzendruck
➡Maximaler Inspirationsdruck, ➡Beatmungsparameter.

Spitzenfluss
➡Peak-Flow, ➡Peak expiratory flow, ➡PEF, ➡Exspiratorischer Spitzenfluss, ➡Ausatmungsspitzenfluss.

Spitzfuß
➡Pes equinus.
Eine Fehlstellung des Fußes, die ein komplettes Aufsetzen der Fußsohle unmöglich macht. Zu einem Spitzfuß kann es z.B. als Folge einer Verkürzung der ➡Achillessehne kommen.

Spitzfußprophylaxe
Maßnahmen zur Vermeidung einer ➡Kontraktur des oberen Sprunggelenks mit Überstreckung in Richtung ➡Fußsohle und zur Erhaltung der natürlichen Beweglichkeit des ➡Gelenks.

Splanchnocranium
➡Gesichtsschädel, ➡Viscerocranium, ➡Viszerokranium.

Splen
➡Milz, ➡Lien.

Spondylarthritis ankylopoetica
➡Spondylitis ankylosans, ➡Morbus Bechterew, ➡Bechterew-Strümpell-Marie-Krankheit, ➡Ankylosierende Spondylitis.

Spondylitis
➡Wirbelentzündung, ➡Wirbelkörperentzündung.
Eine ➡Entzündung eines oder mehrerer ➡Wirbel bzw. ➡Wirbelkörper.

Spongiosa
➡Substantia spongiosa, ➡Bälkchenknochen, ➡Schwammknochen, ➡Trabekelsystem.

Spontanatmung
➡Spontane Ventilation, ➡Spontaneous Ventilation, ➡SV.
a) Die selbstständige, kontinuierlich ablaufende ➡Atmung, die durch unbewusste physiologische Prozesse gesteuert wird. Die Spontanatmung stellt sicher, dass die Atmung auch während des Schlafes oder bei Bewusstlosigkeit abläuft. Sie lässt sich durch willkürliche Beeinflussung modifizieren, aber nicht vollständig unterdrücken.
b) Atmung eines tracheotomierten Patienten ohne Unterstützung eines ➡Beatmungsgerätes.

Spontane Ventilation
➡Spontanatmung, ➡Spontaneous Ventilation, ➡SV.

Spontaneous Ventilation
➡Spontanatmung, ➡Spontane Ventilation, ➡SV.

Spontanerregung
Veränderungen des ➡Membranpotentials einer ➡Zelle, ohne dass diese von außen durch einen ➡Reiz ausgelöst wurden.

Sprachbildung
➡Sprachproduktion, ➡Lautbildung.

Sprachproduktion
➜Lautbildung, ➜Sprachbildung.
Die Produktion von gesprochener oder geschriebener Sprache und die damit verbundenen kognitiven und biologischen Prozesse.

Sprachverlust
➜Aphasie, ➜Sprachversagen, ➜Aphemie.

Sprachversagen
➜Aphasie, ➜Sprachverlust, ➜Aphemie.

Sprachzentrum
Die Gehirnareale, die für die Sprachverarbeitung und -produktion verantwortlich sind.

Sprechapraxie
➜Neurologisch bedingte, erworbene ➜zerebrale ➜Sprechstörung, meist in Verbindung mit einer ➜Aphasie.

Sprechen
Der Gebrauch der menschlichen ➜Stimme, sowie die Erzeugung von artikulierten Lauten zur gegenseitigen ➜Kommunikation auf zwischenmenschlicher Ebene.

Sprechfehler
➜Sprechstörung.

Sprechkanüle
Eine ➜Trachealkanüle, deren Zweck ist es, die ➜Expiration zu erleichtern. Entweder sind diese Trachealkanülen nicht blockbar, weil sie keinen ➜Cuff besitzen, oder sie sind mit einer Fensterung bzw. ➜Siebung versehen. Dadurch kann Luft bei der Expiration durch die Kanüle und durch die Siebung direkt zum ➜Kehlkopf strömen. Eine Sprechkanüle muss für die ➜Phonation mit einem ➜Sprechventil versehen und entblockt werden, damit die Luft bei der Ausatmung umgelenkt werden kann.

Sprechstörung
➜Sprechfehler.
Die Unfähigkeit, Sprachlaute korrekt und deutlich zu artikulieren.

Sprechventil
➜Phonationsventil.
Ein Sprechventil wird an Stelle der ➜künstlichen Nase auf die ➜Trachealkanüle gesetzt. Durch seinen Aufbau öffnet es sich bei der ➜Inspiration und verschließt sich bei ➜Expiration. Damit wird die Ausatemluft an der entblockten Trachealkanüle vorbei durch den Kehlkopf gelenkt und kann dort für die ➜Phonation genutzt werden. Die Einatmung wird dabei nicht verändert und läuft weiter über die Kanüle.

Spurenelement
➜Mikroelement.
➜Mineralstoffe, die vom Menschen nur in sehr geringen Mengen benötigt werden.

Sputum
(lat. *spuere*, spucken) ➜Auswurf, ➜Expektorat.
Das abgehustete und schließlich ausgespuckte, schleimige ➜Sekret als eine Mischung aus ➜Tracheobronchialsekret und ➜Speichel.

S-R-Modell
➜Reiz-Reaktions-Modell, ➜Stimulus-Response-Modell, ➜S-R-Modell, ➜Reiz-Reaktions-Muster.

SSL
➜Stabile Seitenlage, ➜Seitenlagerung, ➜Seitenlage.

Stabile Seitenlage
➜SSL, ➜Seitenlage, ➜Seitenlagerung.
Eine Standardlagerung einer selbstständig atmenden bewusstseinsgetrübten oder ➜bewusstlosen Person, die der ➜Aspirationsprophylaxe dient.

Staff Observation Aggression Scale – Revised
➡️SOAS-R.
Der Fragebogen von Nijman et al. (1999), mit dem sich die Häufigkeit, Schwere und Art aggressiven Patientenverhaltens bei stationären psychiatrischen Patienten messen lässt.

Staging
➡️Tumorstaging, ➡️Tumorstadieneinteilung, ➡️TNM-Klassifikation.
Die Einschätzung des Ausmaßes einer i.d.R. malignen Tumorerkrankung. Das Ausmaß wird in erster Linie oft anhand von Größe und Lokalisation beurteilt, allerdings spielen auch weiterere Faktoren bei der Beurteilung einer Tumorerkrankung eine wichtige Rolle. Zum Staging von Tumoren wird international überwiegend die TNM-Klassifikation verwendet.

Stammbronchus
➡️Hauptbronchus in der Lunge.

Stammganglien
➡️Nuclei basales, ➡️Basalganglien.

Stammhirn
Zusammenfassung (aus entwicklungsgeschichtlicher Sicht) folgender Hirnstrukturen: ➡️Hirnstamm mit ➡️Mittelhirn, ➡️Brücke und ➡️Medulla oblongata sowie ➡️Zwischenhirn. Im klinischen Sprachgebrauch sollte nur der Begriff ➡️Hirnstamm verwendet werden.

Stammzelle
➡️Zellen, die keine oder nur geringe ➡️Differenzierung aufweisen und damit noch nicht auf ihre Funktion im späteren Organismus festgelegt sind. Aus Stammzellen können durch Teilung weitere Stammzellen oder durch Differenzierung spezialisierte Zellen hervorgehen.

Standardbikarbonat
Die mittels ➡️Blutgasanalyse ermittelte ➡️Bikarbonatkonzentration des ➡️Blutplasmas unter physiologischen Normbedingungen.

Standataxie
➡️Standunsicherheit.

Ständige Impfkommission
➡️STIKO, ➡️Ständige Impfkommission am Robert Koch-Institut.
Expertenkommission am Robert Koch-Institut in Berlin, die sich mit den gesundheitspolitisch wichtigen Fragen zu Schutzimpfungen und Infektionskrankheiten in Forschung und Praxis beschäftigt und entsprechende Empfehlungen (darunter auch den jeweils gültigen Impfkalender) herausgibt.

Ständige Impfkommission am Robert Koch-Institut
➡️Ständige Impfkommission, ➡️STIKO.

Standunsicherheit
➡️Standataxie.
Eine Störung der Körperhaltung bzw. Haltungsinnervation, die sich durch Unsicherheiten beim Stehen und Körperschwankungen bemerkbar macht.

Staphylokokken
(altgriech. *staphyle*, Traube und *kokkos*, Korn, Samen) Kugelförmige ➡️Bakterien, die sich ➡️aerob und ➡️anaerob vermehren können. Kugelförmige Bakterien, die einerseits zur Normalflora gehören, aber auch unter gewissen Umständen Krankheiten auslösen können.

Stärke
(lat. *amylum*, Stärke) ➡️Amylose.
In der Natur häufigste ➡️Polysaccharid, welches aus vielen zusammengesetzten ➡️Monosacchariden besteht.

Starkes Schwitzen
(griech. *hidros*, Schweiß) ➡️Hyperhidrose, ➡️Hyperhidrosis.
Eine unphysiologisch sehr starke ➡️Schweißbildung.

Stärkezucker
➡Glukose, ➡Glucose, ➡Traubenzucker, ➡Dextrose, ➡Glykose, ➡Saccharum amylaceum, ➡Saccharum uvarum.

Statin
(Pl. Statine) ➡CSE-Hemmer, ➡Cholesterin-Synthese-Enzym-Hemmer, ➡HMG-CoA-Reduktasehemmer.
Medikamente, die über die Hemmung eines ➡Enzyms die Produktion von ➡Cholesterin im ➡Körper verringern (z.B. ➡Simvastatin).

Stationär
(lat. *stare, statum*, stehen) ➡Stationäre Behandlung, ➡Krankenhausaufenthalt.
Der Verbleib eines Patienten für medizinische Behandlungen oder Pflegeleistungen, bei dem der Patient über Nacht in der Behandlungs- oder Pflegeeinrichtung untergebracht wird.

Stationäre Behandlung
➡Stationär, ➡Krankenhausaufenthalt.

Statisch
Das von Kräften erzeugte Gleichgewicht betreffend, die Statik betreffend.

Statistik
Die Lehre von der Sammlung, Analyse, Interpretation, Organisation und Präsentation von Daten.

Status asthmaticus
Ein schwerer, ➡prolongierter ➡Asthmaanfall.

Status epilepticus
➡Epileptischer Status.
Ein fortbestehender ➡epileptischer Anfall.

Status idem
Unveränderter Befund.

Status praesens
➡Befund, ➡Ist-Zustand.

Staublungenkrankheit
➡Silikose, ➡Quarzstaublungenerkrankung.

Stein
➡Konkrement.

Steinsalz
➡Natriumchlorid, ➡Kochsalz, ➡NaCl, ➡Halit, ➡Speisesalz, ➡Natrium chloratum.

Steißbein
➡Steißbein, ➡Os coccygis, ➡Os coccygeum.
4-5 ➡Steißbeinwirbel bilden den untersten Teil der ➡Wirbelsäule. Es besteht aus 3-5 ➡rudimentären Wirbelknochen.

Steißbeinwirbel
➡Vertebrae coccygeae.

Stellknorpel
➡Cartilago arytaenoidea, ➡Aryknorpel, ➡Gießkannenknorpel.
Teil des Larynx.

Stellungssinn
➡Propriozeption.
Empfindung über die aktuelle Ausgangstellung des Körpers

Stenokardie
➡Angina pectoris, ➡Brustenge, ➡Herzbräune, ➡Herzenge.

Stenose
➡Stenosis, ➡Verengung, ➡Striktur.
In der Medizin: Jede Form von Verengung eines röhrenförmigen Körperabschnitts.

Stenosis
➡Stenose, ➡Verengung, ➡Striktur.

Stent
Eine ➡Endoprothese, die zur inneren Schienung dient.
a) ➡Gefäßstütze. Als Blutgefäßstent bezeichnet man ein feines, dehnbares Röhrchen aus Metall- oder Kunststoffgeflecht,

das in eine →Arterie eingesetzt wird.

b) In der →Onkologie und →Palliativmedizin werden Stents zudem eingesetzt, um Hohlorgane offen zu halten und z.B. Verengungen der →Atemwege, →Gallenwege oder der →Speiseröhre durch →Tumoren zu behandeln.

Steran
→Steroid.
Ein Kohlenwasserstoffmolekül, das sich aus drei sechsgliedrigen und einem fünfgliedrigen Kohlenstoffring zusammensetzt. Es stellt die Grundstruktur für die Stoffgruppe der →Steroide dar.

Sterbebegleitung
a) Hilfe beim Sterben. Die tatsächliche Handlung des unterstützenden Menschen bei einem Sterbenden, und zwar unabhängig von einer bestimmten Weltanschauung, vom Sterbeort, von bestimmten Krankheitsbildern oder Formen des Umgangs.
b) Organisierte Sterbebegleitung bezeichnet die Tätigkeit von Menschen in einer Gruppe, die - oft unter dem Einfluß der →Hospizidee - in organisierter Form sterbende Menschen begleiten.

Sterbehilfe
Unter diesem Begriff wird sowohl die →Sterbebegleitung („Hilfe beim Sterben") verstanden als auch das Töten oder →Sterbenlassen eines schwer Kranken oder sterbenden Menschen aufgrund seines eigenen ausdrücklichen oder mutmaßlichen Verlangens („Hilfe zum Sterben"). Dabei werden vier Formen unterschieden:
a. →Passive Sterbehilfe,
b. →Indirekte Sterbehilfe,
c. →Beihilfe zum Suizid
d. →Aktive Sterbehilfe.

Sterben
→Ableben, →Verscheiden.
Der Übergang eines Lebewesens vom →Leben in den →Tod. Der Prozess des Sterbens ist durch eine fortschreitende Reduktion der →Vitalfunktionen bis zu ihrem vollständigen Erliegen gekennzeichnet.

Sterbenlassen
→Passive Sterbehilfe.

Sterblichkeit
→Mortalität, →Todesrate, →Sterblichkeitsrate, →Sterblichkeitsmaß.

Sterblichkeitsmaß
→Mortalität, →Sterblichkeit, →Todesrate, →Sterblichkeitsrate.

Sterblichkeitsrate
→Mortalität, →Sterblichkeit, →Todesrate, →Sterblichkeitsmaß.

Sternal
Das Brustbein betreffend.

Sternokostale Dysplasie
→Trichterbrust, →Pectus excavatum.

Sternum
→Brustbein.

Sternumfraktur
→Brustbeinfraktur.
Ein seltener Knochenbruch des Brustbeins meist infolge direkter Gewalteinwirkung.

Steroid
(altgriech. *stereós*, fest) →Steran.
Eine Gruppe chemischer Verbindungen, die auf dem →Kohlenwasserstoff Steran aufbauen. Steroide spielen im menschlichen →Stoffwechsel eine wichtige Rolle, indem sie etwa als →Hormone wirken oder Teil von zellulären →Membranen sind.

Steroidhormon
→Kortikosteroid,   →Corticosteroid,
→Corticoid, →Kortikoid.

Hormon, der aus dem ➡Cholesterin entstehen. Schlecht wasserlöslich.

Stethoskop
Ein Diagnosewerkzeug zur Beurteilung von Schallphänomenen im Innern von Hohlkörpern.

StGB
➡Strafgesetzbuch.

Stickhusten
➡Pertussis, ➡Keuchhusten, ➡Tussis convulsiva.

Stickoxydul
➡Lachgas, ➡Distickstoffoxid, ➡ Distickstoffmonoxid.

Stickstoff
➡Nitrogenium.
Nicht-metallisches chemisches Element, das den größten Anteil der irdischen Atmosphäre bildet.

Stickstoffmonoxid
Ein chemisches Element, das aus einem Sauerstoff- und einem Stickstoffatom aufgebaut ist. Es spielt als Gasotransmitter eine entscheidende Rolle bei der Regulation der Weite von Blutgefäßen.

Stickstoffnarkose
➡Tiefenrausch.
Die neurologischen Effekte, die durch die vermehrte Lösung von ➡Stickstoff im ➡Blut in größeren Tauchtiefen auftreten.

STIKO
➡Ständige Impfkommission, ➡Ständige Impfkommission am Robert Koch-Institut.

Stille Aspiration
Von einer stillen ➡Aspiration spricht man, wenn der beim Verschlucken normale ➡Hustenreflex fehlt. Die eingeatmete Substanz wird nicht abgehustet und verbleibt in den unteren ➡Atemwegen.

Stimmband
➡Ligamentum vocale.
Ein Teil der ➡Stimmlippe. Ein elastisches Band, das zwischen dem ➡Stellknorpel und dem ➡Schildknorpel läuft.

Stimmbandfehlfunktion
➡Vocal Cord Dysfunction, ➡VCD.
Eine Funktionsstörung der ➡Stimmbänder bezeichnet, bei der sich diese plötzlich eng stellen und sich sogar für eine kurze Zeit verschließen können.

Stimmbandlähmung
➡Rekurrensparese, ➡Recurrensparese, ➡Stimmbandparese.
Eine durch den Ausfall des ➡Nervus laryngeus recurrens bedingte ➡Lähmung der inneren ➡Kehlkopfmuskulatur.

Stimmbandparese
➡Rekurrensparese, ➡Recurrensparese, ➡Stimmbandlähmung.

Stimmbildung
➡Phonation, ➡Fonation.
Die Vorgänge, die zu einer kontrollierten Erzeugung von Tönen, durch die im ➡Kehlkopf befindlichen ➡Stimmlippen führen. Siehe auch ➡Fensterung, ➡Gefensterte Trachealkanule, ➡Siebung.

Stimme
Durch die ➡Stimmlippen eines Menschen erzeugte und in den ➡Mund-, ➡Rachen- und ➡Nasenhöhlen modulierte Schall.

Stimmfalte
➡Stimmlippe, ➡Plica vocalis, ➡Labia vocalia.

Stimmlippe
➡Stimmfalte, ➡Plica vocalis, ➡Labia vocalia.
Zwei horizontal verlaufende, mit ➡Schleimhaut bedeckte Gewebefalten innerhalb des ➡Kehlkopfs, die für die ➡Stimmbildung verantwortlich sind.

Stimmnerv
➡Nervus laryngeus recurrens, ➡Nervus recurrens, ➡Recurrensnerv, ➡Rückläufiger Kehlkopfnerv.

Stimmritze
➡Rima glottidis.
Der spaltförmige Raum zwischen den Stimmlippen.

Stimulation
(lat. *stimulare*, anstacheln, anregen)
In der ➡Medizin die Anregung physischer oder psychischer Strukturen durch ➡endogene oder ➡exogene ➡Reize.

Stimulus
➡Reiz.

Stimulus-Response-Modell
➡Reiz-Reaktions-Modell, ➡Stimulus-Response-Modell, ➡S-R-Modell, ➡Reiz-Reaktions-Muster.

Stirn
➡Regio frontalis.
Der obere Teil des menschlichen ➡Gesichts.

Stirnhöhle
➡Sinus frontalis.
Paarig angelegte, mit ➡Flimmerepithel ausgekleidete Hohlräume.

Stoffwechsel
➡Metabolismus.
Den Transport und die chemische Umwandlung von Stoffen in einem Organismus. Siehe auch ➡Anaboler Stoffwechsel und ➡Kataboler Stoffwechsel.

Stoffwechselerkrankung
➡Stoffwechselstörung.

Stoffwechselstörung
➡Stoffwechselerkrankung.
➡Krankheit, die durch Störung des ➡Metabolismus entsteht.

Stoma
Eine durch einen Arzt geschaffene Hohlorganmündung zur Körperoberfläche. Es handelt sich also um eine künstliche angelegte ➡Körperöffnung.

Stomachus
➡Magen, ➡Ventriculus, ➡Gaster.

Stomatitis
Eine ➡Entzündung der ➡Mundschleimhaut.

Stomatogen
Vom Mund bzw. von der Mundschleimhaut ausgehend.

Störung
In der ➡Medizin:
a) eine körperliche Funktionsstörung beim Menschen (➡Dysfunktion),
b) die ➡Psychische Störung, als erhebliche Abweichung im Erleben oder Verhalten,
c) Entwicklungsstörung bei Menschen.

Strafanzeige
Die Mitteilung eines Sachverhalts an die zuständigen Strafverfolgungsbehörden, der nach Auffassung des Mitteilenden einen Straftatbestand erfüllen könnte.

Strafgesetzbuch
➡StGB.
In Deutschland die Regelung der Kernmaterie des materiellen Strafrechts.

Strahlenheilkunde
➡Radiologie, ➡Strahlenmedizin, ➡Röntgenologie.

Strahlenmedizin
➡Radiologie, ➡Strahlenheilkunde, ➡Röntgenologie.

Strahlung
In der Physik eine Form der Energieausbreitung.

Stratum meningeale
Die innere Schicht der ➡Dura mater spinalis.

Streifung
➡Transitorische ischämische Attacke, ➡Transiente ischämische Attacke, ➡TIA.

Streptococcus
➡Streptokokken.

Streptococcus mutans
➡Streptokokkus mutans.
Bakterienart, die hauptsächlich die Zahnkaries verursacht und bei fast jedem Menschen im Speichel vorkommt.

Streptococcus pneumoniae
➡Pneumokokken.

Streptokinase
Ein ➡Protein, das von ➡Streptokokken gebildet wird und fibrinspaltend wirksam ist.

Streptokokken
➡Streptococcus.
Eine Gruppe ➡grampositiver ➡Bakterien, die zur Familie der ➡Kokken gehören.

Streptokokkus mutans
➡Streptococcus mutans.

Stress
Eine psychophysische Alarmreaktion, die sich als gesteigerte Aktivität des ➡vegetativen Nervensystems und der ➡endokrinen Organe äußert.

Stressfaktoren
➡Stressoren.

Stresshormon
➡Adrenalin.

Stressoren
➡Stressfaktoren.
Alle inneren und äußeren Reize, die ➡Stress verursachen und dadurch das

betroffene ➡Individuum zu einer Reaktion der aktiven Anpassung veranlassen. Der ➡Organismus interpretiert die auf ihn einwirkenden Reize und ihre Auswirkungen für die jeweilige Situation und bewertet sie entweder positiv oder negativ.

Stressreaktion
a) Eine durch die Evolution geformte, sehr schnelle Anpassungsmöglichkeit des Körpers an auftretende Gefahrensituationen.
b) Die körperliche und seelische Reaktion auf die Einwirkung von ➡Stressoren, welche das innere Gleichgewicht verletzen.

Strictura
➡Striktur, ➡Stenose.

Stridor
Ein ➡pathologisches ➡Atemnebengeräusch, das durch eine Verengung bzw. teilweise Verlegung der ➡Atemwege entsteht.

Striktur
➡Strictura, ➡Stenose, ➡Stenosis, ➡Verengung.
Eine hochgradige Stenose des ➡Lumens eines Hohlorgans.

Stroller
Ein tragbarer Behälter für den mobilen Einsatz für Patienten mit ➡Sauerstofftherapie. I.d.R. kann er direkt über die stationäre Einheit befüllt werden.

Strömungsgeschwindigkeit
➡Flow.

Strömungswiderstand
➡Atemwegswiderstand, ➡Atemwiderstand, ➡Atembewegungswiderstand, ➡Resistance, ➡Widerstand.
Eine Kraft, die der relativen Bewegung eines Objekts in einem Gas (oder Flüssigkeit) entgegenwirkt.

Strukturierte Informationssammlung
→SIS.

Ein Konzept zur Dokumentation eines Pflegeprozesses. Sie ermöglicht, dass eine konsequent an den individuellen Bedürfnissen der pflegebedürftigen Person orientierte Maßnahmenplanung erfolgen kann. Die Strukturierte Informationssammlung erfolgt in der Regel im Rahmen eines Erst-oder Aufnahmegesprächs im Dialog zwischen pflegebedürftiger Person und Pflegefachkraft. Es werden fachliche Einschätzungen zur individuellen Pflegesituation in fünf Themenfeldern vorgenommen: Kognition und Kommunikation, Mobilität und Bewegung, Krankheitsbezogene Anforderungen und Belastungen sowie Selbstversorgung und Leben in sozialen Beziehungen. Durch die fachliche Einschätzung der Pflegefachkraft werden zusätzlich in einer speziellen Matrix die jeweiligen Pflegerisiken im Zusammenhang mit den Themenfeldern wie Sturz mit Bewegung / Mobilität ermittelt. Im Anschluss daran kann – auf Grundlage der SIS (einschließlich der Matrix zur Risikoeinschätzung) – der Handlungsbedarf in der Maßnahmenplanung dokumentiert werden.

Strukturprotein
→Faserprotein.

→Eiweißmoleküle, die in erster Linie für den Aufbau von Gerüstelementen in →Zellen oder →Geweben dienen.

Struma
→Kropf, →Schilddrüsenvergrößerung, →Satthals, →Schilddrüsenhyperplasie.

Eine Vergrößerung der →Schilddrüse (nach innen oder außen) über die Obergrenze ihres alters- und geschlechtsspezifischen Referenzbereiches.

Stuhl
→Faeces, →Fäzes, →Kot.

Ein →Exkrement des menschlichen →Darms.

Stuhlentleerung
→Defäkation, →Stuhlgang.

Stuhlgang
→Defäkation, →Stuhlentleerung.

Stuhlverstopfung
→Obstipation, →Verstopfung.

Eine →akute oder →chronische Stuhlverstopfung des →Darms.

Stumme Myokardischämie
→Stummer Infarkt, →Asymptomatische Myokardischämie, →Stummer Herzinfarkt.

Eine klinisch nachweisbare Minderdurchblutung des Herzmuskels, die keine Symptome von Angina pectoris verursacht.

Stummer Herzinfarkt
→Stummer Infarkt, →Stumme Myokardischämie, →Asymptomatische Myokardischämie.

Stummer Infarkt
→Stumme Myokardischämie, →Asymptomatische Myokardischämie, →Stummer Herzinfarkt.

Stupor
(lat. *stupor*, Starrheit) →Erstarrung.

Ein →pathologischer Zustand mit vollständigem Aktivitätsverlust bei ansonsten wachem →Bewusstseinszustand.

Sturz
„Ein Sturz ist jedes Ereignis, in dessen Folge eine Person unbeabsichtigt auf einer tieferen Ebene oder dem Boden zu liegen kommt" (nach Definition von →Expertenstandard Sturzprophylaxe). Siehe auch →Absturz.

Stützgewebe
→Bindegewebe, →Bindegewebsstrang, →Bindegewebsschlauch, →Textus connectivus.

Stylopodium
a) ➜Oberschenkel, ➜Femur.
b) ➜Oberarm, ➜Brachium.

Subarachnoidalblutung
➜SAB.
Eine arterielle Blutung in den ➜Subarachnoidalraum.

Subarachnoidalraum
➜Cavum subarachnoidale, ➜Spatium subarachnoidale.
Ein Spaltraum zwischen der ➜Arachnoidea mater und der ➜Pia mater. Enthält außer ➜Blutgefäßen und ➜Hirnnerven, die in das Gehirn ein- und aus diesem austreten, normalerweise nur ➜Liquor.

Subcutan
➜Subkutan.

Subcutis
➜Unterhaut, ➜Subkutis, ➜Subkutangewebe, ➜Hypoderm, ➜Hypodermis, ➜Tela subcutanea, ➜Unterhautzellgewebe.
Die unterhalb der ➜Cutis gelegene Schicht der ➜Haut, die vor allem aus lockerem ➜Bindegewebe und ➜Fettgewebe besteht.

Subglottisch
Unterhalb der Stimmritze bzw. die Subglottis betreffend.

Subglottische Absaugung
Eine Absaugform, mit der das ➜Sekret aus dem ➜subglottischem Raum oberhalb des ➜Cuffs abgesaugt wird, damit das verkeimte Sekret nicht in die untere ➜Atemwege gelangen kann. Eine Absaugung mit ➜Kathetern ist nur schwer bis gar nicht möglich, daher braucht man für diese Form der Absaugung eine Trachealkanüle mit Absaugkanal.

Subglottische Stenose
Eine Einengung des ➜Atemwegs in Höhe des ➜Ringknorpels. Die Stenose macht sich zuerst durch zunehmende ➜Atemnot bei Belastung bemerkbar. Die ➜Stimme ist nur sekundär betroffen.

Subglottischer Raum
Der Raum der Sekretansammlung unterhalb der ➜Stimmlippen und oberhalb des ➜Cuffs.

Subkonjunktival
Applikationsform: unterhalb der Bindehaut des Auges.

Subkutan
➜Subcutan.
Applikationsform (s.c.): unter die Haut, in die Subkutis.

Subkutangewebe
➜Subcutis, ➜Unterhaut, ➜Subkutis, ➜Hypoderm, ➜Hypodermis, ➜Tela subcutanea, ➜Unterhautzellgewebe.

Subkutis
➜Subcutis, ➜Unterhaut, ➜Subkutangewebe, ➜Hypoderm, ➜Hypodermis, ➜Tela subcutanea, ➜Unterhautzellgewebe.

Sublingual
Applikationsform (s.l.): unter die Zunge.

Submukös
Unterhalb der Mukosa bzw. unterhalb der Schleimhaut gelegen.

Submukosa
➜Tela submucosa, ➜Tunica submucosa, ➜Submuköse Bindegewebsschicht.
Eine dünne ➜Bindegewebsschicht unterhalb der eigentlichen ➜Schleimhaut, die u.a. im ➜Gastrointestinaltrakt, in den ➜Atemwegen und im ➜Harntrakt vorkommt.

Submuköse Bindegewebsschicht
➜Submukosa, ➜Tela submucosa, ➜Tunica submucosa.

Subperiostal
Unterhalb der Knochenhaut.

Subphrenisch
Unterhalb des Zwerchfells.

Subsegmentbronchien
➡Bronchus subsegmentalis, ➡Ramus subsegmentalis.
Die Verzweigungen des Bronchialsystems, Die durch die Aufspaltung der ➡Segmentbronchien entstehen. Jeder Segmentbronchus teilt sich in 2 Subsegmentbronchien.

Substantia alba
➡Weiße Substanz.

Substantia compacta
➡Knochenkompakta, ➡Compacta, ➡Corticalis, ➡Kortikalis, ➡Substantia corticalis.
Der äußere, kompakte Teil des Knochens, der aus dicht gepackten ➡Knochenlamellen zusammengesetzt ist.

Substantia corticalis
➡Substantia compacta, ➡Knochenkompakta, ➡Compacta, ➡Corticalis, ➡Kortikalis.

Substantia grisea
➡Graue Substanz.

Substantia nigra
(lat. *niger*, schwarz) ➡Soemmering-Ganglion, ➡Schwarze Substanz.
Ein Kernkomplex im Bereich des ➡Mesencephalon, der durch einen hohen intrazellulären Gehalt an ➡Melanin und ➡Eisen dunkel gefärbt erscheint.

Substantia reticularis
➡Formatio reticularis.

Substantia spongiosa
(lat. *spongia*, Schwamm) ➡Spongiosa, ➡Schwammknochen, ➡Bälkchenknochen, ➡Trabekelsystem.
Ein im Innenraum des Knochens schwammartig aufgebautes System, das aus feinen ➡Knochenbälkchen besteht.

Substitution
(lat. *substituere*, ersetzen) Im Allgemeinen das Ersetzen einer bestimmten Sache durch eine andere.

Substrat
(lat. *sub*, unter und *stratum*, Schicht)
In der ➡Biochemie ein ➡Molekül, das eine Affinität zum aktiven Zentrum eines ➡Enzyms besitzt und damit von diesem in einer katalysierten Reaktion umgesetzt werden kann. Der Begriff wird in der ➡Medizin häufig gleichbedeutend mit „Grundlage" oder „Grundsubstanz" verwendet.

Subthalamus
Ein Teil des Diencephalons.

Subungual
Unterhalb eines Nagels.

Succus gastricus
➡Magensaft, ➡Magensekret.

Sucht
➡Abhängigkeit, ➡Abhängigkeitserkrankung.

Sucrose
➡Saccharose, ➡Saccharum album, ➡Rohrzucker, ➡Rübenzucker, ➡Haushaltszucker.

Sudor
➡Schweiß.

Suffizient
(lat. *sufficere*, ausreichen) Ausreichend. In der Medizin: Beschreibung der Organe, mit zufriedenstellender Funktion oder Therapien, die zum Heilungserfolg führen.

Suicidium
➡Suizid, ➡Selbstmord, ➡Selbsttötung, ➡Mors voluntaria, ➡Freitod.

Suizid
(lat. *sui*, seiner, selbst und *caedere*, [er]schlagen, fällen, töten, morden)
➡Suicidium, ➡Selbstmord, ➡Selbsttötung, ➡Mors voluntaria, ➡Freitod.

Die vorsätzliche Beendigung des eigenen Lebens.

Sulcus centralis
➡Zentrale Furche.

Sulcus cerebri
➡Hirnfurche, ➡Gehirnfurche.

Sulcus terminalis linguae
(lat. *sulcus*, Furche, Rinne und *terminus*, Grenze, Ende) Eine V-förmige Furche im Bereich der ➡Zungenwurzel, deren Spitze nach ➡dorsal gerichtet ist. An der Spitze dieser Furche befindet sich das ➡Foramen caecum linguae.

Sulfur
➡Schwefel.

Superficial
➡Superfiziell, ➡Superficialis, ➡Superfizial.

Superficialis
➡Superfiziell, ➡Superficial, ➡Superfizial.

Superfizial
➡Superfiziell, ➡Superficialis, ➡Superficial.

Superfiziell
(lat. *superficies*, Oberfläche) ➡Superficialis, ➡Superficial, ➡Superfizial.
Der Begriff bezeichnet oberflächlich gelegene Strukturen und nimmt als Bezug in vielen Fällen die allgemeine ➡Körperfaszie.

Superior
Der obere, oberhalb, oberhalb, auf das Kopfende zu.

Supervision
Eine Beratungs- und Lernform, die problembezogen die Praxis im Tätigkeitsfeld (Beruf, ehrenamtliche Tätigkeit) in den Blick nimmt. Ihr Ziel ist eine möglichst gute Harmonisierung von eigener Rolle im Tätigkeitsfeld und Person. Supervision will auf diese Weise die fachliche und persönliche Kompetenz der Teilnehmenden vertiefen. Der Weg zu diesem Ziel führt über das Bewußtmachen eigener Möglichkeiten und Grenzen, durch realistische Wahrnehmung und Einschätzung des zwischenmenschlichen und institutionellen Bezugsrahmens. Der Lernprozeß entwickelt geeignete Verhaltensalternativen.

Supp.
➡Suppositorium, ➡Zäpfchen.

Suppositorium
➡Supp.
➡Zäpfchen, die zur ➡rektalen oder ➡vaginalen Gabe von ➡Medikamenten verwendet werden.

Suppression
(lat. *supprimere*, unterdrücken) In der Medizin die Unterdrückung bzw. Hemmung eines biologischen Ablaufs bzw. einer genetischen Information.

Supraclaviculär
➡Supraklavikulär, ➡Supraklavikular.

Supraglottis
➡Vestibulum laryngis.

Suprahyale Muskulatur
➡Suprahyale Muskulatur, ➡Obere Zungenbeinmuskulatur, ➡Suprahyoidale Muskulatur, ➡Mundbodenmuskulatur.
Die ➡Skelettmuskeln, die von ➡kranial her kommend am ➡Zungenbein ansetzen, sich also oberhalb des Zungenbeins befinden. Die Muskulatur unterhalb des Zungenbeins bezeichnet man als ➡infrahyale Muskulatur.

Suprahyoidale Muskulatur
➡Suprahyale Muskulatur, ➡Obere Zungenbeinmuskulatur, ➡Mundbodenmuskulatur.

Supraklavikular
➡Supraklavikulär, ➡Supraclaviculär.

Supraklavikulär
→Supraclaviculär, →Supraklavikular.
Oberhalb der Clavicula gelegen. Lagebezeichnung für anatomische Strukturen.

Suprapubischer Blasenkatheter
→Suprapubischer Dauerkatheter, →SDK, →SPDK, →Suprapubischer Fistelkatheter, →SFK, →SPFK, →Suprapubischer Katheter, →Bauchdeckenkatheter.
Ein →Blasenkatheter, der oberhalb des →Schambeins durch die →Bauchwand in die →Harnblase eingeführt wird und so den →Urin unter Umgehung der →Harnröhre ableitet.

Suprapubischer Dauerkatheter
→Suprapubischer Blasenkatheter, →SDK, →SPDK, →Suprapubischer Fistelkatheter, →SFK, →SPFK, →Suprapubischer Katheter, →Bauchdeckenkatheter.

Suprapubischer Fistelkatheter
→Suprapubischer Blasenkatheter, →Suprapubischer Dauerkatheter, →SDK, →SPDK, →SFK, →SPFK, →Suprapubischer Katheter, →Bauchdeckenkatheter.

Suprapubischer Katheter
→Suprapubischer Blasenkatheter, →Suprapubischer Dauerkatheter, →SDK, →SPDK, →Suprapubischer Fistelkatheter, →SFK, →SPFK, →Bauchdeckenkatheter.

Sura
→Wade.

Surfactant
(Akronym für: *surface active agent*)
→Surfactant Faktor, →Surfactant Factor, →Anti-Atelektase-Faktor, →Oberflächenfaktor.
Eine von →Pneumozyten Typ II in der →Lunge produzierte und auf die Oberfläche des alveolären →Epithels sezernierte, oberflächenaktive Sub-

stanz. Sie verringert die Oberflächenspannung und hält somit die →Alveolen elastisch und offen. Dadurch wird ein effektiver →Gasaustausch ermöglicht.

Surfactant Factor
→Surfactant, →Surfactant Faktor, →Anti-Atelektase-Faktor, →Oberflächenfaktor.

Suspension
Ein zweiphasiges System aus einem feinverteilten, nicht-löslichen Feststoff in einer Flüssigkeit.

Susurrus aurium
→Tinnitus, →Tinnitus aurium, →Ohrenklingeln, →Enechema, →Ohrgeräusch, →Ohrensausen.

Sutur
(Pl. Suturen) →Knochennaht, →Schädelnaht, →Sutura.
Eine bindegewebige Nahtstelle zwischen zwei Schädelknochen.

Sutura
→Sutur, →Knochennaht, →Schädelnaht.

SV
→Spontanatmung, →Spontane Ventilation, →Spontaneous Ventilation.

Symbiont
Der →morphologisch kleinere Partner in einer symbiotischen Beziehung.

Symbiose
In der Biologie das Zusammenleben von Organismen unterschiedlicher Arten. Dieses Zusammenleben ist meist für beide Partner von Nutzen. Der kleinere Organismus, der an einer Symbiose beteiligt ist, wird →Symbiont genannt, der größere →Wirt.

Symbol
(altgriech. *sýmbolon*, Erkennungszeichen) →Sinnbild.

Ein Zeichen für etwas. Das Zeichen steht für eine Bedeutung, die an sich nichts mit dem Zeichen zu tun hat.

Symbolsprache
a) Übermittlung der Information über ein bestimmtes Objekt oder einen Sachverhalt in dessen Abwesenheit unter Nutzung von entsprechenden ➡Symbolen.
b) ➡Terminale Sprache. Die metaphernreiche Sprache Sterbender, die sich ihres Sterbens bewusst werden und dies ihrem Umfeld in Sprachbildern mitzuteilen versuchen. Menschen an ihrem Lebensende bedienen sich in ihren verbalen Äußerungen nicht selten verschlüsselter Ausdrücke, ungewohnter Symbole und ➡archetypischer Bilder.

Symmetrieebene
➡Medianebene.

Sympathetisch
➡Sympathisch.

Sympathikus
(griech. *sympathikos*, mitleidend) ➡Sympathisches Nervensystem, ➡Pars sympathetica, ➡Pars sympathica.
Ein Teil des ➡vegetativen Nervensystems. Durch ihn werden vorwiegend Körperfunktionen innerviert, die den Körper in erhöhte Leistungsbereitschaft versetzen und den Abbau von Energiereserven zur Folge haben.

Sympathisch
➡Sympathetisch.
In der ➡Medizin: den Sympathikus betreffend.

Sympathisches Nervensystem
➡Sympathikus, ➡Pars sympathica, ➡Pars sympathetica.

Sympathomimetikum
➡Adrenergikum, ➡Betamimetikum.

Symptom
➡Symptoma, ➡Krankheitszeichen, ➡Beschwerden.
Alle Zeichen, die in Zusammenhang mit einer ➡Krankheit auftreten und vom Patienten selbst oder vom Arzt wahrnehmbar sind.

Symptoma
➡Symptom, ➡Krankheitszeichen, ➡Beschwerden.

Symptomatik
➡Beschwerdebild.
Die Gesamtheit aller bei einer Erkrankung auftretenden ➡Symptome.

Symptomatisch
Symptome verursachend, die Symptome betreffend oder auf die Symptome zielend.

Symptomatische Therapie
Behandlung der Symptome einer ➡Krankheit, nicht die Krankheitsursache.

Symptomenkomplex
➡Syndrom.

Symptomkontrolle
In der ➡Palliativpflege: Die Linderung der ➡Beschwerden, die Beachtung des ganzen Patienten und seines Umfeldes. Die frühzeitige umfassende Symptomlinderung steigert die Lebensqualität, mindert Depression und verlängert sogar die Lebenszeit.

Synapse
(altgriech. *syn*, zusammen und *haptein*, greifen, fassen, tasten) Eine Kontaktstruktur zur Übertragung eines chemischen oder elektrischen Signals von einer ➡Nervenzelle auf eine andere Nervenzelle oder eine andere Zielzelle (z.B. ➡Muskelzelle).

Synaptischer Spalt
Der Raum zwischen zwei ➡Neuronen, in dem die Neuronen als ➡Synapse miteinander kommunizieren.

Synchron
Zum gleichen Zeitpunkt auftretend bzw. gleichzeitig ablaufend.

Syndrom
(griech. *syn*, zusammen und *dromos*, Lauf) ➡Symptomenkomplex.
Eine bestimmte Konstellation von ➡Symptomen, ➡Anomalien oder ➡Befunden. Die Symptome sind dabei vermutlich durch die gleiche Ursache bedingt und treten immer oder häufig zusammen auf. Ein Syndrom kann eine Gruppe von ➡Erkrankungen, eine eigenständige Erkrankung oder einen Symptomenkomplex ohne Krankheitswert darstellen.

Syndrom X
➡Metabolisches Syndrom, ➡Insulinresistenzsyndrom, ➡IRS, ➡Tödliches Quartett.

Syngen
➡Isogen, ➡Isolog.
Von ➡genetisch identischen ➡Individuen stammend.

Synkope
➡Kreislaufkollaps, ➡Blackout, ➡Kollaps, ➡Zusammenbruch.
Ein kurzer, spontan reversibler Bewusstseinsverlust infolge einer gestörten Durchblutung des Gehirns.

Synthese
(griech. *syn*, zusammen) Die Verbindung oder das Zusammensetzen mehrerer Einzelbestandteile.

Synthetisch
Künstlich erzeugt.

Synthetisieren
Herstellen, erschaffen, bilden.

System der fördernden Prozeßpflege
➡Modell der fördernden Prozesspflege, ➡Pflege nach Krohwinkel, ➡A-EDL-Strukturmodell, ➡Pflege nach A-EDLs.

Systema conducens cordis
➡Erregungsleitungssystem, ➡Reizleitungssystem, ➡Reizbildungssystem, ➡Erregungsbildungssystem, ➡Erregungsüberleitung, ➡Complexus stimulans cordis.

Systema digestivum
➡Verdauungstrakt, ➡Gastrointestinaltrakt, ➡Canalis alimentarius, ➡Verdauungsapparat, ➡Apparatus digestorius, ➡Speisewege, ➡Oberer Verdauungstrakt.

Systema lymphaceum
➡Lymphatisches System, ➡Lymphsystem, ➡Systema lymphoideum, ➡Systema lymphaticum, ➡Systema lymphare.

Systema lymphare
➡Lymphatisches System, ➡Lymphsystem, ➡Systema lymphaticum, ➡Systema lymphoideum, ➡Systema lymphaceum.

Systema lymphaticum
➡Lymphatisches System, ➡Lymphsystem, ➡Systema lymphoideum, ➡Systema lymphaceum, ➡Systema lymphare.

Systema lymphoideum
➡Lymphatisches System, ➡Lymphsystem, ➡Systema lymphaticum, ➡Systema lymphaceum, ➡Systema lymphare.

Systema nervosum
➡Nervensystem.

Systema nervosum centrale
➡Zentrales Nervensystem, ➡Zentralnervensystem, ➡ZNS.

Systema nervosum periphericum
➡Peripheres Nervensystem, ➡PNS.

Systemerkrankung
➡Systemische Erkrankung.
Eine Krankheit, die ein gesamtes Organsystem befällt und nicht auf eine einzige Körperregion beschränkt

bleibt. Siehe auch ➡Multisystemerkrankung.

Systemisch
(altgriech. *sýstema*, System) Ein System von Organen betreffend oder den gesamten Organismus betreffend.

Systemische Erkrankung
➡Systemerkrankung. Siehe auch ➡Multisystemerkrankung.

Systemische Therapie
Die Wirkung eines Medikaments betrifft den gesamten Organismus oder Körper. Dazu gehören nicht nur das Anwenden von Medikamenten, sondern auch Therapien.

Systole
➡Herzauswurfphase.
Die ➡Kontraktionsphase eines Hohlorgans, im engeren Sinne des ➡Herzmuskels.

Systolischer Blutdruck
Der ➡Blutdruck, der während der ➡Herzauswurfphase im ➡Gefäßsystem herrscht.

Szinti
➡Szintigrafie, ➡Szintigraphie, ➡Isotopenuntersuchung.

Szintigrafie
➡Szintigraphie, ➡Isotopenuntersuchung, ➡Szintigrafie, ➡Szinti.
Ein ➡nuklearmedizinisches, bildgebendes Verfahren. Dabei werden dem Patienten ➡radioaktiv markierte Stoffe injiziert. Sie reichern sich in bestimmten ➡Organen an und werden mit Hilfe einer ➡Gammakamera erfasst. Es können dadurch bestimmte ➡Körpergewebe sichtbar gemacht werden.

Szintigramm
Der Bildbefund einer Szintigrafie.

Szintigraphie
➡Szintigrafie, ➡Szinti, ➡Isotopenuntersuchung.

T

Tachyarrhythmie
➡Tachyarrhytmia.
Eine Kombination aus ➡Tachykardie und ➡Herzrhythmusstörung.

Tachyarrhytmia
➡Tachyarrhythmie.

Tachycardie
➡Tachykardie, ➡Herzjagen, ➡Herzrasen.

Tachykardie
(griech. *tachys*, schnell) ➡Herzjagen, ➡Herzrasen, ➡Tachycardie.
Eine Überschreitung der altersüblichen ➡physiologischen ➡Herzfrequenz z.B. über 100 Schlägen pro Minute bei einem Erwachsenen.

Tachypnoe
➡Schnellatmung.
Gesteigerte bzw. überhöhte altersübliche ➡Atemfrequenz.

Tagespflege
Ein Begriff aus der ➡Wohlfahrtspflege. Man unterscheidet zwischen Tagespflege im Bereich der Kinder- und Jugendhilfe und der Altenhilfe (Tagespflege für Senioren) und Behindertenarbeit. Ein Betreuungs- und Pflegeangebot für Menschen, die sich nicht (mehr) selber vollständig versorgen können. Dieses Angebot gilt nur tagsüber. Abend und Nacht verbringen die Pflegebedürftige zu Hause.

Tagesschläfrigkeit
Die Neigung, während des Tages vom ➡Wachzustand in den ➡Schlaf überzugehen. Es ist ein Zeichen reduzierter zentralnervöser Aktivität.

TAH
➡Thrombozytenaggregations-Hemmer, ➡Plättchenaggregationshemmer, ➡Thrombozytenfunktionshemmer, ➡Aggregations-Hemmer.

Taktil
(lat. *tangere*, berühren) Die Tastempfindung betreffend.

Taktile Wahrnehmung
(lat. *tangere*, berühren) ➡Berührungsempfindung.
Die passive ➡Wahrnehmung mechanischer ➡Reize - im Wesentlichen über ➡Mechanorezeptoren.

Talg
➡Sebum, ➡Hautfett.
Das Ausscheidungsprodukt der ➡Talgdrüsen, das dazu dient, die ➡Haut vor dem ➡Austrocknen zu schützen.

Talgdrüse
➡Glandula sebacea.
➡Hautanhangsgebilde, die dazu dient, ➡Talg auszuscheiden, der die ➡Haut gegen Austrocknung schützt.

Taschenklappen
Die ➡Herzklappen an der Auswurfbahn der großen herznahen ➡Arterien, d.h. die ➡Aortenklappe zu Beginn der ➡Aorta und die ➡Pulmonalklappe zu Beginn des ➡Truncus pulmonalis. Taschenklappen gibt es auch in den größeren ➡Lymphgefäßen.

Tastempfindung
➡Tastsinn. Siehe auch ➡Vibrationsempfindung, ➡Pallästhesie, ➡Vibrationssinn.

Tastsinn
➡Tastempfindung.

Er wird in der Literatur nicht einheitlich definiert. Eine Sammelbezeichnung für verschiedene Wahrnehmungsqualitäten der menschlichen ➡Haut bzw. ➡Schleimhaut. Im engeren Sinn umfasst er drei Sinnesqualitäten: ➡Druckempfindung, ➡Berührungsempfindung und ➡Vibrationsempfindung. Im erweiterten Sinn können auch die ➡Temperaturempfindung und die ➡Schmerzempfindung dem Tastsinn zugeordnet werden. Siehe auch ➡Vibrationsempfindung, ➡Pallästhesie, ➡ Vibrationssinn.

Taucherkrankheit
➡Dekompressionskrankheit, ➡DCS, ➡Morbus Caisson, ➡Caissonkrankheit, ➡Kastenkrankheit.
Ein ➡disseminiertes ➡Trauma, das durch Ausperlen von gelösten Gasen (➡Stickstoff, ➡Helium) in verschiedenen Körpergeweben bei einer zu schnellen Druckänderung (rasches Auftauchen) entsteht.

Tb
➡Tuberkulose, ➡Tbc, ➡Morbus Koch, ➡Schwindsucht, ➡Lungenschwindsucht.

Tbc
➡Tuberkulose, ➡Tb, ➡Morbus Koch, ➡Schwindsucht, ➡Lungenschwindsucht.

TCP
➡Tocopherol, ➡Vitamin E.

Technolekt
➡Fachsprache.

Tectum
(lat. tectum, Dach) ➡Mittelhirndach, ➡Tectum mesencephali, ➡Vierhügelplatte, ➡Lamina tecti, ➡Lamina quadrigemina.
Der rückseitige Teil des ➡Mesencephalons.

Tectum mesencephali
➡Tectum, ➡Mittelhirndach, ➡Vierhügelplatte, ➡Lamina tecti, ➡Lamina quadrigemina.

Tectum nasi
➡Nasendach.

Tegmentum
(lat. *tegmentum*, Haube) ➡Tegmentum mesencephali.
Eine Schicht im Bereich des ➡Hirnstamms.

Tegmentum mesencephali
➡Tegmentum.

Teilnahmslosigkeit
(griech. *apátheia*, Unempfindlichkeit) ➡Apathie.
In der Medizin: mangelnde Erregbarkeit und Unempfindlichkeit gegenüber äußeren ➡Reizen.

Tela subcutanea
➡Subcutis, ➡Unterhaut, ➡Subkutis, ➡Subkutangewebe, ➡Hypoderm, ➡Hypodermis, ➡Unterhautzellgewebe.

Tela submucosa
➡Submukosa, ➡Tunica submucosa, ➡Submuköse Bindegewebsschicht.

Telencephalon
➡Großhirn, ➡Endhirn, ➡Cerebrum.

Temperatur
➡Körperkerntemperatur.

Temperaturempfinden
➡Thermosensibilität, ➡Temperaturempfinden, ➡Temperaturempfindung, ➡Thermorezeption, ➡Thermozeption.

Temperaturempfindung
➡Tastsinn, ➡Thermozeption, ➡Temperaturempfinden.
Die Temperaturwahrnehmung, die als spezifische Qualität der ➡Oberflächensensibilität durch freie ➡Nervenendigungen der ➡Haut vermittelt wird.

Temperaturregulation
→Thermoregulation, →Körpertemperaturregulation, →Wärmeregulation.

Temporalhirn
→Temporallappen, →Lobus temporalis, →Schläfenlappen.

Temporallappen
→Lobus temporalis, →Schläfenlappen, →Temporalhirn.
Ein anatomischer Teil des →Großhirns, der unterhalb und seitlich des →Frontallappens und des →Parietallappens liegt.

Tendo
→Sehne.

Tendo Achillis
→Achillessehne, →Tendo calcaneus, →Tendo calcanei, →Tendo musculi tricipitis surae.

Tendo calcanei
→Achillessehne, →Tendo calcaneus, →Tendo musculi tricipitis surae, →Tendo Achillis.

Tendo calcaneus
→Achillessehne, →Tendo calcanei, →Tendo musculi tricipitis surae, →Tendo Achillis.

Tendo musculi tricipitis surae
→Achillessehne, →Tendo calcaneus, →Tendo calcanei, →Tendo Achillis.

TENS
→Transkutane elektrische Nervenstimulation.

Tensemus
(Pl. Tenesmen) Schmerzhafter Stuhl- oder Harndrang.

TEP
→Totalendoprothese, →Endoprothese, →Total-Endoprothese.

Terbutalin
Ein bronchienerweiternder →Wirkstoff aus der Gruppe der →Beta2-Sympathomimetika zur Akut- oder Dauerbehandlung von Asthma, chronischer Bronchitis und COPD. Zu den häufigsten möglichen unerwünschten Wirkungen gehören Zittern, Kopfschmerzen, Hypokaliämie, schneller Puls, fühlbare Herzschläge und Muskelkrämpfe.

Terminal
(lat. *terminus*, Ende) Das Ende betreffend oder im Endstadium oder im weiteren Sinn der/die/das Letzte.

Terminale Sprache
→Symbolsprache.

Terminalphase
„Wenn eine progrediente [fortschreitende] Erkrankung deutlich die Aktivität des Betroffenen beeinträchtigt, wird von der Terminalphase gesprochen. Mit einem raschen Wechsel der Symptome ist zu rechnen, eine engmaschige Betreuung und vermehrte Unterstützung der jetzt noch stärker geforderten Angehörigen ist nötig. Meist zieht sich die Terminalphase über Wochen bis Monate hin, bevor sie in die Sterbephase mündet. Die Sterbephase umfasst die letzten Stunden (selten Tage) des Lebens. Ziel der Betreuung ist es jetzt, einen friedlichen Übergang zu ermöglichen und die Angehörigen zu stützen" (Definition der →Deutschen Gesellschaft für Palliativmedizin)

Terminologie
Die Menge aller Termini eines Fachgebiets. Sie ist Teil der →Fachsprache.

Tertiäres Calciumphosphat
→Calciumphosphat, →Kalziumphosphat, →Tricalciumphosphat, →Tricalciumorthophosphat, →Tribasisches Calciumphosphat.

Tertiäres Gedächtnis
➡Altgedächtnis.

Testen
➡Screening, ➡Rasterung, ➡Auslese.

Testikel
➡Hoden, ➡Testis, ➡Orchis.

Testis
➡Hoden, ➡Testikel, ➡Orchis.

Testlunge
➡Silikonbeutel.
I.d.R. wiederverwendbarer Teil für die Funktionsprüfung von ➡Beatmungsgeräten inkl. Schlauchsystemen.

Testosteron
➡Sexualhormon, ➡Steroidhormon, das in den ➡Hoden und den ➡Nebennierenrinden gebildet wird. Es steuert die Entwicklung der männlichen ➡Geschlechtsmerkmale.

Tetrajodthyronin
➡Thyroxin, ➡L-Thyroxin.

Tetraparese
Eine ➡Lähmung aller vier ➡Extremitäten.

Tetraplegie
➡Plegie, ➡Lähmung, ➡Monoplegie, ➡Paraplegie, ➡Diplegie, ➡Hemiplegie.
Vollständige Lähmung aller vier Extremitäten.

Textus cartilagineus
➡Knorpel, ➡Cartilago, ➡Knorpelplatte, ➡Knorpelgewebe, ➡Knorpelspangen.

Textus connectivus
➡Bindegewebsstrang, ➡Stützgewebe, ➡Bindegewebe, ➡Bindegewebsschlauch.

T-Gedächtnis-Zelle
➡Lymphozyt.
Langlebige T-Zellen mit Antigengedächtnis.

Thalamus
(griech. *thalamos*, Schlafgemach)
➡Thalamus opticus, ➡Thalamus dorsalis, ➡Sehhügel.
Den größte Teil des ➡Diencephalons. Er setzt sich aus vielen ➡Kerngebieten zusammen, die eine besonders starke Verbindung zum gesamten ➡Großhirnkortex aufweisen. Um sich der sensibel-sensorischen Informationen bewusst zu werden, müssen alle aufsteigenden Bahnen – mit Ausnahme der Riechbahn – auf ihrem Weg zum ➡Cortex vorher im Thalamus verschaltet werden. Er wird deshalb oft als „Tor zum Bewusstsein" bezeichnet.

Thalamus dorsalis
➡Thalamus, ➡Sehhügel, ➡Thalamus opticus.

Thalamus opticus
➡Thalamus, ➡Sehhügel, ➡Thalamus dorsalis.

Thalamus ventralis
➡Hypothalamus.

Thanatos
(altgriech. *thánatos*, Tod) ➡Tod.
In der Psychoanalyse: der Todestrieb.

Thebain
➡Paramorphin.
Natürlich vorkommendes ➡Alkaloid aus der Gruppe der ➡Opiate.

T-Helfer-Zellen
➡Lymphozyten.
Aktivieren Plasmazellen und Killerzellen, erkennen Antigene auf antigenpräsentierenden Zellen.

Theophyllin
Ein ➡Medikament aus der Gruppe der ➡Antiasthmatika zur Behandlung von COPD und Asthma bronchiale. Es hat entzündungshemmende, bronchien- und gefässerweiternde Eigenschaften. Zu den häufigsten unerwünschten

Wirkungen gehören Verdauungsstörungen und Herzkreislaufstörungen.

Therapeutisch
Zur Heilung oder die Therapie betreffend.

Therapeutische Breite
➡Therapeutischer Quotient, ➡Therapeutischer Index.
Gibt Auskunft über die Anwendungssicherheit eines ➡Medikaments. Eine Erhöhung der Dosis eines Medikaments bewirkt neben einer Verstärkung des therapeutisch gewünschten Effektes auch eine Zunahme der ➡Nebenwirkungen. Je höher die therapeutische Breite ist, desto sicherer ist ein Arzneimittel in seiner Anwendung.

Therapeutischer Index
➡Therapeutische Breite, ➡Therapeutischer Quotient.

Therapeutischer Quotient
➡Therapeutische Breite, ➡Therapeutischer Index.

Therapie
(griech. *therapeia*, Dienen, Bedienung, Krankenpflege) ➡Behandlung.
Die Behandlung einer ➡Krankheit im weitesten Sinne. Dabei können verschiedene Konzepte zur Anwendung kommen: ➡kausale Therapie oder die ➡symptomatische Therapie. Übergeordnetes Ziel der Therapie ist die möglichst vollständige Wiederherstellung der normalen physischen und psychischen Funktionen des Patienten.

Thermisch
(griech. *thermos*, warm) Die ➡Wärme betreffend bzw. durch Wärme verursacht oder auf Wärme beruhend. Der Begriff wird hauptsächlichen in naturwissenschaftlichen Fächern verwendet.

Thermische Verletzung
➡Thermische Wunde.

Schädigung von Gewebe, die durch Einwirkung von Hitze oder Kälte entstehen. Siehe auch ➡Verbrennung, ➡Erfrierung.

Thermische Wunde
➡Thermische Verletzung.

Thermolabil
➡Wärmeempfindlich, ➡Hitzeempfindlich.
Empfindlich gegenüber Wärme bzw. Hitze.

Thermophil
(altgriech. *thermós*, warm und *phílos*, liebend) Hohe Temperaturen bevorzugend.

Thermoregulation
➡Temperaturregulation, ➡Körpertemperaturregulation, ➡Wärmeregulation.
Alle Mechanismen des menschlichen Körpers zur Aufrechterhaltung einer konstanten ➡Körperkerntemperatur von etwa 37°C.

Thermorezeption
➡Thermosensibilität, ➡Temperaturempfinden, ➡Thermorezeption, ➡Thermozeption.

Thermosensibilität
➡Temperaturempfinden, ➡Thermorezeption, ➡Thermozeption.
Der Temperatursinn von Lebewesen, der durch ➡Thermosensore die Grundlage der Temperaturwahrnehmung bildet.

Thermosensor
➡Thermorezeptor.
Freie Nervenendigungen in der ➡Haut und in den ➡Schleimhäuten, die der ➡Wahrnehmung von Temperatur oder Temperaturänderungen dienen. Man unterscheidet Warmsensoren von Kaltsensoren.

Thermozeption
➡Thermosensibilität, ➡Temperatur-empfinden, ➡Thermorezeption, ➡Thermozeption, ➡Temperaturemp-findung.

Thiamin
➡Vitamin B₁, ➡Aneurin.
Ein wasserlösliches ➡Vitamin aus dem ➡Vitamin-B-Komplex. Spielt wichtige Rolle für ➡Nervensystem, ➡Muskel, ➡Herz und ➡Magen-Darm-Trakt. Tagesbedarf: (Frauen) 1,1 mg/d; (Männer) 1,2 mg/d.

Thoracalis
➡Thorakal.

Thorakal
➡Thoracalis.
Zum Thorax gehörig.

Thorakalatmung
➡Brustatmung, ➡Thoraxatmung.

Thorakale Atmung
➡Rippenatmung, ➡Costale Atmung.

Thorakale Wirbelsäule
➡Brustwirbelsäule, ➡BWS.

Thorakoskop
Ein ➡Endoskop zur Exploration des ➡Thoraxraumes (➡Brusthöhle) für diagnostische oder operative Zwecke.

Thorakoskopie
➡Brustkorbspiegelung.
Eine endoskopische Untersuchung des ➡Thorax, genauer gesagt der ➡Brusthöhle, mittels eines ➡Thorakoskops.

Thorakotomie
Die chirurgische Eröffnung des Thorax.

Thorax
➡Brustkorb.

Thoraxatmung
➡Brustatmung, ➡Thorakalatmung.

Thoraxdrainage
Ableitungssysteme, die dazu dienen, Flüssigkeiten und/oder Luft aus dem Brustkorb bzw. dem Pleuraraum oder Mediastinalraum zu drainieren. Siehe auch ➡Pleuradrainage. Die Begriffe werden oft synonym verwendet.

Thoraxorgane
➡Brustorgane, ➡Brusteingeweide.

Thoraxschild
➡Unterdruckbeatmung, ➡Kürass-Ventilation, ➡Non-invasive negative pressure ventilation, ➡NINPV.

Thoraxtrauma
➡Thoraxverletzung.
Die Verletzung des Brustkorbs und v.a. der im ➡Brustkorb gelegenen lebenswichtigen ➡Organe.

Thoraxverletzung
➡Thoraxtrauma.

Thrombembolie
➡Thromboembolie.

Thrombembolieprophylaxe
➡Thromboseprophylaxe, ➡Thrombo-embolieprophylaxe.

Thrombin
➡Faktor IIa.
Das entscheidende ➡Enzym der ➡Blutgerinnung.

Thromboembolie
➡Thrombembolie.
Die Verschleppung eines ➡Thrombus bzw. ➡Embolus innerhalb der ➡Blutbahn, mit anschließender Verlegung eines Gefäßteiles oder Verschluss eines gesamten Gefäßasts.

Thromboembolieprophylaxe
➡Thromboseprophylaxe, ➡Thrombembolieprophylaxe.

Thrombolyse
➡Lysetherapie.
Die Auflösung eines ➡Thrombus mit Hilfe von ➡Medikamenten.

Thrombophlebitis
Eine Entzündung oberflächlich gelegener Venen mit sekundärer Ausbildung von ➡Thrombosen. Siehe auch ➡Venenentzündung, ➡Phlebitis.

Thrombos
➡Thrombozyt, ➡Blutplättchen.

Thrombose
(griech. *thrombos*, Klumpen) Eine lokalisierte, ➡intravasale ➡Blutgerinnung, die zur Bildung eines ➡Thrombus im ➡Kreislaufsystem führt.

Thromboseprophylaxe
➡Thromboembolieprophylaxe,
➡Thrombembolieprophylaxe.
Alle medikamentösen und nicht-medikamentösen Maßnahmen zur ➡Vorbeugung von ➡Thrombosen.

Thromboxane
Lokal wirkende ➡Gewebshormone.

Thrombozyt
(Pl. Thrombozyten) ➡Blutplättchen,
➡Thrombos.
Flache, unregelmäßig rundliche, kernlose, dicke Blutbestandteile.

Thrombozytenaggregation
Das Zusammenlagern bzw. die Verklumpung von ➡Thrombozyten im Rahmen der ➡Hämostase.

Thrombozytenaggregations-Hemmer
➡TAH, ➡Plättchenaggregationshemmer, ➡Thrombozytenfunktionshemmer, ➡Aggregations-Hemmer.
➡Medikamente, die z.B. in der Basistherapie nach einem Herzinfarkt eingesetzt werden und die Verklumpung der ➡Blutplättchen hemmen.

Thrombozytenfunktionshemmer
➡Thrombozytenaggregations-Hemmer, ➡TAH, ➡Plättchenaggregationshemmer, ➡Aggregations-Hemmer.

Thrombozytose
Ein Anstieg der Thrombozytenzahl im ➡Blut auf über 450.000/µl.

Thrombus
(Pl. Thromben; griech. *thrómbos*, Klumpen, Pfropf) ➡Blutkoagel, ➡Koagel, ➡Blutkoagulum, ➡Blutpfropf, ➡Blutkuchen, ➡Blutgerinnsel, ➡Blutpfropf, ➡Gerinnsel.
Ein durch ➡Blutgerinnung im ➡Blutkreislauf entstandenes gallertartiges , durch ➡Fibrin stabilisiertes.

Thymonukleinsäure
➡Desoxyribonukleinsäure, ➡DNS, ➡DNA, ➡Deoxyribonucleic acid.

Thymus
➡Bries, ➡Thymusdrüse.
Ein primäres ➡lymphatisches ➡Organ, das im oberen ➡Mediastinum liegt.

Thymusdrüse
➡Thymus, ➡Bries.

Thyreocalcitonin
➡Calcitonin, ➡Kalzitonin.

Thyreoiditis
➡Schilddrüsenentzündung.
Eine ➡Entzündung der ➡Schilddrüse. Der Begriff umfasst eine Reihe von Krankheitsbildern mit sehr unterschiedlicher Ursache, die in ihrem klinischen Verlauf stark voneinander abweichen können.

Thyreostatikum
Ein ➡Medikament, das die ➡Sekretion und/oder die ➡Synthese von ➡Schilddrüsenhormonen hemmt.

Thyreotrop
(altgriech. *tropé*, Wendung, Drehung) Die Schilddrüse stimulierend.

Thyroid
➡Cartilago thyroidea, ➡Schildknorpel.

Thyroidea
➡Schilddrüse, ➡Glandula thyreoidea, ➡Glandula thyroidea.

Thyroxin
➡L-Thyroxin, ➡Tetrajodthyronin. Das wichtigste ➡Schilddrüsenhormon, das v.a. auf ➡Rezeptoren im ➡ZNS wirkt

TIA
➡Transitorische ischämische Attacke, ➡Transiente ischämische Attacke, ➡Streifung.

Tibia
➡Schienbein, ➡Schienbeinknochen.

Tic-Störung
Das wiederholte Auftreten unwillkürlicher Kontraktionen einzelner Muskeln oder Muskelgruppen oder wiederholte, unwillkürliche vokale Äußerungen.

Tidalvolumen
➡Atemzugvolumen, ➡AZV.
Die Gasmenge, die pro Atemzug ein- und anschließend wieder ausgeatmet wird.

Tiefe Bauchmuskulatur
Dazu zählen: ➡ Musculus quadratus lumborum und ➡ Musculus iliopsoas.

Tiefenmuskelentspannung
➡Progressive Muskelentspannung, ➡Progressive Muskelrelaxation, ➡Progressive Relaxation, ➡PMR.

Tiefenrausch
➡Stickstoffnarkose.

Tiefensensibilität
➡Propriozeption.
Eine komplexe ➡Sinneswahrnehmung, mit welcher der Körper das ➡Gehirn über die Position bzw. den Aktivitätszustand der ➡Gelenke, ➡Muskeln und ➡Sehnen informiert.

Tiefschlaf
➡Non-REM-Schlaf, ➡Schlafphasen.

In der Tiefschlafphase ist die ➡Muskulatur noch weiter entspannt und die ➡Augen sind ganz ruhig. Herzschlag und ➡Atmung verlangsamen sich und der ➡Blutdruck fällt. In diesem Stadium kann es auch zum Schlafwandeln oder Zähneknirschen kommen.

Tiffeneau-Index
➡Sekundenkapazität, ➡Forciertes exspiratorisches Volumen, ➡Tiffeneau-Test, ➡Einsekundenkapazität, ➡Relatives forciertes expiratorisches Volumen, ➡Relative Sekundenkapazität, ➡rFEV$_1$, ➡FEV$_1$.

Tiffeneau-Test
➡Sekundenkapazität, ➡Forciertes exspiratorisches Volumen, ➡Tiffeneau-Index, ➡Einsekundenkapazität, ➡Relatives forciertes expiratorisches Volumen, ➡Relative Sekundenkapazität, ➡rFEV$_1$, ➡FEV$_1$.
Ein ➡Lungenfunktionstest, der im Rahmen einer ➡Lungenfunktionsdiagnostik durchgeführt wird. Mit diesem Test wird die Einsekundenkapazität bestimmt.

Tilidin
Ein schmerzlindernder ➡Wirkstoff aus der Gruppe der ➡Opioide für die Behandlung mittelstarker bis starker ➡Schmerzen. Zu den häufigsten möglichen unerwünschten Wirkungen gehören Schwindel, Benommenheit, Müdigkeit, Übelkeit, Erbrechen, Verstopfung, Bauchschmerzen, Schwitzen und eine Atemdepression bei hoher Dosis.

Tinnitus
(lat. *tinnere*, klingeln) ➡Tinnitus aurium, ➡Tinnitus, ➡Ohrensausen, ➡Ohrgeräusch, ➡Susurrus aurium, ➡Ohrenklingeln, ➡Enechema.
Geräuscheindrücke, die nicht durch ein Schallereignis ausgelöst werden.

Tinnitus aurium
➡Tinnitus, ➡Enechema, ➡Susurrus aurium, ➡Ohrensausen, ➡Ohrgeräusch, ➡Ohrenklingeln.

Titan
Chemisches Element, das wegen seiner guten Korrosionsbeständigkeit und körperlichen Verträglichkeit als ➡Biomaterial für ➡Implantate verwendet wird.

TLC
➡Totale Lungenkapazität, ➡Totalkapazität.

T-Lymphozyt
➡T-Zelle.
Zellgruppe der ➡Lymphozyten. Sie spielen eine wichtige Rolle im menschlichen ➡Immunsystem. Das „T" steht für ➡Thymus, wo die Ausdifferenzierung der ➡Zellen stattfindet.

TNM Classification of Malignant Tumors
➡TNM-Klassifikation, ➡Tumorstadieneinteilung, ➡Staging, ➡Tumorstaging.

TNM-Klassifikation
➡Staging, ➡Tumorstaging, ➡Tumorstadieneinteilung, ➡TNM Classification of Malignant Tumors.
Eine ➡Facetten-Klassifikation zur Einschätzung des Ausmaßes einer i.d.R. ➡malignen Tumorerkrankung. Die mehrdimensionale Einteilung gibt unterschiedliche Schweregrade hinsichtlich der Ausdehnung des Primärtumors, des Lymphknotenbefalls und allfälliger Metastasen an.

Tochtergeschwulst
➡Metastase, ➡Tumorabsiedelung, ➡Filia.

Tocopherol
➡Vitamin E, ➡TCP.
Ein fettlösliches ➡Vitamin und ein Sammelbegriff für acht in der Natur vorkommende Tocopherole. Ein Bestandteil aller ➡Membranen tierischer Zellen. Der tägliche Mindestbedarf liegt bei 6-8 mg.

Tod
(lat. *mors* oder *exitus*) ➡Mors, ➡Exitus, ➡Thanatos.
Der im Anschluss an das ➡Sterben auftretenden Zustand, in dem die Lebensvorgänge eines Bioorganismus weitgehend oder vollständig erloschen sind. Dabei unterscheidet man: ➡Klinischer Tod, ➡Hirntod, ➡Biologischer Tod.

Todesfleck
➡Livor mortis, ➡Leichenfleck, ➡Totenfleck.
Die zum Todeszeitpunkt, üblicherweise aber etwa eine Stunde ➡post mortem auftretenden, blaue Verfärbungen, die durch die Ansammlung von➡ Blut in abhängigen Körperpartien entstehen. Sie zählen zu den sicheren ➡Todeszeichen.

Todesrate
➡Mortalität, ➡Sterblichkeit, ➡Sterblichkeitsrate, ➡Sterblichkeitsmaß.

Todeszeichen
In der ➡Pathologie bzw. ➡Rechtsmedizin typische Veränderungen des ➡Körpers, die nach dem ➡Tod auftreten. Sie werden in ➡sichere und ➡unsichere Todeszeichen unterteilt.

Tödliches Quartett
➡Metabolisches Syndrom, ➡Syndrom X, ➡Insulinresistenzsyndrom, ➡IRS.

Tomogramm
➡Schichtaufnahme, ➡Schnittbild.
In der ➡Kernspintomografie aufgenommene, überlagerungsfreie Darstellung der entsprechenden Objektschicht, bei der sich alle Strukturen überlagern, die im Strahlengang hintereinander liegen.

Ton
(Pl. Töne; altgriech. *tonos*, Spannung)
Ein Schallereignis, das durch ➭Lebe-
wesen, Musikinstrumente oder andere
Objekte erzeugt wird.

Tonsilla lingualis
➭Zungenmandel, ➭Zungentonsille.
Ein sekundär ➭lymphatisches Organ,
das am ➭Zungengrund lokalisiert ist.

Tonsilla palatina
➭Gaumenmandel.

Tonsilla pharyngealis
➭Rachenmandel, ➭Tonsilla pharyngea, ➭Luschka-Mandel.

Tonsillär
Zu den Gaumen- oder Rachenman-
deln gehörend.

Tonsille
(Pl. Tonsillen) ➭Mandel.
Die lymphatischen ➭Organe im Be-
reich der ➭Mundhöhle und des ➭Ra-
chens. Sie besitzen keine ➭afferenten
➭Lymphgefäße. Im engeren Sinn sind
mit den Tonsillen meist die beiden
➭Gaumenmandeln gemeint.

Tonsillektomie
(lat. *tonsilla*, Rachenmandel und
griech. *ektemnein*, herausschneiden)
Chirurgische Entfernung der ➭Gau-
menmandeln.

Tonsillenhyperplasie
➭Tonsillenhypertrophie.

Tonsillenhypertrophie
➭Tonsillenhyperplasie.
Eine unphysiologische Vergrößerung
der ➭Gaumen- oder ➭Rachenmandel.

Tonsillitis
➭Angina tonsillaris, ➭Tonsillitis,
➭Mandelentzündung.

Tonus
Der Spannungszustand einer Körperstruktur, insbesondere der ➭Mus-
keltonus. Siehe auch ➭Muskelspan-
nung, ➭Myotonus.

Tonuserhöhung
Jede Muskelaktivierung bewirkt eine
Erhöhung eines Spannungszustandes
im zugeordneten Muskel.

Tonusregulation
Beeinflussung des individuellen physiologischen Spannungs- und Erre-
gungszustands der ➭Muskulatur, z.B.
durch therapeutische ➭Elektrostimu-
lation.

Topiramat
Ein antikonvulsiver ➭Wirkstoff aus der
Gruppe der ➭Antiepileptika, der für
die Behandlung von ➭Epilepsien und
zur Vorbeugung der ➭Migräne eingesetzt wird. Zu den häufigsten möglichen unerwünschten Wirkungen gehören ein Appetitmangel, ein Gewichtsabnahme, Müdigkeit, Schläfrigkeit, Empfindungsstörungen, Sehstörungen, Kopfschmerzen und Schwindel.

Topisch
(altgriech. *tópos*, Ort, Platz) Lokal,
örtlich, an einem bestimmten Ort oder
auf eine bestimmte Stelle des Körpers
beschränkt.

Topische Anwendung
➭Topische Therapie, ➭Lokaltherapie.

Topische Therapie
(altgriech. *tópos*, Ort, Platz) ➭Lokal-
therapie, ➭Topische Anwendung.
Behandlung mit einem Therapeuti-
kum, das nur örtlich, direkt an der
Stelle des Körpers wirkt, die behandelt werden soll. Die Lokaltherapie ist
in der Regel nebenwirkungsärmer als
die systemische, da hohe Wirkstoff-
konzentrationen nur in einem um-
schriebenen Körperareal erreicht werden.

Torsion
(lat. *torquere*, drehen) Drehung bzw. Verdrehung.

Torso
➡Rumpf, ➡Truncus, ➡Körperstamm.

Total Pain
Das von C. Saunders stammendes Konzept, das die Multidimensionalität der Schmerzen beschreibt. Demnach liegen die Ursachen der Schmerzen in sich bedingten physischer, psychischer, sozialer und spiritueller Dimensionen.

Totale Lungenkapazität
➡Totalkapazität, ➡TLC.
Das nach maximaler Inspiration in den Lungen vorhandene Gasvolumen (6,0-6,5 l).

Totalendoprothese
➡TEP, ➡Endoprothese, ➡Total-Endoprothese.
Ein künstlicher Gelenkersatz, bei dem das komplette Gelenk ersetzt wird.

Total-Endoprothese
➡Totalendoprothese, ➡Endoprothese, ➡TEP.

Totaler peripherer Widerstand
➡Peripherer Widerstand, ➡TPR, ➡TPW.
Der Strömungswiderstand im Körperkreislauf, der aus der Summe der einzelnen Gefäßwiderstände resultiert.

Totales Blutvolumen
➡Blutvolumen.
Das Blutvolumen des Erwachsenen beträgt etwa 4-6 Liter und wird in Abhängigkeit vom Körpergewicht angegeben. Es entspricht bei: Frauen etwa 61 ml/kg Körpergewicht und bei Männern etwa 70 ml/kg Körpergewicht.

Total-Face-Maske
➡Vollgesichtsmaske, ➡Ganzgesichtsmaske.

Eine Beatmungsmaske für die ➡nicht-invasive Beatmung, die das unangenehme Gefühl am Nasenrücken und Druckstellen verhindert da sie am Außenrand des Gesichtes abdichtet ist.

Totalkapazität
➡Totale Lungenkapazität, ➡TLC.

Totenblässe
➡Palor mortis, ➡Leichenblässe.

Totenfleck
➡Todesfleck, ➡Leichenfleck, ➡Livor mortis.

Totenkälte
➡Algor mortis, ➡Leichenkälte.

Totenstarre
➡Rigor mortis, ➡Leichenstarre.
Die schrittweise Erstarrung des Körpers nach dem Eintritt des ➡Todes. Sie gehört zu den sogenannten ➡sicheren Todeszeichen.

Totraum
Teile der Atemwege, die nicht am ➡Gasaustausch beteiligt sind. Man unterscheidet:
a. ➡Anatomischer Totraum,
b. ➡Alveolärer Totraum,
c. ➡Funktioneller Totraum.

Totraumventilation
Die Belüftung aller Anteile des Respirationstraktes, die nicht am Gasaustausch teilnehmen.

Tötung auf Verlangen
Im deutschen Recht (§ 216 ➡StGB) ein Straftatbestand innerhalb der Tötungsdelikte.

Tourette-Syndrom
➡Gilles-de-la-Tourette-Syndrom, ➡GTS.
Neuropsychiatrische Erkrankung, die durch unwillkürliche, rasche, meistens plötzlich einschießende und mitunter sehr heftige motorische oder verbale ➡Tics charakterisiert ist, die in immer

gleicher Weise einzeln oder serienartig auftreten können. Ursache ungeklärt.

Toxämie
Blutvergiftung durch bakterielle Giftstoffe, ohne dass die Keime selbst im Blut nachweisbar sein müssen.

Toxikologie
(altgriech. *toxikologia*, Giftkunde) Die Lehre von den schädlichen Wirkungen chemischer Substanzen auf lebende Organismen.

Toxikose
Durch ➡exogene oder ➡endogen gebildete ➡toxische Substanzen verursachte ➡Erkrankung im Sinne einer ➡Intoxikation bzw. ➡Autointoxikation.

Toxikum
➡Toxin, ➡Giftstoff, ➡Gift.

Toxin
➡Giftstoff, ➡Toxikum, ➡Gift.
➡Biogene Substanzen, die ➡Organismen schädigen, indem sie die ➡physiologischen Stoffwechselabläufe stören. Sie stellen damit eine Teilmenge der Gifte dar und können wie diese zu ➡akuten oder ➡chronischen ➡Vergiftungen oder anderen ➡Krankheitsbildern führen.

Toxisch
Giftig oder durch Gifte bedingt.

Toxizität
➡Giftigkeit.
Eine Stoffeigenschaft bzw.ein Mass für die Stärke eines ➡Toxins.

TPR
➡Totaler peripherer Widerstand, ➡Peripherer Widerstand, ➡TPW.

TPW
➡Totaler peripherer Widerstand, ➡Peripherer Widerstand, ➡TPR.

Trabekeln
(lat. *trabecula*, kleiner Balken, Bälkchen) ➡Knochentrabekel, ➡Trabecula, ➡Knochenbälkchen.
Kleine Bälkchen aus ➡Knochengewebe, aus denen die ➡Spongiosa, aufgebaut ist.

Trabekelsystem
➡Substantia spongiosa, ➡Spongiosa, ➡Bälkchenknochen, ➡Schwammknochen.

Trachea
➡Luftröhre.
Der Fachausdruck für Luftröhre. Sie ist die Verbindung zwischen dem ➡Kehlkopf und dem ➡Bronchialsystem der ➡Lunge.

Trachealbaum
➡Tracheobronchialbaum.

Trachealbifurkation
➡Bifurcatio tracheae.
Die Aufgabelung der ➡Trachea in die beiden ➡Hauptbronchien.

Trachealdilatator
➡Trachealspreizer.

Trachealdrüse
➡Glandulae tracheales.
➡Seromuköse ➡Drüsen der ➡Luftröhre.

Trachealkanüle
➡Tubus.
In die ➡Luftröhre unterhalb des ➡Kehlkopfes nach einer ➡Tracheotomie durch die Luftröhrenwand eingeführtes Röhrchen zum Offenhalten des ➡Tracheostomas und damit Freihalten eines (künstlichen) Luftweges.

Trachealknorpel
➡Trachealspange, ➡Cartilagines tracheales, ➡Cartilago trachealis.
Die hufeisenförmigen ➡Knorpelspangen, die am Aufbau der ➡Luftröhre beteiligt sind.

Trachealmukosa
Respiratorische ➡Flimmerepithel, welche die Innenseite der ➡Trachea ausgekleidet. Sie besteht aus ➡Becherzellen und schleimsezernierende ➡Glandulae tracheales.

Trachealreflex
➡Hustenreflex.

Trachealsekret
Tracheobronchialsekret.

Trachealspange
➡Cartilago trachealis, ➡Trachealknorpel, ➡Cartilago trachealis, ➡Cartilagines tracheales.

Trachealspreizer
➡Trachealdilatator.
Ein medizinisches Instrument, um ein ➡Tracheostoma zu stabilisieren oder zu erweitern.

Trachealstenose
Angeborene oder erworbene Verengung der ➡Luftröhre.

Tracheitis
➡Akute oder ➡chronische Entzündung der ➡Luftröhre, häufig als Folge von Virusinfektionen der ➡Atemwege.

Tracheobronchialbaum
➡Trachealbaum.
Der Teil der ➡Atemwege, der aus der ➡Luftröhre und dem ➡Bronchialbaum gebildet wird.

Tracheobronchialsekret
➡Trachealsekret.
Eine schleimige, i.d.R. dünnflüssige Mischung aus ➡Bronchialsekret und ➡Speichel. Siehe auch ➡Sputum.

Tracheobronchoskopie
➡Bronchoskopie, ➡Atemwegsspiegelung.

Tracheokutane Fistel
Die ➡pathologische rohrförmige Verbindung zwischen ➡Trachea und der Körperoberfläche.

Tracheomalazie
Eine angeborene oder erworbene ➡Erkrankung, bei der die ➡Knorpelspangen der ➡Trachea und/oder des ➡Larynx zu weich sind, wodurch es zu Schwierigkeiten beim ➡Atmen kommt.

Tracheoösophageale Fistel
➡Tracheo-ösophageale Fistel.

Tracheo-ösophageale Fistel
➡Tracheoösophageale Fistel.
Eine relativ häufige angeborene oder erworbene abnormale ➡Fistel-Verbindung zwischen ➡Trachea und ➡Ösophagus.

Tracheorrhagie
Blutung aus der ➡Trachealmukosa als Komplikation der Tracheotomie, v.a. bei ➡Tracheomalazie, ➡Perforation.

Tracheostoma
Eine operativ geschaffene Verbindung zwischen äußerem Luftraum und ➡Luftröhre durch die Halsweichteile. Ergebnis der Tracheostomie.

Tracheostomie
➡Epithelisiertes Tracheostoma.
Soll das Tracheostoma längere Zeit liegen, wird ein Teil der ➡Trachea fensterflügelartig aufgeklappt und mit der Halshaut fest vernäht. Es entsteht ein stabiler Atemkanal ohne Wundfläche. Der Verschluss eines plastischen Tracheostomas erfolgt ebenfalls chirurgisch mittels einer Tracheostomie-Verschlussplastik, die in örtlicher Betäubung durchgeführt werden kann.

Tracheotomie
(altgriech. *trachys*, rau, hart und *tomé*, Schnitt) ➡Luftröhrenschnitt.
Ein operativer Zugang zur ➡Luftröhre auf der Höhe des 2. bis 4. ➡Trachealknorpels. Dient der Sicherstellung der Beatmung des Patienten in spezifischen Situationen. Es gibt drei Methoden, den Zugang zur Trachea zu erreichen:

a. ➡Koniotomie (im Notfall)
b. ➡Perkutane Dilatationstracheotomie,
c. ➡Chirurgische Tracheotomie,
d. ➡Tracheostomie (chirurgisch-
plastischer Zugang zur Luftröhre).

In der klinischen Alltagsprache werden die Begriffe „Tracheotomie" und
„Tracheostomie" häufig synonym verwendet.

Tractus corticospinalis
➡Pyramidenbahn, ➡Fibrae corticospinales, ➡Tractus pyramidalis.

Tractus pyramidalis
➡Pyramidenbahn, ➡Fibrae corticospinales, ➡Tractus corticospinalis.

Tramadol
Ein schmerzlindernder ➡Wirkstoff aus
der Gruppe der Opioide zur Behandlung von mittelstarken bis starken
➡Schmerzen verschiedener Ursache.
Es ist kein reines und typisches ➡Opi-
oid und entfaltet zusätzlich eine no-
radrenerge und serotonerge Wirkung
wie einige ➡Antidepressiva. Tramadol
hat ein hohes Potential für Arzneimittel-Wechselwirkungen. Die zahlreichen Vorsichtsmassnahmen müssen
beachtet werden. Zu den häufigsten
unerwünschten Wirkungen gehören
Übelkeit, Kopfschmerzen, Benommenheit, Erbrechen, Verstopfung,
Mundtrockenheit, Schwitzen und Erschöpfung. Das Risiko für eine Atemdepression und die Entwicklung einer
Abhängigkeit gilt als gering.

Tranquilierend
➡Beruhigend, ➡Entspannend.

Tranquilizer
➡Beruhigungsmittel, ➡Sedativa.
Arzneimittel der Gruppe ➡Psycho-
pharmaka mit beruhigenden Eigen-
schaften, welche bei Erregungs- und
Spannungszuständen sowie bei Ner-

vosität und Unruhe eingesetzt werden. Sie wirken: ➡anxiolytisch,
➡tranquilierend, ➡sedierend, ➡hyp-
notisch, ➡muskelrelaxierend, ➡anti-
konvulsiv.

Transaminase
(lat. *transferre*, hinübertragen) ➡Ami-
notransferase, ➡Aminoferase.
➡Enzyme, die am Zellstoffwechsel beteiligt sind und den Abbau und Umbau
von ➡Eiweißbausteinen beeinflussen.
Sie sind im ➡Herzmuskel, in der
➡Skelettmuskulatur, in der ➡Niere,
im ➡Gehirn sowie in der ➡Lunge enthalten und besonders reichlich in den
➡Leberzellen. Liegt eine Undichtigkeit
der ➡Zellmembranen vor, gelangen
sie ins ➡Blut und damit haben sie diagnostische Bedeutung zur Erkennung und Verlaufsbeurteilung von Le-
berschäden.

Transanal
Durch den After.

Transbronchiale Biopsie
Entnahme von peripherem Lungengewebe im Rahmen einer ➡Bronchosko-
pie.

Transcutan
➡Transkutan.

Transcutane Kapnographie
➡Transkutane Kapnographie.
Nicht-invasive Messung (z.B. während
einer ➡Polysomnographie) des ➡Koh-
lendioxidpartialdrucks des ➡Blutes
über einen Hautsensor.

Transdermal
(lat. *trans*, durch und griech. *dermis*,
Haut) Durch die Haut. Applikationsform: durch die Haut.

Transduodenal
Durch das Duodenum bzw. durch die
Wand des Duodenums.

Transfer
(lat. *transferre*, hinüberbringen)
➡Mobilisation und Hilfestellung für einen pflegebedürtigen Menschen z.B. beim Umsteigen aus dem Bett in den Rollstuhl.

Transferrin
(lat. *trans*, jenseits, über und *ferrum*, Eisen) ➡Siderophilin.
Das in der ➡Leber gebildete Transportprotein, das für den Transport von ➡Eisen im ➡Blutplasma verantwortlich ist.

Transfertechnik
Das Verändern von Körperpositionen auf eine bestimmte, individuelle Art und Weise beim Ausführen eines ➡Transfers. Abhängig ist die Transfertechnik von verschiedenen Faktoren, wie körperliche Voraussetzungen, Zusatzverletzungen, Sensibilität, Körpergefühl, Spasmen, Schmerzen, Alter und Wagemut.

Transfusion
(lat. *trans*, hinüber und *fundere*, fließen) ➡Bluttransfusion.
Die Übertragung von ➡Blut oder ➡Blutprodukten, die aus dem Vollblut eines menschlichen Blutspenders gewonnen werden, auf einen anderen Menschen durch ➡intravenöse ➡Infusion.

Transient
➡Passager, ➡Transitorisch.

Transiente ischämische Attacke
➡Transitorische ischämische Attacke, ➡Streifung, ➡TIA.

Transitorisch
➡Passager, ➡Transient.

Transitorische ischämische Attacke
➡Transiente ischämische Attacke, ➡Streifung, ➡TIA.

Eine in ihrer ➡Symptomatik dem ➡Schlaganfall ähnelnde, vorübergehende (Dauer: unter 24 Stunden) neurologische Störung, die auf eine ➡Ischämie im ➡ZNS ohne in der Bildgebung nachweisbaren ➡Infarkt zurückzuführen ist.

Transkraniell
Durch den Schädelknochen hindurch.

Transkutan
(lat. *trans*, jenseits, hinüber und *cutis*, Haut) ➡Transcutan.
Durch die Haut.

Transkutane elektrische Nervenstimulation
➡TENS.
Ein Verfahren zur Behandlung muskuloskelettaler ➡Schmerzen.

Transkutane Kapnographie
➡Transcutane Kapnographie.

Transmembranpotenzial
➡Membranpotential, ➡Membranpotenzial.

Transmission
➡Erregungsübertragung.

Transmitter
➡Neurotransmitter, ➡Botenstoff.

Transmittersystem
➡Glutamaterges Transmittersystem.

Transnasal
(lat. *trans*, durch und *nasus*, Nase)
Über die Nase bzw. durch die Nasengänge.

Transnasale Magensonde
➡Nasogastrale Magensonde.
Ein röhrenförmiges ➡Medizinprodukt aus flexiblem Kunststoff, das über die ➡Nase in den ➡Magen vorgeschoben wird.

Transnasales Absaugen
➡Absaugtechnik: durch die Nasengänge.

Transoral
Durch die Mundhöhle.

Transperineal
➡Transperitoneal.

Transperitoneal
➡Transperineal.
Durch das Bauchfell.

Transplantation
➡Verpflanzung, ➡Übertragung.
Die Übertragung bzw. Verpflanzung von lebenden ➡Zellen, ➡Geweben, ➡Organen oder Organteilen von einem Spender zu einem Empfänger.

Transrektal
Durch das Rektum.

Transthorakal
Durch den Brustkorb hindurch.

Transureteral
Durch bzw. über den Harnleiter.

Transversal
(lat. *transversus*, quer) Quer (zur kraniokaudalen Körperachse) gelegen.

Transvesikal
Durch die Harnblase.

Transzellulär
Jenseits der Zellen oder auch durch eine Zelle hindurch.

Transzendent
Die Grenzen der Erfahrung und der sinnlich erkennbaren Welt überschreitend; übersinnlich, übernatürlich.

Traubenzucker
➡Glukose, ➡Glucose, ➡Stärkezucker, ➡Dextrose, ➡Glykose, ➡Saccharum amylaceum, ➡Saccharum uvarum.

Trauer
„Trauer ist regelmäßig die Reaktion auf den Verlust einer geliebten Person oder einer an ihrer Stelle gerückten Abstraktion wie Vaterland, Freiheit, ein Ideal usw." (nach S. Freud)

Trauerarbeit
➡Trauerbegleitung, ➡Traumaverarbeitung.

Trauerbegleitung
➡Trauerarbeit, ➡Traumaverarbeitung.
Unterstützung für Menschen bei der Bewältigung erlittener oder zu erwartender Verlusterfahrung. Die Trauerbegleitung ist nicht mit einer ärztlichen Therapie einer Krankheit zu verwechseln, sondern kann von jedem Menschen geleistet werden, der bereit ist, sich dieser Situation zu stellen und sie mit dem Trauernden zusammen auszuhalten. Der Abschied vom alten Leben und der damit einher gehende Schmerz und die Trauer wollen ausgedrückt, geteilt und mitgeteilt werden.

Traum
Eine unwillkürlich ablaufende Sequenz von Sinneseindrücken und ➡Emotionen, die während des ➡Schlafes autonom vom ➡ZNS produziert wird. Die Inhalte eines Traums können real erlebte Situationen referenzieren oder frei imaginierten Charakter haben.

Trauma
(Pl. Traumata, Traumen; griech. *trauma*, Wunde) ➡Wunde, ➡Verletzung, ➡Psychotrauma.
Ein Ereignis (physischer oder psychischer Art), das einen ➡Organismus bzw ➡Individuum verletzt oder schädigt, beziehungsweise die daraus resultierende Schädigung selbst.

Traumatisch
Durch ein Trauma ausgelöst oder ein ➡Trauma betreffend.

Traumatisch-hämorrhagischer Schock
➡Blutung als Folge traumatischer Einwirkung.

Traumatisch-hypovolämischer Schock
Flüssigkeitsverlust als Folge einer großflächigen Verbrennung.

Traumaverarbeitung
➡Trauerbegleitung, ➡Trauerarbeit.

Traumschlaf
➡REM-Schlaf, ➡Schlafphasen.

TReg
➡Regulatorzelle, ➡Regulatorische T-Zelle, ➡T-Suppressorzelle, ➡CD8-Lymphozyt.

Tremor
(lat. *tremere*, zittern) ➡Muskelzittern. Eine Bewegungsstörung mit ➡unwillkürlichen, streng ➡rhythmischen und sich wiederholenden ➡Kontraktionen ➡antagonistischer ➡Muskelgruppen.

Trennung
➡Selektion, ➡Auslese, ➡Sortierung.

Trennwand
➡Septum.

Triacylglycerid
➡Triglycerid, ➡Neutralfett, ➡Triacylglycerin, ➡Triglyzerid.

Tribasisches Calciumphosphat
➡Calciumphosphat, ➡Kalziumphosphat, ➡Tricalciumorthophosphat, ➡Tricalciumphosphat, ➡Tertiäres Calciumphosphat.

Tricalciumorthophosphat
➡Calciumphosphat, ➡Kalziumphosphat, ➡Tricalciumphosphat, ➡Tribasisches Calciumphosphat, ➡Tertiäres Calciumphosphat.

Tricalciumphosphat
➡Calciumphosphat, ➡Kalziumphosphat, ➡Tribasisches Calciumphosphat, ➡Tertiäres Calciumphosphat, ➡Tricalciumorthophosphat.

Trichterbrust
➡Pectus excavatum, ➡Sternokostale Dysplasie.
Eine ➡Fehlbildung, die als trichterförmige Einziehung etwa in der Mitte des ➡Brustkorbs auffällt.

Trichtertracheostoma
Ein tiefliegendes, trichterförmiges ➡Stoma.

Trigger
➡Beatmungsparameter.
Die wichtigste Form der Kommunikation zwischen Patient und ➡Beatmungsgerät, eingestellt sowohl bei ➡kontrollierten als auch bei ➡assistierten Beatmungsformen. Das Funktionsprinzip des Trgiggers beruht darauf, dass das Beatmungsgerät einen Unterdruck (Drucktrigger) bzw. einen vom Patienten angeforderten Flow (Flowtrigger) als Folge seiner Inspirationsbemühungen erkennt. Siehe auch ➡Selbsttriggerung.

Triglycerid
➡Neutralfett, ➡Triacylglycerid, ➡Triacylglycerin, ➡Triglyzerid.
Ein ➡Molekül, in dem ➡Glycerin mit drei Fettsäuren verestert ist.

Triglyzerid
➡Triglycerid, ➡Neutralfett, ➡Triacylglycerid, ➡Triacylglycerin.

Trijodthyronin
Neben ➡Thyroxin, der wichtigste ➡Schilddrüsenhormon.

Trikuspidalklappe
➡Valva atrioventricularis dextra, ➡Valva tricuspidalis, ➡Valva atrioventricularis dextra, ➡Rechte Atrioventrikularklappe.
Eine Klappe zwischen dem rechten Vorhof und der rechten Kammer des Herzen.

Trikuspidalklappenstenose
➡Trikuspidalstenose.

Trikuspidalstenose
➡Trikuspidalklappenstenose.
Ein ➡Herzklappenfehler, bei dem die
Öffnung der ➡Trikuspidalklappe ein-
geengt ist. Dadurch kommt es wäh-
rend der ➡Diastole zu einer gestörten
Füllung des rechten ➡Ventrikels.

Trilateral
Dreiseitig, von drei Seiten ausgehend,
drei Seiten betreffend.

Trinkzwang
➡Polydipsie.

Trioxygen
➡Ozon, ➡Trisauerstoff, ➡O₃.

Tripus Halleri
➡Truncus coeliacus, ➡Hallerscher
Dreifuß.

Trisauerstoff
➡Ozon, ➡Trioxygen, ➡O₃.

Trockeninhalation
➡Inspiration eines Wirkstoffs als Pul-
ver/Luftgemisch. Dadurch können
exakt dosierbare Konzentrationen eines ➡Medikamentes verabreicht werden. Die Trockeninhalation wird überwiegend zur Verabreichung von bron-
chienerweiternden und entzündungs-
hemmenden Substanzen angewendet.

Trockenpulverinhalator
Gerät, das die entsprechenden Wirkstoffe in Pulverform in die Lunge einbringen. Der Wirkstoff liegt als ➡Pul-
ver vor und wird mit der Einatmung
ohne Hilfe eines Treibgases inhaliert.

Tropf
➡Infusion.

Tröpfcheninfektion
Ansteckungsart, bei der die Erreger
durch kleinste Speicheltröpfchen beim
Sprechen, Niesen, Husten oder Küs-
sen übertragen werden.

Trophisch
Die Ernährung betreffend.

Trophische Schäden
➡Trophische Störung.

Trophische Störung
(griech. *trophe*, Ernährung) ➡Trophi-
sche Schäden.
Eine funktionelle und strukturelle Gewebeveränderung, die durch eine
mangelnde ➡Ernährung oder
➡Denervierung eines Körperabschnitts entsteht.

Trophotrop
Auf den Ernährungs- oder Wachs-
tumszustand eines Organismus wirkend.

Trugwahrnehmung
➡Halluzination, ➡Halluzinose,
➡Wahnwahrnehmungsstörung.

Truncus
(lat. *truncus*, Rumpf, Stamm, Bündel)
➡Rumpf, ➡Torso, ➡Körperstamm.

Truncus cerebri
➡Hirnstamm, ➡Truncus encephali.

Truncus coeliacus
➡Tripus Halleri, ➡Hallerscher Dreifuß.
Der gemeinsame Anfangsabschnitt
von drei Arterien aus der ➡Baucha-
orta. Er geht ungefähr auf Höhe des
12. Brustwirbels ab und gabelt sich in
drei Arterien auf: ➡Arteria splenica
(Arteria lienalis), ➡Arteria gastrica sinistra, ➡Arteria hepatica communis.

Truncus encephali
➡Hirnstamm, ➡Truncus cerebri.

Truncus pulmonalis
➡Lungenschlagader, ➡Lungenstamm.
Der gemeinsame Stamm der vom
rechten ➡Herzen zur ➡Lunge führenden ➡Arteriae pulmonales.

T-Suppressorzelle
➡Regulatorzelle, ➡Regulatorische T-Zelle, ➡Lymphozyt, ➡TReg, ➡CD8-Lymphozyt.
Bremsen die ➡Immunantwort, hemmen die Funktion von ➡B-Zellen und anderen ➡T-Zellen.

Tuberkulose
➡Morbus Koch, ➡Schwindsucht, ➡Tb, ➡Tbc, ➡Lungenschwindsucht.
Eine Infektionskrankheit, die durch ➡Mykobakterien ausgelöst wird.

Tubulus renalis
(lat. *tubulus*, kleine Röhre) ➡Tubulussystem, ➡Nierentubulus, ➡Nierenröhrchen, ➡Nierenkanälchen.

Tubulus renalis colligens
➡Sammelrohr.

Tubulussystem
➡Nierentubulus, ➡Tubulus renalis, ➡Nierenröhrchen, ➡Nierenkanälchen.

Tubus
(lat. *tubus*, Röhre) Ein mehr oder weniger flexibler Schlauch zur oro- oder nasolaryngealen ➡Intubation. Es gibt verschiedene Formen von Tuben:
a. ➡Endotrachealtubus,
b. ➡Pharyngealtubus,
c. ➡Trachealkanüle,
d. ➡Endobronchialtubus
e. ➡Doppellumentubus.
Im erweiterten Sinne zählen dazu auch die ➡Larynxmasken.

Tubuscuff
➡Cuff, ➡Manchette, ➡Blockmanschette.

Tubusverlängerung
➡Gänsegurgel.
Ein Schlauch zur Verbindung des Patienten mit dem Beatmungssystem. Sie sind mit mit diversen Winkeladaptern und Ports für eine Vielzahl von Anwendungen ausgestattet. Innen glatt, bieten sie gute Flow-Charakteristiken,

geringere Compliance und einen klaren, druckfesten Schlauch. Das Ziehharmonika-Design ist in beliebige Positionen verstellbar.

Tumor
(lat. *tumor*, Schwellung) ➡Karzinom, ➡Krebs, ➡Geschwulst, ➡Carzinom.
Im weiteren Sinn ist ein Tumor eine Schwellung bzw. eine Raumforderung, ohne dass damit eine Aussage über die Natur der Schwellung gemacht wird. Insofern kann mit dem Begriff Tumor eine Entzündung, ein Ödem eine Zyste oder eine Geschwulst bezeichnet werden. Im engeren Sinn versteht man unter einem Tumor eine benigne oder maligne Neubildung von Körpergewebe, die durch eine Fehlregulation des Zellwachstums entsteht. Bösartige Tumoren werden umgangsprachlich auch als Krebs bezeichnet. Siehe auch ➡Neubildung, ➡Neoplasma, ➡Neoplasie, ➡Schwellung, ➡Entzündungszeichen.

Tumorabsiedelung
➡Metastase, ➡Tochtergeschwulst, ➡Filia.

Tumorkachexie
Stark ausgeprägter Gewichtsverlust im Rahmen einer Krebserkrankung mit Symptomatik der ➡Auszehrung und ➡Abmagerung des Körpers.

Tumormarker
Substanzen, die das Vorhandensein und eventuell auch das Stadium oder die ➡Malignität eines ➡Tumors in einem ➡Organismus anzeigen.

Tumorstadieneinteilung
➡Staging, ➡Tumorstaging, TNM-Klassifikation.

Tumorstaging
➡Staging, ➡Tumorstadieneinteilung, TNM-Klassifikation.

Tumorzelle
➡Krebszelle.
Die zelluläre Grundlage von ➡Tumoren. Im engeren Sinn sind damit vor allem die Zellen ➡maligner Tumoren gemeint, die entartet sind, d.h. sich ohne Rücksicht auf das umgebende ➡Gewebe teilen und seine Integrität zerstören.

Tunica conjunctiva
➡Konjunktiva, ➡Bindehaut.

Tunica interna bulbi
➡Netzhaut, ➡Retina, ➡Netzhaut, ➡Innere Augenhaut.

Tunica mucosa
➡Schleimhaut, ➡Mukosa.

Tunica submucosa
➡Submukosa, ➡Tela submucosa, ➡Submuköse Bindegewebsschicht.

Turbulente Strömung
➡Turbulenter Flow.

Turbulenter Flow
(lat. *turbare*, drehen, beunruhigen, verwirren) ➡Turbulente Strömung.
Die unruhige Bewegung von Fluiden, bei der es Verwirbelungen und Querströmungen der Schichten untereinander gibt.

Tussis convulsiva
➡Pertussis, ➡Keuchhusten, ➡Stickhusten.

Tussive Clearance
➡Sekretexpektoration, ➡Husten, ➡Abhusten, ➡Sekretelimination.
Die ➡physiologische Fähigkeit, die von dem ➡Bronchialsystem produzierten ➡Sekrete zu eliminieren.

T-Zelle
➡T-Lymphozyt.

Ü

Übelkeit
→Nausea.

Überdehnung der Lunge
→Lungenemphysem.
Im Verlauf dieser Krankheit kommt es zu einer zunehmenden Überblähung der Lunge.

Überdruck
Der relativ zum Atmosphärendruck bzw. Luftdruck gemessene Druck. Innerhalb eines Raumes entsteht beispielsweise Überdruck, wenn zum gleichen Zeitpunkt ein größerer Volumenstrom in den Raum eindringt als austritt.

Überdruckbeatmung
→Maschinelle Beatmung, →Atemunterstützung, →Maschinelle Ventilation, →Beatmung, →NIV.
Das Standardverfahren zur Beatmung von Patienten, die eine →respiratorische Insuffizienz aufweisen. Bei der maschinellen Beatmung wird mit einem →Beatmungsgerät durch einen →Endotrachealtubus bzw. eine →Trachealkanüle ein hoher →Druck im →Nasopharynx erzeugt, wodurch Luft in die →Lunge geleitet wird.

Überempfindlichkeit
→Hypersensibilität.

Übergangsepithel
→Urothel.

Übergewicht
→Präadipositas.

Ein Körpergewicht von mindestens 110 % des Sollgewichts. Siehe auch →BMI, →Adipositas.

Überlebenskette
→Lebensrettende Kette.
Im angelsächsischen Raum Bezeichnung für →Lebensrettende Sofortmaßnahmen von Laien bei plötzlichem →Herz-Kreislaufstillstand.

Überleitungsmanagement
→Entlassungsmanagement, →Pflegeüberleitung, →Entlassplan.

Überleitungsstörung
→Reizleitungsstörung, →Erregungsleitungsstörung, →RLS.

Übersäuerung
→Azidose.

Übertragener Schmerz
Ein →Schmerz, der an einer anderen Stelle wahrgenommen wird als der →Stimulus, der ihn auslöst.

Übertragung
→Transplantation, →Verpflanzung.

Überwachung
→Monitoring.

Überwärmung
→Calor.

Überzuckerung
→Hyperglykämie.

U

Ubiquitär
➡Allgegenwärtig.
Überall vorkommend. Der Begriff beschreibt die Verteilung von Strukturen überall in einem Organismus oder in allen Lebewesen.

Ulceration
➡Ulkus, ➡Ulcus, ➡Geschwür, ➡Ulzeration.

Ulcus
➡Ulkus, ➡Ulzeration, ➡Ulceration, ➡Geschwür.

Ulkus
(Pl. Ulzera; lat. *ulcus*, Geschwür)
➡Ulcus, ➡Ulzeration, ➡Ulceration, ➡Geschwür.
Ein Defekt der Haut bis in den Bereich der Dermis oder tiefer bzw. der Schleimhaut durch alle Wandschichten. Ein Ulkus ist nicht das unmittelbare Ergebnis eines Traumas, sondern kann u.a. durch infektiöse, immunologische oder angiologische Ursachen entstehen.

Ulna
➡Elle.
Ein länglicher ➡Röhrenknochen, der am ➡Unterarm liegt und parallel zum ➡Radius verläuft.

Ulnararterie
➡Arteria ulnaris, ➡Ellenschlagader.

Ultima Ratio
(lat. *ultimus*, letzter und *ratio*, Vernunft, Überlegung) In der Medizin die letzte diagnostische oder therapeutische Möglichkeit, um bei der Abklärung oder Behandlung einer Krankheit noch einen Fortschritt zu erzielen.

Ultrafiltrat
➡Primärharn, ➡Glomerulusfiltrat.

Ultrafiltration
(lat. *ultra*, darüber hinaus, jenseits und *filtrum*, Filz, Durchseiher) In der Medizin: eine Form der ➡Filtration, mit der sich ➡Makromoleküle und/oder ➡Zellen aus einem Medium (z.B. Blut) abtrennen lassen.

Ultraschall
➡Sonografie, ➡Sonographie, ➡Ultraschalluntersuchung.

Ultraschalluntersuchung
➡Ultraschall, ➡Sonografie, ➡Sonographie.
Bildgebendes Verfahren, das Organe mithilfe von Ultraschallwellen darstellt

Ultraschallverbenbler
Ein Gerät zur ➡aktiven Atemgasklimatisierung, das mittels eines vibrierenden Piezokristalls Ultraschall generiert, der für die Entstehung der Tropfen verantwortlich ist. Je höher die Frequenz gewählt wird, desto feiner werden die Tröpfchen.

Ultraviolettes Licht
➡UV-Strahlen, ➡Ultraviolettstrahlung, ➡UV-Licht.

Ultraviolettstrahlung
➡UV-Strahlen, ➡UV-Licht, ➡Ultraviolettes Licht.

Ulzeration
➡Ulkus, ➡Ulcus, ➡Ulceration, ➡Geschwür.

Umherschweifender Nerv
➡Nervus vagus, ➡X. Hirnnerv, ➡Nervus X.

Umkehrbar
➡Reversibel.

Unabhängig
➡Autonom, ➡Selbstständig.

Unabhängigkeit
➡Autonomie, ➡Eigenständigkeit, ➡Eigenverantwortlichkeit.

Unbeweglichkeit
➡Immobilität.

Undurchlässig
➡Impermeabel.

Unerlässlich
➡Obligat, ➡Obligatorisch.

Ungeblockte Kanüle
➡Nicht-blockbare Trachealkanüle.
Trachealkanüle ohne aufblasbaren ➡Cuff. Sie wird in der ➡Entwöhnungsphase von der ➡Trachealkanüle eingesetzt und ermöglicht eine schrittweise Umstellung auf natürliche Atmung. Darüber hinaus können über diese Kanülen weiterhin die Atemwege abgesaugt werden.

Ungleichzeitig
➡Asynchron.

Unguis
➡Nagel, ➡Onyx.

Unilateral
➡Einseitig.

Unmyelinisierte Nervenfaser
➡Marklose Nervenfaser, ➡Nichtmyelinisierte Nervenfaser.

Unpaarig
➡Azygos.

Unpolar
Ein ➡Molekül, der keine permanente ➡Dipoleigenschaften besitzt, d.h. die Ladungsverteilung im Molekül weitgehend ➡homogen ist.

Unregelmäßig
➡Azyklisch.

Unruhe
➡Ruhelosigkeit.

Unsichere Todeszeichen
➡Todeszeichen.

Zeichen, welche jedoch auch beim Scheintod vorliegen können und weder einzeln, noch in Kombination zur Todesfeststellung herangezogen werden dürfen. Hierzu zählen: ➡Atemstillstand, ➡Bewusstlosigkeit bzw. ➡Koma, ➡Pulslosigkeit, nicht wahrnehmbare ➡Herztöne, weite und lichtstarre ➡Pupillen, ➡Areflexie, schlaffer ➡Muskeltonus, ➡Palor mortis, ➡Algor mortis.

Unterarm
➡Antebrachium, ➡Zeugopodium.
Der nach ➡distal verlaufenden Abschnitt der oberen ➡Extremität, der im ➡Ellenbogen beginnt. Er geht im ➡Handgelenk in die ➡Hand über.

Unterbauch
➡Regio hypogastrica, ➡Hypogastrium.

Unterdruck
➡Negativer Überdruck.
Der Druck innerhalb eines Volumens (z.B. eines abgeschlossenen Behälters), der kleiner ist als der Umgebungsdruck.

Unterdruckbeatmung
Die normale Atemtätigkeit wird durch rhythmischen Aufbau eines Über - und Unterdruckes innerhalb des Zylinders imitiert. Der Thorax des Patienten bewegt sich durch den Druckwechsel passiv mit: Unterdruck im Zylinder führt zum Einstrom von Luft in die Lungen (➡Inspiration), Überdruck im Zylinder zum Ausstrom (➡Exspiration). Heutzutage findet lediglich die ➡Kürass-Ventilation eine gewisse Anwendung in der ➡Heimbeatmung. Siehe auch ➡Non-invasive negative pressure ventilation, ➡NINPV, ➡Thoraxschild.

Untere Eingeweidearterie
➡Arteria mesenterica inferior.

Untere Extremität
➡Bein, ➡Pars libera membri inferioris, ➡Membrum inferius.

Untere Hohlvene
➡Vena cava inferior.
Eine großlumige Körpervene, die in den ➡rechten Vorhof einmündet.

Untere Zungenbeinmuskulatur
➡Infrahyale Muskulatur, ➡Infrahyoidale Muskulatur.

Unterer Ösophagussphinkter
➡Kardia, ➡Mageneingang, ➡Cardia, ➡Pars cardiaca ventriculi.

Unterer Rachenraum
➡Hypopharynx.

Unterer Verdauungstrakt
➡Gastrointestinaltrakt, ➡Magen-Darm-Trakt, ➡Magen-Darm-Kanal, ➡GIT, ➡MDT, ➡Verdauungstrakt.

Unterernährung
➡Malnutrition, ➡Mangelernährung.

Unteres Kopfgelenk
➡Atlantoaxialgelenk, ➡Articulatio atlantoaxialis.

Unterhaut
➡Subcutis, ➡Subkutis, ➡Subkutangewebe, ➡Tela subcutanea, ➡Hypoderm, ➡Hypodermis, ➡Unterhautzellgewebe.
Unterste der drei Hautschichten, bestehend vor allem aus ➡Fettgewebe. Hier verlaufen die größeren ➡Blutgefäße und dickeren ➡Nervenfasern. Sie ist Sitz der ➡Schweißdrüsen sowie der ➡Haarwurzeln mit den anhängenden ➡Talgdrüsen und kleinen Haarmuskeln, schützt vor Abkühlung und speichert ➡Nährstoffe und ➡Wasser.

Unterhautzellgewebe
➡Subcutis, ➡Unterhaut, ➡Subkutis, ➡Subkutangewebe, ➡Hypodermis, ➡Hypoderm, ➡Tela subcutanea.

Unterkiefer
➡Mandibula, ➡Os mandibulare, ➡Mandibel, ➡Unterkieferknochen.
Der größte und stärkste ➡Knochen des ➡Gesichtsschädels.

Unterkieferknochen
➡Unterkiefer, ➡Mandibula, ➡Os mandibulare, ➡Mandibel.

Unterkühlung
➡Hypothermie.

Unterlassene Hilfeleistung
„Wer bei Unglücksfällen oder gemeiner Gefahr oder Not nicht Hilfe leistet, obwohl dies erforderlich und ihm den Umständen nach zuzumuten, insbesondere ohne erhebliche eigene Gefahr und ohne Verletzung anderer wichtiger Pflichten möglich ist, wird mit Freiheitsstrafe bis zu einem Jahr oder mit Geldstrafe bestraft" (§ 323c, Abs. 1 ➡StGB).

Unterleib
Eine laienmedizinische Bezeichnung für die Beckenorgane und ihre Umgebung, die teilweise auch zur Umschreibung der ➡Geschlechtsorgane verwendet wird. Die korrekte medizinische Bezeichnung lautet ➡Hypogastrium.

Unterlippe
➡Labium inferius oris.
Die ➡Lippe, die sich unterhalb der ➡Mundöffnung befindet. Sie ist mit ➡Oberlippe im ➡Mundwinkel verbunden.

Unterschenkel
➡Crus.
Der im ➡Kniegelenk beginnende, nach ➡distal verlaufende Abschnitt der unteren ➡Extremität, der vorne das ➡Schienbein, hinten die ➡Wade aufweist.

Unterschlüsselbeinarterie
➡Arteria subclavia, ➡Schlüsselbeinschlagader.

Unterschlüsselbeinmuskel
➡Musculus subclavius, ➡Äußere Brustmuskeln.

Unterstützende Beatmung
➡Maschinelle Beatmung zur Unterstützung der ➡Spontanatmung.

Unterzuckerung
➡Hypoglykämie.

Unterzungennerv
➡Nervus hypoglossus, ➡XII. Hirnnerv, ➡Nervus XII, ➡Zungenschlundnerv.

Unüblich
➡Atypisch.

Unwillkürlich
Unbewusst erfolgend i.S. nicht bewusst steuerbare Vorgänge.

Unwohlsein
Eine unspezifische ➡Befindlichkeitsstörung, die bei funktionellen Störungen und ➡Erkrankungen, aber auch ohne fassbare Ursache vorkommt.

Urbakterie
➡Archaeon.

Urease
➡Harnstoff-Amidohydrolase.
Ein ➡Enzym, das die Spaltung von ➡Harnstoff in ➡Kohlenstoffdioxid und ➡Ammoniak unter Verbrauch von ➡Wasser katalysiert.

Ureter
(altgriech. *ourein*, Wasser lassen, urinieren) ➡Harnleiter.

Urethra
➡Harnröhre.
Der abschließende Teil der ableitenden ➡Harnwege.

Urethritis
➡Harnröhrenentzündung.
Eine Entzündung der männlichen oder weiblichen ➡Harnröhre.

Urica
➡Harnsäure, ➡Acidum uricum.

Urikosurika
➡Medikamente, die eine vermehrte Ausscheidung von ➡Harnsäure über die ➡Nieren bewirken.

Urin
➡Harn, ➡Urina.

Urina
➡Harn, ➡Urin.

Urindichte
➡Spezifisches Uringewicht, ➡Spezifisches Gewicht des Urins.

Urinieren
➡Miktion, ➡Wasserlassen, ➡Harnlassen, ➡Mictio, ➡Blasenentleerung.

Urinmenge
Die tägliche Urinmenge beträgt etwa 1 bis 1,5 Liter. Abweichungen von diesem Referenzbereich werden durch folgende Begriffe charakterisiert: ➡Polyurie, ➡Oligurie und ➡Anurie.

Urinstein
➡Harnstein, ➡Urolith.

Uroflavin
➡Riboflavin, ➡Vitamin B_2, ➡Lactoflavin, ➡Ovoflavin.

Urogenital
(griech. *uron*, Harn und lat. *genus*, Geschlecht) Zu den Harn- und Geschlechtsorganen gehörend bzw. die Harn- und Geschlechtsorgane betreffend.

Urolith
➡Harnstein, ➡Urinstein.

Urolithiasis
➡Harnsteinleiden.
Die Ausbildung bzw. das Vorkommen von ➡Harnsteinen in den ➡Harnwegen.

Urologie

Ein Fachgebiet innerhalb der ➡Medizin, das sich mit ➡Prävention, ➡Diagnose und ➡Therapie von Erkrankungen der ➡Niere, der ableitenden ➡Harnwege und auch der männlichen ➡Geschlechtsorgane beschäftigt.

Urometer

➡Spindelaräometer, ➡Aräometer.
Messeinrichtung zur Bestimmung des ➡spezifischen Gewichts des Harns.

Urostoma

Eine chirurgisch geschaffene Ausleitung des ➡Urin durch die ➡Haut. Sie kann entweder dauerhaft oder vorrübergehend sein.

Urothel

➡Übergangsepithel.
Das typische ➡Epithel der ableitenden ➡Harnwege. Es gilt als eine Sonderform des mehrreihigen bis mehrschichtigen Epithels.

Ursache

Etwas, was einen Vorgang, eine Erscheinung oder einen Zustand bewirkt, veranlasst.

Ursprungskegel

➡Axonhügel, ➡Colliculus axonis.

Urtica

➡Quaddel, ➡Urtika.

Urticaria profunda

➡Quincke-Ödem, ➡Angioneurotisches Ödem, ➡Angioödem.

Urtierchen

➡Protozoen, ➡Protozoa.

Urtika

➡Quaddel, ➡Urtica.

Uterus

➡Gebärmutter.
Das weibliche ➡Geschlechtsorgan, in welchem die befruchteten ➡Eizellen vor der ➡Geburt zu einem ➡Embryo bzw. ➡Fetus heranreifen.

UV-Licht

➡UV-Strahlen, ➡Ultraviolettstrahlung, ➡Ultraviolettes Licht.

UV-Strahlen

(lat. *ultra*, jenseits) ➡Ultraviolettstrahlung, ➡UV-Licht, ➡Ultraviolettes Licht.
Eine Form elektromagnetischer Strahlung, nicht sichtbarer Teil der Sonnenstrahlen. Sie bewirkt Vitamin-D-Bildung und schnelle Hautbräunung, aber auch Sonnenbrand und chronische Lichtschäden.

Uvula

(lat. *uva*, Traube) ➡Zäpfchen, ➡Gaumenzäpfchen.
Ein kegelförmiger Weichteilfortsatz des ➡weichen Gaumens. Sie befindet sich etwa in der Mitte des ➡Gaumensegels.

V

V
➡Volumen, ➡Rauminhalt.

V. Hirnnerv
➡Nervus trigeminus, Nervus V, ➡Drillingsnerv.

Vaginal
Die Vagina betreffend bzw. zur Vagina gehörig. Applikationsform: in die Vagina.

Vagusreiz
➡Vagusreizung.
Die Provokation bzw. Aktivierung des ➡Nervus vagus durch mechanische, thermische oder elektrische ➡Reize im Bereich seines Versorgungsgebiets.

Vagusreizung
➡Vagusreiz.

Vakzination
➡Impfung, ➡Schutzimpfung.

Vakzine
➡Impfstoff.

Vallecula epiglottica
Eine paarige Grube zwischen ➡Kehldeckel und ➡Zungenwurzel. Die beiden Valleculae dienen u.a. der temporären Aufnahme von ➡Speichel, um den ➡Schluckreflex zu unterbinden.

Valva aortae
➡Aortenklappe.
Eine von vier Herzklappen. Sie befindet sich am Ursprung der ➡Aorta und verhindert einen ➡diastolischen Rückfluss von ➡Blut aus der Aorta in den linken ➡Ventrikel.

Valva atrioventricularis
➡Atrioventrikularklappe,   ➡Segelklappe.

Valva atrioventricularis dextra
➡Trikuspidalklappe,   ➡Valva atrioventricularis dextra, ➡Valva tricuspidalis, ➡Rechte Atrioventrikularklappe.

Valva atrioventricularis sinistra
➡Mitralklappe, ➡Bikuspidalklappe.

Valva pulmonalis
➡Pulmonalklappe, ➡Valva trunci pulmonalis, ➡Pulmonalisklappe.
Eine von vier Herzklappen. Sie befindet sich am Übergang des ➡Conus arteriosus in den ➡Lungenschlagadern und verhindert einen ➡diastolischen Rückfluss von ➡Blut aus dem ➡Truncus pulmonalis in den rechten ➡Ventrikel.

Valva tricuspidalis
➡Trikuspidalklappe,   ➡Valva atrioventricularis dextra, ➡Rechte Atrioventrikularklappe.

Valva trunci pulmonalis
➡Valva   pulmonalis,   ➡Pulmonalklappe, ➡Pulmonalisklappe.

Valvula ileocaecalis
➡Bauhin-Klappe,   ➡Ileozäkalklappe, ➡Bauhin'sche   Klappe,   ➡Ileocaecalklappe.
Ventilartige Klappe an der Einmündung des terminalen ➡Ileums in das ➡Colon ascendens.

Valvula venosa
➡Venenklappe.

Vaporisator
➡Verdampfer, ➡Vaporizer.

Vaporizer
➡Verdampfer, ➡Vaporisator.

Varikose
➡Varikosis, , ➡Varizen ➡Krampfaderleiden, ➡Krampfadern.

Varikosis
(lat. *varix*, Venenknoten, Krampfader) ➡Varikose, ➡Krampfaderleiden, ➡Krampfadern, ➡Varizen.
Sackartige, erweiterte und geschlängelte oberflächliche ➡Venen meist der unteren ➡Extremität.

Vario-resistance-pressure
➡Flutter, ➡VRP.

Varizen
➡Varikosis, ➡Varikose, ➡Krampfaderleiden, ➡Krampfadern.

VAS
➡Visuelle Analogskala, ➡VAS-Skala, ➡VAS Schmerz-Skala.

Vas lymphaticum
(lat. *vas*, Gefäß) ➡Lymphgefäß, ➡Lymphbahn.

Vas sanguineum
➡Ader, ➡Blutgefäß, ➡Blutbahn.

Vaskulär
Die Blutgefäße betreffend bzw. die Gefäße betreffend.

Vaskuläre Demenz
➡Multiinfarktdemenz.
Eine Demenzentwicklung, die auf Durchblutungsstörungen des ➡Gehirns basiert.

Vasoaktiv
Körpereigene Substanzen oder ➡Medikamente, die einen Einfluss auf die Gefäßmuskulatur und damit auf die Gefäßweite ausüben.

Vasodilatation
➡Gefäßerweiterung.
Die Ausdehnung bzw. Erweiterung von Blutgefäßen, d.h. die Vergrößerung ihres Lumens.

Vasokonstriktion
(lat. *vas*, Gefäß und *constringere*, zusammenziehen) ➡Gefäßverengung.
Die Zusammenschnürung bzw. Verengung von Blutgefäßen, welche durch

die glatte Gefäßmuskulatur verursacht wird.

Vasomotorik
Die durch die ➡Kontraktion und ➡Relaxation bedingte Lumenänderung der Blutgefäße, d.h. die Bewegungen der ➡Gefäße.

Vasoplastisches Syndrom
➡Vasospastisches Syndrom.
Anfallsweise funktionelle Engstellung der Finger- u. Zehenarterien v.a. bei Kälte oder Erregung.

Vasopressin
➡Antidiuretisches Hormon, ➡ADH.

Vasospasmus
➡Angiospasmus, ➡Gefäßspasmus, ➡Gefäßkrampf.

Vasospastisches Syndrom
➡Vasoplastisches Syndrom.

VAS-Skala
➡Visuelle Analogskala, ➡VAS, ➡VAS Schmerz-Skala.

Vater-Pacini-Körperchen
Schnell adaptierende ➡Mechanorezeptoren. Sie vermitteln vor allem ➡Vibrationsempfindungen.

VATI-Lagerung
Standard zur ➡Patientenlagerung bei Atemproblemen und der ➡Pneumonieprophylaxe.

VC
➡Vitalkapazität, ➡VK.

VCD
➡Vocal Cord Dysfunction, ➡Stimmbandfehlfunktion.

Vegetatives Nervensystem
➡Autonomes Nervensystem, ➡Viszerales Nervensystem, ➡VNS, ➡Idiotropes Nervensystem.
Der Teil des ➡Nervensystems, der weitgehend der willkürlichen Kontrolle

entzogen ist, d.h. sich ➡autonom verhält. Physiologisch unterscheidet man autonomes und ➡somatisches Nervensystem.

Velum palatinum
➡Gaumensegel, ➡Weicher Gaumen, ➡Palatum molle.

Vena
➡Vene, ➡Blutader.

Vena cardiaca
➡Koronarvene, ➡Herzvene, ➡Vena cordis.

Vena cava
➡Hohlvene.

Vena cava inferior
➡Untere Hohlvene.

Vena cava superior
➡Obere Hohlvene.

Vena cordis
➡Koronarvene, ➡Herzvene, ➡Vena cardiaca.

Vena intercostalis
➡Intercostalvene, ➡Zwischenrippenvene.

Vena portae
➡Pfortader, ➡Portalvene.

Vena pulmonalis
➡Lungenvene, ➡Pulmonalvene.
Führt sauerstoffreiches Blut aus der Lunge direkt in den linken Vorhof des Herzens.

Vene
(Pl. Venen; lat. *vena*, Vene) ➡Vena, ➡Blutader.
Blutgefäße, die das im Körper zirkulierende ➡Blut zurück zum ➡Herzen führen. Mit Ausnahme der ➡Lungenvenen transportieren sie sauerstoffarmes, sogenanntes ➡venöses Blut. Die Venen sind Teil des ➡kardiovaskulären Systems.

Venenentzündung
➡Phlebitis.
Die Entzündung einer ➡Vene. Siehe auch ➡Thrombophlebitis.

Venenklappe
➡Valvula venosa.
Ventilartige Strukturen der ➡Venen, die einen Rückfluss des ➡Blutes verhindern. Sie sorgen dadurch für eine zum ➡Herzen gerichtete Strömungsrichtung.

Venenklappeninsuffizienz
Verschlussunfähig der ➡Vennenklappen. Es entsteht ein krankhafter ➡venöser Kreislauf mit umgekehrtem Blutfluss, was zu Folgeerkrankungen führen kann.

Venös
Auf Venen bezogen oder im zum Herzen hinführenden Schenkel des Gefäßsystems befindlich.

Venöser Sauerstoffgehalt
➡C_vO_2.
Sauerstoffgehalt in venösem Blut.

Venöses Blut
Sauerstoffarmes ➡Blut, das zurück zum ➡Herzen zirkuliert.

Venter
➡Abdomen, ➡Bauch, ➡Bauchraum.

Ventilation
(lat. *ventilare*, fächeln) ➡Lungenventilation, ➡Lungenbelüftung, ➡Gasaustausch.
Die Belüftung des Respirationstraktes während der Atmung. In Abhängigkeit der Beteiligung am Gasaustausch unterscheidet man die ➡Totraumventilation und die Alveolarventilation.

Ventilationassoziierte Pneumonie
➡Beatmungpneumonie, ➡Beatmungsassoziierte Pneumonie, ➡Nosokomialinfektion.

Ventilationsstörung

Störungen der ➡Atmung, bei denen eine ➡pathologische Verminderung oder auch Vermehrung der Ventilation stattfindet. Man unterscheidet zwei Gruppen von Ventilationsstörungen, bei denen als gemeinsames Merkmal die Belüftung der Lunge gestört ist:

a. ➡Restriktive Ventilationsstörungen,

b. ➡Obstruktive Ventilationsstörungen.

Je nach Art der festgestellten Ventilationsstörung können hierfür verantwortliche ➡restriktive und ➡obstruktive Lungenerkrankungen eingegrenzt werden.

Ventilatorische Pumpleistungsstörungen

Störungen der ➡Atempumpe.

Ventilatorische Verteilungsstörung

Inadäquat oder nicht belütete ➡Alveolen. Störungen entstehen vor allem durch Veränderung des Gleichgewichtes zwischen ➡Ventilation und ➡Perfusion.

Ventilpneumothorax

➡Spannungspneumothorax.

Ventral

(lat. *venter,* Bauch) Bauchseits, am Bauch gelegen.

Ventrales Ponssyndrom

➡Locked-In-Syndrom, ➡Pseudokoma, ➡Monte Christo Syndrom, ➡Deefferenzierter Status, ➡Eingeschlossensein-Syndrom, ➡Gefangensein-Syndrom.

Ventralis

➡Bauchwärts.

Ventriculus

(lat. *ventriculus,* kleiner Bauch) ➡Ventrikel.

Bauchförmige Hohlorgane oder Leerräume des menschlichen Körpers. Im

engeren Sinn bezieht sich der Fachausdruck auf ➡Magen. Darüber hinaus werden folgende Strukturen als Ventrikel bezeichnet:

a. ➡Ventriculus cerebri,

b. ➡Herzventrikel,

c. ➡Ventriculus laryngis.

Ventriculus cerebri

➡Hirnventrikel, ➡Ventriculus encephali, ➡Liquorraum, ➡Hirnkammer.

Ventriculus cordis

➡Herzventrikel, ➡Herzkammer.

Ventriculus cordis dexter

➡Rechter Herzventrikel, ➡Rechte Herzkammer, ➡RV.

Ventriculus cordis sinister

➡Linker Herzventrikel, ➡Linke Herzkammer, ➡LV.

Ventriculus encephali

➡Hirnventrikel, ➡Ventriculus cerebri, ➡Liquorraum, ➡Hirnkammer.

Ventriculus laryngis

➡Morgagni-Ventrikel, ➡Morgagni-Tasche, ➡Ventriculus Morgagni.

Beidseitige Ausbuchtung im Kehlkopf, die wahrscheinlich als Resonanzkörper dient.

Ventriculus Morgagni

➡Ventriculus laryngis, ➡Morgagni-Ventrikel, ➡Morgagni-Tasche.

Ventrikel

➡Ventriculus.

Ventrikuläre Fibrillation

➡Kammerflimmern.

Verabreichungshilfe

➡Applikator.

Verbale Kommunikation

(lat. *verbum,* Wort und *communicatio,* Mitteilung) ➡Digitale Kommunikation. Kommunikation zwischen Menschen mit Hilfe der Sprache. Sie erfolgt über das gesprochene oder geschriebene

Wort, über die Gebärdensprache bzw. die verschiedensten Formen der Verschlüsselung verbaler Informationen.

Verbalisieren
Eine Basisregel für Gesprächsführung. Verbalisieren fasst die Aussagen des Gesprächspartners mit eigenen Worten zusammen. Sie dient dazu, die Beiträge genau zu erfassen, das inhaltliche Ziel des Gespräches im Blick zu behalten und hilft, Missverständnisse zu vermeiden.

Verband
➡Bandage.

Verbindungsvene
➡Venöse ➡Blutgefäße, die verschiedene, im Wesentlichen getrennt verlaufende Abschnitte des Gefäßsystems miteinander verbinden.

Verbrennung
➡Verbrennungstrauma, ➡Combustio. Eine Schädigung von ➡Gewebe, die durch die Einwirkung von Hitze, UV-Strahlung oder ionisierender Strahlung entsteht.

Verbrennungstrauma
➡Verbrennung, ➡Combustio.

Verdampfer
➡Vaporizer, ➡Vaporisator. Ein Gerät zur Verdampfung von Wirkstoffen. Anders als bei ➡Inhalatoren wird die Substanz direkt verdampft.

Verdauung
➡Digestion. Die mechanische Zerkleinerung von aufgenommenen Nahrungsbestandteilen und ihre anschließende enzymatische Aufspaltung.

Verdauungsapparat
➡Verdauungstrakt, ➡Gastrointestinaltrakt, ➡Canalis alimentarius, ➡Apparatus digestorius, ➡Systema digestivum, ➡Speisewege, ➡Oberer Verdauungstrakt.

Verdauungsenzym
Biochemische ➡Katalysatoren, welche die ➡Nahrung in einfache Grundbausteine zerlegen, um ihre Verwertung im ➡Stoffwechsel zu ermöglichen.

Verdauungsorgane
➡Verdauungstrakt.

Verdauungssekrete
Sammelbezeichnung für die von verschiedenen Organen des Verdauungssystems sezernierten, für die Verdauungsvorgänge essenziellen ➡Sekrete. Die Verdauungssekrete umfassen ➡Speichel, ➡Magensaft, ➡Dünndarmsaft, ➡Galle und ➡Pankreassekret.

Verdauungssystem
➡Verdauungstrakt.

Verdauungstrakt
➡Verdauungsapparat, ➡Canalis alimentarius, ➡Apparatus digestorius, ➡Systema digestivum, ➡Speisewege. Bezeichnung der Organe bzw. Organsysteme, die der Aufnahme, der Verkleinerung, dem Weitertransport und der ➡Resorption der Nahrung dienen. Zum Verdauungsapparat gehören: ➡Mundhöhle und ➡Zunge, ➡Zähne und ➡Zahnhalteapparat, ➡Oropharynx, ➡Speicheldrüsen, ➡Ösophagus und ➡Magen. Im klinischen Sprachgebrauch wird der Begriff häufig auch synonym mit „Gastrointestinaltrakt" verwendet, obwohl letzterer streng genommen nicht den Kopfteil des Verdauungstraktes (Mundhöhle, Zunge etc.) einbezieht. Siehe auch ➡Gastrointestinaltrakt, ➡Magen-Darm-Trakt, ➡Magen-Darm-Kanal, ➡GIT, ➡MDT, ➡Unterer Verdauungstrakt, ➡Oberer Verdauungstrakt.

Verdunster
Eine Inhalationsart, bei der das Wasser auf einer speziellen Matte oder auf Lamellen verteilt wird und verdunstet dann ganz normal in die Luft. In der

Regel sind die Geräte mit einem kleinen Ventilator ausgestattet um den Vorgang etwas zu beschleunigen.

Verdunstung
➡Evaporation, ➡Evaporieren.

Verengung
➡Obstruktion, ➡Obstructio, ➡Atemwegsobstruktion, ➡Stenose, ➡Stenosis, ➡Striktur.

Vererbung
Die Weitergabe von Merkmalen und Eigenschaften von der Elterngeneration auf nachfolgende Generationen bezeichnet. Diese Weitergabe spielt sich auf genetischer Ebene ab.

Vererbungslehre
➡Genetik.

Vergiftung
➡Intoxikation. Siehe auch ➡Autointoxikation.

Verhalten
Das, was jemand tut oder lässt und auf welche Weise. In der Psychologie: Gesamtheit aller von außen beobachtbaren Äußerungen eines Lebewesens.

Verklumpung
➡Aggregation.

Verknöcherung
➡Ossifikation, ➡Osteogenese, ➡Knochenneubildung, ➡Knochenbildung.

Verkrampfung
➡Spasmus, ➡Krampf.

Verkürzung
➡Kontraktion, ➡Anspannen, ➡Zusammenziehen.

Verlängert
➡Prolongiert.

Verlängertes Mark
➡Medulla oblongata, ➡Bulbus cerebri, ➡Bulbus medullae spinalis, ➡Atemregulation, ➡Bulbärhirn, ➡Atmungssteuerung, ➡Atemsteuerung.

Verlegung
In der Medizin: teilweiser oder vollständiger Verschluss von Hohlorganen (z. B. der ➡Atemwege) oder eines Verbindungsgangs (z. B. ➡Harnleiter) eines Gefäßes (z. B. bei einer ➡Embolie) oder eines Hohlraumes.

Verletzung
➡Trauma, ➡Wunde, ➡Psychotrauma.

Vermittlung
➡Mediation.

Vernebler
Inhalationsgerät, das aus einer Inhalationslösung feine Tröpfchen zur ➡Einatmung in die ➡Lunge erzeugt.

Vernunft
➡Verstand.
Ein durch ➡Denken bestimmtes geistiges menschliches Vermögen zur ➡Erkenntnis.

Verordnung über das Errichten, Betreiben und Anwenden von Medizinprodukten
➡Medizinprodukte-Betreiberverordnung, ➡MPBetreibV.

Verpflanzung
➡Transplantation, ➡Übertragung.

Verscheiden
➡Sterben, ➡Ableben.

Verschieblichkeit
➡Mobilität, ➡Beweglichkeit.

Verschiebung
➡Dislokation, ➡Dislocation, ➡Ausrenkung.

Versorger
In der Pflege: ➡Provider, ➡Zwischenhändler, ➡Anbieter, ➡Dienstleister, ➡Diensteanbieter, ➡Lieferant.

Versorgungsmanagement
➡Fallmanagement, ➡Casemanagement, ➡Case Management, ➡Case-Management.

Verstand
➡Vernunft, ➡Mental, ➡Geist.
Das Vermögen, Begriffe zu bilden und diese zu Urteilen zu verbinden. Die heutige Verwendung des Begriffes wurde maßgeblich von Immanuel Kant geprägt, der dem Verstand häufig die Vernunft gegenüberstellt, ihn aber auch von der ➡Wahrnehmung unterscheidet.

Verstehen
Das inhaltliche Begreifen eines Sachverhalts, das nicht nur in der bloßen Kenntnisnahme besteht, sondern auch und vor allem in der intellektuellen Erfassung des Zusammenhangs, in dem der Sachverhalt steht.

Verstopfung
➡Stuhlverstopfung, ➡Obstipation.

Verstreut
➡Disseminiert, ➡Verteilt.

Vertebra
(lat. *vertebra*, Wirbel) ➡Wirbel, ➡Wirbelknochen.

Vertebrae cervicales
➡Halswirbelsäule, ➡HWS.

Vertebrae coccygeae
➡Steißbeinwirbel.

Vertebrae lumbales
➡Lendenwirbel.

Vertebrae sacrales
➡Kreuzbeinwirbel, ➡Sakralwirbel.

Vertebrae thoracicae
➡Brustwirbel.

Vertebralarterie
➡Arteria vertebralis, ➡Wirbelsäulenschlagader, ➡Wirbelarterie.

Vertebrata
➡Wirbeltier, ➡Schädeltier, ➡Craniota, ➡Craniata.

Verteilt
➡Disseminiert, ➡Verstreut.

Verteilungsstörungen
➡Belüftungsstörungen.
Störungen der ➡Distribution, z.B. durch: ➡Hypoventilation, ➡ Rechts-Links-Shunt, ➡Totraumventilation, ➡Lungenembolie,.

Verticalis
Schnittrichtung: senkrecht zur Bodenfläche. Siehe auch ➡Vertikal.

Vertigo
➡Schwindel.

Vertikal
(lat. *vertex*, Scheitel) In der Medizin: entlang der Linie vom Scheitel zur Sohle. Siehe auch ➡Verticalis.

Vervielfältigung
➡Amplifikation

Verwesung
➡Späte Leichenerscheinungen, ➡Kadaveröse Phase, ➡Fäulnis, ➡Autolyse. Die Prozesse, die nach dem Tod eines Organismus seine organische Substanz und damit seine Gestalt auflösen.

Verwirrtheit
Eine von eingeschränkter Orientierung gekennzeichnete Form der Denkstörung, die meist im Zusammenhang mit ➡hirnorganischen Veränderungen auftritt. Es handelt sich um einen zeitlich begrenzten, ➡reversiblen Zustand, bei dem es zu Störungen des ➡Bewusstseins, einer Beeinträchtigung der ➡kognitiven ➡Wahrnehmung und zu psychomotorischen ➡affektiven ➡Störungen kommen kann.

Verzicht
➡Karenz, ➡Entbehrung.

Vesica biliaris
➡Gallenblase, ➡Vesica fellea.

Vesica fellea
➡Gallenblase, ➡Vesica biliaris.

Vesica urinaria
➡Harnblase, ➡Blase, ➡Cystis.

Vesicula
➡Vesikel, ➡Bläschen, ➡Vesikula.

Vesikel
(lat. *vesicula*, Bläschen) ➡Bläschen, ➡Vesicula, ➡Vesikula.
In der Dermatologie sind es mit Flüssigkeit gefüllte, leicht vorgewölbte Bläschen mit einem Durchmesser von bis zu 1 cm.

Vesikula
➡Vesikel, ➡Bläschen, ➡Vesicula.

Vestibularapparat
➡Vestibularorgan, ➡Gleichgewichtsorgan, ➡Organon vestibulare.

Vestibuläre Wahrnehmung
➡Gleichgewichtssinn.

Vestibularorgan
➡Gleichgewichtsorgan, ➡Vestibularapparat, ➡Organon vestibulare.
Ein Teil des ➡Innenohrs. Es gehört zu den ➡Sinnesorganen und dient der Steuerung des ➡Gleichgewichts.

Vestibulum laryngis
(lat. *vestibulum*, Vorraum) ➡Supraglottis.
Der oberste Abschnitt (Eingangsbereich) des ➡Kehlkopfs.

Vestibulum nasi
➡Nasenvorhof.

VI. Hirnnerv
➡Nervus abducens, ➡Nervus VI, ➡Augenabziehnerv.

Via Falsa
(lat. falscher Weg, abgeleitet von *via*, Weg und *falsus*, falsch) In der Medizin das im Rahmen operativer Eingriffe unbeabsichtigte Verlassen (falsche Platzierung) des korrekten bzw. geplanten Verlaufs eines eingebrachten Instruments oder Fremdmaterials, meist außerhalb anatomisch definierter Strukturen.

Vibrationsempfindung
➡Tastsinn, ➡Pallästhesie, ➡ Vibrationssinn.
Das Vibrationsempfinden ist eine spezifische Qualität des Tastsinns. Sie wird rezeptiv durch die ➡Meissner-Tastkörperchen und die ➡Vater-Pacini-Körperchen vermittelt.

Vibrationsmassage
In der physikalischen Therapie angewandte Massagetechnik, die ➡manuell oder mit Hilfe eines Vibrationsgerätes zur Anwendung kommt.

Vibrationssinn
➡Vibrationsempfindung, ➡Tastsinn, ➡Pallästhesie.

Vibrationsweste
Ein ➡Medizinprodukt, das den Thorax in hochfrequente Schwingungen versetzt, um ➡Sekrete in den ➡Atemwegen zu lösen.

Videoendoskopie
Ausleuchtung und Betrachtung von Körperhohlräumen und Hohlorganen mit Hilfe eines Spezialgerätes unter Nutzung digitaler Bildübertragungstechniken

Videoendoskopische Schluckuntersuchung
➡Fiberendoskopische Schluckuntersuchung, ➡FEES.
Bildgebendes Diagnostik-Verfahren für ➡Dysphagie-Patienten. Es handelt sich um eine indirekte ➡Laryngoskopie mit flexibler Optik, die ➡transnasal durchgeführt wird.

Videointrakavitäre Chirurgie
➡Minimalinvasive Chirurgie, ➡Schlüssellochchirurgie.

Vielfachzucker
➡Polysaccharid, ➡Mehrfachzucker, ➡Glykan, ➡Polyose.

Vielgestaltig
➡Polymorph.

Viereckig
➡Quadratus.

Vierhügelplatte
➡Tectum, ➡Mittelhirndach, ➡Tectum mesencephali, ➡Lamina tecti, ➡Lamina quadrigemina.

Vigilanz
(lat. *vigilantia*, Wachsamkeit) ➡Wachheit, ➡Wachsamkeit.
In der Medizin die Wachheit bzw. Daueraufmerksamkeit eines Patienten.

VII. Hirnnerv
➡Nervus facialis, ➡Gesichtsnerv, ➡Nervus intermediofacialis, ➡Nervus VII.

VIII. Hirnnerv
➡Nervus vestibulocochlearis, ➡Hörnerv, ➡Nervus statoacusticus, ➡Nervus VIII.

Villus intestinalis
➡Dünndarmzotte.

Viral
Auf ein ➡Virus oder dessen Teile oder Produkte bezogen; zu einem Virus gehörig oder von einem Virus stammend; aber auch sich ähnlich wie Viren verhaltend.

Viren- und Bakterienfilter
In der Beatmungsmedizin: Medizintechnische Produkte, die bei der Beatmung am Inspirationsschlauch für die Luftfiltration sorgen und damit den Patienten vor Infektionen schützen und für umfassende Hygiene sorgen.

Virologie
Ein Fachgebiet der ➡Hygiene und ➡Biologie. Sie befasst sich mit der Lehre von ➡Viren.

Virostatikum
(Pl. Virostatika) ➡Virustatikum.

Die Gruppe von ➡Medikamenten, die in den Vermehrungs- oder Freisetzungsprozess von ➡Viren hemmend eingreift und damit zur ➡Therapie oder ➡Prävention von ➡viralen ➡Erkrankungen verwendet werden kann.

Virostatisch
➡Virustatisch.
Virushemmend.

Virulenz
Die Infektionskraft bzw. Ausprägungsgrad der ➡pathogenen Potenz eines ➡Erregers.

Virus
(Pl. Viren) Infektiöses Partikel (keine Zelle!), das aus einer Proteinhülle und aus einem ➡DNA oder ➡RNA besteht. Um sich vermehren zu können, ist es auf die ➡Stoffwechsel lebender Zellen angewiesen.

Virusgrippe
➡Influenza, ➡Grippe.

Virustatikum
➡Virostatikum.

Virustatisch
➡Virostatisch.

Visceralis
➡Viszeral.

Viscerocranium
➡Gesichtsschädel, ➡Viszerokranium, ➡Splanchnocranium.

Viskös
(lat. *viscum*, Mistel, Vogelleim bzw. von spätlat. *viscosus*, klebrig) ➡Viskos, ➡Dickflüssig, ➡Zähflüssig, ➡Leimartig.
Von hoher Viskosität bzw. zähflüssig.

Viskosität
Maß für die Zähigkeit einer Flüssigkeit. Je größer die Viskosität ist, desto dickflüssiger, d.h. weniger fließfähig ist eine Flüssigkeit.

Visuelle Agnosie
➡Seelenblindheit.
Eine Störung der Verarbeitung von visuellen Impulsen durch das ➡Gehirn. Die Betroffenen sind Unfähig, das Gesehene wiederzuerkennen trotz normaler Funktion der Augen.

Visuelle Analogskala
➡VAS, ➡VAS-Skala, ➡VAS Schmerz-Skala.
Eine häufig zur Diagnose von ➡Schmerzen verwendete Schmerzskala. Der Patient gibt mithilfe der Zahlen und/oder der Bilder die Intensität (Empfindungsstärke) der Schmerzen an.

Visuelle Wahrnehmung
➡Sehen.

Visueller Cortex
➡Visueller Kortex, ➡Sehrinde.
Ein Teil vom ➡Okzipitallappen, der die visuelle ➡Wahrnehmung ermöglicht.

Visueller Kortex
➡Visueller Cortex, ➡Sehrinde.

Viszeral
(lat. *viscera*, Eingeweide) Zu den Eingeweiden hin gelegen, zu den Eingeweiden gehörend. Siehe auch ➡Visceralis.

Viszerales Nervensystem
➡Vegetatives Nervensystem, ➡Autonomes Nervensystem, ➡VNS, ➡Idiotropes Nervensystem.

Viszerokranium
➡Gesichtsschädel, ➡Viszerokranium, ➡Splanchnocranium.

Vita minima
➡Scheintod, ➡Vita reducta.

Vita reducta
➡Scheintod, ➡Vita minima.

Vital
(lat. *vita*, Leben) Lebend bzw. in lebendem Zustand, aber auch lebensnotwendig.

Vitaldatenmonitor
➡Monitor.

Vitalfunktionen
Lebensnotwendige Vorgänge im ➡Körper: ➡Atmung, ➡Körpertemperatur, ➡Kreislauf, also arterieller ➡Puls und arterieller ➡Blutdruck. Die unterbrechungsfreie Funktion dieser Vorgänge, gewährleistet die Lebenserhaltung.

Vitalkapazität
➡VC, ➡VK.
Kenngröße der ➡Lungenfunktionsdiagnostik. Sie bezeichnet das Lungenvolumen zwischen maximaler ➡Einatmung und maximaler ➡Ausatmung.

Vitalparameter
➡Vitalwert.
Messgrößen wichtiger Körperfunktionen, die bei der Kontrolle der ➡Vitalzeichen festgestellt werden. Die vier fundamentalen Vitalparameter sind die ➡Herzfrequenz, die ➡Atemfrequenz, der ➡Blutdruck und die ➡Körpertemperatur. Als weiterer Vitalparameter wird im intensivmedizinischen Umfeld häufig die ➡Sauerstoffsättigung erfasst.

Vitalwert
➡Vitalparameter.

Vitalzeichen
➡Lebenszeichen.
Die von außen wahrnehmbaren Lebensfunktionen eines Organismus. Die wichtigsten Vitalzeichen des Menschen sind ➡Atmung, Herztätigkeit (vertreten durch ➡Blutdruck und ➡Puls), ➡Bewusstsein und ➡Körpertemperatur. Im erweiterten Sinn werden in der Medizin auch andere, apparativ messbare Körperfunktionen, wie ➡EKG oder ➡EEG sowie der ➡zentrale

Venendruck als Vitalzeichen eingeordnet.

Vitamin
Stoffe unterschiedlicher Struktur, die
mit der ➡Nahrung zugeführt werden
müssen, da sie nicht vom ➡Körper
selbst hergestellt werden können. Vitamine werden nach ihrer Löslichkeit
in wasserlösliche und fettlösliche Vitamine eingeteilt.
Als fettlösliche Vitamine gelten: ➡Re-
tinol, ➡Calciferol [Calciferol kann zwar
vom menschlichen Organismus synthetisiert werden, wird aber aus Gründen der Vollständigkeit dennoch hier
aufgeführt], ➡Tocopherol, ➡Phyl-
lochinon.
Wasserlösliche Vitamine sind: ➡Thia-
min, ➡Riboflavin, ➡Pyridoxin, ➡Coba-
lamin, ➡Ascorbinsäure, ➡Niacin,
➡Pantothensäure, ➡Biotin, ➡Fol-
säure.

Vitamin A
➡Retinol, ➡Axerophtol.

Vitamin B$_1$
➡Thiamin, ➡Aneurin.

Vitamin B$_{12}$
➡Cobalamin, ➡Extrinsic Factor, ➡An-
tiperniziosa-Faktor, ➡Coenzym B$_{12}$.

Vitamin B$_2$
➡Riboflavin, ➡Lactoflavin, ➡Ovofla-
vin, ➡Uroflavin.

Vitamin B$_3$
➡Niacin, ➡Nicotinsäureamid, ➡Nico-
tinsäure.

Vitamin B$_5$
➡Pantothensäure.

Vitamin B$_6$
➡Pyridoxin.

Vitamin B$_7$
➡Biotin, ➡Vitamin H.

Vitamin B$_9$
➡Folsäure, ➡Pteroylglutaminsäure.

Vitamin C
➡Ascorbinsäure.

Vitamin D
➡Calciferol, ➡Antirachitischer Faktor.

Vitamin E
➡Tocopherol, ➡TCP.

Vitamin H
➡Biotin, ➡Vitamin B$_7$.

Vitamin K
➡Phyllochinon.

Vitamin-B-Komplex
Gruppenbezeichnung verschiedener,
chemisch heterogener B-Vitamine.
Die Bezeichnung taucht häufig bei der
Zusammensetzung von Nahrungser-
gänzungsmitteln auf. In der Regel
umfasst er mindestens folgende Vitamine: ➡Thiamin, ➡Riboflavin, ➡Py-
ridoxin und ➡Cobalamin.

VK
➡Vitalkapazität, ➡VC.

VNS
➡Vegetatives Nervensystem, ➡Auto-
nomes Nervensystem, ➡Viszerales
Nervensystem, ➡Idiotropes Nervensystem.

Vocal Cord Dysfunction
➡VCD, ➡Stimmbandfehlfunktion.
Eine Funktionsstörung der ➡Stimm-
bänder bezeichnet, bei der sich diese
plötzlich eng stellen und sich sogar für
eine kurze Zeit verschließen können.
Dieser Vorgang führt zu einer anfalls-
artigen ➡Atemnot. Dem geht oftmals
ein Hustenanfall voraus.

Völlegefühl
Ein subjektives Gefühl des Vollseins,
das sich vor allem auf einen überfüll-
ten ➡Magen- bzw. ➡Darmzustand bezieht.

Vollgesichtsmaske
➡Total-Face-Maske, ➡Ganzgesichts-
maske.

Volltönender Rhonchus
➡Brummen, ➡Brummender Rhonchus, ➡Atemnebengeräusch.

Volumen
(lat. *volumen*, Raum) ➡V, ➡Rauminhalt.
Der Inhalt eines dreidimensionalen Raumes. Angaben zum Volumen werden mit der Einheit m³ (Kubikmeter) bezeichnet, aber auch in Liter.

Volumenkontrollierte Beatmung
➡Volumenkontrolliertes Beatmungskonzept.

Volumenkontrolliertes Beatmungskonzept
➡Volumenkontrollierte Beatmung.
Ein Beatmungskonzept, das das Volumen festlegt, das dem Patienten verabreicht wird (➡Tidalvolumen als Regelgröße). Der ➡Atemwegsdruck ergibt sich aus der ➡Compliance der ➡Lunge und dem eingeatmeten Volumen. Zielgröße, die zu erreichen gilt ist das Volumen.

Volumenmangel
➡Hypovolämie.

Volumenmangelschock
➡Hypovolämischer Schock.

Volutrauma
Schädliche Einwirkungen hoher ➡Atemzugvolumina mit Überdehnung der Lunge.

Vomitus
➡Emesis, ➡Erbrechen.

Vorbeugung
➡Prophylaxe.

Vordere Gehirnarterie
➡Arteria cerebri anterior.

Vordere und mittlere Bauchmuskeln
Dazu zählen: ➡Musculus rectus abdominis und ➡ Musculus pyramidalis.

Vorderer Gaumenbogen
➡Arcus palatinus anterior.

Vorderer Sägemuskel
➡Musculus serratus anterior, ➡Äußere Brustmuskel, ➡Vorderer Sägezahnmuskel.
Muskel, die den ➡ventralen ➡Schultergürtel mit dem ➡Rumpf verbinden. Bei aufgestützten Armen unterstützt der Muskel als ➡Atemhilfsmuskel die ➡Inspiration.

Vorderer Sägezahnmuskel
➡Vorderer Sägemuskel, ➡Musculus serratus anterior, ➡Äußere Brustmuskel.

Vorderhirn
➡Prosencephalon.

Vorderhornzelle
➡Motoneuron.
Eine ➡Nervenzelle des ➡zentralen Nervensystems, die mit ihrem ➡Axon eine direkte oder indirekte Kontrolle über einen ➡Muskel ausübt. Motoneurone bilden die ➡efferenten ➡Nervenbahnen.

Vorhof des Herzens
➡Atrium cordis, ➡Herzvorhof.

Vorhofflimmern
Eine ➡Herzrhythmusstörung, bei der es zu einem unkoordinierten Erregungsablauf in den ➡Vorhöfen kommt.

Vorsorgevollmacht
Mit einer Vorsorgevollmacht bevollmächtigt nach deutschem Recht eine Person eine andere Person, im Falle einer Notsituation alle oder bestimmte Aufgaben für den Vollmachtgeber zu erledigen. Mit der Vorsorgevollmacht wird der Bevollmächtigte zum Vertreter im Willen, d. h. er entscheidet an Stelle des nicht mehr entscheidungsfähigen Vollmachtgebers. Deshalb setzt eine Vorsorgevollmacht unbe-

dingtes und uneingeschränktes persönliches Vertrauen zum Bevollmächtigten voraus. Rechtliche Grundlagen in deutschem Recht: § 164 ff. BGB, § 662 ff. ➡BGB.

Vorsteherdrüse
➡Prostata.

VRP
➡Flutter, ➡Vario-resistance-pressure.

W

Wachheit
➡Vigilanz, ➡Wachsamkeit.

Wachkoma
➡Apallisches Syndrom, ➡Coma vigile. Eine schwere Schädigung des Großhirns. Es kommt zu einem funktionellen Ausfall des gesamten Großhirns oder wesentlicher Teile, während Funktionen von ➡Zwischenhirn, ➡Hirnstamm und ➡Rückenmark erhalten bleiben. Dadurch resultiert ein Zustand der ➡Wachheit ohne ➡Bewusstsein und mit extrem reduzierten Kommunikationsmöglichkeiten.

Wachsamkeit
➡Vigilanz, ➡Wachheit.

Wachstum
In der ➡Medizin den Vorgang, der zur Größenzunahme einer biologischen Einheit führt, ohne dass sich deren ➡Morphologie grundlegend ändert.

Wachzustand
➡Bewusstsein, ➡Bewusstseinszustand.

Wade
(lat. *Regio suralis*, Wadenregion) ➡Sura.
Der ➡posteriore, gewölbte Anteil des ➡Unterschenkels, der im Wesentlichen durch den ➡Wadenmuskel geformt wird.

Wadenmuskel
➡Musculus triceps surae.
Der oberflächliche Wadenmuskel.

Wahn
Die unkorrigierbare Falschbeurteilung der Wirklichkeit, die unbeeinflussbar von persönlichen Erfahrungen auftritt und an der mit absoluter subjektiver Gewissheit festgehalten wird. Die wahnhafte Überzeugung wird von Mitmenschen nicht geteilt und kann nicht nachvollzogen werden, da sie der Wirklichkeit widerspricht.

Wahnwahrnehmungsstörung
➡Halluzination, ➡Halluzinose, ➡Trugwahrnehmung.

Wahrnehmung
Der Prozess und das subjektive Ergebnis der Informationsgewinnung und -verarbeitung von Reizen aus der Umwelt und dem Körperinnern. Das geschieht durch unbewusstes (und beim Menschen manchmal bewusstes) Filtern und Zusammenführen von Teil-Informationen zu subjektiv sinnvollen Gesamteindrücken.

Wahrnehmungsprozesse
Die Gewinnung, Verarbeitung und Reaktion von Reizen, die auf den Körper einwirken.

Wange
➡Bucca, ➡Backe, ➡Malar, ➡Regio buccalis, ➡Wangenregion. Siehe auch ➡Bukkal, ➡Buccal.

Wangendrüsen
➡Glandulae buccales.

Wangenregion
➡Bucca, ➡Wange, ➡Backe, ➡Malar, ➡Regio buccalis, ➡Buccal, ➡Bukkal.

Wärme
Die physikalische Größe, die man als einen Teil der Energie erfasst, die von einem thermodynamischen System aufgenommen oder abgegeben wird.

Wärmeempfindlich
➡Thermolabil, ➡Hitzeempfindlich.

Wärmeregulation
➡Thermoregulation, ➡Temperaturregulation, ➡Körpertemperaturregulation.

Wärme- und Feuchtigkeitsaustauscher
➡Heat and Moisture Exchanger, ➡HME, ➡HME-Filter.

Waschzettel
➡Gebrauchsinformation, ➡Beipackzettel, ➡Patienteninformation.

Wasser
➡Aqua, ➡H_2O, ➡Wasserstoffoxid.
Verbindung aus zwei Wasserstoff-Atomen und einem Sauerstoff-Atom. Wasser dient den Lebensvorgängen als Lösungsmittel, Transportmittel und als Reaktionspartner.

Wasser- und Elektrolythaushalt
➡Wasser-Elektrolyt-Haushalt.
Das ➡physiologische System der Aufnahme und Abgabe von ➡Wasser und die damit eng zusammenhängende Regulierung der Konzentrationen von ➡Elektrolyten, d.h. positiv und negativ geladenen, gelösten Teilchen. Der Wasser-Elektrolyt-Haushalt bestimmt die Flüssigkeitsverteilung im menschlichen ➡Körper und ist eine unverzichtbare Grundlage aller Lebensvorgänge.

Wasseranziehend
➡Hygroskopisch.

Wasserbauch
➡Aszites, ➡Hydraskos, ➡Bauchwassersucht, ➡Peritonealerguss.

Wasserbilanz
➡Flüssigkeitsbilanz.

Wasser-Elektrolyt-Haushalt
➡Wasser- und Elektrolythaushalt.

Wasserfalle
Die Wasserfalle wird in der Beatmungsmedizin bzw. ➡Sauerstoffthe-

rapie als medizin-technische Vorrichtung eingesetzt, um das kondensierende ➡Wasser aus einem Schlauchsystem zu sammeln. Sie muss dabei waagerecht installiert werden.

Wasserlassen
➡Miktion, ➡Harnlassen, ➡Mictio, ➡Blasenentleerung, ➡Urinieren.

Wasserstoff
(griech. *hydror*, Wasser und *gennaein*, erzeugen) ➡Hydrogenium.
Ein chemisches Element, das am häufigsten im Weltall vorkommt. Da Wasserstoff sehr reaktionsfreudig ist, kommt er auf der Erde meist gebunden in Form von ➡Wasser vor. Darüber hinaus ist er ein elementarer Bestandteil fast aller organischen Verbindungen.

Wasserstoffion
➡Proton, ➡H+.

Wasserstoffoxid
➡Wasser, ➡Aqua, ➡H_2O.

Wasserstoffperoxid
➡Wasserstoffsuperoxid, ➡Hydrogenium peroxydatum.
Ein chemisch reaktives, geruchloses, ätzendes ➡Molekül, das leicht in ➡Wasser und ➡Sauerstoff zerfällt.

Wasserstoffsuperoxid
➡Wasserstoffperoxid, ➡Hydrogenium peroxydatum.

Weaning
(engl. *to wean*, abstillen) ➡Entwöhnung, ➡Respiratorentwöhnung.
In der Intensivmedizin und der Anästhesie die Phase, in welcher die Entwöhnung eines beatmeten Patienten von einem ➡Beatmungsgerät stattfindet. Weaning kann man in drei Kategorien einteilen:
a. ➡Einfaches Weaning,
b. ➡Schwieriges Weaning,
c. ➡Prolongiertes Weaning.

Die Entwöhnung kann in zwei Formen durchgeführt werden:
a. ➡Kontinuierliches Weaning,
b. ➡Diskontinuierliches Weaning.

Wechselwirkung
➡Interaktion.

Wegführen
➡Abduktion, ➡Abductio.

Wegführend
➡Abducens.

Wehe
➡Geburtskräfte, ➡Labores.
➡Kontraktionen der glatten ➡Muskulatur der ➡Gebärmutter während der ➡Schwangerschaft und der ➡Geburt.

Weibliche Brust
➡Milchdrüse, ➡Mamma, ➡Brustdrüse, ➡Glandula mammaria.

Weiche Hirnhaut
➡Pia mater.

Weicher Gaumen
➡Gaumensegel, ➡Palatum molle, ➡Velum palatinum.
Teil des Gaumens.

Weichteilbruch
➡Hernie, ➡Bruch, ➡Eingeweidebruch.

Weißblütigkeit
➡Leukämie, ➡Blutkrebs, ➡Leukose.

Weiße Blutkörperchen
➡Leukozyten, ➡Abwehrzellen.

Weiße Substanz
➡Substantia alba.
Umfasst diejenigen Teile des Zentralnervensystems, die sich mehrheitlich aus den ➡Axonen von ➡Neuronen zusammensetzen.

Weltanschauung
Die auf Wissen, Überlieferung, Erfahrung und Empfinden basierende Gesamtheit persönlicher Wertungen, Vorstellungen und Sichtweisen, die die Deutung der Welt, die Rolle des Einzelnen in ihr, die Sicht auf die Gesellschaft und teilweise auch den Sinn des Lebens betreffen. Sie ist damit die grundlegende kulturelle Orientierung von Individuen, Gruppen und Kulturen.

Weltgesundheitsorganisation
➡World Health Organization, ➡WHO.
Die Koordinationsbehörde der Vereinten Nationen für das internationale öffentliche Gesundheitswesen. Es handelt sich dabei um eine Sonderorganisation der Vereinten Nationen mit Sitz in Genf. Ihr Ziel ist die Verwirklichung des bestmöglichen Gesundheitsniveaus bei allen Menschen. Ihre Hauptaufgabe ist die Bekämpfung der Erkrankungen, mit besonderem Schwerpunkt auf Infektionskrankheiten, sowie Förderung der allgemeinen Gesundheit der Menschen weltweit.

Wernicke-Aphasie
➡Sensorische Aphasie.

WG
➡Wohngemeinschaft.

WHO
➡Weltgesundheitsorganisation, ➡World Health Organization.

WHO-Stufenschema
Eine von der ➡Weltgesundheitsorganisation entwickelte Empfehlung zum Einsatz von ➡Analgetika und anderen ➡Arzneimitteln im Rahmen der ➡Schmerztherapie.

Widerstand
➡Resistance, ➡Atemwegswiderstand, ➡Strömungswiderstand, ➡Atemwiderstand, ➡Atembewegungswiderstand.

Wiederbelebung
➡Reanimation, ➡Kardiopulmonale Reanimation, ➡Cardiopulmonale Reanimation, ➡CPR, ➡Herz-Lungen-Wiederbelebung, ➡HLW.

Wiederherstellung
➡Rekonstruktion.

Willkürlich
➡Bewusst.

Willkürliches Nervensystem
➡Motorisches Nervensystem, ➡Somatisches Nervensystem, ➡Animalisches Nervensystem, ➡Oikotropes Nervensystem.

Willkürmotorik
Die Fähigkeit eines Menschen, sich selbstständig zu bewegen. In der Medizin wird mit Motorik die körperliche Geschicklichkeit sowie allgemeine Fähigkeit zur normalen Bewegung bezeichnet.

Wind
➡Flatus, ➡Blähung, ➡Flatulenz.

Wirbel
➡Wirbelknochen, ➡Vertebra.
Das knöcherne Grundelement der ➡Wirbelsäule. Normalerweise besteht die menschliche Wirbelsäule aus 34 solcher Wirbel.

Wirbelarterie
➡Arteria vertebralis, ➡Wirbelsäulenschlagader, ➡Vertebralarterie.

Wirbelbogen
➡Arcus vertebrae.
Der bogenförmige Abschnitt eines ➡Wirbels, der am ➡Wirbelkörper ansetzt und den größeren Teil des ➡Wirbellochs umschließt.

Wirbelentzündung
➡Spondylitis, ➡Wirbelkörperentzündung.

Wirbelkanal
➡Spinalkanal, ➡Rückenmarkskanal, ➡Canalis vertebralis.

Wirbelknochen
➡Wirbel, ➡Vertebra.

Wirbelkörper
➡Corpus vertebrae.
Die kurzen, zylindrisch geformten Bauelemente eines ➡Wirbels, die seine Hauptmasse ausmachen. An ihnen setzen die ➡Wirbelbögen an. Untereinander stehen die Wirbelkörper über ➡Zwischenwirbelscheiben in Verbindung. Zwischen der Wirbelkörperrückfläche und dem Wirbelbogen erstreckt sich das ➡Wirbelloch.

Wirbelkörperentzündung
➡Spondylitis, ➡Wirbelentzündung.

Wirbelloch
➡Foramen vertebrale.
Der vom ➡Wirbelbogen und der ➡dorsalen Seite des ➡Wirbelkörpers umschlossene Leerraum.

Wirbelsäule
➡Columna vertebralis, ➡Rückgrat.
Teil des Skeletts, der als bewegliche Stütze des Körpers dient und das Gewicht von ➡Kopf, ➡Hals, ➡Rumpf und oberen Extremitäten trägt. Darüber hinaus schließt sie das ➡Rückenmark ein. Die Wirbelsäule lässt sich in fünf Abschnitte untergliedern:
a.   ➡Halswirbelsäule,
b.   ➡Brustwirbelsäule,
c.   ➡Lendenwirbelsäule,
d.   ➡Kreuzbein,
e.   ➡Steißbein.

Wirbelsäulenschlagader
➡Arteria vertebralis, ➡Vertebralarterie, ➡Wirbelarterie.

Wirbeltier
➡Vertebrata, ➡Schädeltier, ➡Craniota, ➡Craniata.
Eine Gruppe von ➡Lebewesen, die einen bestimmten gemeinsamen anatomischen Grundplan erfüllen und durch eine gemeinsame Wirbeltierevolution entstanden sind.

Wirkstoff
➡Arzneimittel, ➡Medikament, ➡Arzneistoff, ➡Pharmakon, ➡Pharmazeutikum, ➡Präparat, ➡Heilmittel.

Wirkstoffkombination
➡Kombinationspräparat, ➡Kombipräparat, ➡Fixkombination.

Wirt
Ein ➡Lebewesen, das einem in der Regel deutlich kleineren ➡Organismus als vorübergehender oder dauernder ➡Lebensraum dient.

Wittmaack-Ekbom-Syndrom
➡Restless-Legs-Syndrom, ➡RLS.

Wohlbefinden
In der Medizin die subjektive ➡Emotion, die durch die positive ➡Wahrnehmung des eigenen ➡physischen und ➡psychischen Zustands ausgelöst wird.

Wohlfahrtspflege
Die Gesamtheit aller sozialen Hilfen, die auf freigemeinnütziger Grundlage und in organisierter Form in der Bundesrepublik Deutschland geleistet werden. Der Begriff überschneidet sich inhaltlich teilweise mit den Begriffen der Armenpflege, der Fürsorge und der Sozialarbeit.

Wohngemeinschaft
➡WG.
Das Zusammenleben mehrerer unabhängiger, meist nicht verwandter Personen in einer Wohnanlage.

Wolf
➡Intertrigo, ➡Intertriginöses Ekzem, ➡Wundsein, ➡Hautwolf.

World Health Organization
➡Weltgesundheitsorganisation, ➡WHO.

Wrisberg-Knorpel
➡Cartilago cuneiformis, ➡Keilknorpel.

Wuhan-Coronavirus
➡SARS-Coronavirus, ➡SARS-CoV, ➡SARS-assoziiertes Coronavirus, ➡SARSr-CoV, ➡SARS-CoV-1, ➡SARS-CoV-2, ➡Coronavirus, ➡2019-nCoV, ➡2019-novel Corona virus, ➡Neuartiges Coronavirus 2019.

Wunde
➡Trauma, ➡Verletzung, ➡Psychotrauma.

Wundheilung
Der körpereigene biologische Prozess, mit dem eine ➡Wunde durch Wiederherstellung oder narbigen Ersatz des beschädigten ➡Körpergewebes verschlossen wird. Dieser Prozess vollzieht sich im Wesentlichen ohne ärztlichen Eingriff, kann aber therapeutisch optimiert werden.

Wundheilungsphasen
Der Ablauf einer ➡Wundheilung in mehreren Schritten. Es kann unterschieden werden zwischen:
a. ➡Reinigungsphase (Exsudation und Resorption),
b. ➡Granulationsphase (Proliferation und Festigung)
c. ➡Differenzierungsphase.
Diese Unterscheidung hat jedoch primär didaktische Gründe - nach neueren Erkenntnisssen spielen sich die einzelnen Phasen der Wundheilung nicht streng sequenziell ab, sondern laufen über die verschiedenen Wundabschnitte hinweg weitgehend parallel.

Wundliegegeschwür
➡Dekubitus, ➡Dekubitalulcus, ➡Druckgeschwür, ➡Drucknekrose, ➡Druckstelle.

Wundreinigung
➡Débridement, ➡Debridement, ➡Wundtoilette, ➡Wundsäuberung.

Wundsäuberung
➡Débridement, ➡Debridement, ➡Wundtoilette, ➡Wundreinigung.

Wundsein
➡Intertrigo, ➡Intertriginöses Ekzem, ➡Hautwolf, ➡Wolf.

Wundtoilette
➡Débridement, ➡Debridement, ➡Wundreinigung, ➡Wundsäuberung.

Wurmfortsatz
➡Appendix vermiformis, ➡Blinddarm, ➡Darmtonsille.

Wurzeln der Spinalnerven
➡Rückenmarkswurzeln, ➡Spinalnervenwurzel.

X / Y

X. Hirnnerv
➡Nervus vagus, ➡Nervus X.

X-Chromosom
Ein ➡Geschlechtschromosom. Es liegt beim weiblichen Geschlecht doppelt (XX) und beim männlichen Geschlecht einfach (XY) in Kombination mit dem ➡Y-Chromosom vor. Eine strukturelle Mutation des X-Chromosoms kann X-chromosomal vererbte Krankheit(en) hervorrufen.

Xerostomie
(griech. *xeros*, trocken und *stoma*, Mund) ➡Mundtrockenheit.
Die mangelhafte Benetzung der ➡Mundschleimhaut durch ➡Speichel im Rahmen einer ➡Hyposalivation.

XI. Hirnnerv
➡Nervus accessorius, ➡Nervus XI.

XII. Hirnnerv
➡Nervus hypoglossus, Nervus XII, ➡Zungenschlundnerv, ➡Unterzungennerv.

Y-Chromosom
Ein ➡Geschlechtschromosom. Es liegt beim männlichen Geschlecht in Kombination mit dem ➡X-Chromosom (XY) vor. Beim weiblichen Geschlecht gibt es kein Y-Chromosom. Da etwa 50 % der Menschen kein Y-Chromosom besitzen, ist klar, dass auf dem Y-Chromosom keine essentiellen ➡Gene liegen dürfen. Der bisher einzige bekannteste auf dem Y-Chromosom auftretende Gendefekt resultiert in einer Fehlentwicklung der Hoden.

Z

Zähflüssig
➡Viskös, ➡Leimartig, ➡Dickflüssig, ➡Viskos.

Zahn
(Pl. Zähne; lat. *dens*, Zahn). Ein Teil des ➡Kauapparats. Die Zähne dienen der Nahrungszerkleinerung und bereiten die Nahrungsmittel so auf die anschließende ➡Verdauung im Gastrointestinaltrakt vor. Siehe auch ➡Verdauungstrakt, ➡Gastrointestinaltrakt.

Zahnbelag
➡Zahnplaque.

Zahnhalteapparat
➡Parodontium, ➡Parodont.
Die Strukturen, die den Zahn im ➡Kiefer fixieren. Siehe auch ➡Verdauungstrakt, ➡Gastrointestinaltrakt.

Zahnplaque
➡Zahnbelag, ➡Plaque.
Ein komplex aufgebauter ➡Biofilm, der sich unter bestimmten Bedingungen auf der Oberfläche der ➡Zähne bildet.

Zäkum
➡Caecum, ➡Blinddarm, ➡Zökum.

Zäpfchen
a) ➡Suppositorium, ➡Supp.
b) ➡Uvula, ➡Gaumenzäpfchen.

Zeh
(Pl. Zehen) ➡Digitus pedis.
Einer der fünf Endglieder des menschlichen ➡Fußes.

Zehenreflex
➡Babinski-Reflex, ➡Großzehenreflex, ➡Babinski-Zeichen, ➡Babinski-Phänomen.

Zeigefinger
➡Digitus manus II, ➡Index.

Zeit
a) Die Zeit beschreibt die Abfolge von Ereignissen, hat also eine eindeutige, unumkehrbare Richtung. Mit Hilfe der physikalischen Prinzipien der Thermodynamik kann diese Richtung als Zunahme der Entropie, d. h. der Unordnung in einem abgeschlossenen System, bestimmt werden.
b) Aus einer philosophischen Perspektive beschreibt die Zeit das Fortschreiten der Gegenwart von der Vergangenheit kommend und zur Zukunft hinführend.
c) Nach der Relativitätstheorie bildet die Zeit mit dem Raum ein vierdimensionales Raumzeitkontinuum, in der die Zeit die Rolle einer Dimension einnimmt. Dabei ist der Begriff der Gegenwart nur in einem einzigen Punkt definierbar, während andere Punkte der Raumzeit, die weder in der Vergangenheit noch der Zukunft dieses Punkts liegen, als „raumartig getrennt" von diesem Punkt bezeichnet werden.

Zellatmung
➡Innere Atmung, ➡Gewebeatmung.

Zellaustausch
➡Zellmauserung.

Zelle
(lat. *cellula*, kleine Kammer) Die fundamentale biologisch kleinste morphologische sowie funktionelle Einheit fast aller Lebewesen. Sie können sich ➡autonom reproduzieren und sind zur Selbsterhaltung fähig.

Zellfortsatz

(Pl. Zellfortsätze) Nach außen ragende Strukturen der Zelloberfläche, die dem Stoffwechsel, der Fortbewegung, der Verankerung oder der Kommunikation von Zellen dienen, wie z.B. ➡Dendriten, ➡Axone, ➡Mikrovilli und ➡Zilien.

Zellhormon

➡Gewebshormon, ➡Lokalhormon.

Zellkern

(lat. *nucleus*, Kern) ➡Nukleus, ➡Karyon, ➡Kerngebiete, ➡Hirnkern, ➡Basalkern.

Ein im Zellplasma gelegenes, meist rundlich geformtes ➡Zellorganell eukaryotischer Zellen. Vom ➡Zellplasma ist der Zellkern durch eine ➡Doppelmembran, die Kernhülle, abgegrenzt. In ihm liegt das ➡Erbgut der Zelle in Form von ➡DNA vor. Der Zellkern kann als Informations- und Steuerzentrum der Zelle verstanden werden.

Zellkörper

➡Soma, ➡Zellleib, ➡Zytosoma.

Der formgebende Rumpf einer ➡Zelle ohne ihre ➡Zellfortsätze (laut manchen Definitionen auch ohne ihren Zellkern). Der Zellkörper von Nervenzellen wird auch als ➡Perikaryon bezeichnet

Zellleib

➡Zellkörper, ➡Soma, ➡Zytosoma.

Zellmauserung

➡Zellaustausch.

Ein kontinuierlicher Ersatz besonders differenzierten Zellen mit hoher Stoffwechselleistung. Diese Zellen sind kurzlebig und müssen daher durch ➡Milz schnell ersetzt werden.

Zellmembran

➡Zytoplasmamembran, ➡Plasmamembran, ➡Membrana cellularis, ➡Plasmalemm.

Eine Membran aus ➡Lipiden und ➡Eiweißen, die jede Zelle gegenüber ihrer

Umwelt abgrenzt und somit das Aufrechterhalten eines internen Milieus ermöglicht.

Zellorganell

➡Organell, ➡Organelle.

Zellplasma

➡Cytoplasma, ➡Zytoplasma.

Zellteilung

➡Cytokinese, ➡Zytokinese.

Ein biologischer Kernprozess, der das Wachstum und die ➡Fortpflanzung aller Lebewesen gewährleistet.

Zelltod

➡Nekrose, ➡Necrosis, ➡Necrose, ➡Gwebetod, ➡Akzidenteller Zelltod. Siehe auch ➡Apoptose.

Zellulär

(lat. *cellula*, Höhle, die Zellen betreffend oder durch Zellen vermittelt) Hier: zellenartig, zellenformig, aus ➡Zellen gebildet.

Zellwand

Äussere, extraplasmatische Struktur zur Begrenzung von ➡Zellen.

Zentral

➡Centralis.

Achspunkt, Mittelpunkt, Mitte; mitten- bzw. mittelpunktständig, im Zentrum.

Zentrale Chemorezeptoren

Im Rahmen der ➡Atemregulation liegen im ➡Atemzentrum der ➡Medulla oblongata die zentralen Chemorezeptoren und messen den ➡pH-Wert im ➡Blut und den ➡Kohlendioxidpartialdruck, registrieren jedoch keine ➡Hypoxie. Die zentralen Chemosensoren dominieren in ihrer Funktion im Vergleich zu den peripheren.

Zentrale Furche

➡Sulcus centralis, ➡Gehirn.

Eine quer verlaufende Furche auf der Gehirnoberfläche, welche zwischen dem ➡Gyrus precentralis und dem ➡Gyrus postcentralis liegt.

Zentrale Schlafapnoe
➡Zentrales Schlafapnoe-Syndrom, ➡ZSAS, ➡ZSA.

Zentraler Venendruck
➡Zentralvenöser Druck, ➡ZVD.
Der venöse ➡Blutdruck, der am ➡zentralen Venenkatheter gemessen wird.

Zentraler Venenkatheter
➡Zentralvenöser Zugang, ➡Zentralvenöser Katheter, ➡Zentralvenenkatheter, ➡ZVK, ➡Port, ➡Portkatheter, ➡Portsystem.
Ein ➡Katheter, der in eine größere Körpervene eingeführt wird. Über den ZVK kann man ➡intravenös ➡Medikamente und ➡Infusionen zuführen oder den ➡zentralen Venendruck messen.

Zentrales Nervensystem
➡Zentralnervensystem, ➡ZNS, ➡Systema nervosum centrale.
Die im ➡Gehirn und ➡Rückenmark gelegenen Nervenstrukturen, welche die zentrale Reizverarbeitung, d.h. die Integration und Koordination der aus der Peripherie einlaufenden sensorischen ➡Reize vornehmen. Zudem ist das ZNS Sitz der Auslösung der willkürlichen ➡Motorik, die dem Menschen eine gezielte Reaktion auf die Umweltbedingungen ermöglicht, und der Ort des unbewussten und bewussten ➡Denkens.

Zentrales Schlafapnoe-Syndrom
➡Zentrale Schlafapnoe, ➡ZSAS, ➡ZSA, ➡Schlaf-Apnoe-Syndrom.
Die seltene Form von Schlafapnoe. Die zentrale ➡Apnoe ist meist erblich bedingt, kann aber auch aus ➡neurologischen Schädigungen resultieren. Durch Schäden im ➡ZNS, besonders im Atemzentrum, wird die Atemmuskulatur unzureichend gesteuert. Die häufigste Form von zentraler

Schlafapnoe ist die ➡Cheyne-Stokes-Atmung. Siehe auch ➡OSAS.

Zentralkanal
➡Canalis centralis, ➡Havers-Kanal, ➡Havers'scher Kanal.
Ein in der Mitte des ➡Rückenmarks gelegener Kanal, der mit ➡Ependym ausgekleidet ist und ➡Liquor cerebrospinalis enthält. Auch im ➡Knochengewebe gibt es einen Zentralkanal, der dort als Havers-Kanal bezeichnet wird.

Zentralnervensystem
➡Zentrales Nervensystem, ➡ZNS, ➡Systema nervosum centrale.

Zentralvenenkatheter
➡Zentraler Venenkatheter, ➡Zentralvenöser Zugang, ➡Zentralvenöser Katheter, ➡ZVK, ➡Port, ➡Portkatheter, ➡Portsystem.

Zentralvenös
Ein Lageattribut, das man den großen, herznahen ➡Venen und dem rechten ➡Vorhof des Herzens gibt.

Zentralvenöser Druck
➡Zentraler Venendruck, ➡ZVD.

Zentralvenöser Katheter
➡Zentraler Venenkatheter, ➡Zentralvenöser Zugang, ➡Zentralvenenkatheter, ➡ZVK, ➡Port, ➡Portkatheter, ➡Portsystem.

Zentralvenöser Zugang
➡Zentraler Venenkatheter, ➡Zentralvenöser Katheter, ➡Zentralvenenkatheter, ➡ZVK, ➡Port, ➡Portkatheter, ➡Portsystem.

Zerebellar
➡Zerebellär.

Zerebellär
➡Zerebellar.
Das Kleinhirn betreffend.

Zerebellum
➡Kleinhirn, ➡Cerebellum.

Zerebral
Das Großhirn betreffend.

Zerebrale Ischämie
➡Hirninfarkt, ➡Ischämischer Schlaganfall, ➡Schlaganfall, ➡Ischämischer Insult.

Zerebraler Krampfanfall
➡Epileptischer Anfall.

Zerebralparese
Auf einer Großhirnerkrankung beruhende Muskelschwäche.

Zerebrovaskulär
Die Blutgefäße des Gehirns betreffend, im weiteren Sinn auch: die Hirndurchblutung betreffend.

Zervikal
(lat. *cervix,* Hals) ➡Cervikal.
Den Halsbereich betreffend.

Zervikalplexus
➡Plexus cervicalis, ➡Halsnervengeflecht.

Zervix
➡Hals, ➡Collum, ➡Cervix.

Zeugopodium
➡Unterarm, ➡Antebrachium.

Zilie
(lat. *cilium,* Flimmerhaar, Wimper, Augenwimper) ➡Flimmerhärchen, ➡Cilium, ➡Kinozilie, ➡Kinozilium.
Es sind bis zu 10 μm lange und 0,25 μm breite, frei bewegliche Zellfortsätze, die ein ➡Mukoziliäres Clearence ermöglichen. Sie dienen der Entfernung kleinerer, ins ➡Bronchialsystem eingedrungener Allergene. Sie kommen u.a. in den ➡Atemwegen als ➡respiratorisches Flimmerepithel. Die Härchen schlagen bzw. flimmern zu diesem Zweck unaufhörlich in Richtung Luftröhre. Unterstützt wird dieser Transport durch einen Film aus Bronchialschleim.

Zink
Ein wichtiges ➡Spurenelement, das mit der ➡Nahrung zugeführt werden muss und das für ➡Immunsystem und ➡Hormonhaushalt wichtig ist. Der tägliche Bedarf eines Erwachsenen liegt in etwa bei 10-15mg.

Zirbeldrüse
➡Glandula pinealis, ➡Corpus pineale, ➡Glandula pinealis, ➡Epiphysis cerebri, ➡Epiphyse, ➡Apophysis cerebri.
Eine im ➡Epithalamus befindliche ➡endokrine ➡Drüse, die lichtabhängig ➡Melatonin sezerniert.

Zirkadian
(lat. *circa,* ringsum, umher und *dies,* Tag) Tagesrhythmisch.

Zirkadiane Schlafrhythmik
➡Schlaf-Wach-Rhythmus, ➡Schlafrhythmus.

Zirkulationsstörung
➡Durchblutungsstörung.

Zirrhose
➡Cirrhosis.
Die ➡pathologische Vermehrung der ➡Bindegewebsanteile eines ➡Organs zu Lasten des ➡Parenchyms. Dadurch kommt es zu einer Verhärtung und narbigen Schrumpfung des betroffenen Gewebes.

Zirrhotisch
Bindegewebig verhärtet.

ZNS
➡Zentrales Nervensystem, ➡Zentralnervensystem, ➡Systema nervosum centrale.

Zökum
➡Caecum, ➡Blinddarm, ➡Zäkum.

Zöliakie
(griech. *koilos,* Bauch) ➡Coeliakie, ➡Glutenbedingte Enteropathie, ➡Glutensensitive Enteropathie, ➡Gee-Her-

ter-Heubner-Syndrom, ➜Heubner-Infantilismus, ➜Idiopathische infantile Steatorrhö, ➜Einheimische Sprue. Eine immunologische ➜Erkrankung des ➜Darmes ungeklärter Ursache, die durch in Getreide enthaltene ➜Proteine ausgelöst wird, die man unter dem Begriff ➜Gluten zusammenfasst. Es kommt zu einer Unverträglichkeit der ➜Dünndarmschleimhaut gegenüber den Getreideeiweißen. Bei Kindern und Erwachsenen mit entsprechender genetischer Veranlagung führt die Aufnahme von glutenhaltigen Lebensmitteln zu einer ➜Immunreaktion des Darms mit ➜chronischer ➜Entzündung und ➜Atrophie der ➜Dünndarmukosa.

ZSA
➜Zentrales Schlafapnoe-Syndrom, ➜Zentrale Schlafapnoe, ➜ZSAS.

ZSAS
➜Zentrales Schlafapnoe-Syndrom, ➜Zentrale Schlafapnoe, ➜ZSA.

Zubehör
„Zubehör für Medizinprodukte sind Gegenstände, Stoffe sowie Zubereitungen aus Stoffen, die selbst keine Medizinprodukte nach Nummer 1 sind, aber vom Hersteller dazu bestimmt sind, mit einem Medizinprodukt verwendet zu werden, damit dieses entsprechend der von ihm festgelegten Zweckbestimmung des Medizinproduktes angewendet werden kann." (➜MPG)

Zucker
➜Kohlenhydrate, ➜Kohlehydrate, ➜Saccharide.

Zuckerkrankheit
➜Diabetes mellitus, ➜Diabetes, ➜Blutzuckerkrankheit.

Zufällig
➜Akzidentiell.

Zunge
➜Lingua, ➜Glossa.
Ein längliches, von spezialisierter ➜Schleimhaut überzogenes Muskelorgan, das zum ➜oberen Verdauungstrakt zählt. Siehe auch ➜Verdauungstrakt, ➜Gastrointestinaltrakt.

Zungenbein
(altgriech. *huoeides*, u-förmig) ➜Os hyoideum, ➜Hyoid.
Ein kleiner, hufeisenförmiger ➜Knochen, unterhalb der ➜Zunge, der nicht mit dem restlichen ➜Skelett verbunden ist, sondern an ➜Muskeln und ➜Bändern aufgehängt ist. Er optimiert die Beweglichkeit von ➜Luftröhre und ➜Kehlkopf und damit das ➜Sprechen und ➜Schlucken, die ➜Atmung und das ➜Husten.

Zungenbrennen
➜Glossodynie, ➜Zungenschmerz.

Zungendrüsen
➜Glandulae linguales, ➜Glandulae mucosae linguales.

Zungenentzündung
➜Glossitis.

Zungengrund
➜Zungenwurzel, ➜Radix linguae.
Der hintere, fixierte Teil der ➜Zunge, der zwischen der ➜Epiglottis und dem ➜Sulcus terminalis linguae liegt. Er wird vom mobilen, vorderen Teil der Zunge abgrenzt und ist mit der ➜oberen Zungenbeinmuskulatur verbunden.

Zungenlähmung
➜Glossaplegie.

Zungenmandel
➜Tonsilla lingualis, ➜Zungentonsille.

Zungenmuskeln
➜Zungenmuskulatur.

Zungenmuskulatur
➜Zungenmuskeln.

Die →Skelettmuskeln, welche den Muskelkörper der →Zunge formen bzw. für ihre Beweglichkeit verantwortlich sind. Man unterteilt die Zungenmuskulatur in eine innere Muskelgruppe, die vollständig im Zungenkörper verläuft, und eine äußere Muskelgruppe, welche die Zunge mit umgebenden Strukturen verbindet.

Zungen-Rachen-Nerv
→Nervus glossopharyngeus, →IX. Hirnnerv, →Nervus IX.
Leitet die Signale des hinteren Zungenabschnittes zum →Gehirn und innerviert die Muskeln des →Rachens. Wichtig für den →Schluckakt. Innerviert auch die →Ohrspeicheldrüse.

Zungenschlundnerv
→Nervus hypoglossus, →XII. Hirnnerv, →Nervus XII, →Unterzungennerv.

Zungenschmerz
→Glossodynie, →Zungenbrennen.

Zungentonsille
→Tonsilla lingualis, →Zungenmandel.

Zungenwurzel
→Zungengrund, →Radix linguae.

Zusammenbruch
→Kollaps, →Synkope, →Kreislaufkollaps, →Blackout.

Zusammengesetztes Gelenk
→Articulatio composita.

Zusammenziehen
→Kontraktion, →Anspannen, →Verkürzung.

ZVD
→Zentraler Venendruck, →Zentralvenöser Druck.

ZVK
→Zentraler Venenkatheter, →Zentralvenöser Zugang, →Zentralvenöser Katheter, →Zentralvenenkatheter, →Port, →Portkatheter, →Portsystem.

Zwangsmaßnahmen
Zwangsmaßnahmen umfassen alle Handlungen, die durchgeführt werden gegen den ausdrücklichen Willen des Patienten. Zwangsmaßnahmen stehen für:
a) Unmittelbarer Zwang: Rechtsbegriff für die hoheitliche gewaltsame Einwirkung auf Personen.
b) Fixierung: Einschränkung der Bewegungsfreiheit eines Patienten.
c) Zwangsbehandlung: notfalls durch unmittelbaren Zwang durchgesetzte ärztliche Maßnahme gegen den Willen eines Patienten.
d) Zwangsmittel: Mittel zur Durchsetzung einer behördlichen Anordnung.

Zwangsmedikation
Eine ärztliche Therapiemaßnahme, die aufgrund besonderer gesetzlicher Bestimmungen ausnahmsweise gegen den Willen bzw. ohne Einwilligung des Betroffenen im Interesse der Allgemeinheit zulässig ist.

Zweifachzucker
→Disaccharid.

Zwerchfell
→Diaphragma.
Der zentrale →Atemmuskel, der die untere Thoraxbereiche zum →Abdomen hin verschließt.

Zwerchfellatmung
→Bauchatmung, →Abdominalatmung, →Diaphragmalatmung.

Zwerchfellerschlaffung
Entspannung der Diaphragma-Muskulatur beim →Ausatmen.

Zwerchfellhochstand
Die Vorwölbung des Zwerchfells in den Thorax. Ein Zwerchfellhochstand kann einseitig oder beidseitig auftreten.

Zwerchfelllähmung
→Zwerchfellparese.

Zwerchfellnerv
→Nervus phrenicus, →Phrenikus.

Zwerchfellparese
→Zwerchfelllähmung.
Ein- oder beidseitige →Lähmung des Zwerchfells, verursacht durch Ausfall des →Nervus phrenicus.

Zwerchfellruptur
Ein Riss des Zwerchfells, eine eher seltene Komplikation eines Thorax- oder Abdominaltraumas.

Zwerchfellschrittmacher
→Phrenicusstimulator, →Phrenicus Nerven-Stimulation, →PNS, →Atemschrittmacher.

Zwischenhändler
In der Pflege: →Provider, →Anbieter, →Dienstleister, →Diensteanbieter, →Lieferant, →Versorger.

Zwischenhirn
→Diencephalon.

Zwischenrippenbereich
→Interkostalraum, →Zwischenrippenraum, →Spatium intercostale, →ICR, →Interkostalbereich.

Zwischenrippenmuskeln
→Autochthone Brustmuskulatur, →Interkostalmuskeln, →Musculi intercostales, →Rippenmuskulatur, →Zwischenrippenmuskeln, →Atemhilfsmuskel, →Atemhilfsmuskulatur.
Die Muskulatur, die sich zwischen den Rippen ausspannt und die Brustwand formt und bewegt. Dazu gehören:
a. →Musculi intercostales externi,
b. →Musculi intercostales interni,
c. →Musculi intercostales intimi,
d. →Musculi subcostales,
e. →Musculus transversus thoracis.

Zwischenrippenraum
→Interkostalraum, →Spatium intercostale, →ICR, →Interkostalbereich, →Zwischenrippenbereich.

Zwischenrippenvene
→Intercostalvene, →Vena intercostalis.

Zwischenwirbelscheibe
→Bandscheibe, →Discus intervertebralis, →Fibrocartilago intervertebralis.

Zwischenzellflüssigkeit
→Interzellularflüssigkeit, →Interstitielle Flüssigkeit, →Gewebsflüssigkeit.

Zwischenzellraum
→Interstitieller Raum, →Interzellularraum, →IR, →Spatium intercellulare.

Zwölffingerdarm
→Duodenum.

Zyanose
→Cyanosis.
Die bläuliche Verfärbung der →Haut oder →Schleimhäute. Im übertragenen Sinn wird der Begriff auch verwendet, um generell eine →Minderdurchblutung zu beschreiben.

Zyste
→Cystis.
Ein durch eine Kapsel abgeschlossener, mit →Epithel ausgekleideter Hohlraum im →Gewebe. Besteht aus einer oder mehreren Kammern und weist einen dünn- oder dickflüssigen Inhalt auf. Zysten können überall im Körper auftreten,

Zystische Fibrose
→Mukoviszidose, →Cystische Fibrose, →Pankreasfibrose, →Fibrosis cystica, →CF.

Zytokine
→Cytokine.
Inhomogene Gruppe von regulatorischen →Proteinen, die der →Signalübertragung zwischen →Zellen dienen

und ihre ➡Proliferation und ➡Differenzierung steuern. Sie werden u.a. von ➡Makrophagen, ➡B-Lymphozyten, ➡T-Lymphozyten, natürlichen ➡Killerzellen und ➡Fibroblasten gebildet.

Zytokinese
➡Zellteilung, ➡Cytokinese.

Zytoplasma
(griech. *kýtos*, Gefäß, Höhlung und *plásma*, Gebilde) ➡Cytoplasma, ➡Protoplasma, ➡Zellplasma.
Der gesamte lebende Inhalt einer ➡Zelle, der nach außen hin von der ➡Zellmembran umschlossen wird.

Zytoplasmafortsatz
➡Dendrit.

Zytoplasmamembran
➡Zellmembran, ➡Plasmamembran, ➡Plasmalemm, ➡Membrana cellularis.

Zytosoma
➡Zellkörper, ➡Soma, ➡Zellleib.

Zytotoxische T-Zellen
➡Lymphozyten.
Erkennen und zerstören von Viren befallene Körperzellen und Tumorzellen; reagieren auf bestimmte Antigene der Zielzellen.

Deutschsprachige Literatur und Quellen

Abdulla, W., Interdisziplinäre Intensivmedizin, München 1999.

Antener, G., Blechschmidt, A., Ling, K. (Hrsg.), UK wird erwachsen: Initiativen in der Unterstützten Kommunikation, Karlsruhe 2015.

Antonovsky, A., Salutogenese. Zur Entmystifizierung der Gesundheit, Tübingen 1997.

Arnold, W., Eysenck, H., Meili, R., Lexikon der Psychologie, Vol 1-3, Freiburg 1980.

Atemgasklimatisierung. Online: http://www.ukmuenster.de/ fileadmin/ukminternet/daten/ zentralauftritt/ukm-mitarbeiter/ schulen_weiterbildung/anin/arbeiten/ intensivpflege_anaesthesie/ Facharbeit_Greiling.pdf (Gesichtet am: 27.03.2020)

Bartolome, G., Schröter-Morasch, H., Schluckstörungen: Diagnostik und Rehabilitation, München 2014.

Battegay, E. (Hrsg.), Differenzialdiagnose Innerer Krankheiten, Stuttgart ^{21}2017.

Beatmungsmodi und Funktionen kurz erklärt. Online: https://www.draeger.com/Library/ Content/9068046-mini-handbuch-beatmung_a6_de_150414-lr.pdf (Gesichtet am: 18.09.2019)

Beck, H., Martin, E., Motch, J., Schulte am Esch, J., Hempelmann, G., Krier, C. (Hrsg), Anästhesiologie, Intensivmedizin, Notfallmedizin, Schmerztherapie, Vol 4, Stuttgart 2002.

Beck-Texte, Sozialgesetzbuch, München ^{46}2017.

Bein, T. et al, Lagerungstherapie und Frühmobilisation zur Prophylaxe oder Therapie von pulmonalen Funktionsstörungen. Online: https://www.awmf.org/uploads/tx_szleitlinien/001-0151_52e_Lagerungstherapie_Frühmobilisation_pulmonale_Funktionsstörungen_2015-05.pdf (Gesichtet am: 10. 01. 2019).

Bender, A., Ralf, J., Wachkoma und minimaler Bewußtseinszustand. Systematisches Rewiew und Metaanlyse zu diagnostischen Verfahren, In: Deutsches Ärzteblatt 12(14)2015, 23-42.

Benner, P., Stufen zur Pflegekompetenz. From Novice to Expert, Bern ^{2}2010.

Bergener, M. (Hrsg.), Depressionen im Alter, Stuttgart 1989.

Bertram, M., Brandt, T., Neurologische Frührehabilitation bei beatmeten Patienten mit ZNS-Störungen, In: Intensivmedizin up2date 9/2013, 53-71.

Bickenbach, J., Prolongiertes Weaning - Die neue S2k-Leitlinie, Stuttgart 2015.

Bienstein, Ch., Fröhlich, A., Basale Stimulation®. Die Grundlagen, Bern ^{8}2016.

Biewer, G., Grundlagen der Heilpädagogik und Inklusiven Pädagogik, Bad Heil-brunn 2017.

Boehm, S., Ludolph, A.C., Lule, D., Lebensverlängernde oder -verkürzende Maßnahmen bei ALS-Patienten, In: Neurotransmitter 26/2015, 38-41.

Boenert, M., Young, P., Schlaf und Atmung bei neuromuskulären Erkrankungen, In: Klinische Neurophysiologie, 47(03)2016, 151-162.

Böhm, E., Psychobiographisches Pflegemodell nach Böhm, Bd. I-II, Wien-München-Bern (Bd. I 22001; Bd. II 22002).

Böhm, E., Verwirrt nicht die Verwirrten. Neue Ansätze geriatrischer Krankenpfle-ge, Bonn 61992.

Braun, U., Unterstützte Kommunikation, In: Reihe Kinder mit cerebralen Bewegungsstörungen, Heft 3, Düsseldorf 2015.

Bremer, F., 1 x 1 der Beatmung, Berlin 2009.

Brühlmann-Jecklin, E., Arbeitsbuch Anatomie und Physiologie, München-Jena [15]2016.

Bühler, Ch., Der menschliche Lebenslauf als psychologisches Problem, Göttingen 1959.

Bundesärztekammer (BÄK), Kassenärztliche Bundesvereinigung (KBV), Arbeitsgemeinschaft der wissenschaftlichen Medizinischen Fachgesellschaften (AWMF): Nationale VersorgungsLeitlinie Asthma (2009); Nationale VersorgungsLeitlinie COPD (2012). Online: www.versorgungsleitlinien.de/ Themen (Gesichtet am: 30.03.2020)

Bundesärztekammer, Grundsätze der Bundesärztekammer zur ärztlichen Sterbebegleitung, 2011.

Bundesgesetzblatt, Gesetz zur Verbesserung der Rechte von Patientinnen und Patienten, 2013.

Bundesgesundheitsblatt: Händehygiene in Einrichtungen des Gesundheitswesens. Empfehlung der Kommission für Krankenhaushygiene und Infektionsprävention (KRINKO) beim Robert Koch-Institut (RKI) 2016, 1189–1220. Online: https://www.rki.de/DE/Content/ Infekt/Krankenhaushygiene/ Kommission/Downloads/Haendehyg_Rili.pdf?__blob=publicationFile (Gesichtet am: 15.03.2019)

Bundesministerium der Justiz, Medizinprodukte-Betreiberverordnung in der Fassung der Bekanntmachung vom 21. August 2002 (BGBl. I S. 3396), die zuletzt durch Artikel 9 der Verordnung vom 29. November 2018 (BGBl. I S. 2034) geändert worden ist.

Bundesministerium der Justiz, Medizinprodukte-Sicherheitsplanverordnung vom 24. Juni 2002 (BGBl. I S. 2131), die zuletzt durch Artikel 7 der Verordnung vom 29. November 2018 (BGBl. I S. 2034) geändert worden ist.

Burchadi, H., Larsen, R., Kuhlen, R., Jauch, K.-W., Die Intensivmedizin, Berlin 2008.

Bürgerliches Gesetzbuch, München [79]2020

BVMed-Leitlinie zur Versorgung von tracheotomierten und laryngektomierten Patienten, Berlin, 2009.

Callegari, J., Windisch, W., Storre, J.H., Überleitung in die außerklinische invasive Beatmung, In: Intensivmedizin up2date 11/2015, 321-331.

Cassier-Woidasky, A.K., Nahrwold, J., Glahn, J., Pflege von Patienten mit Schlaganfall; von der Stroke Unit bis zur Rehabilitation, Stuttgart 2012.

Christian, P., Medizinische Anthropologie, Heidelberg 1989.

Coombes, K., Die Therapie des Facio-Oralen Trakts: F.O.T.T., Heidelberg-Berlin [3]2011.

Corbin, J.M., Strauss, A.L., Weiterleben lernen, Bern 2004.

Das Bobath-Konzept. Therapieunterstützende aktivierende Pflege, 2016. Online: https://www.bika.de/fileadmin/

user_upload/Dateien_Instruktoren/user_upload/2016.01_Bobath_CNE_Urbas.pdf (20.02.2019). (Gesichtet am: 16.03.2020)

Das Pflegelexikon. Online: https://www.pflegeabc.com/ pflegelexikon/ (Gesichtet am: 27.05.2020)

Deschka, K., Deschka, M., Wörterbuch Pflege pocket: Medizinischer Grundwortschatz und Fachwörterlexikon für Pflegeberufe, Münster [2]2018.

Deschka, M., Medizinische Abkürzungen, Amsterdam- München-Jena, [2]2010.

Deutsche Gesellschaft für Ernährung (DGE) e.V. Online: www.dge.de (Gesichtet am: 13.02.2020)

Deutsche Gesellschaft für Hals-, Nasen- Ohrenheilkunde, Kopf- und Halschirurgie. Leitlinie der Deutschen Gesellschaft für Hals-, Nasen- Ohrenheilkunde, Kopf- und Halschirurgie- Hypersalivation. Online: http://www.awmf.org/ uploads/tx_szleitlinien/017-0751_52k_Hypersalivation_2013-02.pdf (Gesichtet am: 19. 05. 2018).

Deutsche Gesellschaft für Neurologie (DGN), Leitlinien für Diagnostik und Therapie in der Neurologie- Neurogene Dysphagien. Online: https://www.dgn.org/images/red_leitlinien/LL_2014/PDFs_Download/030111_DGN_LL_neurogene_ dysphagien_final.pdf (Gesichtet am: 12. 03. 2018).

Deutsche Gesellschaft für Neurologie (Hrsg) Leitlinie für Diagnostik und Therapie in der Neurologie 2017. Online: www.dgn.org/leitlinie (Gesichtet am: 14.06.2018).

Deutsche Gesellschaft für Palliativmedizin, Palliativmedizin für Patienten mit einer nicht heilbaren Krebserkrankung, 2015.

Deutsche Gesellschaft für Pneumologie und Beatmungsmedizin e.V. (DGP), S2k – Leitlinie. Nichtinvasive und invasive Beatmung als Therapie der chronischen respiratorischen Insuffizienz. Revision 2017, Leitlinienprojekt angemeldet bei der Arbeitsgemeinschaft Wissenschaftlich-Medizinischer Fachgesellschaften (AWMF), Publikation: 20.06.2017, Vorlage als PDF-Datei. Online: https://www.awmf.org/uploads/tx_szleitlinien/020-008l_S2k_NIV_Nichtinvasive_invasive_Beatmung_Insuffizienz_2017-10.pdf (Gesichtet am: 03.04.2019)

Deutsches Institut für med. Dokumentation und Information (DIMDI) im Auftrag d. Bundesministeriums f. Gesundheit (BMG) unter Beteiligung d. Arbeitsgruppe ICD d. Kuratoriums für Fragen d. Klassifikation im Gesundheitswesen (KKG) (Hrsg.), ICD-10-GM Version 2018. Verzeichnis Internationale Klassifikation d. Krankheiten u. verwandter Gesundheitsprobleme, 10. Revision - German Modification.

Deutsches Netzwerk für Qualitätsentwicklung in der Pflege: Auszug aus dem Expertenstandard Ernährungsmanagement zur Sicherund und Förderung der oralen Ernährung in der Pflege, 2017. Online: file:///C:/Users/YaseminDinler/ OneDrive%20-%20Bundesweite%20Intensiv-Pflege%20Gesselschaft%20mbH/Zertifizierung%20KNAIB/Auszug%20Expertenstandard%20Ern%C3%A4hrung.pdf (Gesichtet am: 23.01.2019)

Deutschsprachige Medizinische Gesellschaft für Paraplegie DMGP e. V., Zentrale Anlaufstelle für Querschnittgelähmte Hamburg und Empfehlungen der Arbeitskreise DMGP, 2019. Online: www.dmgp.de2019 (Gesichtet am: 19.01.2020).

Die MDK-Gemeinschaft im Gesundheitssystem. Online: https://www.mdk.de/mdk/mdk-gemeinschaft-gesundheitssystem/ (Gesichtet am: 26.02.2020)

Die Therapiekonzepte im REHAB Basel Affolter-Modell®, Bobath-Konzept, F.O.T.T.® Konzept, 2012. Online: https://www.rehab.ch/files/ Flyer_und_Infos_PDF/Therapiekonzepte_im_REHAB_Basel.pdf (Gesichtet am: 23.03.2019)

Diener, H., Weimar, C. (Hrsg.), Leitlinien für Diagnostik und Therapie in der Neurologie - Herausgegeben von der Kommission „Leitlinien" der Deutschen Gesellschaft für Neurologie, Stuttgart 2012.

Diener, H-C., Gerloff, C., Dieterich M. (Hrsg.), Therapie und Verlauf neurologischer Erkrankungen, Stuttgart [7]2017.

Diesener, P., Ist die geblockte Trachealkanüle in einer Teilhabeorientierten Rehabilitation neurogener Dysphagien obsolet? In: Neurologie & Rehabilitation 6/2014, 349-350.

Diesener, P., Schelling, A., Koitschev, A., Perkutane Dilatationstracheotomie: Komplikationen und Langzeitversorgung bei Hirnverletzten, Poster, 13, In: Norddeutsche Anästhesietage, Hamburg 2000.

Dinh, Q.T., Die sensible und sympathische Innervation, bei allergischen Atemwegserkrankungen, Habilitationsschrift, Freiburg 2006.

DocCheck Flexikon. Online: https://flexikon.doccheck.com/ de/ PflegeWiki (Gesichtet am: 19.06.2020)

Dodenhoff, E., Hofmann, I., Außerklinische Beatmungspflege für die Aus-, Fort- und Weiterbildung, Berlin 2017.

Duden - Wörterbuch medizinischer Fachbegriffe, Mannheim [9]2011.

Düwell, M. et al, Handbuch Ethik, Stuttgart 2011.

Eberhard, B., Sprechen mit Trachealkanüle, In: Intensiv 23(5)2015, 246-249.

Elger, C. et al, Erster epileptischer Anfall und Epilepsien im Erwachsenenalter. Leit-linie für Diagnostik und Therapie in der Neurologie, DGN 2017. Online: https://www.dgn.org/leitlinien/3410-030-041-erster-epileptischer-anfall-und-epilepsien-im-erwachsenenalter-2017 (Gesichtet am: 10. 01. 2020).

Entlassungsmanagement. Online: https://www.dnqp.de/ fileadmin/HSOS/Homepages/DNQP/Dateien/Expertenstandards/Entlassungsmanagement_in_ der_Pflege/Entlassung_2Akt_Auszug.pdf (Gesichtet am: 01.02.2020)

Erbguth, F., Dietrich, W., Gibt es bewusste Wahrnehmung beim apallischen Syndrom, In: Aktuelle Neurologie 40/2013, 424-432.

ERC-Leitlinien. Kurzdarstellung. In Notfall + Rettungsmedizin 8, 2015, 655-747. Online: https://www.grc-org.de/ downloads/GRC-Leitlinien-2015-Kurzdarstellung.pdf (Gesichtet am: 04.03.2019)

Ernst, J., Dyadisches Coping bei Patienten mit COPD, In: Psychotherapie Psychosomatik Medizinische Psychologie 65(11)2015.

European Resuscitation Council Guidelines for Resuscitation, 2017update. Online: https://www.resuscitationjournal.com/ article/S0300-9572(17)30776-1/pdf (Gesichtet am: 07.04.2020)

European Society for Clinical Nutrition and Metabolism (ESPEN). Online: www.espen.org (Gesichtet am: 24.02.2020)

Evangelidou, E., Dengler, R., Akute Hirnstammsyndrome, In: Der Nervenarzt 80/2009, 975-986.

Ewers, M., Shaepe, C., Hartl, J., Luft fürs Leben daheim, In: Gesundheit und Gesellschaft 9(3)2016, 23-25.

Expertenstandard Schmerzmanagement in der Pflege bei chronischen Schmerzen: Auszug aus der Veröffentlichung, Deutsches Netzwerk für Qualitätsentwicklung in der Pflege (Hrsg.). Online: https://www.dnqp.de/fileadmin/HSOS/ Homepages/DNQP/Dateien/Expertenstandards/Schmerzmanagement_in_der_Pflege_bei_chro nischen_Schmerzen/Schmerz-chron_Auszug.pdf (Gesichtet am: 28.01.2019)

Faymonville, R., Blümke, D., Gembala, B., Leibl, M. von Radowitz, J., Weil Sterben auch Leben ist. Grundlagen der Hospizarbeit bei den Maltesern, Köln 1996.

Förster, E., Die Bewußtseinsinhalte, ihre Phänomenologie, ihr Zusammenwirken und einige gern vernachlässigte Teilprobleme, Marburg, 2001.

Frank, U., Die Behandlung tracheotomierter Patienten mit schwerer Dysphagie - Eine explorative Studie zur Evaluation eines interdisziplinären Interventionsansatzes, Potsdam 2008.

Franke, A., Modelle von Gesundheit und Krankheit, Bern 2006.

Freie Enzyklopädie. Online: https://www.wikipedia.de/ (Gesichtet am: 29.06.2020)

Frommelt, P., Lösslein, H. (Hrsg.), Neuro-Rehabilitation, Berlin 2010.

Gastl, R., Ludolph, A., Amyotrophe Lateralsklerose, In: Der Nervenarzt 78(12)2007, 1449-1459.

Geisler, J., Karg, O., Börger, S., Becker, K., Zimolong, A., Invasive Heimbeatmung insbesondere bei neuromuskulären Erkrankungen. Schriftenreihe Health Technology Assessment (HTA) in der Bundesrepublik Deutschland. Online: www.dimdi.de - HTA 2010 (Gesichtet am: 27.05.2019).

Geisler, J., Karg, O., Börger, S., Becker, K., Zimolong, A., Invasive Heimbeatmung insbesondere bei neuromuskulären Erkrankungen. Schriftenreihe Health Technology Assessment (HTA) in der Bundesrepublik Deutschland. Online: www.dimdi.de - HTA 2010 (Gesichtet am: 27.05.2019).

Gembala, B., Dialogische Pflege, Mensch-Krankheit-Kommunikation, München 2019.

Gembala, B., Prävention von Aggression und Gewalt in der Pflege. Arbeitsskript für die Fortbildung in der außerklinischen Intensivpflege und Beatmung, München 2018.

Gembala, B., Wege ins Licht. Erfahrung der Hospizarbeit – Impulse für das Leben, Aachen 2005.

Gerstenbrand, F., Das traumatische apallische Syndrom. Klinik Morphologie, Pathophysiologie und Behandlung, Wien 1967.

Gröne, B., Unterstützte Kommunikation in der neurologischen Rehabilitation, In: Neurorehabilitation 9(2)2017, 72-77.

Groß, M. (Hrsg.), Neurologische Beatmungsmedizin. Auf der Intensivstation, in der Früherabilitation, im Schlaflabor, zu Hause, Heidelberg 2020.

Groß, M. et al, Palliative Intensivmedizin versus intensive Palliative Intensivmedizin versus intensive Palliativmedizin bei neurologischen Erkrankungen, In: Gepflegt Durchatmen 38/2017, 37-40.

Großes Lexikon. Online: https://www.wissen.de/

H. Becker, H., Schönhofer, B., Burchardi, H., Nicht-invasive Beatmung, Stuttgart 2002.

Habermann, C., Kolster, F., Ergotherapie im Arbeitsfeld Neurologie, Vol 2, Stuttgart [2]2009.

Hacke, W. (Hrsg.), Neurologie, Berlin [14]2016.

Hahn, G-A. (Hrsg.), Kurzlehrbuch Augenheilkunde, Stuttgart 2012.

Hansen, H-C. (Hrsg.), Bewusstseinsstörungen und Encephalopathien, Heidelberg 2013.

Heidler, M., Rehabilitation schwerer pharyngo-laryngo-trachealer Sensibilitätsstörungen bei neurologischen Patienten mit geblockter Trachealkanüle, In: Neurologie & Rehabilitation 13/2007, 3-14.

Heidler, M-D., Bidu, L., Friedrich, N., Völler, H., Oralisierung langzeitbeatmeter Patienten mit Trachealkanüle, In: Medizinische Klinik - Intensivmedizin und Notfallmedizin 110/2015, 55-60.

Heim, E., Willi, J. (Hrsg.), Psychosoziale Medizin. Gesundheit und Krankheit in bio-psycho-sozialer Sicht, Bd. II, Heidelberg 1986.

Herold, G., Innere Medizin 2010, Köln 2009.

Herzlich, C., Pierret, J., Kranke gestern, Kranke heute, München 1991.

Heuß, D. et al, S1-Leitlinie Diagnostik bei Polyneuropathien. Online: https://www.dgn.org/leitlinien/3754-11-030-067-diagnostik-bei-polyneuropathien-2019 (Gesichtet am: 13. 12. 2019).

Hirsch, R.D. (Hrsg.), Psychotherapie im Alter, Bern 1990.

Hirschfeld, S., Exner, G., Tiedemann, S., Thietje, R., Langzeitbeatmung querschnittgelähmter Patienten. Ergebnisse und Ausblicke aus 25 Jahren Erfahrung mit klinischer und außerklinischer Beatmung, Querschnittgelähmtenzentrum, BG-Unfallkrankenhaus Hamburg, In: Trauma & Berufskrankheit 3/2010, 177-181.

Hofmann, I., Patientenverfügung in der Pflege, Berlin 2011.

Huber, W., Poeck, K., Springer, L., Klinik und Rehabilitation der Aphasie, Stuttgart 2006.

Hurrelmann, K., Gesundheitssoziologie. Eine Einführung in sozialwissenschaftliche Theorien von Krankheitsprävention und Gesundheitsförderung, Weinheim 2000.

I care Pflege: Grundlagen der Patientenbeobachtung, Stuttgart 2015, 264–270.

I care Pflege: Grundlagen des Bobath-Konzeptes, Stuttgart 2015, 872–881.

In: Gerabek, W. E., Haage, B. D., Keil, G., Wegner, W. (Hrsg.), Enzyklopädie Medizingeschichte, Berlin 2005.

Jung, C.G., Praxis der Psychotherapie, Olten 1971.

Jüttemann, G., Thomae, H. (Hrsg.), Biographie und Psychologie, Heidelberg 1987.

Karcher, R., Jakubke, H-D., Lexikon der Chemie, Heidelberg-Berlin 1999.

Karnath, H.O., Hartje, W., Ziegler, W. (Hrsg.), Kognitive Neurologie, Stuttgart 2006.

Kast, V., Der schöpferische Sprung, München 71997.

Keifert, H., Das Beatmungsbuch. Invasive Beatmung in Theorie und Praxis, Elchingen [4]2007.

Keller, C., Krankheit ist immer auch einen Familien-angelegenheit - Einführung in die familienzentrierte Pflege (2), In: Gepflegt Durchatmen, 39/2018.

Keller, Ch. (Hrsg.), Fachpflege Außerklinische Intensivpflege, München 2017.

Kellnhauser, E., Schewior-Popp, S., Sitzmann, F., Geissner, U., Gümmer ,M., Ullrich, L. (Hrsg.), Juchli, L., Thiemes Pflege. Professionalität erleben, Stuttgart-New York 2004.

Kern, M., Nauck, F., Die letzte Lebensphase. Definitionen und Begriffe, 2006. Online: https://www.dgpalliativmedizin.de/images/stories/ pdf/fachkompetenz/Die%20letzte%20Lebensphase%20-%20fachliche%20Kompetenz.pdf (Gesichtet am: 08.04.2020)

Kiesel, J., Was ist krank? Was ist gesund? Zum Diskurs über Prävention und Gesundheitsförderung, Frankfurt 2012.

Klauber, J., Geraedts, M., Friedrich, J., Wasem, J. (Hrsg.) Krankenhausreport 2014, Stuttgart 2014.

Klemm, E., Nowak, A., Kompendium der Tracheotomie, Berlin-Heidelberg 2011.

Knipfer, E., Kochs, E., Klinikleitfaden Intensivpflege, München 2008.

Kommission für Krankenhaushygiene und Infektionsprävention (KRINKO) beim Robert Koch-Institut, Prävention der nosokomialen beatmungsassoziierten Pneumonie. Empfehlung der Kommission für Krankenhaushygiene und Infektionsprävention (KRINKO) beim Robert Koch-Institut. Bundesgesundheitsblatt 56(11)2013, 1578-1590.

Kompetenz Netzwerk Außerklinische Intensivpflege Bayern (KNAIB). Online: www.knaib.de (Gesichtet am: 20.07.2020).

Korinthenberg, R. et al, S3-Leitlinie - Guillain-Barré-Syndrom im Kindes- und Jugendalter. Online: https://www.awmforg/uploads/tx_szleitlinien/ 022-008k_S3_Guillain-Barre_Syndrom_2019-03. Pdf (Gesichtet am: 30. 01. 2020).

KRINKO, Hygienemaßnahmen bei Infektionen oder Besiedlung mit multiresistenten gramnegativen Stäbchen - Empfehlung der Kommission für Krankenhaushygiene und Infektionsprävention (KRINKO) beim Robert Koch-Institut (RKI), 2012.

Kristen, U., Praxis Unterstützte Kommunikation: eine Einführung, Düsseldorf 1994.

Kröger, F., Altmeyer, S., Hendrischke, A. Systemische Familienmedizin, In: Kontext 33(4)2002, 267-287.

Krohwinkel, M., Der Pflegeprozess am Beispiel von Apoplexiekranken. Eine Studie zur Erfassung und Entwicklung ganzheitlich-rehabilitierender Prozesspflege, Baden-Baden 1993.

Krohwinkel, M., Fördernde Prozesspflege mit integrierten ABEDLs. Forschung, Theorie und Praxis, Bern 2013.

Krohwinkel, M., Rehabilitierende Prozesspflege am Beispiel von Apoplexiekranken. Fördernde Prozesspflege als System, Bern [3]2007.

Künstliche Enterale Ernährung. Online: https://www.schulungsmaterialien-pflege.de/de/ handbuch/gliederung/#/Beitragsdetailansicht/ 81/253/Kuenstliche-enterale-Ernaehrung (Gesichtet am: 22.01.2019)

Kurven und Loops in der Beatmung. Online: https://www.draeger.com/ products/content/curves-and-loops-9097420-de.pdf (Gesichtet am: 18.09.2019)

Lademann, J., Schaepe, C., Ewers, M., Die Perspektive Angehöriger in der häuslichen Beatmungspflege, In: Pflege 30(2)2017, 77-83.

Lage, D., Ling, K. (Hrsg.), UK spricht viele Sprachen. Zusammenhänge zwischen Vielfalt der Sprachen und Teilhabe, Karlsruhe 2017.

Lang, H. (Hrsg.), Beatmung für Einsteiger, Berlin 2016.

Lang, H., Außerklinische Beatmung. Basisqualifikation für die Pflege heimbeatmeter Mensche,. Berlin 2017.

Lange, K., Nowak, M., Neudörfl, C., Lauer, W., Umgang mit Patientenmonitoren und ihren Alarmen: Vorkommnismeldungen liefern Hinweise auf Probleme mit Gerätewissen, In: Zeitschrift für Evidenz, Fortbildung und Qualität im Gesundheitswesen 125/2017, 14-22. Online: https://doi.org/10.1016/j.zefq.2017.05.028 (Gesichtet am: 11.12.2018).

Larsen, R., Ziegenfuß, T., Beatmung – Indikationen – Techniken – Krankheitsbilder, Berlin-Heidelberg [5]2013.

Ledl, C., Mertl-Rötzer, M., Schaupp, M., Modernes Dysphagiemanagement in der neurologisch-neurochirurgischen Frührehabilitation, In: Neurologie & Rehabilitation 3/2016, 231-250.

Lehmacher-Dubberke, C., Agenda Pflege 2021 - Grundlagen für den fachpolitischen Diskurs - Versorgungsqualität verbessern: Außerklinische Beatmung mit einem hohen pflegerischen und medizinischen Unterstützungsbedarf, Berlin 2018.

Lehr, U., Thomae, H. (Hrsg.), Formen seelischen Alterns, Stuttgart 1987.

Leininger, M., Kulturelle Dimensionen menschlicher Pflege, Freiburg i.B. 1998.

Leitlinie „Neurogene Dysphagie". Online: http://www.dgn.org/leitlinien/2433-11-91-2012-neurogene-dysphagien (Gesichtet am: 12. 03. 2018).

Lexikon. https://www.wissen.de/ (Gesichtet am: 10.05.2020)

Linden, R., Nowak, D.A., Ponfick, M., Trachealkanülenmanagement in der neurologisch-neurochirurgischen Frührehabilitation, In: Neurologie & Rehabilitation 3/2016, 217-230.

Lippke, S., Renneberg, B., Konzepte von Gesundheit und Krankheit. Gesundheitspsychologie, Wiesbaden 2006.

Ludolph, A. et al, S1-Leitlinie Amyotrophe Lateralsklerose (Motoneuronerkrankungen). Online: https://www.dgn.org/leitlinien/3012-11-18-11-amyotrophe-lateralsklerose-motoneuronerkrankungen (Gesichtet am: 19. 08. 2019).

Luftfeuchtigkeit. Online: https://www.baunetzwissen.de/glossar/a/absolute-luftfeuchte-3951825 (Gesichtet am: 16.03.2020)

Lutz, D. et al, Kongenitale Strukturmyopathien, In: Medizinische Genetik 21(3)2009, 316-321.

Marcel, G., Der Mensch als Problem, Frankfurt 1956.

Marx, G., Muhl, E., Zacharowski, K., Zeuzem, S. (Hrsg.), Die Intensivmedizin, Heidelberg [12]2015.

Maßstäbe und Grundsätze für die Qualität und Qualitätssicherung - ambulante Pflege, 2011. Online: https://www.mds-ev.de/richtlinien-publikationen/richtlinien-grundlagen-der-begutachtung/qualitaetspruefungen.html (Gesichtet am: 25.08.2019)

Maurer, S., Weeß, S., Praxis der Schlafmedizin, Heidelberg 2013.

Maurer-Karatttup, P., Giacino, J., Luther, M., Eifert, B., Diagnostik von Bewusstseinsstörungen anhand der deutschsprachigen Coma Recovery Scale-revised (CRS-R), In: Neurologie & Rehabilitation 16/2010, 232-246.

Medizinische Fachwörter von A-Z. Kleines Lexikon für Pflege- und Gesundheitsfachberufe, Amsterdam- München-Jena [3]2018.

Medizinischer Dienst des Spitzenverbandes Bund der Krankenkassen (MDS) e.V. Online: www.mds-ev.de (Gesichtet am: 03.04.2020)

Medizinisches Wörterbuch Online Glossar Lexikon Medizin. Online: https://www.ats-group.net/medizin/woerterbuch-lexikon-medizin.html (Gesichtet am: 13.06.2020)

Medizinproduktebetreiberverordnunggesetz. Online: https://www.gesetze-im-internet.de/mpg/ (Gesichtet am: 13.06.2020)

Medizinproduktegesetz. Online: https://www.gesetze-im-internet.de/mpg/ (Gesichtet am: 15.07.2020)

Meleis, A.I., Pflegetheorie. Gegenstand, Entwicklung und Perspektiven des theore-tischen Denkens in der Pflege, Bern 1999.

Melzer, N., Ruck, T. et al, Klinische Merkmale, Pathogenese und Behandlung von Myasthenia gravis: Eine Ergänzung zu den Leitlinien der Deutschen Gesellschaft für Neurologie, In: Journal of Neurology 263/2016, 1473-1494. Online: https://doi.org/10.1007/s0045-016-8045-z (Gesichtet am: 19.07.2019).

Menche, N., Biologie, Anatomie, Physiologie, München [6]2007.

Meyer, T. et al, Elektive Termination der Beatmungstherapie bei der amyotrophen Lateralsklerose, In: Der Nervenarzt 79(6)2008, 684-690.

Mitscherlich, A., Brocher, T., von Mering, O., Horn, K. (Hrsg.), Der kranke in der modernen Gesellschaft, Frankfurt 1984.

Mittermayer, C., Die Pflege des beatmeten Menschen, Hannover [3]2010.

Mittnacht, B., Qualitätsentwicklung und Nachhaltigkeit im Kontext häuslicher Pflegearrangements. Entwicklungstrends und Perspektiven, Lage 2010.

Müller, E., Beatmung. Wissenschaftliche Grundlagen, aktuelle Konzepte, Perspektiven, Stuttgart 2000.

Mutschier, E., Schauble, H.G., Naupel, P., Anatomie, Physiologie des Menschen, Stuttgart [6]2007.

Neitzke, G., Böll, B., Burchardi, H., Dannenberg, K., Duttge, G., Erchinger, R., Gretenkort, P., Hartog, C., Knochel, K., Liebig, M., Michalsen, A., Michels, G., Mohr, M., Nauck, F., Radke, P., Salomon, F., Stopfkuchen, H., Janssens, U., Dokumentation der Therapiebegrenzung. Empfehlung der Sektion Ethik der Deutschen Interdisziplinären Vereinigung für Intensiv- und Notfallmedizin (DIVI) unter Mitarbeit der Sektion Ethik der Deutschen Gesellschaft für Internistische Intensivmedizin und Notfallmedizin (DGIIN), 2017. Online: https://www.divi.de/empfehlungen/publikationen/dokumentation-der-therapiebegrenzung/viewdocument/68 (Gesichtet am: 21.09.2019).

Neuhaus, C., Röhrig, R., Hofmann, G., Klemm, S., Neuhaus, S., Hofer, S., Thalheimer, M., Weigand, M.A., Lichtenstern, C., Patientensicherheit in der Anästhesie - Multimodale Strategien für die perioperative Versorgung. Anaesthesist 64(12)2015, 911-926. Online: https://doi.org/10.1007/s00101-015-0115-6 (Gesichtet am: 03.04.2018).

Niggebrügge, C., Die Geschichte der Beatmung - Analyse und Neubewertung am Beispiel der Geschichte des „Pulmotor" Notfallbeatmungs- und Wiederbelebungsgeräts der Lübecker Drägerwerke, Inauguraldissertation, Lübeck 2011.

Nightingale, F., Bemerkungen zur Krankenpflege. Die „Notes on Nursing" neu übersetzt und kommentiert von Christoph Schweikardt und Susanne Schulze-Jaschok, Frankfurt a.M. 2005.

Oczenski, W., Andel, H., Werb, A., Atmen - Atemhilfen. Atemphysiologie und Beatmungstechnik, Stuttgart [6]2006.

Oczenski, W., Atem und Atemhilfen, Stuttgart 2008.

Oehmichen, F., Ketter, G., Mertl-Rotzer, M. et al, Beatmungsentwöhnung in neurologischen Weaningzentren - Eine Bestandsaufnahme der Arbeitsgemeinschaft Neurologischneurochirurgische Frührehabilitation, In: Der Nervenarzt 83/2012, 1300-1307.

Oehmichen, F., Manzeschke, A., Ein besonderer Zustand als Folge der Intensivmedizin: Chronisch kritisch-krank, In: Deutsches Ärzteblatt 108/2011, 1730-1732.

Oehmichen, F., Ragaller, M., Beatmungsentwöhnung bei Chronisch-Kritisch-Kranken, In: Intensiv- und Notfallbehandlung 37/2012, 118-126.

Orem, D.E., Strukturkonzepte der Pflegepraxis, Berlin-Wiesbaden 1997.

Palliativpflege. Online: https://www.dgpalliativmedizin.de/images/stories/ WHO_Definition_2002_Palliative_Care_englisch-deutsch.pdf (Gesichtet am: 03.04.2019)

Peplau, H.E., Interpersonale Beziehungen in der Pflege. Ein konzeptueller Bezugsrahmen für eine psychodynamische Pflege, Kassel 1995.

Peter, H., Penzel, T., Peter, J.H. (Hrsg.), Enzyklopädie der Schlafmedizin, Heidelberg 2007.

Pfeifer, M., Bein, T., Intensivbuch Lunge. Von der Pathophysiologie zur Strategie der Intensivtherapie, Berlin [2]2010.

Pflegelexikon. Online: https://pflegewelt.axa.de/ Pflegewissen/Pflegelexikon-A-Z (Gesichtet am: 17.04.2020)

Pharmakologie: I care Pflege (2015). Online: https://www.thieme.de/statics/
dokumente/thieme/final/de/dokumente/tw_pflegepaedagogik/36.1_Grundlagen_des_Medika
mentenmanagements.pdf (Gesichtet am: 25.01.2020)

Piepho, T., Cavus, E., Noppens, R., Byhahn, C., Dörges, V., Zwissler, B., Timmermann, A.,
S1-Leitlinie Atemwegsmanagement, In: Anästhesiologie & Intensivmedizin 56/2015, 505-
523.

Pohl, M., Bertram, M., Wirksamkeit der neurologisch-neurochirurgischen Fruhrehabilitation:
Evidenzbasierte Therapieformen, Outcome und Prognosefaktoren, In: Der Nervenarzt
87/2016, 1043-1050.

Priewe, J., Tümmers, D., Kompendium Vorklinik – GK1, Heidelberg 2007.

Prosiegel, M., Weber, S., Dysphagie. Diagnostik und Therapie, Berlin 2010.

Pschyrembel, Klinisches Wörterbuch, Berlin-N. York [267]2017.

Ptok, M., Aufbau und Zwerchfelldurchtrittsstellen, In: Sprache · Stimme · Gehör 38/2014, 45-
46.

Qualität in der häuslichen Beatmungs- und Intensivpflege: Instrumente zur Sicherung der
Pflegequalität in der häuslichen Intensiv- und Beatmungspflege. Online:
http://www.beatmungspflegeportal.de/pflege/pflegethemen/qualitaet-in-der-haeuslichen-
beatmungs-und-intensivpflege-instrumente-zur-sicherung-der-pflegequalitaet-in-der-
haeuslichen-intensiv-und-beatmungspflege.html (Gesichtet am: 24.04.2020)

Randerath, W.J., et al., Durchführungsempfehlungen zur außerklinischen invasiven
Beatmung. Gemeinsame Empfehlung der Deutschen Gesellschaft für Pneumologie (DGP), der
Deutschen Interdisziplinären Gesellschaft für Außerklinische Beatmung (DIGAB), des
Medizinischen Dienstes des Spitzenverbandes Bund der Krankenkassen e.V. (MDS) und des
AOK-Bundesverbandes (AOK-BV). In: Pneumologie 65(2011), 72-88.

Rathgeber, J. (Hrsg.), Grundlagen der maschinellen Beatmung, Stuttgart [2]2010.

Rehbock, T., Autonomie - Fürsorge - Paternalismus. Zur Kritik (medizin-)ethischer
Grundbegriffe. In: Zeitschrift für Ethik in der Medizin (Ethik Med), 14(2008), 131-150.

Reuter, P., Springer Lexikon Medizin, Heidelberg 2004.

Roche Lexikon Medizin – Sonderausgabe, Amsterdam- München-Jena [5]2003 (Nachdruck
2012).

Rollnik, J.D. et al, Prolongiertes Weaning in der neurologisch-neurochirurgischen
Frührehabilitation - S2k-Leitlinie herausgegeben von der Weaning-Kommission der
Deutschen Gesellschaft für Neurorehabilitation e.V. (DGNR), In: Der Nervenarzt 88(6)2017,
652-674.

Rollnik, J.D. et al, Prolongiertes Weaning in der neurologisch-neurochirurgischen
Frührehabilitation, In: Der Nervenarzt 88(6)2017, 652-674.

Roper, N., Logan, W., Tierney, A.J., Das Roper-Logan-Tierney-Modell. Basierend auf
Lebensaktivitäten (LA), Bern 2002.

Rosenecker, J., Pädiatrische Differentialdiagnostik, Heidelberg 2014.

Sawires, M., Berek, K., Horner-Syndrom - Neuroanatomie und pathophysiologische
Grundlagen und diagnostische Verfahren, In: Journal für Neurologie, Neurochirurgie und
Psychiatrie Zeitschrift für Erkrankungen des Nervensystems 13(3)2012, 126-133.

Schaeffer, D. (Hsrg), Bewältigung chronischer Krankheit im Lebenslauf, Bern 2009.

Schaeffer, D., Moers, M., Überlebensstrategien - ein Phasenmodell zum Charakter des
Bewältigungshandelns chronisch Erkrankter, In: Pflege & Gesellschaft 13(1)2008, 6-31.

Schäfer, S., Kirsch, F., Scheuermann, G., Wagner, R., Fachpflege Beatmung, Stuttgart-Jena-München [5]2008.

Scharfetter, C., Allgemeine Psychopathologie, Stuttgart [6]2010.

Schlaegel, W., Das Trachealkanülenmanagement in der neurologischen Rehabilitation, In: International Journal of Neurorehabilitation 15/2009, 171-177.

Schmidt, D., Malin, J.P., Erkrankungen der Hirnnerven, Stuttgart [2]1995.

Schnell, M. (Hrsg.), Pflege und Philosophie – Interdisziplinäre Studien über den bedürftigen Menschen, Bern 2002.

Schöne-Seifert, B. Grundlagen der Medizinethik, Stuttgart 2007.

Schönhofer, B. et al, S2k-Leitlinie Prolongiertes Weaning. In: Pneumologie 69(10)2014, 595-607.

Schönhofer, B., Nicht-invasive Beatmung. Grundlagen und moderne Praxis, Bremen [2]2010.

Schrappe, S., APS-Weißbuch Patientensicherheit, Berlin 2018.

Schulz, K., Pneumologie. Lehrbuch für Atmungstherapeuten, Stuttgart 2016.

Schütz, R.M., Tews, H.P., Schmidt, H. (Hrsg.), Altern zwischen Hoffnung und Verzicht. Prävention, Rehabilitation, Irreversibilität, Lübeck 1990.

Schwab, S., Schellinger, P., Werner, C., Unterberg, A., Hacke, W. (Hrsg.), NeuroIntensiv, Heidelberg 2008.

Schwabbauer, N., Riessen, R., Bachmann, M., Sekretmanagement in der Beatmungsmedizin, Bremen 2010.

Schwegler, H., Trachealkanülenmanagement. Dekanülierung beginnt auf der Intensivstation, Idstein 2016.

Schwegler, J., S., Runhild, L., Der Mensch - Anatomie und Physiologie, Stuttgart [6]2016.

Seidl, S., Stanschus, S. (Hrsg.), Dysphagie-Diagnostik und Therapie, Idstein 2009.

Simon-Hödicke, A., Palliativpflege, In: Pflege Heute. Lehrbuch für Pflegeberufe, München [5]2011.

Sommer, C. et al, (2018) Therapie akuter und chronischer immunvermittelter Neuropathien und Neuritiden, S2e - Leitlinie. In: Deutsche Gesellschaft für Neurologie (Hrsg.), Leitline für Diagnostik und Therapie in der Neurologie. Online: www.dgn.org/leitlinien (Gesichtet am: 22.01.2020).

Steffen, A. et al, S2k-Leitlinie Hypersalivation. Online: https://www.awmf.org/uploads/tx_szleitlinien/017-0751_52k_Hypersalivation_2018-11.pdf (Gesichtet am: 18. 12. 2019).

Steinbach, A., Donis, J., Häufigkeit des Wachkomas aus Langzeitbetreuung. Wachkoma: eine Herausforderung für Betreuende und Angehörige, Wien 2011.

Stier-Jarmer, M., Koenig, E., Stucki, G., Strukturen der neurologischen Frührehabilitation (Phase B) in Deutschland, In: Physikalische Medizin, Rehabilitationsmedizin, Kurortmedizin 12/2002, 260-271.

Strack, R., Grundwortschatz für Pflegeberufe. Pflege kompakt, Stuttgart, [12]2019.

Strafgesetzbuch mit Nebengesetzen, München [67]2020

Stuck, B., Maurer, J.T. et al, Schlafbezogene Atmungsstörungen. Praxis der Schlafmedizin, Berlin 2018.

Stuke, C., Die historische Entwicklung der nicht-invasiven Positiv-Druck Ventilation in Deutschland bis 2008, Inauguraldissertation, Freiburg 2009.

Trachealkanülen. Online: http://www.bvmed.de/stepone /data/ downloads/6c/ce/00/ LeitlinieTracheoInternet download091209.pdf (Gesichtet am: 01.04.2020)

Von Schlippe, A., Chronische Krankheit im Kontext sozialer Systeme, In: Systema 17(1)2003, 20-37.

Von Schlippe, A., Schweitzer, J., Lehrbuch der systemischen Therapie und Beratung I, Göttingen [3]2016.

Von Uexküll, Th. (Hrsg.), Lehrbuch der psychosomatischen Medizin, München 1990.

Warnecke, T., Dziewas, R., Neurogene Dysphagien. Diagnostik und Therapie, Stuttgart 2013.

Watzlawick, P., Menschliche Kommunikation. Formen, Störungen, Paradoxien, Berlin [13]2016.

Wehkamp, K.H., Naeger, H., Ökonomisierung patientenbezogener Entscheidungen im Krankenhaus, In: Deutsches Ärzteblatt 114(47)2017, 797-804.

Wilhelm, W., Praxis der Intensivmedizin: konkret, kompakt, interdisziplinär, Berlin [2]2013.

Winter, T., Wissel, J., Behandlung der Spastizität nach Schlaganfall, In: Neurologie & Rehabilitation 19(5)2013, 285-309.

Wright, M.L., Leahey, M., Familienzentrierte Pflege - Lehrbuch für Familien-Assessment und Interventionen, Bern [2]2014.

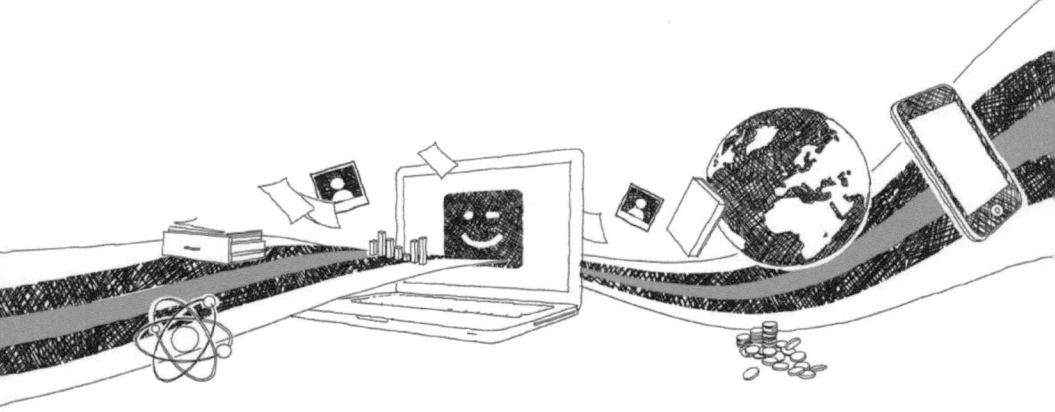
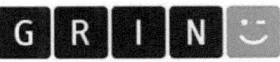